高等职业教育中医药类创新教材

免疫学与病原生物学

（供中医学、针灸推拿、中医骨伤、中西医临床医学等专业用）

主　编　荆雪宁　宋　彬　李国利
副主编　陈　莉　卞勇华　李　睿
编　委　（以姓氏笔画为序）
　　　　王　乐［山东医学高等专科学校（临沂）］
　　　　王　涵（南阳医学高等专科学校）
　　　　卞勇华（江苏医药职业学院）
　　　　刘娟娟（山东中医药高等专科学校）
　　　　李　睿（菏泽医学专科学校）
　　　　李国利（重庆三峡医药高等专科学校）
　　　　宋　彬（南阳医学高等专科学校）
　　　　陈　莉（山东中医药高等专科学校）
　　　　荆雪宁（山东中医药高等专科学校）
　　　　胡慧琼（湖北中医药高等专科学校）
　　　　蒋　兰（重庆三峡医药高等专科学校）

中国健康传媒集团
中国医药科技出版社

内容提要

本教材系"高等职业教育中医药类创新教材"之一，内容包括三部分：医学免疫学、医学微生物学和人体寄生虫学，涵盖了医学免疫学基础知识和临床应用、医学微生物学基础知识和常见致病性微生物、医学寄生虫学基础知识和常见人体寄生虫等。本教材以课堂互动为载体，突出基础医学与临床医学的融合；以思政课堂为载体，体现课程育人与课程育才的融合，以微课堂等形式体现新形态教材的特点。每章节附有复习思考题，有助于学生带着问题学习，以提高学习效率。本教材为书网融合教材，配套有教学PPT、题库、微视频等数字资源，使教学资源更加多样化、立体化。本教材供中医学、针灸推拿、中医骨伤、中西医临床医学等专业使用。

图书在版编目（CIP）数据

免疫学与病原生物学 / 荆雪宁，宋彬，李国利主编 . —北京：中国医药科技出版社，2022.8
高等职业教育中医药类创新教材
ISBN 978-7-5214-3178-0

Ⅰ. ①免…　Ⅱ. ①荆… ②宋… ③李…　Ⅲ. ①医学 – 免疫学 – 高等职业教育 – 教材 ②病原微生物 – 高等职业教育 – 教材　Ⅳ. ① R392 ② R37

中国版本图书馆 CIP 数据核字（2022）第 078653 号

美术编辑　陈君杞
版式设计　南博文化

出版　**中国健康传媒集团** | 中国医药科技出版社
地址　北京市海淀区文慧园北路甲 22 号
邮编　100082
电话　发行：010-62227427　邮购：010-62236938
网址　www.cmstp.com
规格　889×1194mm $\frac{1}{16}$
印张　19 $\frac{3}{4}$
字数　560 千字
版次　2022 年 8 月第 1 版
印次　2024 年 1 月第 2 次印刷
印刷　大厂回族自治县彩虹印刷有限公司
经销　全国各地新华书店
书号　ISBN 978-7-5214-3178-0
定价　59.00 元

获取新书信息、投稿、为图书纠错，请扫码联系我们。

代爱英（菏泽医学专科学校教务处处长）

刘　亮（遵义医药高等专科学校教务处副处长）

兰作平（重庆医药高等专科学校教务处处长）

王庭之（江苏医药职业学院教务处处长）

张炳盛（山东中医药高等专科学校教务教辅党总支原书记）

张明丽（南阳医学高等专科学校中医系党委书记）

苏绪林（重庆三峡医药高等专科学校中医学院院长）

王　旭（菏泽医学专科学校中医药系主任）

于立玲（山东医学高等专科学校科研处副处长）

冯育会（遵义医药高等专科学校中医学系副主任）

万　飞（重庆医药高等专科学校中医学院院长）

周文超（江苏医药职业学院医学院党总支书记）

办公室主任

范志霞（中国医药科技出版社副总编辑、副经理）

徐传庚（山东中医药高等专科学校中医系原主任）

数字化教材编委会

主　编　荆雪宁　宋　彬　李国利
副主编　陈　莉　卞勇华　李　睿
编　委　（以姓氏笔画为序）
　　　　王　乐［山东医学高等专科学校（临沂）］
　　　　王　涵（南阳医学高等专科学校）
　　　　卞勇华（江苏医药职业学院）
　　　　刘娟娟（山东中医药高等专科学校）
　　　　李　睿（菏泽医学专科学校）
　　　　李国利（重庆三峡医药高等专科学校）
　　　　宋　彬（南阳医学高等专科学校）
　　　　陈　莉（山东中医药高等专科学校）
　　　　荆雪宁（山东中医药高等专科学校）
　　　　胡慧琼（湖北中医药高等专科学校）
　　　　蒋　兰（重庆三峡医药高等专科学校）

出版说明

中医药职业教育是医药职业教育体系的重要组成部分，肩负着培养中医药行业多样化人才、传承中医药技术技能、促进就业创业的重要职责。为深入贯彻落实国务院印发的《中医药发展战略规划纲要（2016—2030年）》《国家职业教育改革实施方案》和教育部等九部门印发的《职业教育提质培优行动计划（2020—2023年）》等文件精神，充分体现教材育人功能，适应"互联网＋"新时代要求，满足中医药事业发展对高素质技术技能中医药人才的需求，在"高等职业教育中医药类创新教材"建设指导委员会的指导下，中国医药科技出版社启动了本套教材的组织编写工作。

本套教材包含21门课程，主要特点如下。

一、教材定位明确，强化精品意识

本套教材认真贯彻教改精神，强化精品意识，紧紧围绕专业培养目标要求，认真遵循"三基""五性"和"三特定"的原则，在教材内容的深度和广度上符合中医类专业高职培养目标的要求，与特定学制、特定对象、特定层次的培养目标相一致，力求体现"专科特色、技能特点、时代特征"。以中医药类专业人才所必需的基本知识、基本理论、基本技能为教材建设的主题框架，充分体现教材的思想性、科学性、启发性、先进性和适用性，注意与本科教材和中职教材的差异性，突出理论和实践相统一，注重实践能力培养。

二、落实立德树人，体现课程思政

党和国家高度重视职业教育事业的发展，落实立德树人是教材建设的根本任务。本套教材注重将价值塑造、知识传授和能力培养三者融为一体，在传授知识和技能的同时，有机融入中华优秀传统文化、创新精神、法治意识，弘扬劳动光荣、技能宝贵、创造伟大的时代风尚，注重加强医德医风教育，着力培养学生"敬佑生命、救死扶伤、甘于奉献、大爱无疆"的医者精神，弘扬精益求精的专业精神、职业精神、工匠精神和劳模精神，以帮助提升学生的综合素质和人文修养。

三、紧跟行业发展，精耕教材内容

当前职业教育已经进入全面提质培优的高质量发展阶段。教育部印发的《"十四五"职业教育规划教材建设实施方案》强调：教材编写应遵循教材建设规律和职业教育教学规律、技术技能人才成长规律，紧扣产业升级和数字化改造，满足技术技能人才需求变化，依据职业教育国家教学标准体系，对接职业标准和岗位能力要求。本套教材编写以学生为本，以岗位职业需求为标准，以促进就业和适应产业发展需求为导向，以实践能力培养为重点，增加实训内容和课时的设置，力争做到课程内容与职业标准对接、教学过程与生产过程对接，突出鲜明的专业特色。内容编写上注意与时俱进，注重吸收融入行业发展的新知识、新技术、新方法，以适应当前行业发展的趋势，实现教材与时代的融合，以提高学生创造性解决实际问题的能力。

四、结合岗位需求，体现学考结合

为深入贯彻执行《国家职业教育改革实施方案》中推动的1+X证书制度，本套教材充分考虑学生考取相关职业资格证书、职业技能等级证书的需要，将岗位技能要求、劳动教育理念、国家执业助理医师资格考试等有关内容有机融入教材，突出实用和实践。教材理论内容和实训项目的设置涵盖相关考试内容和知识点，做到学考结合，满足学生在学习期间取得各种适合工作岗位需要的职业技能或资格证书的需求，以提升其就业创业本领。

五、配套数字教材，丰富教学资源

本套教材为书网融合教材，编写纸质教材的同时，重视数字资源配套增值服务的建设，通过教学课件PPT、思维导图、视频微课、题库等形式，丰富教学资源，利用中国医药科技出版社成熟的"医药大学堂"智能化在线教学平台，能够实现在线教学、在线评价、在线答疑、在线学习、在线作业、在线考试、在线互动等功能，极大提升教学手段，满足教学管理需要，为提高教育教学水平和质量提供支撑。

六、以学生为本，创新编写形式

本套教材在编写形式上坚持创新，在内容设置上注重模块化编写形式，整套教材设立相对统一的编写模块，模块设计分为"必设模块"和"选设模块"两种类型。"必设模块"是每本教材必须采用的栏目，使整套教材整齐划一。"选设模块"是每本教材根据课程的特点自行设计，目的是增强课堂互动和教材的可读性，提高学习的目的性和主动性。模块设置注重融入中医经典，融入课程思政，融入职业技能与中医助理执业医师资格考试内容，凸显本轮中医学专业教材编写的"传承创新"特色。

为编写出版一套高质量的精品教材，本套教材建设指导委员会的专家给予了很多宝贵的、建设性的指导意见，参编的几十所院校领导给予了大力支持和帮助，教材的编写专家均为一线优秀教师，他们业务精良，经验丰富，态度认真严谨，为本套教材的编写献计献策、精益求精、无私奉献，付出了辛勤的汗水和努力，在此一并表示衷心感谢。

本套教材目标明确，以满足高等职业院校中医药类专业教育教学需求和应用型中医药学人才培养目标要求为宗旨，旨在打造一套与时俱进、教考融合、特色鲜明、质量优良的中医类高职教材。希望本套教材的出版，能够得到广大师生的欢迎和支持，为促进我国中医类相关专业的职业教育教学改革和人才培养做出积极贡献。希望各院校师生在教材使用中提出宝贵意见或建议，以便不断修订完善，为下一轮教材的修订工作奠定坚实基础。

中国医药科技出版社

2022年6月

教材是保证教育教学质量的载体。《国家职业教育改革实施方案》《职业教育提质培优行动计划（2020-2023年）》《关于推动现代职业教育高质量发展的意见》等文件精神对职业教育教材提出了新要求。中国特色高质量职业教育教材体系要求突出权威性、前沿性、原创性，使教材成为培根铸魂、启智增慧的载体。如何既能将立德树人、改革及发展的理念落实于教材编写的具体实践之中，又能将专业技能和职业素养有机地融进专业知识，进行纸质教材的数字化改造，形成可听、可视、可练、可互动的书网融合教材，为学生提供全要素的学习支撑，发挥教材育人育才的作用，是我们这本教材探索的重点。

《免疫学与病原生物学》是中医类专业的一门专业基础课，包括医学免疫学、医学微生物学和人体寄生虫学三部分内容。医学免疫学主要讲述抗原性异物的性质、免疫系统的组成、机体免疫应答的机制及病理性免疫应答；医学微生物学主要讲述病原微生物的生物学特性、致病性与免疫性、实验室检查及特异性防治；人体寄生虫学主要讲述寄生虫与宿主的关系、常见人体寄生虫疾病的流行与防治。通过本课程的学习，要求学生掌握免疫学方面的基本理论知识、各类微生物的形态结构、生长代谢、遗传变异及人体寄生虫学基本理论知识，掌握微生物学基本技能以及免疫学、微生物学、人体寄生虫学在临床中的应用。突出理论与应用相结合，培养学生主动思考和分析问题的能力，为学习后续的其他医学课程奠定基础。

本教材注重教材体系的优化与创新，在坚持"三基、五性、三特定"的基础上，淡化学科意识，实现课程内容整体优化。淡化概念，重点突出基础性和应用性。基于素质目标和能力目标，以课堂互动为载体突出基础医学与临床医学的融合，以思政课堂为载体体现课程育人与课程育才的融合，以微课堂等形式体现新形态教材的特点。每章节附有复习思考题，有助于学生带着问题学习，以提高学习效率。本教材为书网融合教材，配套有教学PPT、题库、微视频等数字资源，使教学资源更加多样化、立体化。

本教材编写人员均具有丰富的教学经验，在编写过程中，团队精诚合作、精益求精，确保教材质量，具体分工如下：第一章免疫学概论由李国利编写，第二章抗原、第三章抗体由胡慧琼编写，第四章免疫系统由李国利、胡慧琼、卞勇华编写，第五章固有免疫应答、第六章适应性免疫应答由卞勇华编写，第七章病理性免疫应答、第八章免疫学应用由李睿编写，第九章医学微生物学概论由荆雪宁编写，第十章细菌的形态与结构、第十一章细菌的生理、第十二章消毒与灭菌由蒋兰编写，第十三章细菌的遗传与变异、第十四章细菌的感染与免疫由陈莉编写，第十五章常见致病的细菌由陈莉、王涵编写，第十六章其他原核细胞型微生物、第十七章真菌由王乐编写，第十八章病毒学概论由刘娟娟编写，第十九章常见致病的病毒由荆雪宁、刘娟娟编写，第二十章人体寄生虫学概论由宋彬编写，第二十一章常见致病的寄生虫由宋彬、王乐编写。数字化内容的编写分工同纸质教材。

    本教材的出版，是全体编者共同努力的结果，凝聚了各位编者的心血和汗水，在此向所有的编者表示衷心感谢。由于我们对职业教育改革发展趋势的理解有限，对于如何握把前沿性、原创性与教学深度的恰当衔接，感到仍有一定的难度和差距，因此，本教材一定有不足之处，恳请读者批评指正，以利于今后不断地完善和提高。

《免疫学与病原生物学》编委会

2022 年 5 月

医学免疫学

医学微生物学

人体寄生虫学

医学免疫学

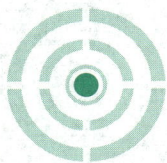

PPT

知识要求：
1. 掌握免疫的概念、免疫的基本功能。
2. 熟悉免疫学研究的内容及免疫学在现代医学中的重要意义。
3. 了解免疫学的发展简史、免疫学的发展趋势。

技能要求：
能应用免疫的生理功能解释相关的临床疾病。

第一节 免疫的概念与功能

一、免疫的概念

现代免疫学认为，免疫（immunity）是机体识别和清除抗原性异物，以维持机体自身生理平衡与稳定的一种生理功能。抗原性异物包括外来入侵抗原、体内突变或衰老细胞等。免疫功能正常时对机体有利，但在某些异常情况下也可对机体造成损害，表现为组织损伤和生理功能紊乱。

二、免疫的功能及表现

根据机体免疫系统识别和清除抗原性异物的种类不同，免疫的基本功能可以概括为免疫防御、免疫稳定和免疫监视三方面（表1-1）。

表1-1 免疫的基本功能

主要功能	生理表现	病理表现
免疫防御	抵抗病原体的感染	过强：超敏反应性疾病 过低：免疫缺陷病
免疫稳定	清除体内衰老、损伤及死亡的细胞	紊乱：自身免疫病
免疫监视	清除体内突变细胞、病毒感染细胞	低下：肿瘤、病毒持续性感染

1. **免疫防御** 指机体识别和清除病原体，抵抗病原体感染的功能。免疫防御功能过强或持续时间过长，可导致组织损伤或功能异常，引起超敏反应性疾病，如过敏性休克；免疫防御功能过低甚至缺

如，会导致免疫缺陷病，易发生严重感染，如先天性胸腺发育不全（DiGeorge 综合征）。

2. **免疫稳定** 指识别和清除体内衰老、损伤及死亡细胞的功能。通过自身免疫耐受和免疫调节两种机制发挥作用，从而维持内环境的稳定。免疫稳定功能失调，则会损伤机体正常的组织细胞，导致自身免疫性疾病，如1型糖尿病。

3. **免疫监视** 指机体识别和清除体内突变细胞或病毒感染细胞的功能。免疫监视功能过低，突变细胞及病毒感染细胞无法被及时清除，从而使机体发生肿瘤或病毒的持续性感染。

课堂互动 1-1

花粉过敏是哪种免疫功能出现了紊乱？

答案解析

第二节 医学免疫学的发展简史及前景

医学免疫学（medical immunology）是研究人体免疫系统的组成和生理功能、免疫应答的规律与效应、免疫相关疾病的发生机制，以及用免疫学原理和技术诊断、防治疾病的一门新兴科学。通过掌握免疫学的基本理论和技术，为诊断、预防、治疗某些免疫相关疾病奠定基础。免疫学在医学中有着重要的作用和地位，已成为现代医学的支撑学科之一。

一、医学免疫学的发展简史

免疫学是人类与传染病长期斗争过程中发展起来的，经历了经验免疫学时期、科学免疫学时期和现代免疫学时期三个发展阶段。

（一）经验免疫学时期

人类对免疫的认识首先是从与传染病作斗争中开始的。天花是一种烈性传染病，人是唯一的易感宿主，其主要通过空气、飞沫传播，速度极快，发病率和死亡率极高，严重威胁人类的生存。在"以毒攻毒"思想的指导下，中国古人尝试通过人工轻度感染传染病，以获得对该传染病的抵抗力。据考证，公元16世纪我国明朝隆庆年间已有关于种痘的医书记载。将天花患者康复后的皮肤痂皮磨碎成粉，吹入未患病的儿童的鼻腔可预防天花。这种种痘的方法经历数次改良后，在当时的中国广泛使用，还传到俄国、日本、朝鲜、土耳其和英国等国家。种人痘预防天花效果显著，尽管具有一定的危险性，但为日后牛痘苗的发明提供了宝贵的经验。

公元18世纪后叶，英国医生 Edward Jenner 观察到挤牛奶女工接触患有牛痘的牛后，可被传染，其手臂上长出类似牛痘的疱疹，这些得过牛痘的女工却不会得天花。Jenner 意识到人工接种牛痘可能会预防天花，并在一名8岁的男孩身上进行了接种牛痘预防天花的试验，取得了成功。通过接种牛痘在全世界的推广和普及，人类经过近180年的努力，1980年世界卫生组织（WHO）庄严宣布，全球已经消灭了天花，这是一个具有划时代意义的伟大事件。

（二）科学免疫学时期

从18世纪末至20世纪中叶，随着微生物学的发展，人们对免疫功能的认识从人体现象的观察进入了科学实验时期。

1. **实验免疫学兴起**　主要成果有许多致病菌被成功地分离、病原菌致病概念的提出、人工减毒疫苗的研制。

2. **细胞免疫和体液免疫学派形成**　主要成果有细胞免疫假说即吞噬细胞理论的提出，开创了固有免疫，为细胞免疫奠定了基础；白喉抗毒素的问世，开创了免疫血清疗法即人工被动免疫的先河，体液免疫的研究逐步兴起；抗原、抗体的概念建立，并陆续建立了体外检测抗原或抗体的多种血清学技术；抗原决定基的发现，开启了抗体与半抗原关系的研究；ABO血型抗原的发现，为成功输血奠定基础，推动了临床医学的发展；免疫球蛋白化学结构与特点的研究，为抗体多样性形成机制的研究奠定了基础。

3. **免疫学重大学说和理论提出**　抗体产生的克隆选择学说、DNA双螺旋结构、抗体多样性机制、免疫网络学说等重大学说和理论的提出，为免疫学科学理论的建立、器官移植、基因工程等研究奠定了基础。该时期的发展和微生物学的发展密切相关，并成为微生物学的一个分支。这一时期内的重要成就见表1-2。

表1-2　科学免疫学时期的重要成就

年份	研究者	主要成果
1880	Louis Pasteur	成功研制多种减毒活疫苗
1883	Elie Metchnikoff	发现吞噬作用，提出细胞免疫学说
1890	Von Berhring, Kitasato	抗毒素血清治疗方法的建立
1894	Jules Bordet	发现补体的溶菌作用
1900	Landsteiner	发现人类ABO血型抗原及抗体
1908	Ehrlich	提出抗体形成的侧链学说、体液免疫学说
1921	Calmette, Guerin	卡介苗预防接种
1938	Tielius, Kabat	证实抗体为γ球蛋白
1944	Medawar, Burnet	获得性免疫耐受性
1948	Snell	发现组织相容性抗原
1957	Burnet	提出克隆选择学说
1959	Porter, Edelman	阐明免疫球蛋白分子结构
1974	Jerne	提出独特型-抗独特型免疫网络学说
1975	Milstein, Kohler	建立杂交瘤细胞和单克隆抗体制备方法
1978	Tonegawa	阐明免疫球蛋白基因结构

（三）现代免疫学时期

20世纪60年代后，随着分子生物学的迅速兴起，极大地推动了免疫学的发展。主要组织相容性复合体及人类白细胞抗原复合体的发现，推动了器官移植的研究；单克隆抗体技术的发明，对生命科学及医学几乎所有的领域都产生深远的影响；独特型网络学说的提出，促进和指导了基础免疫学的研究和发展；固有免疫受体介导的免疫细胞活化及其信号转导机制的研究，成为生物医学领域的研究热点。大量的免疫分子基因被克隆，新的免疫分子被表达，人们对免疫应答的研究深入到分子水平和基因水平。免疫学以一种崭新的"基础研究—应用研究—高技术开发"的模式发展，将科学研究成果迅速转化为生产力，成为现代免疫学发展的一个重要特点。

二、医学免疫学的发展趋势与前景

21世纪，免疫学进入了快速发展期。分子生物学、生物信息学、应用计算机模拟技术、细胞分析与分选、实时动态成像等方法和技术推动了免疫学的研究，免疫学理论不断得到丰富，免疫学在临床中的应用日益广泛，免疫学技术更是基础医学、临床医学各学科进行科学研究的重要方法和手段之一。

免疫学与临床医学学科相互交叉、渗透形成免疫病理学、感染免疫学、肿瘤免疫学、移植免疫学、神经免疫学、生殖免疫学等分支学科，免疫学理论和技术在疾病诊断、预防和治疗中得到了广泛的应用。免疫诊断已成为临床各科诊断疾病的重要手段之一，尤其是标记技术的引入，使抗原抗体检测的敏感性得到大大提高，目前已广泛应用于早孕、内分泌性疾病、多种病原生物的感染、肿瘤、自身免疫性疾病及超敏反应性疾病等的辅助诊断。近年来，通过扩大计划免疫，使人类对危害儿童健康的多发传染病的预防取得显著的成绩。免疫治疗已成为当今临床治疗疾病的重要手段，如应用单克隆抗体治疗肿瘤、移植排斥反应以及某些自身免疫病已取得了突破性进展，细胞因子在治疗贫血、白细胞和血小板减少症等多种血液系统疾病方面取得了良好的疗效。

展望未来，免疫学的研究将更加重视体内免疫细胞在时间及空间的相互作用，因而体内免疫应答将是免疫学研究的重点，免疫应答的机制将得到更加深刻的阐明。对免疫系统认识的深入必将推动对免疫应答本质的了解，并将理论研究的成果应用于医学实践。细胞因子及其受体，以及信号转导的研究已经成为现代免疫学研究的重要领域。免疫诊断方法正向着微量、自动、快速的方向发展，新方法、新技术层出不穷。人类基因组计划的完成为人类功能基因组计划的开展奠定了基础。功能基因组计划、蛋白质组学计划将引领着21世纪生命科学的发展，也必将促进免疫学的进一步发展。

目标检测

答案解析

一、单项选择题

1. 现代免疫的正确概念是（　　）
   A．机体对病原微生物的防御能力　　　　　　B．机体清除突变细胞的能力
   C．机体识别和排除抗原性异物的功能　　　　D．机体清除自身衰老和死亡细胞的功能
   E．机体抗感染的功能

2. 免疫对机体是（　　）
   A．有害的　　　　　　　　　　　　　　　　B．有利的
   C．正常条件下有利，异常条件下有害　　　　D．有利无害
   E．以上答案均不正确

3. 机体免疫防御功能过高可导致（　　）
   A．严重感染　　B．免疫缺陷　　C．超敏反应　　D．自身免疫病　　E．肿瘤

4. 免疫稳定功能异常时表现为（　　）
   A．超敏反应　　B．免疫缺陷　　C．自身免疫病　　D．肿瘤　　E．感染

5．机体免疫系统识别和清除突变细胞的功能称为（　　）

    A．免疫监视　　　　B．免疫缺陷　　　　C．免疫耐受　　　　D．免疫防御　　　　E．免疫稳定

6．最早用人痘苗预防天花的国家是（　　）

    A．法国　　　　　　B．中国　　　　　　C．英国　　　　　　D．美国　　　　　　E．丹麦

7．英国科学家Jenner发明了（　　）

    A．白喉抗毒素　　　B．狂犬疫苗　　　　C．人痘苗　　　　　D．牛痘苗　　　　　E．鸡霍乱疫苗

8．王先生，30岁，患有花粉过敏性鼻炎，其属于（　　）功能过强

    A．免疫监视　　　　B．免疫缺陷　　　　C．免疫耐受　　　　D．免疫防御　　　　E．免疫稳定

二、简答题

如何理解免疫功能是把双刃剑？

（李国利）

书网融合……

知识回顾　　　习题

第二章　抗　原

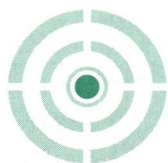

PPT

学习目标

知识要求：
1. 掌握抗原的概念及基本特性。
2. 熟悉抗原的种类、抗原的特异性。
3. 了解非特异性免疫刺激剂的种类。

技能要求：
1. 学会认知抗原的能力。
2. 能运用抗原知识解决在临床疾病诊断与防治中的问题。

第一节　抗原的概念及基本特性

一、抗原的概念

抗原（antigen，Ag）是指能刺激机体产生特异性免疫应答的物质，即能与T、B淋巴细胞抗原受体（TCR/BCR）识别及结合，刺激T、B细胞活化、增殖、分化，产生免疫应答效应物质（抗体或效应淋巴细胞），并能与之结合，进而产生免疫效应。理论上自然界所有的外源和自身物质均可以是抗原，机体免疫细胞识别的抗原通常是蛋白质，也可识别多糖、脂类和核酸等。

二、抗原的基本特性

抗原一般具备两个重要特性：免疫原性和免疫反应性。免疫原性是指抗原能与TCR或BCR识别并结合，刺激T、B细胞活化、增殖、分化，诱导机体产生抗体和效应淋巴细胞的能力。免疫反应性是指抗原与相应的免疫应答效应物质即抗体或效应淋巴细胞发生特异性结合的能力，又称抗原性。

既有免疫原性，又有免疫反应性的物质称为完全抗原，如蛋白质以及细菌、病毒等病原微生物，通常所指的抗原多是完全抗原。只具有免疫反应性，而不具有免疫原性的物质，称为不完全抗原，也称半抗原，如一些药物和小分子的化学物质。不完全抗原与大分子蛋白质等载体结合后可产生免疫原性，成为完全抗原。

课堂互动 2-1

在临床治疗过程中,有些患者会发生青霉素过敏性休克。青霉素属于不完全抗原,本身无免疫原性。为什么青霉素能引起过敏反应呢?

答案解析

第二节　抗原的性质

一、抗原的特异性

适应性免疫应答最重要的特点是特异性。特异性是指抗原与其受体（TCR或BCR）和免疫应答效应物质（抗体或效应淋巴细胞）的结合都显示其专一性。一种特定的抗原只能激活特异性识别该抗原的T细胞或B细胞克隆,产生针对该抗原的免疫效应物质,即相应的抗体或效应淋巴细胞,且该免疫效应物质仅与此种抗原发生特异性结合。抗原的特异性体现在免疫原性和免疫反应性两个特性。特定抗原与特异性抗体或特异性T细胞专一结合的特性,是目前临床进行免疫学检测、诊断及治疗技术的理论基础。如机体感染乙型肝炎病毒（HBV）后,其表面抗原（HBsAg）能刺激机体产生HBsAg特异性抗体,该抗体只能与HBsAg特异性结合,不会与HBV的其他抗原（如e抗原）或其他病毒的抗原发生结合,临床通过检测血清HBsAg,判断机体有无感染乙型肝炎病毒,通过检测血清HBsAg特异性抗体,判断机体对乙肝病毒是否具有免疫保护作用。

二、抗原表位

1. **抗原表位概念**　抗原表位（epitope）是抗原分子中决定免疫应答特异性的特殊化学基团,也是与T、B细胞抗原受体（TCR/BCR）或抗体特异性结合的最小结构与功能单位,又称抗原决定基。抗原表位是抗原特异性的物质基础。T、B细胞通过其表面的特异性抗原受体（TCR/BCR）高度特异性识别抗原,被抗原活化的T细胞和B细胞产生的抗体与抗原结合时也具有高度特异性。抗原表位通常由5~15个氨基酸残基组成,也可由5~7个多糖残基或核苷酸组成。一个抗原分子中与抗体结合的抗原表位总数称为抗原结合价。天然蛋白大分子是良好的抗原,通常含多个不同的抗原表位,为多价抗原,能刺激机体产生多种特异性抗体,即多克隆抗体。一个半抗原相当于一个抗原表位,只能结合抗体分子的一个部位。

抗原表位的化学基团构成及空间构型的改变会影响其特异性。此外,表位的修饰如磷酸化或蛋白酶的水解,可以形成新的表位,改变其特异性。受各种理化因素的作用,抗原内部表位暴露,可使抗原结构发生改变,成为变性抗原。例如某些疫苗可因保存不当,使疫苗外部表位消失,内部表位暴露,最终导致失效。

2. **抗原表位的类别**

（1）根据抗原表位中氨基酸的空间结构不同,可分为线性表位和构象表位（图2-1）。线性表位由序列上呈连续线性排列的氨基酸通过共价结构形成,又称顺序表位,被TCR识别。构象表位由序列上不相连的氨基酸残基在空间上折叠形成的特定构象,一般位于抗原分子的表面,被BCR识别,又称为非线性表位。构象表位易被蛋白酶降解破坏。

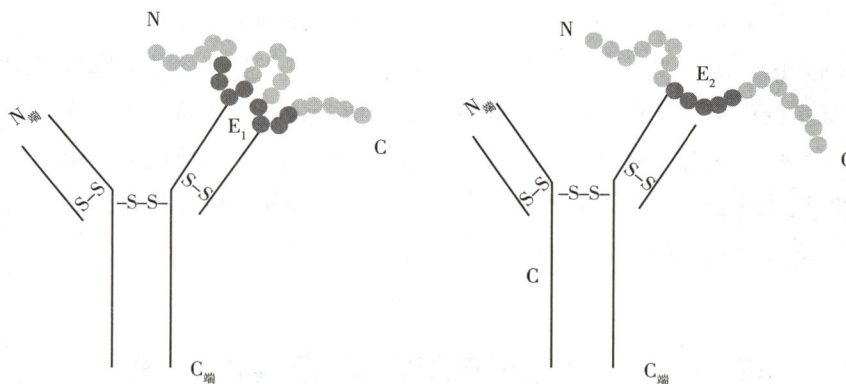

图2-1 抗原分子中的构象表位和线性表位

E1为构象表位，E2为线性表位

（2）根据TCR和BCR对表位的识别不同，可分为T细胞表位和B细胞表位。被TCR识别的表位称为T细胞表位。T细胞表位通过抗原提呈细胞（antigen presenting cell，APC）加工后以MHC分子提呈，如CD8⁺T细胞的TCR只识别由MHC I类分子提呈的表位，CD4⁺T细胞TCR识别由MHC II类分子提呈的表位。被BCR或特异性抗体识别的表位称为B细胞表位，多为构象表位，常分布于抗原分子表面。B细胞表位一般无须APC加工和处理，可以直接被B细胞所识别。T细胞表位和B细胞表位特性的比较见表2-1。

表2-1 T细胞表位和B细胞表位特性的比较

表位类型	T 细胞表位	B 细胞表位
	线性表位	构象表位或线性表位
MHC分子是否参与	必需	无须
细胞识别表位受体	TCR	BCR
是否需要APC加工	是	否
表位性质	蛋白多肽	蛋白多肽、多糖、脂多糖、核酸等
表位本质	8~10个氨基酸（CD8⁺T细胞表位） 13~17个氨基酸（CD4⁺T细胞表位）	5~15个氨基酸
表位存在位置	抗原分子任意部位	一般位于抗原分子表面

（3）半抗原决定基与载体决定基。半抗原无免疫原性，单独不能诱导机体产生抗体，当与载体蛋白结合后可刺激免疫系统产生半抗原抗体，同时也产生载体蛋白抗体。在人体免疫应答中，载体不仅能结合半抗原，也能产生载体特异性。在研究中发现，B细胞可以识别半抗原，并把载体表位呈递给T细胞，T细胞通过表面分子识别载体表位，因此在此过程中，载体能特异地连接T淋巴细胞和B淋巴细胞，T细胞活化为Th细胞，继而激活B细胞，B细胞活化分泌抗体。

三、共同抗原与交叉反应

天然的抗原分子中常含有多个抗原表位。不同种抗原分子之间也存在相同或相似的抗原表位，称为共同抗原。由于共同抗原的存在，其中一种抗原刺激机体产生的免疫应答产物（抗体或效应淋巴细胞）

不仅可与自身抗原表位特异性结合，还可与其他抗原相同或相似的抗原表位结合，此种现象称为交叉反应。如A群链球菌的表面抗原M蛋白与人类肾小球基底膜、心脏瓣膜、关节滑膜等组织有共同抗原，机体针对A型链球菌M蛋白产生的抗体不仅能与链球菌表面成分结合，还可与肾小球基底膜、心脏瓣膜等组织结合，发生交叉反应，引起急性肾小球肾炎、风湿性心脏病等超敏反应性疾病。

在血清学诊断时应予注意共同抗原和交叉反应的存在，避免假阳性结果产生，以免造成误诊。临床也可以利用共同抗原的存在，解决某些抗原不易制备成试剂的问题。

第三节　影响抗原免疫原性的因素

机体产生特异性免疫应答的类型及强度受抗原分子的理化性质、宿主及抗原进入机体的方式等多种因素影响。

一、抗原分子的理化性质

1. **异物性**　异物性是决定抗原免疫原性的主要条件，也是抗原特异性的重要基础。免疫系统在胚胎期未接触过或其化学结构与宿主自身成分不同的物质，机体均视为异物。抗原通常为非己物质，但某些自身物质也可成为抗原。抗原与机体之间的亲缘关系越远，组织结构差异就越大，异物性越强，免疫原性就越强。不同种属之间的异物性一般较强，如各种病原体（细菌、病毒等）和动物蛋白等对人是异物，为强抗原；相对来说，灵长类组织成分对人是弱抗原，但对啮齿类动物则为强抗原。在同一种属中，不同个体之间的某些组分也存在化学结构的差异，也有异物性，如红细胞表面的ABO血型抗原，依据红细胞表达A凝集原和B凝集原的不同，人类分A、B、AB和O四种血型群体。自身成分也可被免疫系统视为异物，成为自身抗原，见于两种情况：一是自身成分发生改变，如受理化因素、病毒感染等影响；二是隐蔽抗原释放，如眼晶状体蛋白在正常情况下未与免疫系统接触，因外伤进入血液，与淋巴细胞接触，可诱导机体产生免疫应答，引起交叉性眼炎等疾病。

2. **分子量**　抗原分子量的大小与免疫原性强弱有关。一般抗原的分子量越大，抗原表位越多，结构越复杂，则其免疫原性越强。抗原的分子量通常大于10000D，分子量小于10000D则免疫原性较弱，小于4000D一般没有免疫原性。这可能是由于分子量越大，抗原决定基越多，越利于刺激机体免疫系统产生免疫应答。某些大分子抗原经过化学或者降解处理后可降低或者失去免疫原性，可据此制备疫苗制剂。

3. **化学性质**　抗原的化学性质决定免疫原性的强弱。多数蛋白质的免疫原性较强，但有的蛋白质是由单一的氨基酸组成的聚合物，虽然分子量较大，但缺乏免疫原性。多糖、糖蛋白、脂多糖等物质也有免疫原性，如血型抗原就是多糖。核酸虽是大分子，但一般无免疫原性。肿瘤细胞或者免疫细胞因过度活化发生凋亡后，其释放的核酸和组蛋白成分因发生化学修饰或构象变化，可具备免疫原性，能诱导机体产生自身抗体，成为自身抗原。在系统性红斑狼疮等自身免疫病中也可发现抗DNA或RNA抗体。

4. **分子结构**　分子结构的复杂性能影响抗原的免疫原性。含有芳香族氨基酸的蛋白质，免疫原性更强。明胶分子量为100000D，虽是高分子化合物，由于其分子结构由直链氨基酸组成，在体内稳定性差，易降解为低分子量物质，使免疫原性减弱。胰岛素的分子量只有5734D，因其含复杂的芳香族氨基酸，具有免疫原性。

5. **空间构象**　抗原表位的空间构象能影响抗原的免疫原性。某些抗原分子在天然状态下可诱导产生特异性抗体，但变性后，构象表位发生改变，无法刺激机体产生抗体。抗原大分子中表位的性质、数目、位置和空间构象也会影响抗原的免疫原性或免疫反应性。

6. **易接近性** 易接近性是指抗原表位的分子结构与BCR相互接触的难易程度。表位氨基酸残基位于抗原分子表面，易与BCR结合，免疫原性强；若位于抗原分子的内部，不易与BCR结合，则没有免疫原性。

7. **物理性状** 人和动物细胞、细菌和寄生虫抗原属于颗粒性抗原，而一般蛋白质、多糖、核酸等为可溶性抗原。一般聚合状态的蛋白质具有更强的免疫原性；颗粒性抗原的免疫原性较强，可溶性抗原免疫原性较弱。将免疫原性弱的物质吸附在颗粒物质表面或组装为颗粒物质，可增强其免疫原性。

二、宿主的因素

1. **遗传因素** 机体遗传基因主要是MHC基因影响对抗原的应答能力。不同个体的MHC基因呈高度多态性，与抗原分子中抗原表位的结合不同，引起T、B细胞免疫应答也有差异，最终呈现对同一抗原的应答能力不同。机体MHC基因高度表达多态性及其他免疫调控基因的差异，决定个体从遗传上对同一抗原的免疫应答与否及应答强度都会表现出差异。

2. **年龄、性别与健康状态** 通常幼年和老年对抗原的免疫应答较弱，而青壮年免疫应答较强。新生动物或婴儿免疫系统发育不完全，易发生微生物感染。雌性比雄性动物产生抗体的能力强，但怀孕个体的应答能力受到抑制，同时在孕期由自身抗体介导的自身免疫病的发生概率也会增高。感染病原微生物或使用免疫抑制剂都能干扰和抑制机体对抗原的应答能力。手术、有创性检查、精神打击、心理创伤、惊吓、恐惧、长期压力等可引发应激状态，机体免疫应答能力明显降低，影响免疫系统功能。

三、抗原进入机体的方式

抗原对机体的免疫应答强度和类型还与抗原进入机体的剂量、途径、次数、频率及免疫佐剂等因素有关。一定的抗原剂量容易诱导适宜的免疫应答，抗原量过低或过高亦可诱导免疫耐受。皮内与皮下注射免疫效果最佳，肌内注射次之，口服免疫则易诱导免疫耐受。接种抗原时，还需要间隔一定时间免疫，可产生较好的免疫应答效果，频繁多次过量的注射抗原则可能会导致免疫耐受。使用免疫佐剂可显著改变免疫应答的强度和类型，如明矾佐剂易诱导机体产生IgE类抗体，弗氏佐剂主要诱导机体产生IgG类抗体。

第四节 抗原的种类与医学上重要的抗原

一、抗原的种类

（一）根据诱生抗体时是否需要Th细胞辅助分类

1. **胸腺依赖性抗原** 胸腺依赖性抗原（thymus dependent antigen，TD-Ag）指必须依赖Th细胞辅助才能刺激B细胞产生抗体的抗原。绝大多数病原微生物、大分子化合物、血细胞、血清蛋白等属于TD-Ag。先天性胸腺缺陷和后天性T细胞功能缺陷的患者，机体产生抗体的能力明显低下。

2. **非胸腺依赖性抗原** 非胸腺依赖性抗原（thymus independent antigen，TI-Ag）指可直接激活B细胞产生抗体，无须Th细胞辅助的抗原。TI-Ag介导体液免疫应答。TI-Ag分为TI-1 Ag和TI-2 Ag。细菌脂多糖（LPS）等TI-1 Ag，含抗原表位，具有丝裂原性质，能特异性或非特异性刺激多克隆B细胞产生抗体；而肺炎球菌荚膜多糖、聚合鞭毛素等TI-2 Ag，含多个重复B细胞表位，通过与BCR结合激活成熟B细胞介导免疫应答。婴儿和新生动物因B细胞发育不成熟，对TI-2 Ag低应答或不发生应答。TD-Ag与TI-Ag的区别见表2-2。

表2-2　TD-Ag与TI-Ag的比较

	TD-Ag	TI-Ag
表位结构特点	多种表位，复杂	单一表位
种类	大多数蛋白质抗原	某些细菌脂多糖等
表位构成	B细胞、T细胞表位	重复B细胞表位
是否需T细胞辅助	是	否
是否有MHC限制性	是	否
激活B细胞种类	B2	B1
产生抗体类型	IgG、IgM、IgA等	IgM
免疫记忆性	有	无
免疫应答反应类型	体液免疫、细胞免疫	体液免疫

（二）根据抗原的来源分类

1. 内源性抗原　内源性抗原指在抗原提呈细胞（APC）内新合成的抗原，是MHC I类分子提呈的抗原，如病毒感染细胞合成的病毒蛋白、肿瘤细胞内合成的肿瘤抗原等。此类抗原在胞浆内被降解成短肽，通过MHC I类分子提呈给CD8+T细胞，刺激CD8+CTL细胞活化，并杀伤靶细胞。此类抗原识别受MHC I类分子限制。

2. 外源性抗原　外源性抗原指APC从细胞外部摄取后，经过加工处理再进行提呈的抗原，是MHC II类分子提呈的抗原。如细菌蛋白、细菌代谢产物、异种动物血清、人工合成抗原等经专职APC摄取、处理、加工并提呈的抗原均属此类。此类抗原通过胞吞、胞饮及受体介导内吞等方式进入APC，被溶酶体酶降解为短肽，通过MHC II类分子提呈给CD4+T细胞，激活CD4+T细胞参与免疫应答。此类抗原识别受MHC II类分子限制。

（三）其他分类

根据产生方式不同，可分为天然抗原和人工抗原；根据物理性状不同，可分为颗粒性抗原和可溶性抗原；根据化学性质，可分为蛋白质抗原、多糖抗原及核酸抗原等；根据抗原来源及与疾病的关系，可分为肿瘤抗原、移植物抗原、自身抗原等。

二、医学上重要的抗原

1. 异种抗原　异种抗原是指来源于另一物种的抗原。病原微生物及其产物、植物蛋白、治疗用免疫动物血清（抗体）及异种器官移植物等对人而言均为异种抗原。通常异种抗原免疫原性比较强，容易引起较强免疫应答。与医学有关的异种抗原主要有以下几类。

（1）病原微生物及其代谢产物　细菌、病毒等病原微生物对机体均有较强的免疫原性。病原微生物虽结构简单，但其化学组成相当复杂，由如细菌鞭毛抗原、菌毛抗原、菌体抗原、毒力抗原等复杂的抗原组成。某些细菌还可产生内毒素、外毒素等代谢产物，这些物质也可成为抗原。如细菌外毒素化学本质为蛋白质，具有很强的免疫原性，能刺激机体产生相应的抗体，即抗毒素。外毒素经0.3%~0.4%甲醛处理后，失去毒性而保留免疫原性，即为类毒素。类毒素可刺激机体产生相应的抗毒素以中和外毒素的毒性作用，用作人工主动免疫制剂预防疾病，如白喉类毒素和破伤风类毒素等。

（2）动物免疫血清　将类毒素免疫动物后，可获取动物免疫血清，用于疾病的紧急预防或特异性治疗。临床治疗常用马血清抗毒素对人具有双重作用：特异性抗毒素抗体能中和相应的外毒素，发挥治疗作用；同时又是异种抗原，具有免疫原性，可刺激机体产生抗马血清的抗体，引起超敏反应。

2. **同种异型抗原**　同种异型抗原是指同一种属不同个体间存在的不同抗原，也称同种异体抗原。同种异型抗原分布广泛，人类血细胞、肾脏、心脏等大多组织细胞上都有。人类重要的同种异型抗原有血型抗原、主要组织相容性抗原即人类白细胞抗原（HLA）及免疫球蛋白遗传标志抗原。目前已发现有四十余种血型系统，其分类依据就是红细胞膜上同种异型抗原表达情况的组合，如ABO系统和Rh系统。HLA是人群中多态性最高的同种异型抗原，是个体的独特遗传标志，除同卵孪生同胞外，不同个体表达完全一致的几率极低，这也是器官移植引起排斥反应的主要抗原。HLA独特性的特点还可用于个人身份的识别。免疫球蛋白的遗传标志抗原由个体的遗传基因决定，如在人类发现免疫球蛋白γ链（IgG的重链）。

知识拓展

1900年，奥地利维也纳大学病理研究所的卡尔·兰德施泰纳发现，健康人的血清对不同人类个体的红细胞有凝聚作用，因此发现了ABO血型系统。数年后，兰德施泰纳等人又发现了其他独立的血型系统，如MNS血型系统、Rh血型系统等。1930年，兰德施泰纳获得了诺贝尔生理学或医学奖。

血型的发现开创了免疫血液学、免疫遗传学等新兴学科，对临床输血工作具有非常重要的意义，因此，以卡尔·兰德施泰纳的生日6月14日作为世界献血者日。世界献血者日是为了感谢拯救他人生命的无偿献血爱心人士。

3. **自身抗原**　自身抗原是自身组织细胞表达的抗原。正常情况下，机体免疫系统对自身组织成分不会产生免疫应答，呈免疫耐受状态。在某些特殊情况下，如隐蔽性自身抗原释放、自身抗原改变出现新表位时，自身成分可成为抗原物质，诱导特异性自身免疫应答。

脑组织、精子、甲状腺球蛋白、眼晶状体蛋白等某些组织成分，在正常情况下，由于与免疫系统相对隔绝，不能激发免疫应答，但在外伤、手术或感染等情况下，相关部位的屏障结构破坏，这些组织成分进入血液，即隐蔽的自身抗原被释放，激活免疫系统，引起自身免疫应答，导致机体损伤。

在感染、烧伤、化学药物及电离辐射等因素影响下，自身组织成分也可发生改变，出现新的抗原表位，刺激机体产生免疫应答，引起自身免疫病。如服用甲基多巴类药物或感染流感病毒、EB病毒可使红细胞膜成分发生改变，刺激机体产生抗红细胞抗体，引起自身免疫性溶血性贫血。

4. **异嗜性抗原**　异嗜性抗原指存在于人、动物及微生物等不同种属之间的共同抗原。1911年，Forssman用豚鼠组织免疫家兔，发现所得的血清能溶解绵羊红细胞，表明豚鼠组织中含有与绵羊红细胞相同的抗原成分，这种抗原称为Forssman抗原。有些异嗜性抗原有重要的临床意义。例如，人肾小球基底膜及心肌组织与溶血性链球菌的表面成分存在共同抗原，因此机体感染链球菌产生的抗体可与具有共同抗原的肾、心组织发生交叉反应，引起肾小球肾炎或心肌炎；大肠杆菌O14血清型的某一热稳定抗原与人结肠黏膜有共同抗原，可导致IgG抗体异常增高，与溃疡性结肠炎的发生有关。

某些异嗜性抗原可以协助疾病的诊断。例如，引起斑疹伤寒的立克次体与某些变形杆菌存在异嗜性抗原，EB病毒所致的传染性单核细胞增多症患者血清中出现的异嗜性抗体能结合绵羊红细胞发生凝集等，可用交叉反应来辅助诊断这些疾病。

5. 独特型抗原 独特型抗原是一种存在于抗体分子超变区的特殊的自身抗原。如单克隆抗体可刺激同种动物产生于抗体单一超变区发生反应的抗体，说明该部位存在抗原决定基。这种决定基通常都是极少量存在，无自身耐受现象。存在于抗体分子上的单一抗原表位称独特位，携带相同独特位的全部抗体，属于相同的独特型。独特型抗原诱导机体产生的抗体（抗抗体，或Ab1）称为抗独特型抗体。Ab1也可作为抗原，以 Ab1→Ab2→Ab3→ Ab4……的方式诱生次级的特异性独特型抗体，形成复杂的独特型网络调节免疫应答。

6. 肿瘤抗原 细胞在癌变过程中出现的新抗原或过度表达的抗原物质，称为肿瘤抗原，这也是肿瘤细胞与正常细胞的区别之处。根据抗原特异性，肿瘤抗原可分肿瘤特异性抗原和肿瘤相关抗原。肿瘤特异性抗原（tumor specific antigen，TSA）指仅表达于某种肿瘤细胞表面而不存在于正常细胞的新抗原，其特异性强，是肿瘤免疫诊断和免疫治疗的有效靶点。如黑色素瘤特异性抗原可存在于不同个体的黑色素瘤细胞，而正常个体黑色素细胞不表达。肿瘤相关抗原（tumor associated antigen，TAA）指正常细胞和肿瘤细胞均可表达，但肿瘤细胞的表达量明显增高，无严格的肿瘤特异性。TAA常用作肿瘤早期诊断的辅助指标及肿瘤免疫治疗的靶点，也可用于评估疗效，对复发转移及预后进行判断。如癌胚抗原（carcinoembryonic antigen，CEA）正常情况下表达于2~7个月龄胎儿的肠、肝、胰腺组织，成熟组织不表达，而在消化道及乳腺恶性肿瘤患者血清中含量明显增加。

第五节　非特异性免疫刺激剂

与抗原特异性通过TCR/BCR激活淋巴细胞应答不同，某些物质可非特异性激活T/B细胞应答，称为免疫刺激剂。非特异性免疫刺激剂是指能激活多数或全部T细胞或B细胞克隆，无TCR/BCR特异性限制的非特异性刺激物质，包括超抗原、佐剂和丝裂原等。

一、超抗原

普通蛋白质抗原一般能特异性激活机体总T细胞库中百万分之一至万分之一的T细胞克隆。某些抗原物质只需极低浓度（1~10ng/ml）即可非特异性激活人体总T细胞库中2%~20%的T细胞克隆，产生极强的免疫应答，称为超抗原（superantigen，SAg），其实质为多克隆激活剂。SAg与普通抗原的不同详见表2-3。

表2-3　超抗原与普通抗原的比较

	普通抗原	超抗原
化学本质	普通蛋白质、多糖	细菌外毒素、逆转录病毒蛋白
与MHC结合部位	抗原结合槽内部（其氨基酸序列具高度多态性）	抗原结合槽外部
与TCR结合部位	Vα、Jα及Vβ、Dβ、Jβ	Vβ链CDR3外侧区域
是否有MHC限制性	有	无

续表

	普通抗原	超抗原
免疫应答特点	APC加工后激活特异性T细胞	直接激活大量T细胞
介导免疫细胞	T、B细胞	CD4$^+$T细胞
T细胞反应频率	$1/10^6 \sim 1/10^4$	$1/50 \sim 1/5$
免疫应答反应	相对较弱	较强

　　根据来源，超抗原分为外源性超抗原与内源性超抗原。前者多为细菌相关抗原，如金黄色葡萄球菌肠毒素A~E（staphylococcus enterotoxin A~E，SEA~SEE）；后者多为病毒相关抗原，如小鼠乳腺肿瘤病毒蛋白，可作为次要淋巴细胞刺激抗原，引起T细胞增殖。根据作用的细胞种类分类，超抗原又可分为T细胞超抗原与B细胞超抗原。

　　普通蛋白质抗原表位首先被结合于MHC分子的沟槽内，才能被T细胞的特异性TCR识别。SAg的作用机制则不同，其一端直接与TCR的Vβ链结合，另一端与APC表面MHCⅡ类分子抗原结合槽外部结合，以完整蛋白的形式激活T细胞，无须MHC和TCR识别，无MHC限制性（图2-2）。SAg不仅能大量激活T细胞活化，还能非特异性激活B细胞，介导免疫应答。SAg诱导的免疫效应可以清除超抗原本身，还可以通过非特异性激活免疫细胞，分泌大量炎症性细胞因子，参与病理过程的发生，引起过敏性炎症、中毒性休克、多器官衰竭等临床表现。SAg也可应用于抗肿瘤生物治疗。

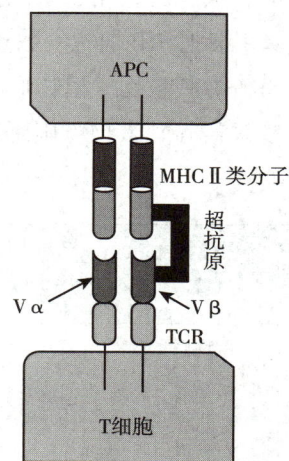

图2-2　超抗原作用机制示意图

二、佐剂

　　预先或与抗原同时注入体内，增强机体对抗原的应答或改变应答的类型，这种非特异性免疫增强性物质称为佐剂。佐剂的种类很多，主要有：①生物性佐剂，如卡介苗（BCG）、短小棒状杆菌、脂多糖和细胞因子等。②无机化合物如氢氧化铝、磷酸钙等。③人工合成的双链多聚肌苷酸、胞苷酸、低甲基化CpG寡核苷酸等。④有机物，如矿物油等。目前动物试验中最常用的是弗氏佐剂，包括弗氏完全佐剂和弗氏不完全佐剂。前者含灭活结核分枝杆菌、矿物油和羊毛脂，既能增强抗原的免疫原性，又能改变免疫应答的类型，刺激机体产生体液和细胞免疫应答。后者仅含矿物质油和羊毛脂，可增强抗原的免疫原性，刺激机体产生体液免疫应答。

　　佐剂的作用机制可能有：①引起炎症反应，刺激抗原提呈细胞，增强其对抗原的处理和提呈能力。②改变抗原物理性状，延缓抗原降解，延长抗原在体内存留时间。③刺激淋巴细胞增殖分化，增强和促进对抗原的免疫应答。④作为运送工具，将抗原携带到有效免疫应答部位，增强应答效果。

　　佐剂在疾病的预防、治疗和科学实验中的应用较为广泛，主要用于增强某些抗原的免疫原性，尤其是抗原免疫原性较弱或剂量较少不足以引起有效免疫应答时，佐剂的作用尤为重要。如在疫苗中加入佐剂能增强免疫反应，从而产生更强和更持久的抗感染免疫应答。目前已被批准应用于人类疫苗的佐剂包括铝盐、水包油型乳剂、糖脂、病毒样颗粒、免疫增强的再造流感病毒小体和霍乱肠毒素等。佐剂可以减少每次剂量所需的抗原量和注射的剂次。佐剂还可用于抗肿瘤与抗感染的辅助免疫治疗。

三、丝裂原

丝裂原（mitogen）也称有丝分裂原，因能刺激细胞发生有丝分裂而得名。其作用机制为不同丝裂原可选择地活化T细胞或B细胞，通过与细胞表面丝裂原受体结合，刺激细胞转化为淋巴母细胞，并进行有丝分裂，从而激活某一类淋巴细胞的全部克隆，属于非特异性淋巴细胞多克隆激活剂。淋巴细胞受刺激活化后，体积增大，胞浆中含有丰富的颗粒，胞膜不规则，可见伪足，有时可见有丝分裂现象。

T、B淋巴细胞表面表达多种丝裂原受体（表2-4），与相应丝裂原结合后，可刺激产生强烈的增殖反应，被广泛应用于检测体外免疫细胞的功能活性，间接地评估细胞免疫或体液免疫的功能，也可用于计算T细胞和B细胞的数量。小鼠B细胞常用细菌脂多糖（LPS）为刺激物，人B细胞采用金黄色葡萄球菌SPA为刺激物。植物血凝素（PHA）、刀豆蛋白A（ConA）、美洲商陆丝裂原（PWM）、破伤风类毒素、结核菌素等刺激物可用于体外刺激T淋巴细胞的转化。

表2-4　人和鼠T、B淋巴细胞表面的丝裂原受体

	人		鼠	
	T 细胞	B 细胞	T 细胞	B 细胞
植物血凝素（PHA）	+	-	+	-
美洲商陆丝裂原（PWM）	+	+	+	-
刀豆蛋白A（ConA）	+	-	+	-
葡萄球菌A蛋白（SPA）	-	+	-	-

目标检测

答案解析

一、单项选择题

1. 抗原特异性取决于（　　）
    A. 分子量大小
    B. 物质表面特殊化学基团
    C. 该抗原的来源
    D. 物质内部特殊化学基团
    E. 以上都不是

2. 甲、乙两种抗原都能与某一抗体发生特异性结合反应，这两种抗原相互称为（　　）
    A. 半抗原
    B. 完全抗原
    C. TD-Ag
    D. TI-Ag
    E. 共同抗原

3. 对人而言，血型抗原属于（　　）
    A. 异种抗原
    B. 修饰抗原
    C. 自身抗原
    D. 异嗜性抗原
    E. 同种异型抗原

4. TI-Ag（　　）
    A. 含有T细胞表位
    B. 刺激机体产生IgG抗体
    C. 引起细胞和体液免疫应答
    D. 需Th细胞辅助
    E. 不能诱导免疫记忆

5. 下列物质免疫原性最强的是（　　）
    A. 多糖
    B. 多肽
    C. 蛋白质
    D. 核酸
    E. 类脂

二、简答题

1. 简述同种异型抗原的种类。

2. 试比较TD-Ag和TI-Ag的特点。

3. 试述佐剂的作用机制。

（胡慧琼）

书网融合……

知识回顾　　习题

第三章 抗 体

PPT

学习目标

知识要求：

1. 掌握抗体的概念、抗体的基本结构、抗体的功能。
2. 熟悉各种抗体的特点。
3. 了解人工制备抗体。

技能要求：

具备应用抗体的知识解释和预防临床疾病的发生的能力，能运用抗体治疗临床疾病。

　　抗体（antibody，Ab）是 B 细胞接受抗原刺激后增殖分化为浆细胞产生的一类球蛋白，能与相应抗原特异性结合。抗体主要分布在血清以及组织液、外分泌液等体液中，是介导体液免疫应答的重要效应分子。

　　免疫球蛋白（immunoglobulin，Ig）是指具有抗体活性或分子结构与抗体相似的球蛋白，由 α1、α2、β 和 γ 球蛋白组成。抗体均属于免疫球蛋白，而免疫球蛋白并不都是抗体，如骨髓瘤、巨球蛋白血症等患者血清中无抗体活性的异常球蛋白。免疫球蛋白分为分泌型和膜型：①分泌型（secreted Ig，sIg），具有抗体的功能，存在于血液、组织液及外分泌液中，发挥各种免疫功能。②膜型（membrane Ig，mIg），构成 B 细胞膜的抗原受体（BCR），可以特异性识别抗原。

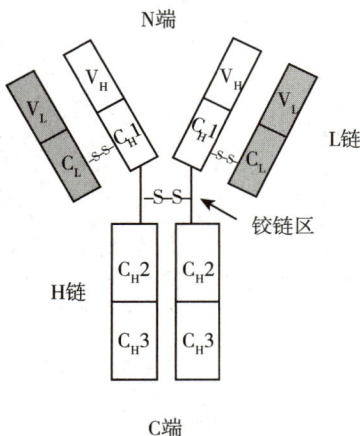

图 3-1　抗体分子结构示意图
（以 IgG 为例）

第一节　抗体的结构

一、基本结构

（一）重链和轻链

　　所有的抗体单体结构非常相似，是由两条完全相同的重链和两条完全相同的轻链组成，重链之间、重链与轻链之间通过二硫键连接，形成字母 Y 形的四肽链结构（图 3-1）。

　　1. 重链　重链（heavy chain，H 链）分子量较大，为 50~75kD，

由450~550个氨基酸残基组成。根据H链恒定区抗原性的差异可将重链分为5类：γ链、μ链、α链、δ链和ε链。不同的重链与轻链组成完整的不同类型的抗体分子，分别为IgG、IgM、IgA、IgD和IgE。不同类的抗体分子链内二硫键的数目和位置、连接寡糖的数量、结构域的数目以及铰链区长度等均不完全相同。同一类抗体铰链区氨基酸分子组成及重链二硫键的数目、位置也不相同。因此，抗体又可分为不同的亚类，如人IgG可分为IgG1~IgG4，IgA可分为IgA1和IgA2，IgD、IgE和IgM尚未发现亚类。

2. **轻链**　轻链（light chain，L链）分子量较小，约为25kD，约由214个氨基酸残基组成，以二硫键与重链连接。轻链分为κ链和λ链两种，据此抗体分为两型，即κ型和λ型。一个天然抗体分子上两条轻链的型别总是同型，但同一个体内也可存在分别带有κ或λ链的抗体分子。每类抗体的轻链都可有κ链或λ链，两型轻链的功能一样。在不同种属生物体内两型免疫球蛋白比例不同，如小鼠κ∶λ约为20∶1，正常人血清中轻链κ与λ之比约为2∶1。如κ∶λ比例异常，提示免疫系统可能出现异常。例如λ链过多，提示可能有产生λ链的B细胞肿瘤。根据λ链恒定区氨基酸的差异，又分为λ1、λ2、λ3和λ4四个亚型。

（二）可变区和恒定区

比较不同抗体重链和轻链的氨基酸序列时发现，二者靠近N端约110个氨基酸序列变化很大，其他部分氨基酸序列则相对恒定。抗体分子中轻链和重链中近N端区域氨基酸序列变化较大，称为可变区（variable region，V区），约为轻链近N端的1/2、重链近N端的1/4或1/5。轻链和重链中近C端区域氨基酸序列相对恒定，称为恒定区（constant region，C区），约占轻链近C端的1/2，重链近C端的3/4或4/5。

1. **可变区**　重链和轻链的V区决定了抗体的特异性。重链和轻链的V区分别命名为VH和VL。VH和VL分别有3个区域氨基酸组成和排列顺序高度可变，称为高变区，也称互补决定区（complementarity determining region，CDR）。互补决定区是抗体和抗原表位互补结合的区域，用CDR1、CDR2、CDR3表示，其中CDR3相对变化程度更高（图3-2）。CDR区氨基酸组成和排列顺序的多样性是抗体与数量庞大的不同抗原发生特异性结合的分子基础。VH和VL的3个CDR共同组成抗体的抗原结合部位，特异性识别及结合抗原，发挥免疫效应。一个单体Ig分子能与两个抗原发生结合，故将单体抗体分子称为二价抗体。VH和VL可变区中CDR之外各有4个区域氨基酸组成和排列顺序变化相对较小，称为骨架区（framework region，FR），分别用FR1、FR2、FR3和FR4表示。骨架区主要发挥稳定CDR区空间构型的作用，以辅助抗体CDR与抗原表位进行精细、特异性的结合。

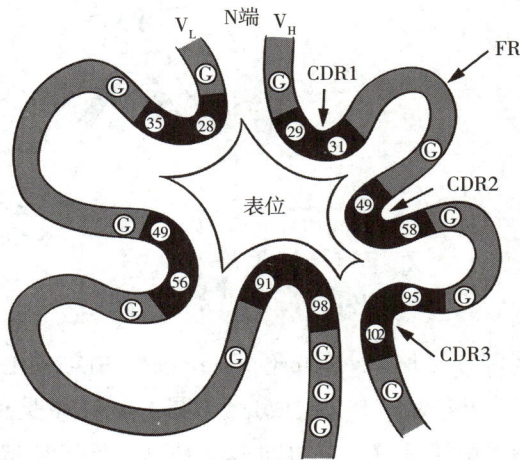

图3-2　CDR与抗原表位结合示意图

2. **恒定区**　重链和轻链的C区分别命名为CH和CL。不同型的抗体轻链C区长度基本一致，但不同类型抗体的重链C区长度不一样，IgG、IgA和IgD重链C区有CH1~CH3三个结构域，IgM和IgE重链C区有CH1~CH4四个结构域。针对不同抗原，同一种属个体所产生的同一类别抗体，尽管其V区不同，但其C区氨基酸的组成和排列顺序相对恒定，具有相同的免疫原性。例如，针对麻疹病毒、流感病毒的人IgG抗体，二者V区不同，只能特异性的结合相应抗原，但C区相同，均含γ链，抗人IgG抗体均能与之结合。

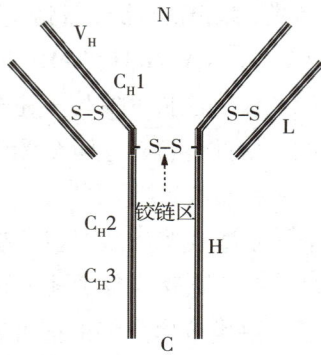

图3-3　抗体铰链区示意图（IgG）

（三）铰链区

铰链区位于CH1和CH2之间的区域，含大量的脯氨酸，富有弹性，极易伸展弯曲，能改变Y形两臂之间的距离，以利于抗体的两臂可同时结合两个相同的抗原表位（图3-3）。木瓜蛋白酶、胃蛋白酶可以将抗体从铰链区的不同位置水解，产生不同的抗体片段。铰链区的长度因抗体种类或亚类的不同而异。IgE和IgM无铰链区。

二、辅助成分

某些抗体除了上述结构，还含有一些辅助成分，例如连接链和分泌片。

（一）连接链

连接链（joining chain，J链）是由浆细胞合成的富含半胱氨酸的多肽链，主要功能是将相同的单体抗体分子连接为多聚体（图3-4），其分子量约15kD，由124个氨基酸组成。例如分泌型IgA（SIgA）是2个IgA单体通过J链连接形成的二聚体，血清IgM是5个IgM单体通过二硫键与J链连接形成的五聚体。IgG、IgD和IgE常为单体，无J链。

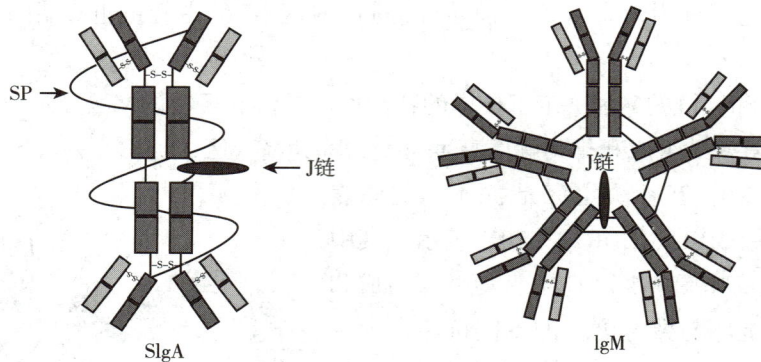

图3-4　抗体分子的J链和分泌片

（二）分泌片

分泌片（secretory piece，SP）由黏膜上皮细胞合成并分泌，分子量约75kD，为含糖的肽链，结合于IgA二聚体上，组成IgA（图3-4）。SP是SIgA分子上的辅助成分，其作用是保护SIgA的铰链区免受蛋白水解酶降解，并协助SIgA从黏膜下经黏膜上皮细胞转运到黏膜表面，发挥黏膜局部免疫作用。

三、水解片段

为了研究抗体的结构和功能，常需要分离和纯化特定的抗体多肽片段，木瓜蛋白酶和胃蛋白酶是最常用的两种蛋白水解酶，二者可将抗体从铰链区切割成相应片段。

（一）木瓜蛋白酶水解片段

木瓜蛋白酶从铰链区的近N端水解抗体，产生三个大小基本相等的片段，其中两个完全相同，能特异性结合抗原，称为Fab，另一个片段容易形成结晶，称为Fc（图3-5）。Fab由完整的轻链和重链的VH、CH1结构域组成，只能结合单个抗原表位（单价）。Fc由两条重链的CH2和CH3结构域组成，经二硫键相连，不结合抗原，但可与效应分子或细胞表面Fc受体相互作用。

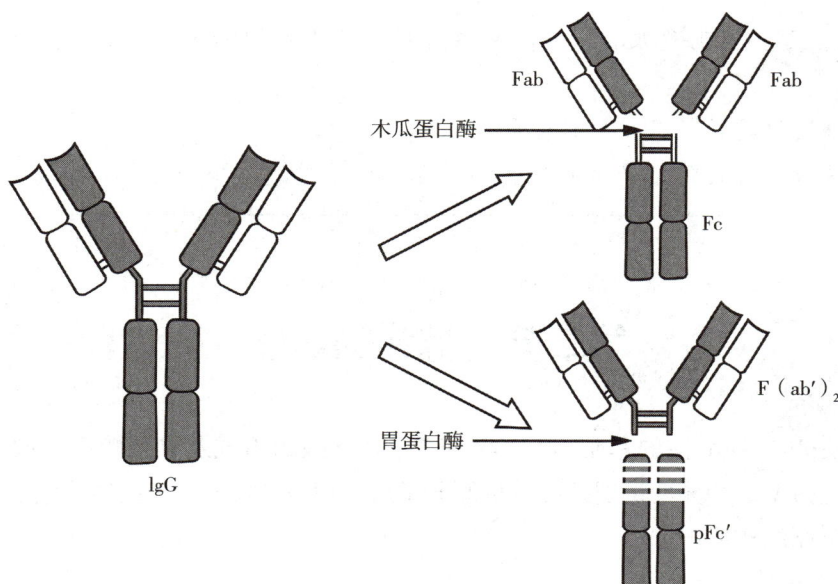

图3-5 免疫球蛋白IgG水解片段示意图

（二）胃蛋白酶水解片段

胃蛋白酶水解从铰链区的近C端水解抗体，产生一个F（ab′）$_2$片段和一些小片段pFc′（图3-5）。F（ab′）$_2$由两个Fab及铰链区组成，并通过二硫键连在一起，可同时与两个抗原表位结合，为双价。用胃蛋白酶水解一般无法得到完整的Fc段，大多被切成数个小片段pFc′。F（ab′）$_2$片段完整地保留了抗体结合相应抗原的生物学活性，又能避免Fc段免疫原性可能引起的副作用和超敏反应，因此被广泛用作生物制品的精制提纯。如白喉抗毒素、破伤风抗毒素经胃蛋白酶水解后精制提纯的制品，pFc′被降解，降低了超敏反应的发生。

四、抗体的结构与免疫原性

自然界抗原种类繁多，每种抗原常含有独特的抗原表位，刺激机体产生的抗体的总数是巨大的。尽管所有的抗体都是由V区和C区组成，但机体针对不同抗原产生的抗体呈现明显的多样性，包括其特异性及类型，这也体现了机体对抗原精细结构的识别和应答。

抗体具有两种特性，既是抗体，能特异性地识别与结合抗原，又是抗原，具有免疫原性，可刺激不同个体甚至同一个体的B细胞分泌抗抗体。其结构和功能的基础在于抗体分子中的抗原表位。根据抗体引起的免疫应答不同，将其免疫原性分为三种：①同种型，为种属型标志，存在于同一种属抗体分子中的抗原表位，是同一种属内所有健康个体的抗体共有的抗原特异性标志，可刺激异种动物（或人）产生针对该抗体的免疫应答，位于抗体的C区。②同种异型，为个体型标志，存在于同一种属不同个体抗体中的抗原表位，是同一种属不同个体间抗体分子的不同抗原特异性标志，可刺激不同个体产生特异性免疫应答，位于抗体的C区。③独特型，每个抗体分子特有的抗原特异性标志，主要由

Fab段的独特位引起，位于抗体的V区，可刺激异种、同种异体甚至同一个体产生相应抗体，及独特型抗体。

课堂互动 3-1

抗体的结构决定了其具有免疫原性，其免疫原性具有重要的临床意义，结合此特点思考：

1. 人和马接种同种疫苗，产生的抗体异同点。
2. 不同的人接种同种疫苗，产生的抗体异同点。

答案解析

第二节 抗体的功能

抗体分子结构是其生物活性的基础，其V区和C区氨基酸的组成及排列顺序不同，决定了它们功能上的差异。抗体通过V区特异性识别并结合抗原分子后，还需C区吸引其他的效应细胞或效应分子参与，才能达到清除抗原的作用。

一、抗体 V 区的功能

抗体V区的主要功能是识别并特异性结合抗原，只有在结合抗原后，形成抗原抗体复合物，才能引发效应细胞和效应分子的免疫效应。抗体的CDR在识别和特异性结合抗原中起决定性作用。单体、二聚体和五聚体等不同形式的抗体结合抗原表位的数目也不完全相同，即抗原结合价不同。单体为双价，可结合两个抗原表位；SIgA为四价，可结合四个抗原表位；IgM五聚体理论上可结合十个抗原表位，因为立体构型的空间位阻，一般只能结合五个，为五价。抗体的V区在体内可识别结合病原微生物及其产物，发挥中和毒素、中和病毒、阻断病原体侵入等免疫防御功能，但无法立即清除抗原。结合抗原后，抗体分子会发生构象的改变，暴露出与效应细胞或效应分子结合的位点，以启动后续免疫效应。

二、抗体 C 区的功能

（一）激活补体

当抗体（IgG1~IgG3、IgM）与相应抗原特异性结合后，形成抗原抗体复合物，抗体随之发生构象变化，其CH2（IgG）和CH3（IgM）结构域上补体结合点暴露，补体成分C1q与之结合，从而启动经典途径激活补体系统。形成聚合物的IgA、IgE和IgG4可通过旁路途径激活补体系统。补体的激活，不仅可以清除病原体，还能介导炎症反应。

（二）与细胞表面Fc受体结合

机体很多细胞表面表达Fc受体，如单核细胞、巨噬细胞、中性粒细胞、嗜酸性粒细胞、嗜碱性粒细胞、NK细胞及肥大细胞等。当抗体与相应抗原结合后，其Fc段可与某些细胞表面的Fc受体结合，介导不同的生物学效应。有些抗体（IgE）能以游离状态结合效应细胞表面的Fc受体，与相应抗原结合后，可活化细胞产生效应。

1. **免疫调理作用** 细菌等颗粒性抗原进入机体后与IgG、IgM的V区结合，其Fc段与中性粒细胞、单核细胞、巨噬细胞表面的Fc受体结合，通过IgG、IgM的"桥联"作用，增强中性粒细胞、单核细胞和巨噬细胞对病原体的吞噬作用，发挥抗体的免疫调理作用。

2. **抗体依赖性细胞介导的细胞毒作用** 抗体的V区特异性结合靶细胞（肿瘤细胞或病毒感染的细胞）表面的抗原表位，其Fc段与杀伤细胞（NK细胞、单核细胞、巨噬细胞等）表面的Fc受体结合，直接杀伤靶细胞，称为抗体依赖性细胞介导的细胞毒作用（antibody-dependent cell-mediated cytotoxicity，ADCC），其中NK细胞是介导ADCC作用的主要细胞（图3-6）。

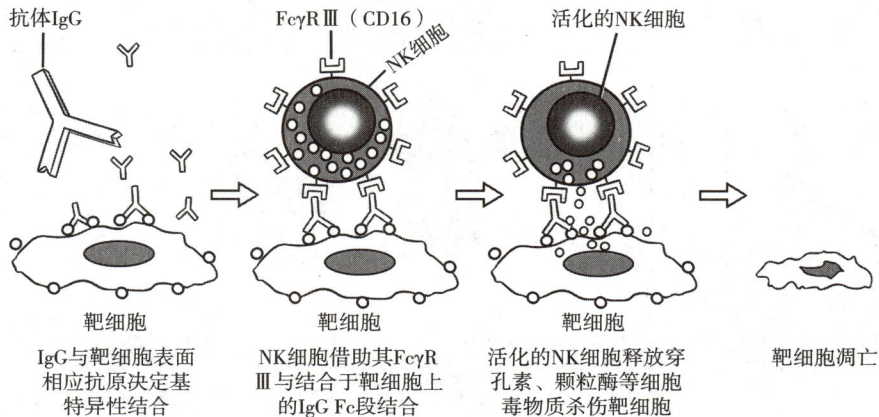

图3-6　抗体依赖性细胞介导的细胞毒作用（ADCC）

3. **介导I型超敏反应** IgE是亲细胞抗体，能以游离状态通过Fc段与肥大细胞、嗜碱性粒细胞表面的高亲和力IgE Fc受体（FcεR I）结合，使机体呈致敏状态。当相同变应原再次进入机体，与结合在肥大细胞、嗜碱性粒细胞表面的IgE V区结合，活化这些细胞，使之合成和释放组胺、白三烯、前列腺素、血小板活化因子等生物活性介质，介导I型超敏反应的发生。

（三）穿过胎盘和黏膜

IgG是人体唯一能通过胎盘的抗体。其机制为IgG可选择性与胎盘母体一侧的滋养层细胞IgG运输蛋白（又称新生儿Fc段受体）结合，介导IgG转运到滋养层细胞内，主动进入胎儿血液循环，起到自然被动免疫作用，在新生儿抗感染中发挥重要作用。SIgA可通过呼吸道与消化道黏膜细胞表面的受体结合，在黏膜局部抗感染具有重要意义。

第三节　各类抗体的特性

一、IgG

IgG是人体含量最高的抗体，在体内分布广泛。人约出生后3个月开始合成，3~5岁接近成人水平。人IgG有4个亚类，分别为IgG1、IgG2、IgG3、IgG4。IgG具有以下特性：①以单体形式存在。②是血清和细胞外液中最主要的抗体，占血清总Ig的75%~80%（表3-1）。③半衰期最长，为20~23天。④是再次免疫应答产生的主要抗体，与抗原的亲和力高。

IgG是机体抗感染的主要抗体，其中抗病毒、抗毒素和大多数抗菌抗体均为IgG。IgG1、IgG2和IgG3可通过经典途径活化补体，与巨噬细胞、NK细胞表面Fc受体结合，发挥调理作用和ADCC作用等。IgG是人类唯一能通过胎盘的抗体，IgG1、IgG3、IgG4可穿过胎盘屏障，在新生儿抗感染免疫中起重要作用。人IgG1、IgG2和IgG4可通过其Fc段与葡萄球菌A蛋白（SPA）结合，纯化抗体，用于免疫学检验诊断。某些自身抗体如抗核抗体、抗甲状腺球蛋白抗体，以及引起Ⅱ、Ⅲ型超敏反应的抗体也属于IgG。

表3-1　免疫球蛋白的主要理化性质与功能

种类	IgM	IgD	IgG	IgA	IgE
重链	μ	δ	γ	α	ε
分子量（kD）	950	184	150	160	190
亚类数	无	无	4	2	无
C区结构域数	4	3	3	3	4
辅助成分	J	无	无	J、SP	无
主要存在形式	五聚体	单体	单体	单体/二聚体	单体
开始合成时间	胚胎后期	随时	出生后3个月	出生后4~6个月	较晚
占总血清Ig比例	5%~10%	0.3%	75%~80%	10%~15%	0.02%
血清含量（mg/ml）	0.7~1.7	0.03	9.5~12.5	1.5~2.6	0.0003
半衰期（天）	10	3	23	6	2.5
抗原结合价	5	2	2	2，4	2
胎盘转运	-	-	+	-	-
与吞噬细胞结合	-	-	+	+	-
与肥大细胞、嗜碱性粒细胞结合	-	-	-	-	+
结合SPA	-	-	+	-	-
介导ADCC	-	-	+	±	-
经典途径补体激活	+	-	+	-	-
其他作用	初次应答早期防御	B细胞标志	再次应答抗感染	黏膜免疫	Ⅰ型超敏反应、抗寄生虫

二、IgM

IgM分膜型和血清型两种类型。膜型IgM（mIgM）位于B细胞膜上，为单体形式，是B细胞特异性识别抗原的受体（BCR）；血清型IgM为五聚体，是分子量最大的Ig，故又称巨球蛋白。IgM占血清Ig总量的5%~10%。IgM分子量大，不易透过血管壁，因此主要存在于血液内。IgM是个体发育最先能够合成分泌的Ig，在胎儿发育晚期已能合成，由于母体的IgM不能通过胎盘，当脐带血中出现某些病毒或细菌高浓度特异性IgM时，提示宫内有相应病原生物感染。IgM是初次免疫应答最先出现的抗体，当机体受到某种抗原刺激，成人血液中最先升高的是IgM类抗体，因此IgM在机体早期抗感染防护中起重要作用。IgM 半衰期为 5 天左右，体内 IgM 含量升高说明机体近期有相关病原体感染，可用于感染的早期诊断。天然血型抗体类型为 IgM。

血清型 IgM 是五聚体，可以为补体提供多个结合位点，因此其凝集作用和激活补体的能力较强，能更好地发挥溶菌、杀菌作用，而其中和毒素、中和病毒的能力则弱于 IgG。

三、IgA

IgA 有血清型和分泌型两种类型。血清型 IgA 主要分布于血清中，多为单体分子，占血清免疫球蛋白总量的 10%~15%。分泌型 IgA 是由 J 链连接、含分泌片的二聚体，主要存在于外分泌液（初乳、唾液、泪液、胃肠液、支气管分泌液等）中。IgA 和 J 链合成的部位为呼吸道、胃肠道及泌尿生殖道等黏膜固有层中的浆细胞，当 IgA 二聚体分泌出浆细胞经过黏膜上皮细胞时，可与分泌片连接，形成完整的 SIgA，并随分泌液分布于肠道、呼吸道、胃肠道黏膜表面。

SIgA 是机体黏膜防御感染的重要抗体。新生儿出生半年左右方能产生 SIgA，因此通过母乳获得 SIgA，是婴幼儿重要的自然被动免疫。SIgA 作用机制为：①抑制病原微生物吸附作用，通过与相应的病原微生物结合，阻抑其吸附到易感细胞上。②具有中和毒素作用，新生儿 SIgA 合成不足易导致呼吸道或胃肠道感染。③溶菌作用，激活补体系统与溶菌酶，介导细菌破裂溶解。④免疫屏障作用，对食物摄入或空气吸入的某些抗原物质进行封闭，将其隔离在黏膜表面，防止进入血液循环，SIgA 合成减少还可引起慢性支气管炎发作。

四、IgD

正常人血清中的 IgD 仅占血清 Ig 总量的 0.3%，浓度低（30ug /ml）。IgD 的铰链区较长，易被蛋白酶水解，因此半衰期较短，仅 3 天。IgD 可以在个体发育的任何时期产生。IgD 分为两型：①血清型 IgD，其生物学功能尚不清楚。②膜结合型 IgD：存在于 B 细胞表面，是 B 细胞分化发育成熟的标志。未成熟 B 细胞仅表达 mIgM，成熟 B 细胞可同时表达 mIgM 和 mIgD，这种 B 细胞称为初始 B 细胞（naïve B cell），活化的 B 细胞或记忆 B 细胞 mIgD 逐渐消失，发育为成熟的 B 细胞，介导体液免疫应答。

五、IgE

IgE 主要由鼻咽部、支气管、胃肠道等黏膜部位的浆细胞产生。IgE 分子量为 160kD，是人体血清中合成最晚、半衰期最短的 Ig。正常人血清中含量最少，血清浓度极低，每毫升血液仅 50ng 左右。过敏机体血清 IgE 水平可以升高数倍。IgE 是一种亲细胞抗体，可与肥大细胞、嗜碱性粒细胞上的 Fc 受体结合引起 I 型超敏反应的发生。当机体感染寄生虫时，患者血清中特异性 IgE 也显著升高。

第四节 人工制备抗体

1890 年 Behring 用脱毒的白喉外毒素免疫动物，发现动物血清中出现了能中和毒素的物质，即抗毒素。输注含白喉抗毒素的动物血清可治疗白喉患者，这种治疗方法称为血清疗法。随着免疫学、分子生物学的发展，抗体广泛地应用于感染性疾病、自身免疫病、肿瘤等诊断、预防和治疗及基础研究中，人们对抗体的需求日益增大。人工制备抗体是大量获得抗体的重要途径，其技术和方法得到快速发展。应用目的不同，对抗体的纯度、特异性、灵敏度等要求也不相同。目前，人工制备抗体的方法主要有多克隆抗体、单克隆抗体和基因工程抗体。

一、多克隆抗体

天然抗原分子中常含有多种不同的抗原表位，能引起多个B淋巴细胞克隆活化，产生针对多种不同抗原表位的抗体，以此获得的血清是含有多种抗体的混合物，称为多克隆抗体（polyclonal antibody，pAb）。制备多克隆抗体的主要途径为动物免疫血清，如破伤风、白喉抗毒素及蛇毒抗毒血清。恢复期患者血清及免疫接种人群血清也是多克隆抗体的重要来源。多克隆抗体的优点是来源广泛，易于制备，作用全面；缺点是特异性不高，易出现交叉反应，不易大量制备，且稳定性差，应用受限。

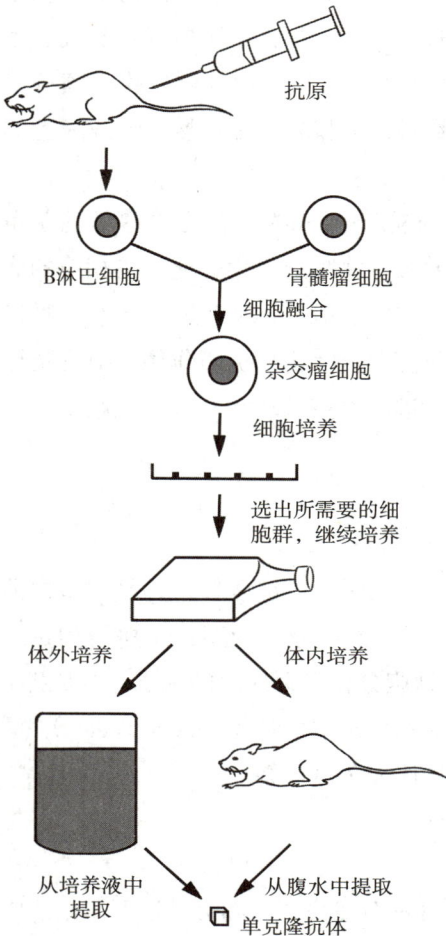

图3-7　单克隆抗体的制备示意图

二、单克隆抗体

1975年，Kohler和Milstein创立了体外细胞融合技术，即用经抗原免疫的小鼠脾细胞与小鼠骨髓瘤细胞融合，获得B细胞杂交瘤细胞株，并将这种杂交瘤细胞株进行体外扩增，培养或接种于活的小鼠腹腔内，从培养上清液或小鼠腹水中获得仅识别一个特定抗原表位的抗体，此即单克隆抗体（monoclonal antibody，mAb）（图3-7）。

mAb来源于同B细胞系，基因型完全相同，其分子结构、理化性质、生物学特性等均完全相同。mAb的优点是特异性强，纯度高，效价高，结构均一，少甚至没有交叉反应，制备成本低，有利于实验标准化，可大量生产供应，已广泛应用于疾病的诊断、特异性抗原或蛋白的检测和鉴定、被动免疫治疗和生物导向药物的制备等。如作为免疫学诊断试剂，用于酶联免疫吸附实验、免疫荧光技术、放射免疫分析、免疫组化技术等以进行各类病原体的诊断。此外，利用mAb还可以进行肿瘤分型、自身免疫病的治疗，还可作为免疫抑制剂用于移植排斥反应等多个领域。

三、基因工程抗体

尽管多克隆抗体和单克隆抗体具备很多优点，应用广泛，但是它们都是异种动物蛋白，直接应用于人体，具有很强的免疫原性。随着分子生物学技术的飞速发展，通过基因工程技术手段对抗体进行改造获得的抗体或抗体片段称为基因工程抗体（genetic engineering antibody）。基因工程抗体既能保持单克隆抗体均一性、特异性强的优点，又能克服其鼠源性的弊端。目前有人鼠嵌合抗体、人源化抗体、双特异性抗体、小分子抗体等种类，可人工改造抗体的功能，使其更好地发挥生物学活性。

一、单项选择题

1. 关于抗体，下列说法正确的是（　　）
   A. 人体的抗体主要分布在血清、组织液和外分泌液中
   B. 都是免疫球蛋白
   C. 由T细胞产生
   D. 电泳在白蛋白区
   E. 以上都对

2. 抗体与抗原结合的部位是（　　）
   A. CH区和VL区　　　　　　B. VL区和CL区　　　　　　C. VL区和VH区
   D. VH区和CL区　　　　　　E. CL区和CH区

3. 关于抗体的功能，错误的是（　　）
   A. 中和毒素　　　B. ADCC作用　　　C. 结合抗原　　　D. 激活补体　　　E. 以上都不对

4. 唯一能通过胎盘的抗体是（　　）
   A. IgA　　　　B. IgM　　　　C. IgG　　　　D. IgE　　　　E. IgD

5. 脐带血中出现抗风疹病毒的（　　），提示宫内感染
   A. IgA　　　　B. IgM　　　　C. IgG　　　　D. IgE　　　　E. IgD

二、简答题

1. 简述抗体的概念与结构。
2. 简述单克隆抗体制备的原理。

（胡慧琼）

书网融合……

知识回顾　　微课　　习题

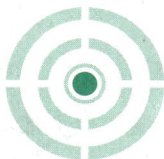

第四章 | 免疫系统

学习目标

知识要求：

1. 掌握免疫系统组成，中枢、外周免疫器官的组成和功能，T、B细胞功能，抗原提呈细胞的概念及功能，补体的概念及生物学功能。

2. 熟悉NK细胞的特点及功能、细胞因子的概念及生物学功能。

3. 了解T、B细胞的表面标志，T细胞亚群及其功能，主要组织相容性复合体概念及生物学功能。

技能要求：

学会应用免疫系统功能分析免疫缺陷病；学会应用免疫分子基本知识分析临床疾病。

免疫系统（immune system）是执行免疫功能的组织结构，由免疫器官、免疫细胞和免疫分子三部分组成。免疫系统各组分在全身广泛分布，错综复杂，通过血液循环和淋巴循环相互联系构成了免疫系统的完整网络（图4-1）。正常情况下，机体免疫系统可发挥抗感染、抗肿瘤等维持生理平衡和稳定的免疫保护作用。但是，当免疫系统功能失调时，也会给机体带来危害，如引发超敏反应、自身免疫病和肿瘤等。

第一节　免疫器官

免疫组织又称淋巴组织，在人体各个部位分布广泛。淋巴组织是骨髓、胸腺、脾脏、淋巴结等淋巴器官的主要成分，这些淋巴器官也称免疫器官。在人体消化道、呼吸道、泌尿生殖道等黏膜下分布着弥散性的淋巴组织和淋巴小结，形成黏膜相关淋巴组织（mucosal-associated lymphoid tissue，MALT），是黏膜抗感染免疫的主要组成。根据功能不同，免疫器官可分为中枢免疫器官和外周免疫器官。二者通过血液和淋巴循环紧密联系，发挥重要的免疫功能。

一、中枢免疫器官

人类和哺乳动物的中枢免疫器官包括骨髓和胸腺，是免疫细胞尤其是淋巴细胞产生、发育、分化和成熟的场所，并对外周免疫器官的发育起促进作用。

（一）骨髓

骨髓（bone marrow）是人类和哺乳动物的各种血细胞的发源地。骨髓位于长骨骨髓腔及各种骨骨松质腔隙中，分红骨髓和黄骨髓，红骨髓具有活跃的造血功能。骨髓是海绵状组织，主要由造血干细胞、骨髓基质细胞和毛细血管网组成。骨髓基质细胞有网状细胞、成纤维细胞、血窦内皮细胞、巨噬细胞和脂肪细胞等，可分泌IL-3、IL-6、GM-CSF、SCF等多种细胞因子。骨髓基质细胞及其分泌的细胞因子共同构成了造血诱导微环境，是造血干细胞赖以生存、生长发育和成熟的环境。

骨髓是B细胞和NK细胞发育分化的场所。造血干细胞具有自我更新和多能分化两种潜能。在造血诱导微环境中，可分化为髓样干细胞和淋巴样干细胞。前者最终分化为红细胞、中性粒细胞、嗜酸性粒细胞、嗜碱性粒细胞、单核细胞、巨噬细胞和血小板，后者分化为成熟的B细胞、NK细胞和有待进一步分化的祖T细胞（pro-T）。祖T细胞随其他成熟的血细胞进入血流，迁移到胸腺，在胸腺微环境下进一步发育为成熟的T细胞。

骨髓是体液免疫应答的重要场所。外周免疫器官的记忆B细胞再次接受抗原刺激后活化，经淋巴液和血液进入骨髓，分化为浆细胞，在骨髓可存活多年，并缓慢、持续地产生IgG类抗体，并释放进入血液，是血清抗体的主要来源。当骨髓功能障碍时，不仅会严重影响机体的造血功能，还能影响免疫功能，造成细胞免疫和体液免疫的功能障碍。如大剂量放射线的照射、某些药物伴有骨髓抑制作用的不良反应等。

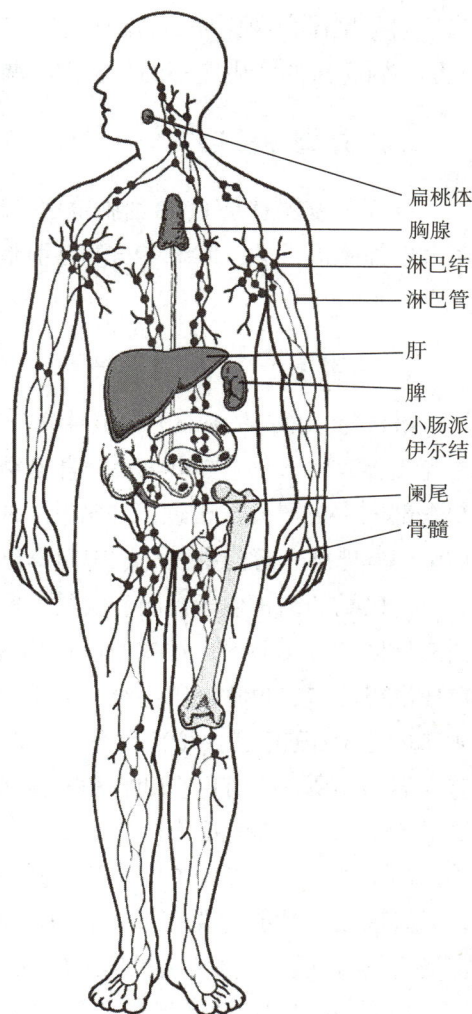

扁桃体
胸腺
淋巴结
淋巴管
肝
脾
小肠派
伊尔结
阑尾
骨髓

图4-1　人体免疫系统组成

（二）胸腺

胸腺（thymus）位于胸腔纵隔上部，胸骨后方，分左、右两叶。胸腺在胚胎20周发育成熟，出生时体积相对较大（15~20g），幼年期增长迅速，青春期发育达高峰（30~40g）。青春期之后，随着年龄增长，胸腺开始退化，老年期胸腺皮质和髓质大部分被脂肪组织所取代，功能减退。胸腺主要由胸腺细胞和胸腺基质细胞组成。胸腺细胞大多为处于不同发育阶段的未成熟T细胞。胸腺基质细胞包括胸腺上皮细胞、巨噬细胞、成纤维细胞等，它们相互连接，发挥网状支架作用。此外，还可分泌多种胸腺激素和细胞因子，构成了T细胞选择性发育的微环境。这些激素和细胞因子不仅能调控胸腺细胞的分化发育，而且对免疫细胞和外周免疫器官也有调节作用。

胸腺是T细胞分化、发育、成熟的场所。来源于骨髓的祖T细胞在胸腺基质细胞和其分泌的胸腺激素、细胞因子的作用下，分化为成熟的T细胞。当胸腺发育不全时，不能清除自身反应性T细胞，表现为自身耐受中止，可导致自身免疫病的发生。如DiGeorge综合征患儿，因胸腺上皮细胞缺失导致先天性胸腺发育不全，缺乏功能性T细胞，极易反复感染，甚至死亡。

胸腺参与免疫调节及自身免疫耐受的形成。胸腺基质细胞能分泌多种细胞因子和胸腺肽类物质，调节外周免疫器官和免疫细胞的功能。T细胞在胸腺发育过程中，可选择性作用于自身反应性T细胞，使能够与自身抗原产生应答的胸腺细胞凋亡，产生对自身抗原的中枢免疫耐受，即阴性选择。

二、外周免疫器官

外周免疫器官是T、B细胞定居、增殖和接受抗原刺激产生特异性免疫应答的部位，同时也是血液中淋巴细胞进入淋巴系统参与淋巴细胞再循环的主要场所。外周免疫器官主要有淋巴结、脾脏和黏膜相关淋巴组织。

（一）淋巴结

淋巴结（lymph node）在全身分布广泛，是T、B细胞定居和产生免疫应答的重要场所，是重要的外周免疫器官。人体有500~600个淋巴结，呈圆形、肾形，直径为2~10mm，位于淋巴管道的汇集处，在浅表部位常成群分布于颈部、腋窝、腹股沟，内脏的淋巴结多分布于器官门附近，沿血管干成群排列，如肺门淋巴结、肾门淋巴结、脾门淋巴结等。

淋巴结的结构包括被膜和实质，实质由皮质和髓质两部分构成。皮质为靠近被膜的外层区域，分为浅皮质区和深皮质区。浅皮质区也称胸腺非依赖区，是B细胞定居的场所。大量B细胞在浅皮质区聚集形成淋巴滤泡，也称淋巴小结。未接受抗原刺激的为初级滤泡，内含成熟的、初始性T细胞；接受抗原刺激后，B细胞活化、增殖和分化，形成生发中心，此时为次级滤泡。深皮质区也称副皮质区，是T细胞定居的场所，也有巨噬细胞和并指状树突细胞，为胸腺依赖区。胸腺依赖性抗原进入淋巴结可活化该区的T细胞，使其增殖分化。副皮质区内有许多毛细血管后微静脉，由内皮细胞组成，呈非连续状，也称高内皮小静脉，参与淋巴细胞再循环。髓质内含大量的B细胞、浆细胞、巨噬细胞和T细胞。

淋巴结的功能主要有：①T、B细胞定居的场所。在淋巴结中，T细胞占75%，B细胞占25%。②免疫应答的场所。淋巴结是机体适应性免疫应答的主要部位之一。组织或器官的淋巴液引流至局部淋巴结，使T、B细胞活化、增殖和分化，产生效应性T细胞和浆细胞，浆细胞进入髓质分泌抗体，引起细胞免疫应答和体液免疫应答。同时，局部淋巴结也出现肿大或疼痛。③过滤淋巴液。进入淋巴液中的病原生物及有毒物和癌细胞等抗原，可被淋巴结内吞噬细胞、B细胞和其他免疫分子清除，净化淋巴液，防止病原体扩散。④参与淋巴细胞再循环。血管内的淋巴细胞可穿过毛细血管后高内皮小静脉，进入淋巴结，再经输出淋巴管至上一级淋巴结，最终经胸导管或右淋巴管回到血循环。淋巴细胞再循环使体内淋巴细胞重新分布，淋巴组织内的淋巴细胞不断地得到更新和补充，并且为淋巴细胞捕获抗原提供了更多机会。

（二）脾脏

脾脏（spleen）是人体最大的外周免疫器官，位于左上腹，胃后侧，胚胎时期具有造血功能。脾脏含有大量的血窦，从结构上脾与淋巴管道不相连，无淋巴窦。脾脏表面包裹着结缔组织被膜，实质由红髓和白髓构成，以红髓部分居多。白髓由致密淋巴组织构成，包括中央动脉周围淋巴鞘、淋巴滤泡和边缘区。脾动脉经脾门进入脾脏，随小梁分成许多小梁动脉。小梁动脉进入脾实质，继续形成分支，称为中央动脉。中央动脉的周围包绕着厚层淋巴组织，即中央动脉周围淋巴鞘，富含T细胞及少量的树突状细胞和巨噬细胞，为T细胞区。中央动脉周围淋巴鞘的旁侧是淋巴滤泡，含有大量B细胞和少量巨噬细胞，为B细胞区。红髓由脾索和脾血窦组成。脾血窦中充满血液，血窦之间是由B细胞、浆细胞、巨噬细胞和树突状细胞等构成的脾索。

脾脏的主要功能有：①T、B细胞定居的场所。脾脏中B细胞约占60%，T细胞约占40%。②免疫应答的场所。病原微生物、异种动物血清等抗原一旦进入血液循环，随血流进入脾脏，刺激脾脏内的T、B细胞活化、增殖、分化，产生效应性T细胞和抗体，清除血液中的抗原性异物及抗原抗体复合物。③合成生物活性物质。脾脏可合成并分泌如补体、细胞因子、干扰素等重要的生物活性物质，作为免疫分子参与特异或非特异性免疫应答。④过滤作用。脾脏内富含巨噬细胞和树突状细胞，均有较强的吞噬作用，可通过直接的吞噬及调理作用等途径清除血液中的病原体、衰老异常的血细胞、抗原抗体免疫复合物以及其他异物，以净化血液，维持血液内环境的稳定。

（三）黏膜相关淋巴组织

黏膜相关淋巴组织（mucosal-associated lymphoid tissue，MALT）也称黏膜免疫系统，主要包括呼吸道、消化道和泌尿生殖道黏膜上皮细胞下的淋巴小结、黏膜固有层弥散的淋巴组织及扁桃体、肠系膜淋巴结、肠道集合淋巴结和阑尾等带有生发中心的淋巴组织。淋巴小结含B细胞和少量T细胞，弥散的淋巴组织则含T、B细胞和巨噬细胞。人体黏膜表面积约400m^2，是抗原性异物容易入侵的部位。黏膜相关淋巴组织主要针对经黏膜表面入侵机体的病原微生物启动免疫应答，B细胞产生抗体SIgA分泌到黏膜表面或组织液中，在黏膜局部抗感染方面发挥重要的作用。

课堂互动 4-1

阑尾切除后，对免疫功能是否有影响？

答案解析

第二节　免疫细胞

免疫细胞泛指机体内所有参与免疫应答或与免疫应答有关的细胞。主要包括造血干细胞、淋巴细胞、单核-巨噬细胞系统、抗原提呈细胞和各种粒细胞、肥大细胞等。血细胞均属于免疫细胞，免疫细胞主要来源于骨髓中的造血干细胞（图4-2）。免疫细胞成熟后经血液和淋巴液到达并定居于外周免疫器官，并接受抗原刺激而发生免疫应答。

一、淋巴细胞

淋巴细胞（lymphocyte）是构成机体免疫细胞的主要细胞群体，占外周血白细胞总数的20%~45%，主要包括T细胞、B细胞和NK细胞等。

（一）T细胞

T细胞（T lymphocyte），又称T淋巴细胞，是胸腺依赖淋巴细胞（thymus dependent lymphocyte）的简称。T细胞在外周血中占淋巴细胞总数的65%~75%，介导细胞免疫应答，并在TD-Ag诱导的体液免疫应答中起重要的辅助和调节作用。

1. T细胞在胸腺中的分化与发育　骨髓中的造血干细胞经淋巴样干细胞发育为祖T细胞，并随血流到达胸腺。T细胞所处的发育阶段不同，细胞表面分子的表达也不相同，可据此作为不同发育阶段的表面标志。T细胞在胸腺中的发育分为三个阶段：①双阴性细胞，进入胸腺皮质中的祖T细胞表型为CD4$^-$和CD8$^-$，为双阴性细胞。②双阳性细胞，双阴性细胞向胸腺皮质深层迁移，逐渐发育为CD4$^+$和CD8$^+$双

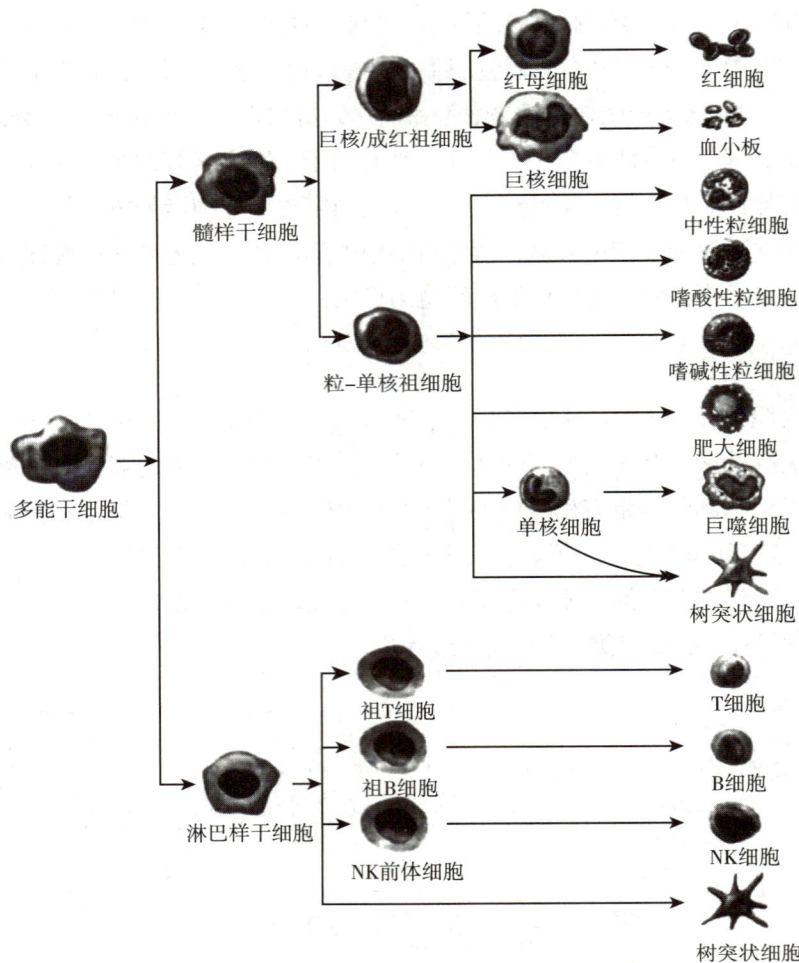

图4-2　骨髓中造血干细胞的分化

阳性细胞，表面开始表达TCR。③单阳性细胞，双阳性细胞与胸腺基质细胞表面的MHC Ⅰ类或MHC Ⅱ类分子结合后，可被选择和继续分化为CD4$^+$或CD8$^+$单阳性细胞，否则即发生凋亡，这一过程使T细胞获得MHC限制性。在胸腺皮髓交界处，CD4$^+$或CD8$^+$单阳性细胞再经阴性选择清除了自身反应性T细胞，使T细胞产生了自身耐受性。进入胸腺的祖T细胞，约95%以上在未到达胸腺髓质前即被淘汰而死亡，仅不足5%的细胞能分化为成熟的CD4$^+$或CD8$^+$单阳性T细胞，随血流到达外周免疫器官和组织。

2. **T细胞表面标志**　T、B细胞在光学显微镜下，形态酷似，难以区别，但其膜表面具有可供鉴别的特殊膜分子，称为表面标志，包括表面抗原和表面受体。它们参与T细胞识别抗原，活化、增殖、分化，以及发挥效应功能。其中，有些膜分子是区分T细胞及T细胞亚群的重要标志。

（1）TCR-CD3复合物　TCR-CD3复合物是T细胞表面特异性识别和结合抗原的结构，称为T细胞抗原受体（TCR）。TCR与CD3分子以非共价键结合成复合物，是T细胞识别抗原和转导活化信号的主要单位。

TCR是T细胞特有的表面标志，有α、β、γ、δ四种肽链，依据所含肽链的不同分为TCRαβ和TCRγδ两种类型。TCR只能特异性识别APC或靶细胞表面提呈的抗原肽-MHC分子的复合物，具有MHC限制性。TCR两条肽链的胞内端较短，无法转导活化信号。CD3是鉴别T细胞的表面标志，其通过盐桥与TCR形成稳定的复合物，当TCR特异性结合抗原时，通过CD3向T细胞内转导活化信号，以启动免疫应答。

（2）CD4和CD8分子　CD4和CD8分子为T细胞的辅助受体，即CD4分子是MHCⅡ类分子的受体，CD8分子是MHCⅠ类分子的受体，二者均参与抗原刺激信号的转导。成熟的T细胞只表达CD4或CD8，因此，CD4和CD8分子也是测定T细胞亚群的重要表面标志。此外，CD4分子还是人类免疫缺陷病毒（HIV）的受体，能与HIV包膜蛋白gp120结合，介导HIV的感染。

（3）CD28　CD28配体为B7分子，包括CD80和CD86。CD28与配体结合，为T细胞提供活化的第二信号，即共刺激信号，能促进T细胞的增殖和IL-2等细胞因子的生成。

（4）CD40L　CD40L又名CD154，主要表达于活化的CD4$^+$T细胞和CD8$^+$T细胞。为B细胞表面的CD40的配体，参与B细胞的活化过程。

（5）CD2　CD2又名LFA-2，参与T细胞的活化。该分子还是绵羊红细胞受体，若将绵羊红细胞在体外与T细胞混合，绵羊红细胞与T细胞上的相应受体结合而呈花环状，称为E花环试验。

（6）丝裂原受体　T细胞表面表达多种识别丝裂原的膜分子。丝裂原是非特异性的激活剂，可通过相应受体刺激静止期淋巴细胞转化为淋巴母细胞，发生有丝分裂而增殖。丝裂原种类很多，常见的是植物血凝素（PHA），可活化T细胞，借此进行淋巴细胞转化试验，以判断机体的细胞免疫功能。

3. T细胞亚群及其功能

依据T细胞的表型和功能特征，可将T细胞分成不同的类别及亚群，各亚群淋巴细胞的表型、生物学特征和功能各不相同，在免疫应答中的作用也有差异。

（1）按是否表达CD4或CD8分子，可将T细胞分为CD4$^+$T细胞和CD8$^+$T细胞两个亚群。CD4$^+$T细胞TCR识别由MHCⅡ类分子提呈的抗原，能促进B细胞、T细胞及其他免疫细胞的增殖与分化，调节免疫细胞间的相互作用。CD8$^+$T细胞TCR识别由MHCⅠ类分子提呈的抗原，活化、增殖分化为细胞毒性T细胞（CTL），特异性杀伤靶细胞。

（2）按TCR类型不同，分为αβ T细胞和γδ T细胞两类。αβ T细胞即通常所称的T细胞，占脾脏、淋巴结、循环T细胞的95%以上。γδ T细胞主要分布于皮肤和黏膜组织，参与非特异性免疫。

（3）按功能不同，分为辅助性T细胞（helper T cell，Th）、细胞毒性T细胞（cytotoxic T cell，CTL/Tc）和调节性T细胞（regulatory T cell，Treg）等。Th细胞根据其产生细胞因子的种类和介导的免疫效应不同，可分为Th1和Th2等亚群。Th1细胞主要分泌IL-2、IFN-γ和TNF-β等细胞因子，参与细胞免疫和迟发型超敏反应，故又称为炎症性T细胞或迟发型超敏反应性T淋巴细胞。Th2细胞主要分泌IL-4、IL-5、IL-6和IL-10，促进B细胞的增殖、分化和抗体的产生。CTL能识别并特异性杀伤靶细胞，在肿瘤免疫和抗病毒感染的免疫中发挥重要作用。Treg细胞分泌抑制性细胞因子，具有调节免疫应答的功能。

（4）按所处的活化阶段不同，分为初始T细胞、效应T细胞和记忆T细胞。初始T细胞指从未接受过抗原刺激的成熟T细胞，存活期短，参与淋巴细胞再循环，主要功能是识别抗原。初始T细胞能被外周淋巴器官内的树突状细胞所提呈的抗原刺激而活化。效应T细胞是执行免疫效应的主要细胞。效应T细胞主要向外周炎症部位或某些器官组织迁移，并不再循环至淋巴结。记忆T细胞可由初始T细胞或效应T细胞分化而来，存活周期长，可达数年，再次接受相同抗原刺激可迅速活化为效应T细胞并诱导再次免疫应答。

（二）B细胞

B淋巴细胞（B lymphocyte）简称B细胞，因在人类或其他哺乳动物骨髓（bone marrow）中分化发育成熟，故称B细胞。B细胞约占外周血淋巴细胞总数的20%，主要介导体液免疫应答。B细胞表面有许多膜分子，它们在B细胞识别抗原，活化、增殖以及抗体产生等过程中发挥重要作用。

1. B细胞表面标志

（1）B细胞抗原受体　BCR是膜结合型免疫球蛋白，为单体SmIgM和SmIgD，是B细胞特征性表面标志。未成熟的B细胞只表达SmIgM，成熟的B细胞同时表达SmIgM和SmIgD。BCR可以直接识别天然的抗原。CD79a和CD79b与BCR相连，转导抗原与BCR结合所产生的信号。

（2）CD40　CD40与活化的T细胞表面CD40L结合后，产生B细胞活化的第二信号，即共刺激信号，对B细胞增殖、分化至关重要。

（3）CD80/CD86　活化的B细胞高表达CD80/CD86，与T细胞表面的CD28结合，为T细胞活化提供共刺激信号。

（4）细胞因子受体　B细胞表面也可表达多种细胞因子受体，包括IL-1R、IL-4R、IL-5R、IL-6R及IFN-γR等。细胞因子通过与B细胞表面的相应受体结合，参与调节B细胞的活化、增殖和分化。

（5）丝裂原受体　如脂多糖受体（LPS-R）等。

2. B细胞亚群

根据B细胞表面是否表达CD5分子，可将其分为B1和B2细胞两个亚群。B1细胞为CD5$^+$B细胞，主要识别多糖类抗原，参与固有免疫应答。B2即通常指的B细胞，为CD5$^-$B细胞，主要识别蛋白质抗原，只能在Th2细胞的辅助下才可产生抗体，介导特异性体液免疫应答。

还有些淋巴细胞不具有典型T、B细胞表面标志，目前认为它们主要来源于骨髓淋巴细胞，包括自然杀伤细胞和淋巴因子激活的杀伤细胞。

（三）自然杀伤细胞

自然杀伤细胞（natural killer cell，NK细胞）广泛存在于外周血、骨髓、脾脏、肝脏、肺脏和淋巴结等组织中，占外周血淋巴细胞的10%~15%。肝脏和肺脏中NK细胞比例较高，占淋巴细胞总数的10%~30%。NK细胞由造血干细胞在骨髓中发育分化而来，因其无须抗原预先刺激与活化，直接能够杀伤靶细胞（病毒感染细胞或肿瘤细胞），故称为自然杀伤细胞。NK细胞体积较大，细胞质内含有粗大的嗜苯胺颗粒，也称大颗粒淋巴细胞。

目前认为NK细胞的标志为CD3$^-$、CD56$^+$、CD16$^+$，其表面可表达活化性受体和抑制性受体，与组织微环境中相应配体结合后发挥作用。NK细胞的杀伤机制有：①直接杀伤，通过释放穿孔素和颗粒酶等直接杀伤靶细胞，故称为自然杀伤细胞。②ADCC，NK细胞表面有FcγR，能杀伤与IgG抗体结合的靶细胞，这种通过抗体的"桥梁"作用杀伤靶细胞的过程，即抗体依赖细胞介导的细胞毒作用（ADCC）。③诱导凋亡，NK细胞表面可表达TNF家族分子如FasL，与相应配体结合后诱导靶细胞凋亡。因此，NK细胞在早期的抗病毒感染和抗肿瘤免疫中发挥重要作用。NK细胞还能分泌多种细胞因子如IFN-γ和TNF等，也是重要的免疫调节细胞。

经IL-2诱导作用后，NK细胞杀伤活性增加，称为淋巴因子激活的杀伤细胞（lymphokine-activated killer cell，LAK细胞）。这种细胞与CTL细胞相比有广泛的抗肿瘤作用。

二、抗原提呈细胞

抗原提呈细胞（antigen presenting cell，APC）是指在免疫应答过程中，摄取、加工与提呈抗原信息给T细胞的一类免疫细胞。专职APC能通过MHCⅡ类分子将外源性抗原提呈给CD4$^+$T细胞，主要包括指单核-巨噬细胞、树突状细胞、B细胞等。另外，病毒感染的细胞、肿瘤细胞、内皮细胞等可通过MHCⅠ类分子将内源性抗原提呈给CD8$^+$T细胞，并成为靶细胞被杀伤，也属于抗原提呈细胞。

（一）单核-巨噬细胞系统

单核-巨噬细胞系统包括血液中的单核细胞（monocyte）和组织中的巨噬细胞（macrophage，Mφ）。外周血中单核细胞占白细胞总数的3%~8%。单核细胞在血液中停留12~24小时，从血管迁移至各组织器官，进一步分化为巨噬细胞。巨噬细胞分定居和游走两种类型。定居巨噬细胞在不同组织中有不同的名称，如在肺组织中称尘细胞，在脑组织中称小胶质细胞，在肝脏中称库普弗细胞，在淋巴结、脾脏、胸腔、腹腔中称巨噬细胞。结缔组织中的巨噬细胞具有很强的变形运动功能，为游走巨噬细胞。

1. 单核-巨噬细胞表面标志　①多种受体：如Toll样受体、甘露糖凝集素受体、清道夫受体等模式识别受体，可使巨噬细胞活化产生促炎细胞因子；还有IgG Fc受体、补体C3b受体等调理性受体，能促进吞噬，发挥调理作用；巨噬细胞炎症蛋白-1α受体、IFN-γ、GM-CSF等细胞因子受体，发挥抗感染和免疫调节作用。②共刺激信号分子：如MHC Ⅰ/Ⅱ类分子，参与抗原的加工和提呈；CD80/CD86和CD40等，协助T细胞产生共刺激信号，即第二信号。

2. 单核-巨噬细胞的生物学功能　①吞噬杀伤作用：单核-巨噬细胞能够吞噬、杀伤病原微生物、肿瘤细胞及衰老、损伤细胞等抗原。吞噬作用可因抗体或补体的参与而加强，即调理作用。②加工、提呈抗原，启动适应性免疫应答：单核-巨噬细胞吞噬外源性抗原后，将其加工处理成抗原肽，以抗原肽-MHC Ⅱ分子复合物的形式表达于细胞表面，提呈给相应的CD4$^+$T细胞，从而启动适应性免疫应答。③参与炎症反应：炎症部位产生的IFN-γ、GM-CSF等细胞因子可活化巨噬细胞，巨噬细胞活化后，进一步分泌IL-8等趋化因子和IL-1、IL-6等促炎因子，促进炎症反应。④免疫调节作用：单核-巨噬细胞能够产生多种细胞因子，发挥免疫调节作用。如分泌IL-12，促进Th0向CD4$^+$Th1细胞的分化，诱导NK细胞的活化等。

（二）树突状细胞

树突状细胞（dendritic cell，DC）是骨髓造血干细胞在骨髓分化形成，是目前已知的抗原提呈功能最强的APC，因成熟的DC伸出许多树突样或伪足样突起而得名。DC分布广泛，存在于脑组织以外的全身各组织脏器，占人外周血单个核细胞的1%。DC的主要功能是摄取、加工处理、提呈抗原，启动适应性免疫应答。DC最大的特点是能够刺激初始T细胞增殖，而巨噬细胞、B细胞仅能刺激活化的或记忆性T细胞增殖。因此，DC是细胞免疫应答的始动者。同时，DC可分泌IL-12、TNF、IFN等多种细胞因子和趋化因子参与炎症反应和组织修复，调节其他免疫细胞的功能，并参与固有和适应性免疫应答。此外，DC参与免疫耐受的维持与诱导，因此DC在治疗慢性感染、恶性肿瘤、自身免疫病和诱导移植耐受的方面已经得到广泛关注，并取得一定的进展。

（三）B细胞

B细胞可通过其表面BCR（mIgM）浓集并内化抗原，或通过胞饮吞入可溶性抗原，在细胞内加工后以抗原肽-MHC Ⅱ类分子复合物的形式提呈给CD4$^+$T细胞。B、T细胞相互作用，T细胞被激活的同时，也辅助B细胞产生第二信号，活化并产生抗体，发挥体液免疫应答效应。

三、其他免疫细胞

血液中的中性粒细胞、红细胞、血小板、嗜酸性粒细胞和嗜碱性粒细胞，组织中的肥大细胞也不同程度地参与免疫应答。如红细胞具有免疫黏附作用，可增强吞噬细胞对病毒、细菌等微生物的吞噬。

第三节　补体系统

补体（complement，C）是存在于人和动物血清、组织液及细胞膜表面经活化后具有酶活性的一组蛋白质。补体由30多种成分组成，是一个具有精密调节机制的复杂限制性蛋白酶解系统，主要参与机体抗病原微生物的免疫防御反应以及免疫调节，同时也会引起炎症反应，导致病理损伤。补体缺陷、功能障碍或活化异常与多种疾病的发生密切相关。

一、补体系统的组成及特性

（一）补体系统的组成

一般情况下，多数补体成分仅在被激活后才具有生物学功能。根据生物学功能，补体组分可分为补体固有成分、补体调节蛋白和补体受体三类。

1. **补体固有成分**　补体固有成分指直接参与补体激活的补体成分，存在于血浆和体液中，包括：①经典途径的C1q、C1r、C1s、C2、C3、C4。②旁路途径的B因子、D因子和备解素（properdin，P因子）。③甘露糖结合凝集素途径（MBL途径）的MBL、MBL相关丝氨酸蛋白酶（MASP-1、MASP-1）。④补体活化共同末端通路的C5、C6、C7、C8、C9。

2. **补体调节蛋白**　补体调节蛋白是指在补体激活过程中起调节作用的补体成分，存在于血浆和细胞表面，包括血浆可溶性因子和细胞膜结合蛋白，前者如C1抑制物、I因子、H因子、C4结合蛋白等，后者如衰变加速因子（DAF）、膜辅助蛋白（CD46）。

3. **补体受体**　补体受体是（complement receptor，CR）能与补体活性片段或调节蛋白结合发挥多种生物学效应的受体分子，一般存在于细胞膜表面，包括CR1~CR5、C3aR、C5aR、C4aR等。

（二）补体系统的命名

补体系统成分较多，一般命名的原则为：参与补体激活经典途径的固有成分，按发现的先后顺序分别命名为C1、C2……C9；补体系统的其他成分以英文大写字母表示，如B因子、D因子、P因子、H因子、I因子；补体调节蛋白常以其功能命名，如C1抑制物、C4结合蛋白、衰变加速因子等；补体活化后的裂解片段在该成分符号后面附加小写英文字母表示，如C5a、C5b等。

（三）补体的理化特性

机体多种组织细胞可合成补体，包括肝细胞、单核-巨噬细胞、内皮细胞、肠道上皮细胞和肾小球细胞等，其中肝细胞和巨噬细胞是补体的主要来源。血浆中大部分补体组分来源于肝细胞，组织或炎症灶中的补体主要由巨噬细胞产生。补体为糖蛋白，大多数为β球蛋白。血清补体蛋白含量相对稳定，占血清总蛋白的5%~6%，但在某些疾病情况下可出现变化。补体组分中C3含量最高，D因子最低。补体固有成分对热不稳定，56℃30分钟可被灭活，在室温环境下很快失去活性，在0~10℃中活性可以保持3~4天，因此待检补体标本应于-20℃以下保存。紫外线、机械振荡等因素可使补体失去活性。补体代谢率极快，血浆补体每天约有一半被更新，且在疾病状态下，补体代谢会发生更为复杂的变化。

🖥 课堂互动 4-2

补体水平下降可见于哪些临床疾病？

答案解析

二、补体激活途径

生理情况下，多数补体成分以酶原形式存在于体液中。当受到激活物作用时，补体成分按一定的顺序激活，产生各种生物学效应。当前一组分被激活，随即裂解后续组分，产生大量活化的组分，形成扩大的连锁反应。补体系统有三条激活途径：经典途径、旁路途经、MBL途径。三条途径激活物质、参与成分各异，但具有共同的末端通路。

（一）经典途径

经典途径是体液免疫应答的主要效应机制之一，其启动从补体固有成分C1开始。

1. 激活物　抗原与IgG（IgG1、IgG2、IgG3）、IgM抗体分子形成的免疫复合物是经典途径的主要激活物质。

2. 活化过程　经典激活途径分为识别、活化、效应三个阶段。

（1）识别阶段　即C1对抗原抗体复合物的识别。C1通常以$C1q(C1r)_2(C1s)_2$复合大分子形式存在于血浆中（图4-3）。当C1q与2个以上抗体Fc段结合发生构型改变，C1r活化，活化的C1r激活C1s的丝氨酸蛋白酶活性，此时活化的C1s称为C1酯酶。

（2）活化阶段　即C3转化酶和C5转化酶的形成。活化的C1s首先裂解补体C4，C4被裂解为C4a和C4b，其中部分C4b可在抗原抗体结合处的细胞或颗粒表面发生结合。C2与C4b结合形成复合物，随即被C1s裂解形成C2a和C2b，C2a可与C4b结合形成C3转化酶即$\overline{C4b2a}$复合物。C3转化酶裂解C3为C3a和C3b，C3b可与$\overline{C4b2a}$中C4b结合，形成C5转化酶$\overline{C4b2a3b}$，进入补体激活的末端通路。

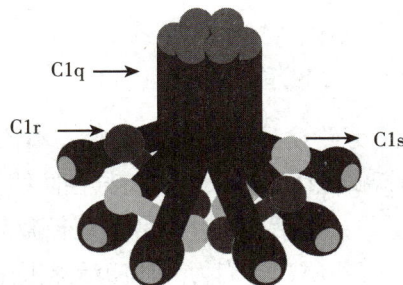

图4-3　C1分子结构示意图

（3）膜攻击阶段　C5转化酶（$\overline{C4b2a3b}$）裂解C5为C5a、C5b。C5a释放入液相，C5b结合于细胞表面，与C6稳定结合为$\overline{C5b6}$。$\overline{C5b6}$能自发与C7结合，插入细胞膜脂质双层，并与C8结合成$\overline{C5b678}$，牢固地吸附于细胞表面，并可促进与12~18个C9分子聚合，形成$\overline{C5b6789n}$，即攻膜复合物（membrane attack complex，MAC）（图4-4，图4-5）。

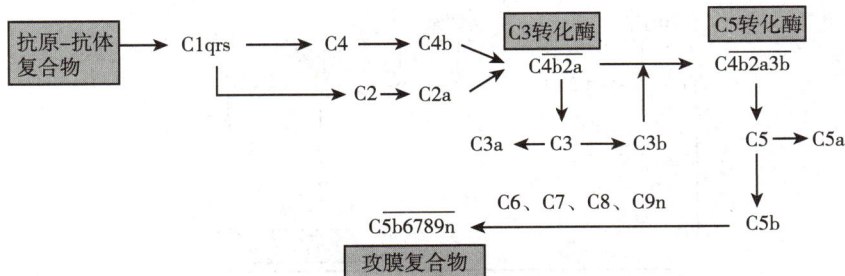

图4-4　补体经典激活途径

MAC在功能上作为一个整体发挥溶解细胞的作用。在电镜下可见MAC多聚体特征结构为中空的多聚C9插入靶细胞膜脂质双层，形成内径约10nm的管道结构，贯通细胞膜内外。MAC通过破坏细胞膜局部磷脂双层或形成穿透细胞膜的亲水性孔道，此通道可容许水、离子及可溶性小分子等经此孔道自由流动。由于细胞胞内胶体渗透压较胞外高，导致大量水分内流，细胞内渗透压降低，细胞肿胀，并最终溶解破裂。MAC还可使钙离子向细胞内被动扩散，最终导致细胞死亡。

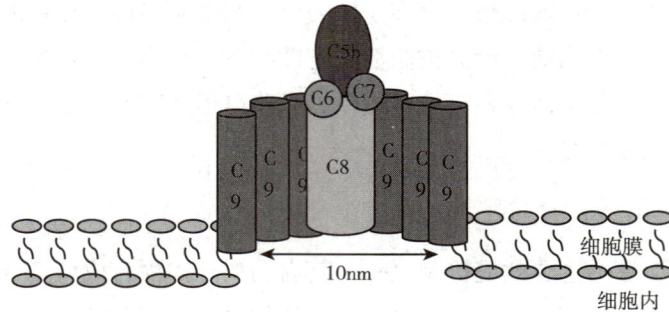

图4-5　MAC攻膜复合物示意图

（二）旁路途径

旁路途径又称替代途径，不依赖于抗体，无须C1、C2、C4参与，在感染早期参与机体防御机制，是抵御微生物感染的非特异性防线。

1. **激活物**　补体旁路途径激活物是某些细菌、真菌、内毒素、酵母多糖、葡聚糖、凝聚的IgG4和IgA等物质，它们为补体激活提供保护环境和接触表面。

2. **激活过程**　旁路途径直接从C3开始。在正常情况下，血清中的C3能缓慢、自发地水解产生C3b。游离的C3b可被快速水解灭活，维持低水平。当病原微生物或某些异物进入机体，提供合适的接触表面，C3b结合于固相表面，与B因子结合形成$\overline{C3bB}$。B因子可被D因子裂解成Ba和Bb两个片段，形成$\overline{C3bBb}$复合物，即旁路途径的C3转化酶。$\overline{C3bBb}$能裂解更多的C3，产生大量的C3b，沉积于固相表面。血清中I因子和H因子可灭活C3b与$\overline{C3bBb}$，使C3b与$\overline{C3bBb}$保持在低水平，避免C3大量裂解和后续补体的激活，能维持机体的正常生理平衡。细菌脂多糖、内毒素等激活物能使C3b和$\overline{C3bBb}$在激活物表面受到保护不被降解，如血清中P因子能与$\overline{C3bBb}$结合形成$\overline{C3bBbP}$，也可稳定$\overline{C3bBb}$。

$\overline{C3bBb}$可与C3b复合结合成$\overline{C3bB3b}$，即旁路途径的C5转化酶（图4-6）。其后的末端通路与经典途径相同。

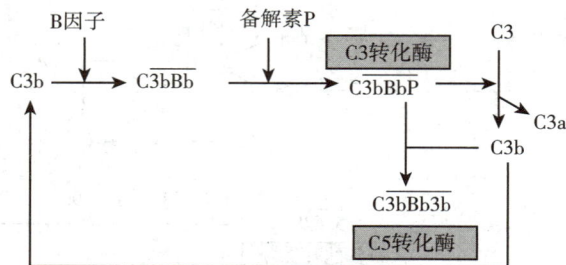

图4-6　旁路激活途径

（三）MBL途径

MBL途径又称凝集素途径，是血浆甘露糖结合凝集素（mannose-binding lectin，MBL）直接与病原体甘露糖残基结合，活化丝氨酸蛋白酶，形成MBL相关的丝氨酸蛋白酶（MBL-associated serine protease，MASP），依次活化C4、C2、C3，进而形成C3转化酶、C5转化酶，此激活途径称为MBL途径。MBL途径与经典途径的激活过程相类似，其区别在于MBL途径激活开始于急性期蛋白与病原体结合，不依赖于抗体参与。

1. 激活物　病原体表面的糖结构是MBL途径的主要激活物。病原微生物感染早期，可诱导机体合成和分泌MBL，MBL识别并结合某些细菌、真菌及寄生虫细胞表面的甘露糖、甘露糖胺等末端糖基的糖结构，启动补体的活化。

2. 活化过程　病原体表面糖结构与MBL-MASP复合物结合后，MBL构象发生改变，使与之结合的MASP-1和MASP-2激活。

活化的MASP-2具有丝氨酸蛋白酶活性，相继裂解C4与C2，生成$\overline{C4b2a}$（C3转化酶）并结合于病原体表面，继之裂解C3，生成C5转化酶$\overline{C4b2a3b}$，进入补体激活的末端通路，生成攻膜复合物（图4-7）。

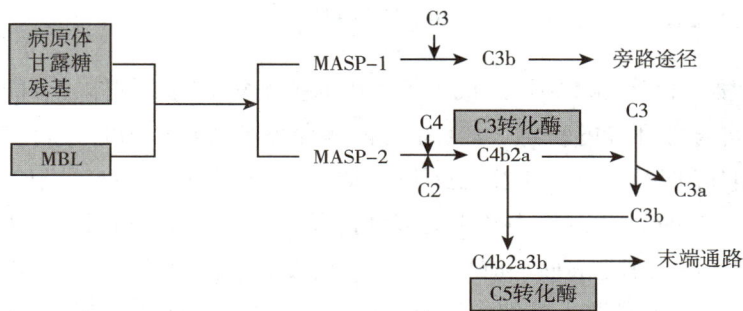

图4-7　MBL激活途径

活化的MASP-1还能裂解C3产生C3b，在D因子和P因子作用下，参与补体旁路途径的活化。

三、补体的生物学作用

补体在机体免疫防御中发挥重要作用，既参与固有免疫，还能参与适应性免疫应答。经典途径由抗原抗体免疫复合物激活，是体液免疫应答的主要效应机制。MBL途径和旁路途径由病原体直接激活，在固有免疫防御中起重要作用。补体激活的共同效应是形成攻膜复合物，溶解细胞。补体激活过程中还可产生多种活性片段，介导多种生物学效应。

1. 细胞毒作用　补体系统通过三条激活途径生成攻膜复合物，溶解多种靶细胞，包括红细胞、白细胞、血小板、细菌、支原体、包膜病毒和某些肿瘤细胞等。补体系统参与宿主抗细菌、抗病毒及抗寄生虫等效应，是机体抗感染的重要防御机制之一。同时，补体系统还参与机体抗肿瘤免疫效应。在某些病理情况下，能破坏机体自身细胞，引起组织损伤与疾病（如1型糖尿病、自身免疫性溶血性贫血等自身免疫性疾病）。

2. 调理作用　补体能促进吞噬细胞的吞噬能力。补体C3b、C4b、iC3b等片段氨基端能与细菌或其他颗粒物质表面结合，其羧基端与吞噬细胞表面相应补体受体结合，通过发挥桥梁作用，促进吞噬细胞对其吞噬。这种调理吞噬作用在机体抵御全身性细菌感染和真菌感染中具有重要作用（图4-8）。

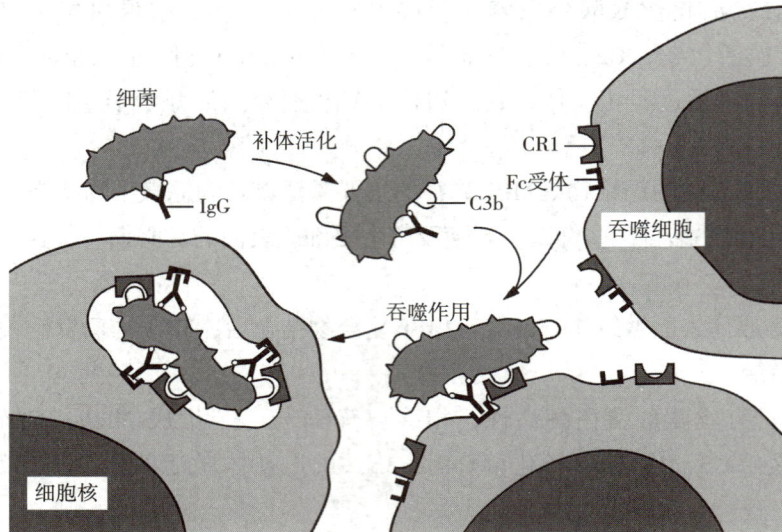

图4-8　补体调理作用

3. 清除免疫复合物　血液循环中可形成中等大小的免疫复合物，补体成分能通过免疫黏附参与清除，以利于机体保持自身内环境的稳定。如C3b可嵌入免疫复合物，同时黏附于红细胞或血小板CR，将免疫复合物运送至肝脏和脾脏，被巨噬细胞吞噬、清除，此作用称为免疫黏附。

4. 炎症介质作用　补体活化过程中产生的多种片段具有炎症介质作用，如C3a、C4a、C5a。C3a、C5a可与肥大细胞或嗜碱性粒细胞表面相应受体结合，引发靶细胞脱颗粒，释放组胺、白三烯及前列腺素等生物活性物质，引起血管扩张、毛细血管通透性增高、平滑肌收缩等反应，介导局部炎症。因此，C3a、C5a也称过敏毒素。此外，C5a等对中性粒细胞具有较强趋化活性，能刺激中性粒细胞表达黏附分子，趋化至抗原所在部位，产生氧自由基、前列腺素和花生四烯酸等，增强炎症反应。C2裂解的小分子片段C2b具有激肽样作用，能增加血管通透性，引起炎症性充血和水肿。

第四节　细胞因子

细胞因子（cytokine，CK）是指由免疫细胞及组织细胞分泌的一类具有广泛生物学活性的小分子可溶性蛋白质。细胞因子种类繁多，功能多样，自1957年首次发现细胞因子干扰素以来，迄今已发现200余种细胞因子。在生理条件下，细胞因子可发挥调节免疫应答、促进造血等作用，是使机体细胞功能彼此协调和发挥效应的生物信息分子，但在一定条件下，又能介导炎症反应、诱导肿瘤形成及某些免疫相关性疾病如免疫缺陷、自身免疫病等的发生。以细胞因子为靶点的生物制剂在肿瘤、自身免疫病、免疫缺陷、感染的诊断和治疗中发挥越来越积极的作用。

一、细胞因子的共同特点

细胞因子在结构、作用方式和生物学效应等方面，呈现以下共同特点。

（一）理化特性

细胞因子是小分子可溶性蛋白质（8~30kD），多为糖蛋白。多数细胞因子以单体存在，少数（如IL-5、IL-12）以二聚体或三聚体存在。

（二）产生特点

细胞因子可经诱导产生，且合成具有自限性。一种细胞因子可由不同类型细胞产生，如IL-1可由单核-巨噬细胞、内皮细胞、B细胞等产生。一种细胞也可产生多种细胞因子，如活化的T细胞可产生IL-2、IL-3、IL-4、IL-5、IL-6、IL-9等。

（三）作用方式

细胞因子主要以自分泌、旁分泌或内分泌的形式发挥效应。自分泌即作用于产生自身细胞，如T细胞产生的白细胞介素-2（IL-2）可促进T细胞自身的活化与增殖；旁分泌即作用于邻近细胞，如T细胞分泌的IL-2可促进邻近B细胞的活化与增殖；内分泌即通过循环系统作用于远距离的靶细胞，如病原微生物感染时，机体IL-1、肿瘤坏死因子（TNF）-α浓度显著升高，作用于远端靶细胞，介导全身性反应。

细胞因子需与靶细胞上的特异性、高亲和力的受体结合，才能发挥生物学效应。

（四）功能特点

1. **高效性**　细胞因子与其受体的亲和力极高，一般在较低浓度下（pmol/L）就能发挥显著的生物学效应，且无抗原特异性，无MHC限制性。

2. **多效性**　一种细胞因子可作用于多种靶细胞，产生多种生物学效应，如IL-2可促进T细胞、B细胞的增殖和分化，也可促进NK细胞的增殖。

3. **重叠性**　两种或两种以上的细胞因子作用于同一种靶细胞，产生相同或相似的生物学效应，如IL-2、IL-7和IL-15均可刺激T细胞增殖。

4. **协同性**　一种细胞因子增强另一种细胞因子的功能，如IL-5可增强IL-4诱导B细胞分泌的抗体类别向IgE转换。

5. **拮抗性**　一种细胞因子抑制其他细胞因子的功能，如IFN-γ可阻断IL-4诱导B细胞分泌的抗体类别向IgE转换。

细胞因子除了单独具有生物学活性外，还能形成关系复杂、错综有序、效应综合的细胞因子网络，在免疫细胞之间相互刺激、彼此约束，以此调节免疫应答，维持免疫系统的平衡和稳定（图4-9）。

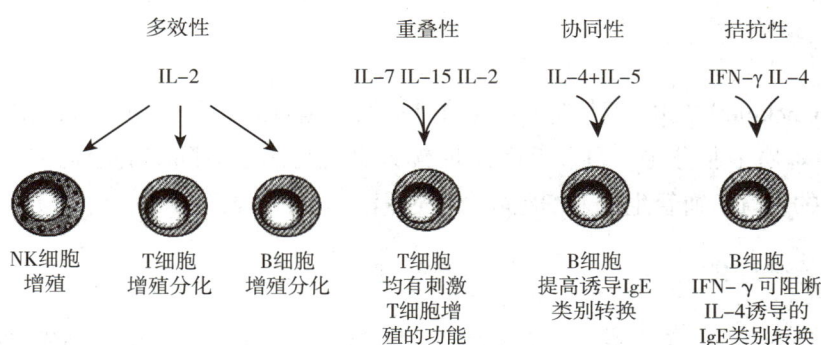

图4-9　细胞因子功能特点

二、细胞因子的分类

根据结构和功能，细胞因子可分为六大类。

（一）白细胞介素

白细胞介素（interleukin，IL）最初是指由白细胞分泌又能介导白细胞之间相互作用的细胞因子，虽然后来发现IL也可由其他细胞产生，且能作用于其他细胞，但这一名称沿用至今。目前已报道的白细胞介素有38种（IL-1~IL-38）。白细胞介素具有参与免疫调节、介导炎症、刺激造血等作用。

（二）干扰素

干扰素（interferon，IFN）因其具有干扰病毒感染和复制的作用而得名。IFN根据结构、来源和理化性质不同，可分为Ⅰ型、Ⅱ型和Ⅲ型。Ⅰ型干扰素包括IFN-α和IFN-β，主要由白细胞、成纤维细胞和病毒感染的组织细胞产生。Ⅱ型干扰素即IFN-γ，主要由活化T细胞和NK细胞产生。Ⅲ型干扰素包括IFN-λ1、IFN-λ2、IFN-λ3，主要由树突状细胞产生。干扰素具有抗病毒、抗肿瘤、免疫调节等作用。

（三）肿瘤坏死因子家族

肿瘤坏死因子（tumor necrosis factor，TNF）因最初被发现其能造成肿瘤出血坏死而得名，包括TNF-α和TNF-β。TNF-α主要由活化的单核-巨噬细胞产生，TNF-β主要由活化的T细胞和NK细胞产生，又称淋巴毒素（lymphotoxin，LT）。TNF家族目前已经发现FasL、CD40L等30余种细胞因子。TNF家族成员在调节免疫应答、杀伤靶细胞和诱导细胞凋亡等过程中发挥重要作用。

（四）集落刺激因子

集落刺激因子（colony stimulating factor，CSF）是一类能够刺激多能造血干细胞和不同发育分化阶段的干细胞进行增殖分化的细胞因子。目前发现的集落刺激因子有粒细胞-巨噬细胞集落刺激因子（GM-CSF）、单核-巨噬细胞集落刺激因子（M-CSF）、粒细胞集落刺激因子（G-CSF）、红细胞生成素（EPO）等。此外，IL-3可作用于多种早期造血细胞，具有集落刺激因子的作用。

（五）生长因子

生长因子（growth factor，GF）泛指一类可促进相应细胞生长和分化的细胞因子，包括转化生长因子β（TGF-β）、血管内皮细胞生长因子（VEGF）、成纤维细胞生长因子（FGF）、表皮生长因子（EGF）等。

（六）趋化因子

趋化因子（chemokine）是由多种细胞分泌的对不同细胞具有趋化作用的蛋白质家族，主要由白细胞与造血微环境中基质细胞分泌。目前已经发现50余种趋化因子，除了能趋化和激活免疫细胞之外，也参与调节血细胞的发育、血管生成、细胞凋亡等过程。

三、细胞因子的功能

细胞因子在免疫细胞的发育分化、免疫应答及其调节、抗感染、抗肿瘤、刺激造血等方面均有重要作用。

（一）调控免疫细胞的发育、分化和功能

细胞因子可调控免疫细胞在中枢免疫器官发育、分化，如骨髓基质细胞可分泌多种细胞因子（IL-7、SCF等）调控骨髓多能造血干细胞分化发育为不同谱系的免疫细胞，G-CSF可促进中性粒细胞分化和吞噬功能，M-CSF可促进单核-巨噬细胞的分化和活化，IL-15可促进NK细胞的发育分化。

免疫细胞间存在错综复杂的调节关系，细胞因子可通过细胞因子网络对免疫应答发挥正负调节作用。细胞因子是传递调节信号必不可少的信息分子，如IL-4、IL-5、IL-6和IL-13等可促进B细胞的活化、增殖和分化为抗体产生细胞，IL-2、IL-6和IFN-γ可明显促进CTL的分化，并增强其杀伤功能，IL-10、IL-13可抑制巨噬细胞的功能，发挥负调节作用，TNF-β诱导T细胞向Treg分化，发挥免疫抑制作用。

（二）调控免疫应答

1. 抗感染　细胞因子参与抗感染免疫应答的全过程，如细菌感染时可刺激感染部位的巨噬细胞释放IL-1、TNF-α、IL-6、IL-8等，引起局部和全身炎症反应，促进对病原体的清除；病毒感染后机体可产生IFN-α和IFN-β，诱导病毒感染细胞和邻近未感染细胞产生抗病毒蛋白酶，进而发挥抗病毒作用。

2. 抗肿瘤　多种细胞因子可直接或间接发挥抗肿瘤作用，如TNF-α和TNF-β可直接杀伤肿瘤细胞，IL-15和IL-18可促进NK细胞对肿瘤细胞的杀伤作用，IFN-γ可诱导肿瘤细胞表达MHCⅠ类分子，增强抗原提呈功能，诱导机体对肿瘤细胞的免疫应答。

（三）刺激造血功能

从造血干细胞到成熟的血细胞的分化发育过程中，每一阶段都需要有细胞因子参与，尤其是各类集落刺激因子，对调控造血细胞的增殖和分化起着关键作用。如M-CSF促进单核-巨噬细胞的分化和活化，EPO促进红细胞的生成。

（四）调控炎症反应

炎症反应是典型的多细胞和多因子共同参与的过程，包括促炎性细胞因子和抗炎性细胞因子。如IL-1、IL-8等能够促进中性粒细胞、单核-巨噬细胞等炎性细胞的聚集，并可激活这些炎性细胞和血管内皮细胞，使之表达黏附分子和释放炎症介质，引起或加重炎症反应，而IL-10则可抑制单核-巨噬细胞释放炎症介质，抑制或减轻炎症反应。

（五）促进创伤的修复

在组织损伤修复中，有多种细胞因子参与，如TGF-β可通过刺激成纤维细胞和成骨细胞，促进损伤组织的修复，VEGF可促进血管和淋巴管的生成。

第五节　其他免疫分子

一、主要组织相容性复合体

20世纪初人类就发现组织不相容的现象，即在同一种属不同个体间进行组织移植时会发生排斥反应。其后的研究表明，移植排斥反应的本质是一种免疫应答，是由细胞表面的同种异型抗原所诱导的，这种抗原被称为组织相容性抗原。组织相容性抗原并非单一成分，机体参与排斥反应的抗原系统多达

20种以上，其中，能引起强而迅速的排斥反应的抗原称为主要组织相容性抗原（major histocompatibility antigen，MHA），引起较弱排斥反应的抗原称为次要组织相容性抗原，它们都是体细胞的基因产物。

编码主要组织相容性抗原的基因群称为主要组织相容性复合体（major histocompatibility complex，MHC），是位于同一染色体的一组紧密连锁的基因群，其编码的主要组织相容性抗原称为MHC分子。人的MHC称为HLA（human leucocyte antigen）复合体，其编码的主要组织相容性抗原称为人白细胞抗原（human leucocyte antigen，HLA），因其首先发现于人类的白细胞表面而得名。

（一）HLA复合体的结构

HLA复合体位于人第6号染色体短臂（6p21.31），全长3600kb，共有224个基因座位，其中128个为功能性基因（有产物表达），96个为假基因。根据编码分子的分布与功能不同，HLA复合体分为I类、II类和III类三个基因区（图4-10）。

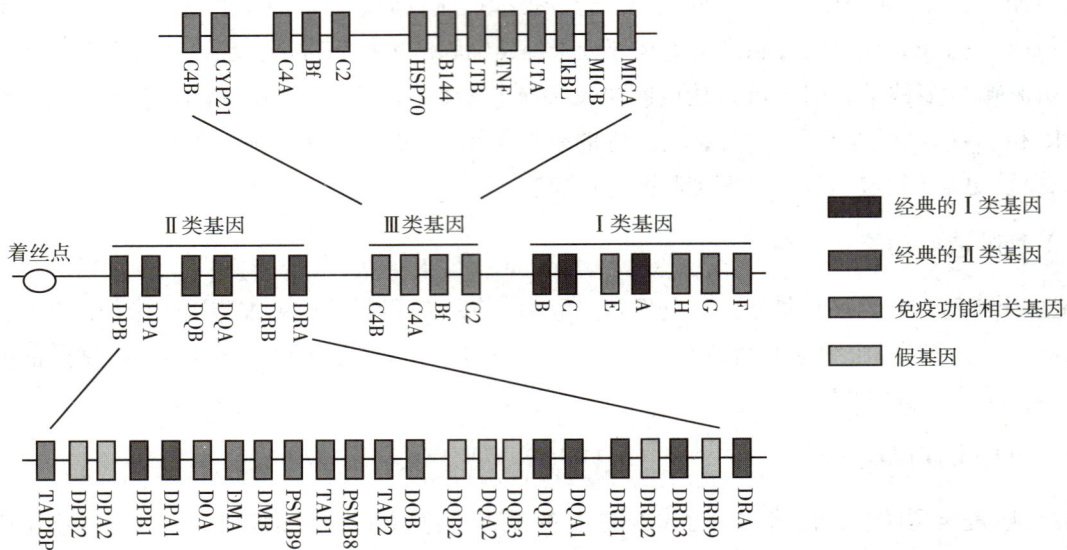

图4-10　HLA复合体结构示意图

1. 经典的HLA I类基因　包括A、B、C三个座位，其产物称HLA I类分子。I类基因仅编码I类分子异二聚体中的重链，轻链为β_2微球蛋白（β_2 microglobulin，β_2m），其编码基因位于第15号染色体。

2. 经典的HLA II类基因　结构较为复杂，由DP、DQ和DR三个亚区组成。每一亚区又包括两个或两个以上的功能基因座位，它们分别编码相对分子质量相近的α链和β链，形成DPα/DPβ、DQα/DQβ和DRα/DRβ三种异二聚体蛋白。

3. 免疫功能相关基因　分布于HLA复合体的I类基因区、II类基因区和III类基因区，为人类基因组中基因密度最大的区域，其中所含有的基因包括血清补体成分的编码基因（C2、C4、B）、抗原相关加工基因（HLA-DM、HLA-DO等）、非经典I类基因（HLA-G、HLA-E）、炎症相关基因（TNF、HSP70等）。

（二）HLA的遗传特点

1. 高度多态性　高度多态性是指人群中在单个基因座存在两个或两个以上不同的等位基因的现象。HLA复合体呈现高度多态性。HLA基因都存在数量不等的复等位基因数目，最多的如HLA-B基因可达

4800多个。不同HLA基因座上等位基因的不同组合，构成了人群中数量极其庞大的HLA复合体的组合方式。截至2017年9月，已确定的HLA等位基因总数达17331个。因此，无亲缘关系的个体间两个等位基因相同的概率很低，这是组织和器官移植时免疫排斥的主要原因。

在分子水平，HLA多态性主要表现为HLA分子抗原结合槽的氨基酸构成和序列不同，据此可以进行器官移植供受体的筛选、分析疾病易感基因及在法医学上进行身份和亲子鉴定。

2. 单倍型遗传　单倍型遗传是指HLA复合体以单倍型的形式在亲代和子代之间遗传。HLA基因各位点紧密相连，几乎不发生同源染色体之间的交换。每个个体都从父亲和母亲各获得一个单倍型，子代与亲代总有一个单倍型相同。因此，在种群中无亲缘关系的两个个体单倍型相同的概率极低，而在有亲缘关系的家庭成员中可以找到单倍型或至少一半相同的器官供体。

3. 连锁不平衡　HLA基因在同一条染色体上紧密连锁，通过对大样本人群中的HLA基因分析发现，不同座位的两个或两个以上等位基因出现在同一条染色体上的概率，高于随机出现的频率，此即连锁不平衡。具体表现为，HLA的某些等位基因总是较多地出现在同一单倍型中，其分布具有地域和人种特点。如中国汉族群体中DRB1*07单倍型在北方汉族人群高频表达，呈现北高南低的现象，而DRB1*09单倍型则呈现北低南高的分布特点。HLA连锁不平衡现象为HLA与某些疾病的发生、诊断和治疗提供了新的研究方向。

（三）HLA分子的结构与分布

HLA Ⅰ类分子和Ⅱ类分子主要以跨膜分子的形式分布于细胞表面，但也以可溶性形式出现在血清、尿液、唾液等体液中。HLA Ⅰ类分子和Ⅱ类分子在组织分布、结构和功能上各有特点（表4-1）。

表4-1　HLA Ⅰ、Ⅱ类分子在结构、分布与功能方面的特点

	HLA Ⅰ类分子	HLA Ⅱ类分子
分子结构	α链45kD，β_2微球蛋白12kD	α链35kD，β链28kD
肽结合域	$\alpha_1+\alpha_2$	$\alpha_1+\beta_1$
组织分布	所有有核细胞表面	APC、活化的T细胞
功能	识别和提呈内源性抗原肽、与CD8分子结合、对Tc细胞的识别起限制作用	识别和提呈外源性抗原肽、与CD4分子结合、对Th细胞的识别起限制作用

（四）HLA的功能

HLA主要功能是提呈抗原给T细胞，发挥免疫应答、免疫调节及促进T细胞发育与分化等作用。

1. 参与适应性免疫应答

（1）参与抗原的处理和提呈　经典的MHC Ⅰ类分子、MHC Ⅱ类分子通过提呈抗原肽而激活T细胞，参与适应性免疫应答。T细胞识别抗原具有MHC限制性，表现为CD4+T细胞只能识别自身MHC Ⅱ类分子提呈的外源性抗原，CD8+T细胞只能识别自身MHC Ⅰ类分子提呈的内源性抗原。

（2）参与T细胞分化过程　在胸腺发育中，T细胞的阳性选择赋予成熟T细胞识别和结合自身MHC分子的能力，使T细胞在识别抗原时具有MHC限制性。

（3）参与免疫细胞间相互作用　Tc与靶细胞、APC与Th、Th与B细胞等相互作用时不仅需要识别抗原肽，还需要同时识别MHC分子，受MHC分子约束，此即MHC限制性。

（4）决定易感性的个体差异　MHC是疾病易感性个体差异的主要决定者。某些特定等位基因的高

频出现与某些疾病的发病密切相关。

2. 参与固有免疫应答　HLA复合体中的免疫功能相关基因参与对固有免疫应答的调控，如经典的Ⅲ类基因为补体成分编码，参与炎症反应、对病原体的杀伤和免疫性疾病的发生。

（五）HLA与临床医学

1. HLA与疾病关联　现已发现500多种疾病与HLA基因有关联，多为自身免疫病，也包括一些肿瘤和传染性疾病（表4-2）。如强直性脊柱炎患者人群携带HLA-B27抗原的阳性率为58%~97%，而健康人群仅有1%~8%。研究HLA与疾病的相关性有助于对疾病的预防、诊断和治疗。

表4-2　与HLA关联的自身免疫病

疾病	HLA分子	相对风险率
强直性脊柱炎	B27	55~376
多发性硬化	DR2	4.8
乳糜泻	DR3	10.8
胰岛素依赖型糖尿病	DR3/DR4	25
系统性红斑狼疮	DR3	5.8
类风湿关节炎	DR4	4.2

2. HLA分子异常表达与多种疾病相关　HLA Ⅰ类分子分布于所有有核细胞表面，其异常表达与多种疾病的发病相关。许多肿瘤细胞表面HLA Ⅰ类分子的表达减少甚至缺失，无法有效提呈肿瘤抗原给CTL细胞，是肿瘤细胞逃脱免疫监视的主要机制之一。正常不表达HLA Ⅱ类分子的细胞可被诱导性表达HLA Ⅱ类分子，诱发自身免疫病，如萎缩性胃炎中的壁细胞、胰岛素依赖型糖尿病的胰岛β细胞等。

3. HLA与器官移植　供、受者之间的组织相容性是决定器官移植成败的关键因素，供体与受体之间HLA基因相似性越高，移植成功的可能性就越大。由于HLA基因具有高度多态性和连锁不平衡的现象，在无亲缘关系人群中找到HLA完全相同的供体十分困难。PCR基因分型技术，计算机网络，个体骨髓库、脐血库的建立，提高了供受体选择的准确性。

4. HLA与亲子鉴定和法医学　HLA基因具有多基因性和多态性，两个无亲缘关系的个体间，所有HLA基因座位等位基因完全相同的概率几乎为零。因此，HLA检测可用于：①亲子关系鉴定，由于HLA单倍型遗传，子代与亲代之间必然有一个单倍型相同，通过比较子女与父母的HLA单倍型组成，可进行亲子鉴定。②个人身份鉴定，HLA高度多态性，通过检测标本DNA的HLA型别，用于个体身份鉴定。

二、白细胞分化抗原及黏附分子

（一）白细胞分化抗原

白细胞分化抗原主要是指造血干细胞在分化成熟为不同谱系，各个谱系分化不同阶段，以及成熟细胞活化过程中，出现或消失的细胞表面分子。白细胞分化抗原种类繁多，分布广泛，不仅表达于白细胞（如单核细胞、粒细胞），还分布于不同分化阶段的红细胞系、巨核细胞/血小板谱系和非造血细胞（如血管内皮细胞、成纤维细胞、上皮细胞、神经内分泌细胞等）。

白细胞分化抗原大多都是跨膜的糖蛋白,广泛参与了细胞的生长、分化、发育、成熟、迁移和激活,具有重要的生物学意义。不仅如此,白细胞分化抗原还可以作为表面标志用于细胞的鉴定和分离。某些病理状态的发生也可能与分化抗原表达的改变有关。

早期白细胞分化抗原主要通过与相应抗体反应进行鉴定。20世纪80年代以来,应用以单克隆抗体鉴定为主的方法,将来自不同实验室的单克隆抗体所识别的同一种分化抗原归为同一个分化群,简称CD(cluster of differentiation)。CD分子是位于细胞表面分化原的总称,CD后的序号代表一个(或一类)分化抗原分子。人CD的编号已从CD1命名至CD363,可大致划分为T细胞、B细胞、髓样细胞、血小板、NK细胞、非谱系、黏附分子、细胞因子/趋化因子受体、内皮细胞、碳水化合物结构、树突状细胞、干细胞/祖细胞、基质细胞、红细胞共14个组。

白细胞分化抗原不仅参与识别和捕捉抗原,促进免疫细胞与抗原或免疫分子间的相互作用,还可介导免疫细胞间、免疫细胞与基质间黏附作用,在免疫应答识别、活化及效应阶段均发挥重要作用。

(二)黏附分子

黏附分子(adhesion molecules,AM)是众多介导细胞间或细胞与细胞外基质(extracellular matrix,ECM)间相互接触和结合分子的统称。黏附分子以受体-配体结合的形式发挥作用,使细胞与细胞间或细胞与基质间发生黏附,参与细胞的识别、活化和信号转导、增殖与分化、伸展与移动,是免疫应答、炎症发生、凝血、肿瘤转移以及创伤愈合等一系列重要生理和病理过程的分子基础。

黏附分子属于白细胞分化抗原,大部分黏附分子已有CD编号,如CD4、CD8、CD28、CTLA-4、CD80和CD86。黏附分子根据其结构特点可分为免疫球蛋白超家族、整合素家族、选择素家族、黏蛋白样家族、钙黏素家族,此外还有一些尚未归类的黏附分子。

黏附分子的生物学作用广泛,其主要功能包括参与免疫细胞活化和效应、参与炎症过程中白细胞与血管内皮细胞黏附、参与淋巴细胞归巢。

目标检测

答案解析

一、单项选择题

1. 免疫系统的组成是( )
   A. 中枢免疫器官、外周免疫器官　　　　　B. 免疫细胞、黏附免疫系统、中枢免疫器官
   C. 中枢免疫器官、免疫细胞、皮肤免疫系统　　D. 免疫器官、免疫细胞、免疫分子
   E. 以上答案均不对

2. 属于中枢免疫器官的是( )
   A. 骨髓　　　　B. 淋巴结　　　　C. 胰腺　　　　D. 脾脏　　　　E. 阑尾

3. 人体免疫细胞产生、发育、分化成熟的场所是( )
   A. 胸腺和淋巴结　　　　B. 骨髓和黏膜免疫系统　　　　C. 淋巴结和脾脏
   D. 胸腺和骨髓　　　　　E. 外周免疫器官

4. T细胞分化成熟的场所是( )
   A. 骨髓　　　　B. 法氏囊　　　　C. 脾脏　　　　D. 胸腺　　　　E. 淋巴结

5. 下列不属于外周免疫器官的是( )

    A．扁桃体   B．胸腺   C．淋巴结   D．脾脏   E．阑尾

6．人类B细胞分化成熟的场所是（　　）

    A．胸腺   B．法氏囊   C．骨髓   D．脾脏   E．淋巴结

7．通过细胞毒作用杀伤靶细胞的是（　　）

    A．NK细胞   B．巨噬细胞   C．Tc细胞   D．Th细胞   E．树突状细胞

8．抗原提呈细胞不包括（　　）

    A．B细胞   B．单核细胞   C．巨噬细胞   D．树突状细胞   E．T细胞

9．受抗原刺激后发生免疫应答的部位是（　　）

    A．胸腺   B．骨髓   C．法氏囊   D．脾脏和淋巴结   E．肺脏

10．能激活补体经典途径的是（　　）

    A．IgG1   B．IgG2   C．IgG3   D．IgM   E．以上都对

11．下列有关补体的特性，错误的是（　　）

    A．化学成分是糖蛋白   B．56℃，30分钟灭活   C．属于球蛋白

    D．一般以酶原形式存在   E．室温不易灭活

12．具有趋化作用的补体成分是（　　）

    A．C2a   B．C3b   C．C5a   D．$\overline{C5b67}$ E．$\overline{C5b678}$

13．作为膜攻击复合物的是（　　）

    A．C2a   B．C3b   C．$\overline{C5b6789}$ D．C4b2a   E．C3a

14．激活补体旁路途径的物质是（　　）

    A．内毒素   B．肽聚糖   C．脂多糖   D．酵母多糖   E．以上都对

15．细胞因子不具备的特性是（　　）

    A．多效性   B．拮抗性   C．重叠性   D．特异性   E．协同性

16．下列分子不是由MHC基因编码的是（　　）

    A．HLA Ⅰ类分子α链   B．HLA Ⅰ类分子β链   C．HLA Ⅱ类分子α链

    D．HLA Ⅱ类分子β链   E．补体C4

17．不表达HLA Ⅰ类分子的细胞是（　　）

    A．单核细胞   B．B细胞   C．皮肤细胞   D．T细胞   E．红细胞

二、简答题

1．T细胞和B细胞表面膜分子有何异同？

2．补体有哪些生物功能？

（李国利　胡慧琼　卞勇华）

书网融合……

      知识回顾   微课   习题

第五章 固有免疫应答

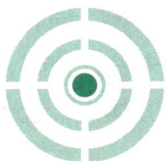

PPT

学习目标

知识要求：

1. 掌握固有免疫系统的组成及其主要生物学作用。

2. 熟悉组织屏障的作用，吞噬细胞、NK细胞的生物学功能，固有免疫应答与适应性免疫应答的关系。

3. 了解固有免疫应答的作用时相。

技能要求：

学会应用组织屏障的作用分析相关临床现象；学会应用固有免疫应答的知识分析相关疾病。

固有免疫应答（innate immune response）是指固有免疫系统识别和清除抗原性异物的生理过程，又称非特异性免疫应答（nonspecific immune response）。固有免疫应答在机体抗感染免疫中具有重要意义，在适应性免疫应答的启动、调节和效应阶段也具有重要作用。固有免疫系统是生物体在长期种系进化过程逐渐形成的天然免疫防御体系，主要由组织屏障、固有免疫细胞和固有免疫分子组成。

第一节 固有免疫系统的组成

一、组织屏障及其主要作用

（一）皮肤黏膜屏障

皮肤黏膜及其附属成分组成的物理、化学、生物屏障，是机体抵御病原体入侵的第一道防线。

1. **物理屏障** 皮肤和黏膜组织具有机械屏障的作用，在正常情况下可有效阻挡病原体入侵。呼吸道黏膜上皮细胞纤毛定向摆动及黏膜表面分泌液的冲刷作用，均有助于清除黏膜表面的病原体。

2. **化学屏障** 皮肤和黏膜分泌物中含有多种杀菌、抑菌物质。如皮脂腺分泌的脂肪酸、汗液中的乳酸及胃液中的胃酸均不利于病原菌的生长繁殖，起到不同程度的抑菌或杀菌作用；泪液、唾液等黏膜分泌液中含有溶菌酶、乳铁蛋白等，也有溶解清除病原体的作用。

3. **生物屏障** 寄居在皮肤和黏膜表面的正常菌群可与病原体竞争上皮细胞受体和营养物质，也可通过分泌某些杀菌、抑菌物质（如唾液链球菌产生的H_2O_2、大肠杆菌产生的细菌素）等方式对病原体产生防御制约作用。临床长期大量应用广谱抗生素，可使消化道正常菌群受到抑制，扰乱正常肠道微生态环境，破坏生物屏障作用而使致病菌趁机大量繁殖，引发菌群失调症。

（二）血脑屏障

血脑屏障是机体中枢神经系统的重要防御结构，由软脑膜、脉络丛毛细血管壁和覆盖在毛细血管壁外的星形胶质细胞组成。该屏障结构致密，可有效阻挡血液中的病原体及其他大分子物质进入脑室或脑组织，减少中枢神经系统感染的发生。而婴幼儿的血脑屏障发育尚未完善，故较易发生中枢神经系统感染。

（三）血胎屏障

血胎屏障是存在于母体和胎儿之间保护胎儿免受感染的一种防御结构，由母体子宫内膜的基蜕膜与胎儿绒毛膜滋养层细胞共同组成。正常情况下血胎屏障维持母亲和胎儿之间正常的物质交换，同时阻止母体中病原微生物及有害物质进入胎儿体内。但在妊娠早期（3个月内），血胎屏障尚未发育完善，若此时母体感染某些病原体，如风疹病毒、巨细胞病毒、弓形虫等，则可通过胎盘进入胎儿体内，造成胎儿畸形，甚至流产、死亡。

二、固有免疫细胞及其主要作用

固有免疫细胞可分为经典固有免疫细胞、固有淋巴样细胞和固有样淋巴细胞（innate-like lymphocytes，ILLs）三类。固有免疫细胞不表达特异性抗原识别受体，可通过模式识别受体（pattern recognition receptor，PRR）对病原体及其产物或衰老损伤、畸变等细胞表面相关配体进行识别结合，产生非特异性抗感染、抗肿瘤、免疫调节作用，并参与适应性免疫应答的启动和效应全过程。

PRR是指广泛存在于固有免疫细胞表面、胞内器室膜上、胞浆和血液中的一类能够直接识别外来病原体及其产物中病原体相关模式分子（pathogen associated molecular pattern，PAMP）或宿主畸变和衰老凋亡细胞某些共有特定模式分子的受体。常见的PRR包括甘露糖受体、清道夫受体、Toll样受体、NOD样受体、甘露糖结合凝集素（mannose-binding lectin，MBL）和C反应蛋白（C-reactive protein，CRP）等。

PAMP是指某些病原体或其产物所共有的高度保守、可被模式识别受体识别结合的特定分子。PAMP在病原体中广泛分布，而不表达于正常组织细胞表面，因此固有免疫细胞可通过PRR对PAMP的识别，区别"自己"与"非己"，对病原体及其产物识别和清除。PAMP主要包括G^-菌脂多糖和鞭毛蛋白，G^+菌脂磷壁酸和肽聚糖，病原体表面甘露糖、岩藻糖或酵母多糖，病毒双链RNA（dsDNA）和单链RNA（ssRNA），细菌和病毒非甲基化CpG DNA基序等。

（一）经典固有免疫细胞

经典固有免疫细胞主要包括吞噬细胞、经典树突状细胞、嗜酸性粒细胞、嗜碱性粒细胞和肥大细胞。

1. **吞噬细胞**　吞噬细胞具有强大的吞噬功能，其吞噬杀菌过程包括迁移与募集、识别、吞噬、杀灭和清除（图5-1）。病原生物被吞噬后，可因病原生物的种类、毒力及宿主的免疫状态不同而出现不同结果，常见有完全吞噬和不完全吞噬两种结果。完全吞噬是指吞噬细胞吞噬病原生物后，将病原生物杀灭、消化和清除，大多数病原菌属于此类，如化脓性球菌被吞噬后，一般5~10分钟被杀灭，30~60分钟被清除。不完全吞噬是指某些细胞内寄生的病原生物被吞噬后，不能被杀灭，可在吞噬细胞内增殖，甚至可随游走的吞噬细胞扩散到人体其他部位，引起广泛病变，如结核分枝杆菌、布鲁菌、伤寒沙门菌等。吞噬细胞主要包括单核-巨噬细胞、中性粒细胞。

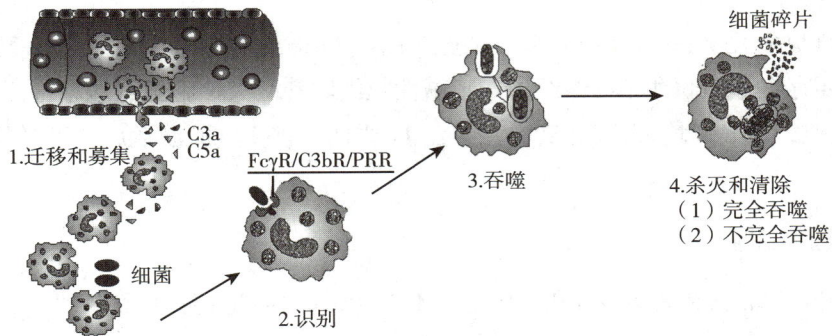

图5-1　吞噬细胞的吞噬过程

（1）单核-巨噬细胞　单核-巨噬细胞属于大吞噬细胞，主要包括血液中的单核细胞和组织中的巨噬细胞。单核细胞占外周血细胞总数的3%~8%，通常在血液中停留12~24小时后，迁移至全身组织器官，分化发育为巨噬细胞。巨噬细胞分为定居和游走两类。定居在不同组织中的巨噬细胞有不同的命名，如肝脏中称为库普弗细胞、中枢神经系统中称为小胶质细胞、骨组织中称为破骨细胞等。广泛分布于结缔组织中的游走巨噬细胞，可在组织间隙中自由移动，具有强大吞噬和杀伤清除病原体等抗原性异物的能力。巨噬细胞具有杀伤清除病原体、杀伤胞内寄生菌和肿瘤等靶细胞、参与炎症反应、加工提呈抗原启动适应性免疫应答、免疫调节等多种功能。

（2）中性粒细胞　中性粒细胞属于小吞噬细胞，占外周血细胞总数的60%~70%，来源于骨髓，具有产生速率高（1×10^7个/分钟）、存活期短（2~3天）的特点。中性粒细胞胞质颗粒中含有髓过氧化物酶（myeloperoxidase，MPO）、酸性磷酸酶、溶菌酶和防御素等杀菌物质。中性粒细胞有很强的趋化和吞噬能力，可迅速穿越血管内皮细胞进入感染部位，吞噬杀伤病原体，亦可通过调理作用或ADCC作用使其吞噬杀菌能力显著增强，或使某些病原体感染的组织细胞裂解破坏。

2. 树突状细胞　树突状细胞（dendritic cells，DC）是由美国学者Steinman于1973年发现的，因其成熟时伸出许多树突样或伪足样突起而得名，包括经典树突状细胞、浆细胞样树突状细胞和滤泡树突状细胞三种。

（1）经典树突状细胞　经典树突状细胞（conventional DC，cDC）按发育程度可分为未成熟DC和成熟DC。未成熟DC广泛分布于各个组织器官，高表达Toll样受体、调理性受体和趋化因子受体，具有极强的抗原吞噬能力，在摄取、加工抗原或受到某些因素刺激时即分化为成熟DC。成熟DC表面可高表达MHCⅠ/Ⅱ分子和协同刺激分子等，可有效提呈抗原激活初始T细胞，启动适应性免疫应答。同时，DC细胞还可通过分泌不同的细胞因子参与固有性免疫和适应性免疫的调节，是体内重要的免疫调节细胞。

（2）浆细胞样树突状细胞（plasmacytoid DC，pDC）　pDC摄取、加工、提呈抗原能力微弱，但可通过识别并结合病毒ssRNA或细菌/病毒CpG DNA被激活，在机体抗病毒免疫应答中发挥重要作用。

（3）滤泡树突状细胞（follicular DC，FDC）　FDC没有摄取、加工、提呈抗原的能力，但可有效识别捕获细菌及其裂解产物、抗原抗体复合物、抗原-补体复合物、抗原-抗体-补体复合物，并以免疫复合物包被小体形式浓缩于细胞表面，通过募集B细胞对这些小体进行摄取、加工、提呈，启动适应性体液免疫应答。

3. 嗜酸性粒细胞　嗜酸性粒细胞（eosinophil）占外周血白细胞总数5%~6%。在寄生虫感染或过敏性炎症反应时，嗜酸性粒细胞可被招募至寄生虫感染或过敏性炎症部位，杀伤寄生虫，参与和促进局部炎症或过敏性炎症反应。

4. 嗜碱性粒细胞和肥大细胞　嗜碱性粒细胞（basophil）约占血液中白细胞总数的0.2%，肥大细胞（mast cell）主要存在于黏膜和结缔组织中。嗜碱性粒细胞和肥大细胞虽然形态特征和分布有所不同，但两者功能非常相似，其表面均表达高亲和力的IgE Fc受体，被变应原激活后，可脱颗粒介导I型超敏反应。

（二）固有淋巴样细胞

固有淋巴样细胞（innate lymphoid cell，ILCs）不表达特异性/泛特异性抗原受体，故其活化不依赖于对抗原的识别，包括ILC1、ILC2、ILC3三个亚群，以及自然杀伤细胞。此类淋巴细胞表达一系列与其活化或抑制相关的受体，可被感染部位组织细胞产生的某些细胞因子或被某些病毒感染/肿瘤靶细胞表面相关配体激活，并通过分泌不同类型的细胞因子，参与抗感染免疫、过敏性炎症反应或通过释放细胞毒性介质使相关靶细胞裂解破坏。

1. ILC1、ILC2、ILC3亚群　ILC1亚群通过分泌IFN-γ等Th1型细胞因子诱导巨噬细胞的活化，有效杀伤胞内感染的病原菌或参与肠道炎症反应；ILC2亚群通过分泌CCL11等趋化因子和IL-4、IL-5、IL-9、IL-13等Th2型细胞因子招募活化嗜酸性粒细胞和肥大细胞，参与抗胞外寄生虫感染或过敏性炎症反应；ILC3亚群通过表面活化相关受体接受胞外病原菌感染的巨噬细胞或树突状细胞产生的IL-1β、IL-23刺激而被激活，并通过分泌IL-22、IL-17参与抗胞外细菌/真菌感染或肠道炎症反应。

2. 自然杀伤细胞　自然杀伤（natural killer，NK）细胞来源于骨髓淋巴样干细胞，是一类CD3⁻、CD19⁻、CD56⁺、CD16⁺、E4BP4⁺表型的固有淋巴样细胞，广泛分布于血液、肝、脾和淋巴结等器官中。NK细胞不表达特异性/泛特异性抗原识别受体，而是通过其表面多种与杀伤活化受体或杀伤抑制有关的受体，对"自己"与"非己"进行识别，并直接杀伤某些肿瘤或病毒感染细胞等靶细胞。NK细胞表面具有IgG Fc受体，也可通过ADCC杀伤肿瘤或病毒感染细胞等靶细胞。NK细胞表达多种与其趋化和活化相关的细胞因子受体，可被招募到肿瘤和病原体感染部位，在IL-12和IL-18等细胞因子作用下活化，合成分泌大量的IFN-γ、TNF-α等细胞因子，发挥抗感染和免疫调节作用。NK细胞还可产生CCL3、CCL4等趋化因子和GM-CSF招募单核-巨噬细胞，并使巨噬细胞活化，增强机体抗感染免疫的作用。因此，NK细胞在机体抗肿瘤、抗病毒、抗胞内寄生菌感染的免疫过程中具有重要的作用。NK细胞通过释放穿孔素、颗粒酶、TNF-α和表达FasL等作用方式杀伤病毒感染细胞和肿瘤等靶细胞，具有无须抗原预先刺激、发挥作用快、非特异性、无MHC限制性的特点。

（三）固有样淋巴细胞

固有样淋巴细胞（innate-like lymphocytes，ILLs）来源于骨髓共同淋巴样前体，主要包括NKT细胞、γδT细胞、B1细胞。ILLs可通过表面有限多样性抗原识别受体，直接识别结合病原体感染细胞或肿瘤细胞表面某些特定表位分子、某些病原体等抗原性异物而被激活，释放一系列细胞毒性介质，使靶细胞裂解破坏，或产生以IgM为主的抗菌抗体发挥抗感染免疫作用。

1. NKT细胞　NKT细胞是指CD56⁺、TCRαβ⁺、CD3⁺的淋巴细胞。NKT细胞主要分布于骨髓、胸腺、肝，在脾、淋巴结和外周血中也有少量存在。NKT细胞可直接识别靶细胞表面CD1分子提呈的磷脂和糖脂类抗原，并迅速活化产生免疫应答，也可被IL-12和IFN-γ等细胞因子激活迅速产生免疫应答。活化NKT细胞可通过分泌穿孔素、颗粒酶或Fas/FasL途径杀伤某些肿瘤和病原体感染的靶细胞，也可通过分泌IL-4或IFN-γ，分别诱导初始T细胞向Th1细胞或Th2细胞分化，参与细胞免疫应答或体液免疫应答。

2. γδT细胞　γδT细胞是执行非特异免疫作用的T细胞，主要分布于肠道、呼吸道及泌尿生殖道等黏膜和皮下组织，可通过直接识别某些肿瘤细胞表面的MICA和MICB分子、某些病毒蛋白或感染细胞表面的病毒蛋白、感染细胞表达的热休克蛋白、感染细胞表面CD1分子提呈的糖脂或磷脂类抗原等抗原性异物而激活。活化γδT细胞可通过释放穿孔素、颗粒酶和表达FasL等方式杀伤病毒感染细胞和肿瘤细胞，还可分泌IL-17、IFN-γ和TNF-α等细胞因子介导炎症反应或参与免疫调节，是皮肤黏膜局部参与早期抗感染、抗肿瘤的主要效应细胞。

3. B1细胞　为CD5$^+$、mIgM$^+$ B细胞，具有自我更新能力。B1细胞的BCR缺乏多样性，主要识别某些病原体或变性自身成分所共有的抗原表位分子，迅速活化产生应答，产生以IgM为主的低亲和性抗体。

三、固有免疫分子及其主要作用

（一）补体系统

补体系统是参与固有免疫应答的重要效应分子。当病原体侵入机体后，可通过旁路途径和MBL途径迅速激活补体系统，并产生多种补体裂解产物：C3a、C5a具有趋化和致炎作用，可吸引吞噬细胞到达感染部位，发挥吞噬杀菌作用和引起炎症反应；C3b、C4b具有调理和免疫黏附作用，可促进吞噬细胞对病原体的吞噬清除。上述作用可在特异性抗体产生之前，即病原体侵入机体后迅速产生，因此在机体早期抗感染免疫应答中具有十分重要的意义。当特异性抗体产生后，侵入体内的病原体与相应抗体结合，也可通过经典途径激活补体，产生溶菌和促进病原体清除等抗感染免疫效应（见第四章）。

（二）细胞因子

细胞因子是参与固有免疫应答的重要免疫效应和调节分子，在免疫细胞的发育分化、免疫应答及其调节、抗感染、抗肿瘤、刺激造血等方面均有重要作用（见第四章）。

（三）溶菌酶

溶菌酶是一种不耐热的碱性蛋白质，广泛分布于各种体液、外分泌液和吞噬细胞溶酶体中。溶菌酶可破坏革兰阳性菌（G$^+$菌）细胞壁肽聚糖聚糖骨架的β-1,4糖苷键，使细菌溶解。溶菌酶还可与带负电荷的病毒蛋白直接结合，使病毒失活。

（四）防御素

防御素是一组能耐受蛋白酶、富含精氨基酸的小分子多肽，对细菌、真菌和某些有包膜病毒具有直接杀伤作用。

（五）乙型溶素

乙型溶素是血清中一种对热较稳定的碱性多肽，在血浆凝固时由血小板释放。乙型溶素可作用于G$^+$菌的细胞膜，产生非酶性破坏效应，但对G$^-$菌无效。

第二节　固有免疫应答的作用时相和特点

一、固有免疫应答的作用时相

固有免疫应答可分为三个阶段：即刻固有免疫应答阶段、早期固有免疫应答阶段、适应性免疫应答启动阶段。

（一）即刻固有免疫应答阶段

发生于感染后0~4小时。当病原体入侵时，机体皮肤黏膜屏障即刻发挥免疫防御作用；少数突破机体皮肤黏膜屏障结构进入到皮肤或黏膜下的病原体，可被局部存在的巨噬细胞迅速吞噬。有些病原体通过激活补体旁路途径而被溶解破坏。补体裂解片段也可发挥调理作用和炎性介质作用，增强吞噬细胞吞噬和杀伤功能，介导炎症反应。中性粒细胞被募集活化，在感染部位浸润，发挥吞噬杀伤作用，是机体抗胞外病原体感染的主要效应细胞。防御素、溶菌酶、乙型溶素可发挥直接的抗菌杀菌作用。大多数病原生物感染终止于此时相。

（二）早期固有免疫应答阶段

发生于感染后4~96小时。在某些细菌成分和感染部位组织细胞产生的IFN-γ、GM-CSF等细胞因子作用下，巨噬细胞被募集到炎症反应部位，并被活化。活化后的巨噬细胞吞噬清除增强，又可产生大量促炎细胞因子和炎症介质，进一步增强局部抗感染免疫应答能力，扩大了炎症反应。促炎细胞因子亦可直接作用于下丘脑的体温调节中枢引起发热，同时也可刺激肝细胞合成分泌一系列急性期蛋白，活化补体，增强调理作用和溶菌效应。此外，B1细胞可针对病原菌共有的多糖抗原产生以IgM为主的抗体，在补体的协同作用下，溶解病原菌。NK细胞、γδT细胞、NKT细胞可对某些病毒感染细胞和胞内寄生菌感染的细胞产生杀伤作用。

（三）适应性免疫应答启动阶段

发生于感染96小时后。此时成熟树突状细胞和活化的巨噬细胞作为专职抗原提呈细胞，将摄取的抗原加工处理为小分子抗原肽，并以抗原肽–MHC分子复合物的形式表达在细胞表面，经淋巴和血液循环进入外周免疫器官，提呈给抗原特异性T淋巴细胞，诱导机体产生适应性免疫应答。

课堂互动 5-1

病原体感染的0~96小时，机体是如何抗感染的？

答案解析

二、固有免疫应答的作用特点

（一）识别特点

固有免疫细胞不表达特异性抗原识别受体，可通过模式识别受体（PRR）或有限多样性抗原识别受体直接识别结合病原体及其产物所共有的病原相关模式分子（PAMP）或某些病原体感染的细胞、衰老损伤细胞、畸变肿瘤细胞和变性自身抗原而被激活，迅速产生免疫效应。

（二）应答特点

固有免疫细胞可通过趋化募集，而不是通过克隆扩增、分化为效应细胞后产生免疫效应；固有免疫细胞参与适应性免疫应答的全过程，可通过产生不同种类的细胞因子影响适应性免疫应答的类型和强度；固有免疫细胞寿命较短，在其介导的免疫应答过程中不能产生免疫记忆细胞，因此固有免疫应答维持时间较短，也不会产生再次应答。

目标检测

答案解析

一、单项选择题

1. 关于血胎屏障，叙述错误的是（　　）
   A. 是位于母体和胎儿之间的屏障
   B. 是保护中枢神经系统不受侵害的屏障
   C. 由母体子宫内膜的基蜕膜和胎儿绒毛膜滋养层细胞共同构成
   D. 是保护胎儿的一个防御性屏障
   E. 随妊娠时间的增加，其功能不断完善

2. 固有免疫细胞不包括（　　）
   A. 中性粒细胞　　B. 巨噬细胞　　C. NK 细胞　　D. 树突状细胞　　E. T 细胞

3. 吞噬细胞包括（　　）
   A. 巨噬细胞和中性粒细胞　　　　　　　　B. 单核 – 巨噬细胞和 NK 细胞
   C. 单核 – 巨噬细胞和中性粒细胞　　　　　D. 巨噬细胞和单核细胞
   E. 中性粒细胞和单核细胞

4. 具有非特异性杀伤作用的细胞是（　　）
   A. Th 细胞　　　B. Tc 细胞　　　C. Ts 细胞　　　D. NK 细胞　　　E. B 细胞

5. 细胞表面表达 CD56 和 CD16 分子的细胞是（　　）
   A. B 细胞　　　　　　　B. NK 细胞　　　　　　　C. 中性粒细胞
   D. 巨噬细胞　　　　　　E. 抗原提呈细胞

6. 固有免疫的分子不包括（　　）
   A. 防御素　　　B. 补体　　　C. 抗体　　　D. 干扰素　　　E. 溶菌酶

二、简答题

1. 简述固有免疫系统的组成。
2. 简述固有免疫应答的作用特点。

（卞勇华）

书网融合……

知识回顾　　　习题

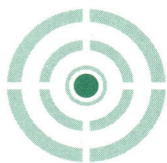

学习目标

知识要求：

1. 掌握适应性免疫应答的概念、类型、特点和基本过程，细胞免疫和体液免疫的生物学效应，抗体产生的一般规律。

2. 熟悉细胞免疫和体液免疫的具体过程。

3. 了解免疫耐受及免疫调节。

技能要求：

学会应用适应性免疫应答的知识解释机体抗感染、抗肿瘤的能力；学会应用抗体产生的一般规律解释抗体检测结果的临床意义。

第一节 概 述

一、适应性免疫应答的概念

适应性免疫应答（adaptive immune response）又称特异性免疫应答，是指T、B淋巴细胞接受相应抗原刺激后，自身活化、增殖、分化为效应细胞，产生一系列生物学效应的全过程。与固有免疫应答相比，适应性免疫应答具有特异性、记忆性、耐受性、MHC限制性、放大性等特点。

二、适应性免疫应答的类型

（一）体液免疫应答和细胞免疫应答

根据参与免疫应答的免疫细胞种类和效应机制的不同，适应性免疫应答可分为体液免疫应答和细胞免疫应答。体液免疫应答由B细胞介导，以抗体为主要效应成分；细胞免疫由T细胞介导，以效应T细胞为主要效应成分。

（二）初次免疫应答和再次免疫应答

根据抗原进入机体的时间、次数及机体对抗原应答机制的不同，适应性免疫应答可分为初次免疫应答和再次免疫应答。

（三）正免疫应答和负免疫应答

根据机体免疫系统对抗原刺激的反应状态和最终的效应，适应性免疫应答可分为正免疫应答和负免疫应答。正免疫应答即机体免疫系统针对抗原异物产生特异性免疫效应物质，如抗体或效应T细胞，产生相应的免疫效应，最终表现为对抗原的清除；负免疫应答即免疫耐受，表现为机体对外界侵入或自身产生的抗原物质不产生排斥效应。

（四）生理性免疫应答和病理性免疫应答

根据对机体造成的结果不同，适应性免疫应答分为生理性免疫应答和病理性免疫应答。如机体免疫应答最终清除了抗原性异物，维持机体生理平衡和稳定，则为生理性免疫应答；如免疫应答的最终结果造成了机体损伤，引起了超敏反应性疾病或其他免疫性疾病则为病理性免疫应答。

三、适应性免疫应答的基本过程

适应性免疫应答基本过程分为抗原提呈和识别，活化、增殖和分化，效应三个阶段。

（一）抗原提呈和识别阶段

抗原提呈和识别阶段又称感应阶段，是指APC摄取、加工、处理和提呈抗原，T、B细胞通过TCR/BCR特异性识别抗原的过程。

（二）活化、增殖和分化阶段

活化、增殖、分化阶段又称反应阶段，是指T细胞、B细胞接受相应抗原刺激后，T细胞活化增殖并分化为效应性T细胞，B细胞活化增殖并分化为浆细胞合成分泌抗体的过程。其中部分T细胞、B细胞分化成为记忆性细胞，机体再次遇到相同抗原刺激时记忆细胞能迅速分化为免疫效应细胞。

（三）效应阶段

效应阶段是指免疫应答产生的效应产物（抗体及效应T细胞）与抗原结合，启动一系列反应，产生免疫效应的阶段。

第二节　T细胞介导的细胞免疫应答

细胞免疫应答是指T细胞受到相应抗原刺激后，活化、增殖、分化为效应T细胞，发挥免疫效应的过程。细胞免疫由TD抗原所诱发，有多种免疫细胞参与，CD4$^+$Th1细胞和CD8$^+$Tc细胞是其主要的效应细胞。

一、T细胞对抗原的识别

（一）抗原的加工与提呈

APC对外源性抗原和内源性抗原摄取、加工和提呈的过程和机制不同（图6-1）。因此APC提呈抗原给T细胞有两条主要途径，即外源性抗原途径和内源性抗原途径。

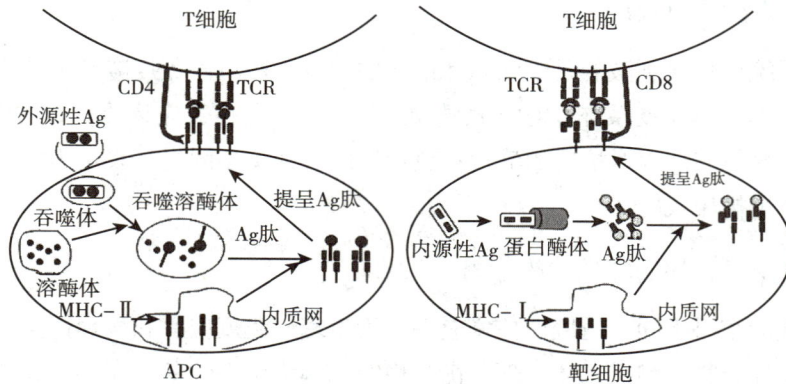

图6-1　抗原的加工、处理和提呈过程

1. 外源性抗原途径　外源性抗原是指菌体蛋白、细菌代谢产物、异种动物血清、人工合成抗原等在APC外合成的抗原。外源性抗原被APC吞噬或胞饮摄入细胞内，经加工、处理后，成为小分子抗原肽，并与MHCⅡ类分子结合形成抗原肽-MHCⅡ类分子复合物，表达于APC表面，将其提呈给CD4$^+$T细胞进行识别。

2. 内源性抗原途径　内源性抗原指在APC合成的蛋白质或其他抗原分子，如病毒感染细胞所合成的病毒抗原和肿瘤细胞所合成的肿瘤抗原等。病毒感染细胞和肿瘤细胞自身就具有提呈抗原的作用，通常称之为靶细胞。内源性抗原先在靶细胞内被降解成多肽，后与MHCⅠ类分子结合形成抗原肽-MHCⅠ类分子复合物，表达于靶细胞表面，将其提呈给CD8$^+$T细胞进行识别。

（二）T细胞对抗原的识别

CD4$^+$T细胞的TCR-CD3复合物与CD4分子分别识别抗原肽-MHCⅡ类分子复合物中的抗原肽与MHCⅡ类分子。CD8$^+$T细胞的TCR-CD3复合物与CD8分子分别识别抗原肽-MHCⅠ类分子复合物中的抗原肽与MHCⅠ类分子。

二、T细胞的活化、增殖与分化

1. T细胞活化　T细胞的活化需要抗原信号和共刺激信号的双信号激活以及细胞因子的作用。

（1）T细胞活化的第一信号　第一信号来自于抗原。T细胞表面的TCR-CD3复合物通过TCR识别APC提呈的抗原肽-MHC分子复合物，辅助受体CD4或CD8识别APC表面的MHCⅡ或Ⅰ类分子，在双识别后，由CD3负责将细胞外刺激信号传递到细胞内部，即产生T细胞活化的第一信号。

（2）T细胞活化的第二信号　第二信号来自于共刺激分子。APC表面的共刺激分子与T细胞表面相应配体相互作用和结合，产生T细胞活化的第二信号。如T细胞表面CD28与APC表面B7结合，即可向T细胞提供第二活化信号，是非常重要的共刺激分子。T细胞充分活化还有赖于IL-1、IL-2等细胞因子参与，如果缺乏相应细胞因子，将导致T细胞凋亡。

T细胞的活化同时依赖于第一信号和第二信号。当只有第一信号，缺乏第二信号时，可使T细胞处于无应答状态，形成自身免疫耐受。

2. T细胞的增殖和分化

（1）CD4$^+$T细胞的增殖分化　初始CD4$^+$T即Th0细胞活化后发生增殖与分化。细胞因子不同，Th0分化方向不同，介导的免疫应答类型也不相同。如IL-12、IFN-γ诱导Th0分化为Th1，介导细胞免疫应答；IL-4诱导Th0分化为Th2，介导体液免疫应答；IL-2、TGF-β诱导Th0分化为Treg，对免疫应答起负性调节作用。

（2）CD8⁺T细胞的增殖分化　　CD8⁺T细胞的增殖分化有两种方式。

第一种方式为Th细胞依赖性的，当靶细胞表面低表达或不表达共刺激分子，不能有效激活CD8⁺T细胞，此时需借助APC和Th细胞的协助才能为CD8⁺T细胞的活化提供第二信号。CD8⁺T细胞在第一信号（抗原信号）和Th细胞释放的细胞因子的共同作用下，增殖、分化为CD8⁺Tc细胞。

第二种方式为Th细胞非依赖性的，CD8⁺T细胞识别高表达共刺激分子的靶细胞表面抗原肽-MHCⅠ类分子复合物（抗原信号）后，无须Th辅助即可被激活并合成IL-2，促使其增殖、分化为CD8⁺Tc细胞。

在T细胞分化过程中，部分细胞分化为记忆T细胞，作为细胞免疫再次免疫应答的主要效应成分，可长期存活。

三、T细胞的效应

细胞免疫应答最终的效应成分主要是CD4⁺Th1细胞和CD8⁺Tc细胞（CTL），分别发挥不同的生物学效应。

（一）Th1细胞的免疫效应

Th1细胞可产生多种细胞因子，通过多种途径作用于不同的免疫细胞，发挥相应的免疫学效应。

1. **Th1细胞对巨噬细胞的作用**　　Th1细胞可产生IFN-γ、IL-2等细胞因子活化巨噬细胞，增强其杀伤活性。Th1细胞还可以通过分泌IL-3、GM-CSF、TNF-α等细胞因子，促进单核细胞的生成。

2. **Th1细胞对淋巴细胞的作用**　　Th1细胞可通过分泌IL-2促进Th1细胞、Th2细胞、Tc细胞和NK细胞等细胞的活化和增殖，从而放大免疫效应。

3. **Th1细胞对中性粒细胞的作用**　　Th1细胞产生的淋巴毒素（LT）和TNF-α可活化中性粒细胞，增强其对病原体的杀伤作用。

（二）Tc细胞的免疫效应

Tc细胞可高效杀伤胞内寄生病原体（如病毒和某些胞内寄生菌等）的宿主细胞、肿瘤细胞等靶细胞，而不损害正常细胞。Tc细胞杀伤溶解靶细胞后本身不受损伤，它们与溶解破坏的靶细胞分离后，又可继续攻击杀伤表达相应抗原的其他靶细胞。通常一个效应Tc细胞在几小时内，可连续杀伤数十个靶细胞。Tc细胞主要通过以下两个途径杀伤靶细胞。

1. **引起靶细胞的裂解**　　Tc细胞识别靶细胞表面的抗原肽-MHCⅠ类分子复合物，并通过胞吐颗粒向靶细胞结合部位释放穿孔素和颗粒酶。穿孔素可在靶细胞膜上构筑小孔，使水、电解质迅速进入细胞，导致靶细胞裂解。

2. **引发靶细胞凋亡**　　Tc释放的颗粒酶可通过穿孔素形成的孔道进入靶细胞，通过激活凋亡相关的酶系统诱导靶细胞凋亡。Tc细胞活化后可大量表达FasL或分泌TNF-α等效应分子，这些分子能够与靶细胞表面的Fas分子和TNF受体结合，诱导靶细胞凋亡。

四、细胞免疫应答的生物学意义

1. **抗感染**　　T细胞介导的细胞免疫主要针对胞内感染病原生物，如病毒、细胞内寄生菌（如结核分枝杆菌、麻风分枝杆菌、伤寒沙门菌等）、真菌及某些寄生虫感染等。

2. 抗肿瘤 Tc细胞通过识别肿瘤细胞表面的相关抗原，直接杀伤肿瘤细胞。Th细胞则可通过分泌细胞因子，如IFN-γ、TNF-α、TNF-β等直接杀伤肿瘤细胞或激活单核-巨噬细胞、NK细胞等，增强其杀伤肿瘤细胞的能力。

3. 介导免疫损伤 T细胞介导的细胞免疫应答在Ⅳ型超敏反应、急慢性移植排斥反应及某些自身免疫性疾病的发生过程中发挥重要作用。

第三节 B 细胞介导的体液免疫应答

体液免疫应答是指B细胞接受相应抗原刺激后，活化、增殖、分化为浆细胞，产生特异性抗体，进而发挥适应性免疫效应的过程。刺激B细胞发生体液免疫应答的抗原可分为胸腺依赖性抗原（TD-Ag）和胸腺非依赖性抗原（TI-Ag），两者在作用机制上有所不同。

一、B 细胞对 TD 抗原的免疫应答

B细胞对TD抗原的免疫应答需要Th细胞的辅助。BCR特异性结合抗原，产生B细胞活化的第一信号；活化的Th细胞通过表达CD40L与B细胞表面CD40结合，产生B细胞活化的第二信号。因此B细胞对TD抗原的免疫应答既包含B细胞应答过程，也包含了Th细胞的应答过程。

（一）抗原提呈和识别阶段

1. Th细胞的抗原提呈和识别 B细胞对TD抗原的免疫应答中Th细胞的抗原提呈、识别与细胞免疫应答中相似，需要有APC加工、处理和递呈抗原（见第二节）。在初次免疫应答时，APC主要是巨噬细胞和树突状细胞，而在再次免疫应答时，记忆B细胞还可以发挥抗原提呈细胞的作用，将BCR特异性结合的抗原内化，并对其进行加工，处理成为抗原肽。抗原肽与MHCⅡ类分子结合，形成稳定的抗原肽-MHCⅡ类分子复合物，转运至B细胞表面，提呈给Th细胞进行识别，使Th细胞活化，表达CD40L，与B细胞表面CD40结合，产生B细胞活化的第二信号（图6-2）。

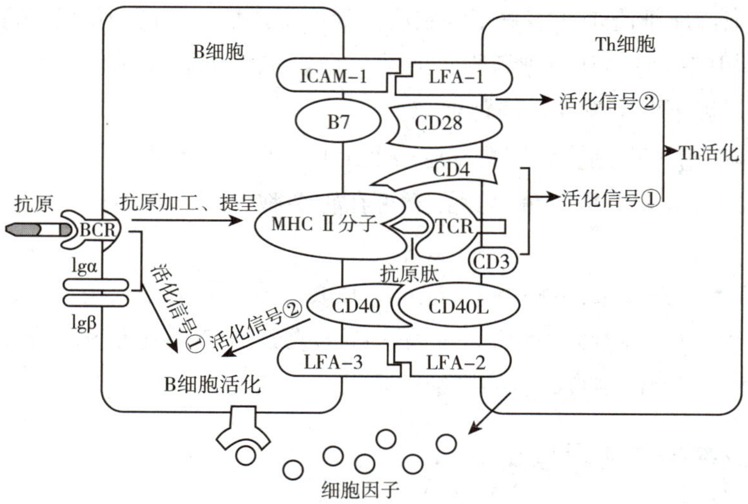

图6-2 Th细胞与B细胞相互作用示意图

2. B细胞的抗原提呈和识别　　TD抗原进入机体后，B细胞通过BCR与相应抗原特异性结合。BCR主要识别的是完整抗原的天然空间构象或抗原降解后所暴露出来的空间构象，在识别、结合特异性抗原的过程中无须APC的加工、处理，也不受MHC分子的限制。

（二）活化、增殖、分化阶段

1. Th细胞的活化、增殖、分化　　CD4$^+$Th细胞通过TCR和CD4分子分别识别APC表面的抗原肽和MHC Ⅱ类分子，为其活化提供第一信号即抗原信号；通过细胞表面共刺激分子（CD28、LFA-1）与APC表面相应共刺激分子配体（B7、ICAM-1）互补结合后，可获得活化第二信号即共刺激信号，使CD4$^+$Th细胞活化。活化的CD4$^+$Th细胞表达CD40L和IL-2、IL-4、IL-12等多种细胞因子受体，接受相应细胞因子作用后进一步活化。活化的CD4$^+$Th细胞还可产生大量以IL-4、IL-5、IL-6、IL-21等为主的多种细胞因子，为B细胞活化增殖分化提供微环境。

2. B细胞活化、增殖、分化　　与T细胞相似，B细胞活化也需要双信号。B细胞可通过其表面的BCR结合抗原，获得活化第一信号；B细胞通过表面CD40与活化CD4$^+$Th细胞表面表达的CD40L结合，获得活化的第二信号。活化B细胞可表达多种细胞因子的受体，在CD4$^+$Th细胞分泌的IL-4、IL-5、IL-6、IL-21等多种细胞因子作用下大量增殖，分化为浆细胞。部分B细胞分化为长寿命的记忆B细胞，作为体液免疫再次免疫应答的主要效应成分。

（三）效应阶段

浆细胞通过分泌抗体发挥体液免疫效应。抗体通过中和作用、激活补体、调理作用、ADCC等，清除抗原性异物，发挥体液免疫效应。

二、B细胞对TI抗原的免疫应答

TI抗原引发的体液免疫应答具有两个特点：①TI抗原可直接刺激B细胞产生体液免疫应答，不需要Th细胞的辅助。②在免疫应答过程中不产生记忆性B细胞，只表现为初次免疫应答，没有再次免疫应答。根据激活B细胞的方式不同，可将TI抗原分为TI-1抗原和TI-2抗原两类。

（一）TI-1抗原

TI-1抗原既可与BCR结合，也可通过自身丝裂原成分与B细胞表面的丝裂原受体结合，引起B细胞的增殖和分化。成熟和不成熟的B细胞均可被TI-1抗原激活，诱导产生低亲和力的IgM。由于不需要Th细胞的辅助，机体对TI-1抗原应答较早，在抗胞外病原体的感染中发挥重要作用。

（二）TI-2抗原

TI-2抗原表面具有众多重复排列的相同抗原决定簇，无有丝分裂原部分，如聚合鞭毛素、细菌荚膜多糖等。TI-2抗原多个相同的抗原决定簇与B细胞表面的BCR广泛交联，即可引起B细胞的活化。B细胞对TI-2抗原的应答具有重要的意义，应答产生的抗体可以发挥调理作用，促进吞噬细胞对病原体的吞噬，并有利于巨噬细胞将抗原提呈给T细胞。

三、体液免疫应答的生物学意义

体液免疫应答的效应主要由抗体介导。在机体抗感染免疫中，抗体主要清除胞外病原体，防止胞内感染的扩散。抗体分子本身只具有识别作用，不具有杀伤作用，体液免疫应答的最终效应必须借助于机体的其他免疫细胞或分子的协同作用，才能达到清除抗原的效果。

（一）中和作用

IgG、IgM或IgA在体内通过特异性结合病原微生物及其产物，发挥中和毒素、中和病毒、阻止细菌黏附的作用。

（二）激活补体

IgG或IgM与抗原结合形成的免疫复合物可通过经典途径激活补体，从而发挥补体介导的杀菌、溶菌作用。此外，补体C3b、C4b可通过调理作用促进吞噬细胞吞噬病原体，发挥补体的调理作用。

（三）免疫调理作用

IgG与细菌等颗粒性抗原结合后，其Fc段可与中性粒细胞或巨噬细胞表面相应的IgG Fc受体（FcγR）结合，从而促进吞噬细胞对细菌等颗粒性抗原的吞噬。

（四）ADCC

IgG的Fab段与靶细胞（肿瘤细胞、病毒感染的细胞等）结合后，其Fc段可与NK细胞、巨噬细胞或中性粒细胞表面的Fc受体结合，激活上述细胞直接杀伤靶细胞。

（五）免疫损伤

某些情况下，IgE、IgG、IgM等抗体可参与Ⅰ、Ⅱ、Ⅲ型超敏反应和自身免疫病，引起机体免疫损伤。机体抗移植物抗体可导致超急性排斥反应。肿瘤患者可产生某些IgG亚类，作为封闭因子与肿瘤抗原结合，阻碍CTL的识别与杀伤，促进肿瘤免疫逃逸。

四、抗体产生的一般规律

抗原首次进入机体所引发的免疫应答称为初次免疫应答。当相同的抗原再次进入机体时所引发的免疫应答称为再次免疫应答。初次免疫应答和再次免疫应答过程中，抗体等一系列免疫效应物质的产生具有一定的规律性。初次免疫应答和再次免疫应答的比较见表6-1。

（一）初次免疫应答

初次免疫应答过程中，抗原进入机体需要经历参与成分较多、过程复杂的B细胞免疫应答过程，因此需要经过较长的时间才能产生抗体。初次免疫应答中抗体产生的特点是：潜伏期长（1~2周），抗体产生的数量少，亲和力低，在体内维持的时间短，以IgM为主。

（二）再次免疫应答

再次免疫应答仅需少量抗原的刺激即可发生。再次免疫应答中，记忆B细胞作为APC特异性识别和递呈抗原记忆Th细胞。激活的记忆Th细胞又作用于记忆B细胞，使之迅速活化、增殖、分化成浆细胞，产生大量抗体。因此其发生速度较快，潜伏期大约为初次免疫应答的一半。再次免疫应答产生的抗体可持续存在数月或数年，因此机体被一种病原生物感染后，可在相当长的时间内保持对该病原生物的免疫力。再次免疫应答的强弱取决于两次抗原刺激间隔时间的长短。再次免疫应答抗体产生的特点是：潜伏期短，抗体产生的数量多，亲和力高，在体内维持的时间长，以IgG为主。

表6-1 初次免疫应答和再次免疫应答的比较

	初次免疫应答	再次免疫应答
抗体生成潜伏期	长	短
抗体生成量	低	高
抗体亲和力	低	高
抗体维持时间	短	长
抗体的类型	以IgM为主	以IgG为主

👥 **课堂互动 6-1** ————————————————————

某些疫苗需要多次接种，多次接种的目的是什么？

答案解析

（三）抗体产生一般规律的医学意义

掌握抗体产生的一般规律，对医学实践具有重要的指导作用。临床上利用这一规律指导制定最佳的免疫方案制备抗体用于疾病的免疫诊断和治疗，例如在免疫动物提取抗体时，亦需要多次免疫来获取高效价的抗血清；在疫苗接种中制定最佳的接种方案或免疫程序，通过再次或多次加强免疫，使机体产生高效价、高亲和力、维持时间较长的抗体，达到理想的免疫效果，以便获得对某种传染病更强、更持久的免疫力；在某些疾病的免疫学诊断中，通过检测针对某种病原体的特异性 IgM 类抗体作为近期感染的指标；若以 IgG 类抗体或总抗体作为诊断病原体感染的指标，则应动态观察，采集疾病的早期和恢复期双份血清，抗体效价增高4倍以上才有诊断意义。

第四节 免疫耐受与调节

一、免疫耐受

免疫耐受（immunological tolerance）是指机体免疫系统对某种特定的抗原刺激后产生的特异性无应答现象。免疫耐受属于负免疫应答，和正常的免疫应答一样，需要抗原诱发，也具有特异性和记忆性。正常生理条件下，机体免疫系统对自身正常组织免疫耐受，对抗原性异物产生免疫应答，维持自身的生理平衡和稳定。诱导免疫耐受的抗原称为耐受原。同一抗原物质既可是耐受原，也可是免疫原，主要取决于抗原的理化性质、剂量、进入机体的途径、机体的遗传背景和生理状态等因素。

（一）免疫耐受的形成

免疫耐受的形成需经抗原诱导产生，可天然形成，如机体免疫系统对自身组织的耐受，称为天然免疫耐受；也可后天获得，称为获得性耐受，如人工注射某种抗原后诱导的耐受。

👥 **课堂互动 6-2** ————————————————————

免疫耐受与免疫缺陷、免疫抑制有什么区别？

答案解析

1. 天然免疫耐受　1945年，Owen发现了天然免疫耐受，他观察到异卵双生小牛由于在胚胎期胎盘血管融合而导致血液交流，出生后双方的血流中可同时存在两种不同血型抗原红细胞，而不产生相应血型抗体。这种血型嵌合体小牛，相互间进行皮肤移植不发生移植排斥反应。而将其他小牛的皮肤移植给此孪生小牛，则发生排斥反应。Burnet等人认为胚胎期接触某种抗原物质，可导致机体对该种抗原产生免疫耐受。Peter Medawar等人认为异卵双生牛体内，对异型血细胞的耐受现象的产生是由于胚胎期免疫功能尚未成熟，异型血细胞进入胚胎牛体内，能引起对异型细胞产生抗体的免疫细胞克隆受抑制或被消灭，故此小牛出生后对胚胎期接触过的异型红细胞抗原不会发生免疫应答。根据这个理论，Medawar等将CBA系黑鼠的脾细胞（含大量的淋巴细胞）注入A系白鼠的胚胎内，待A系胎鼠出生6周后，将CBA系黑鼠的皮肤移植给该A系白鼠，皮肤移植物可长期存活而不排斥。但若将其他品系小鼠的皮肤移植给该A系白鼠，则发生移植排斥反应。这一实验结果为Burnet的克隆选择学说提供了重要证据。Burnet认为在胚胎发育期，不成熟的自身免疫应答细胞接触自身抗原后发生克隆清除，从而形成对自身抗原的耐受。

2. 获得性耐受　1962年，Dresser等发现，在一定条件下用去凝聚的可溶性蛋白也可诱导成年动物产生耐受，但与胚胎期和新生动物相比，诱导成年动物耐受较难，产生的免疫耐受也不持久。获得性耐受形成主要取决于抗原和机体两方面因素的影响。

（1）抗原因素　①抗原剂量：低带耐受和高带耐受，指低剂量抗原和高剂量抗原均易诱导免疫耐受。②抗原类型：蛋白单体分子较聚合体分子更容易诱导耐受。③抗原免疫途径：抗原通过口服进入机体最易诱导产生免疫耐受，其次分别为静脉注射、腹腔注射、肌内注射、皮下及皮内注射，皮下及皮内注射最难产生免疫耐受。④抗原表位的特点：某些特殊的抗原表位被免疫细胞识别结合后更倾向于诱导产生对其的免疫耐受。⑤抗原的持续存在：在无活化的APC提供的共刺激信号，单纯被自身抗原反复刺激的T细胞易发生活化后凋亡，导致对自身抗原耐受。

（2）机体因素　免疫耐受还受到机体免疫系统发育成熟状态、免疫功能状态、遗传背景及所属环境因素等多方面影响。①年龄及发育阶段：胚胎期和新生期机体免疫系统的发育不成熟易诱导建立免疫耐受，发育成熟个体相对较难。②生理状态：当机体处于免疫力低下或慢性消耗性疾病时也较易形成免疫耐受。③遗传背景：不同动物建立免疫耐受的难易程度有所差异，大鼠、小鼠在胚胎期和新生期均可形成免疫耐受，而家兔、有蹄类和灵长类则通常在胚胎期才能诱导建立免疫耐受。

（二）免疫耐受的机制

免疫耐受按其形成时期的不同，分为中枢耐受及外周耐受。

1. 中枢耐受　中枢耐受是指在胚胎期及出生后T、B细胞在发育过程中，遇自身抗原所形成的耐受，其机制为"阴性选择"。在发育过程中未完全成熟的T、B细胞与自身抗原呈高亲和力结合时，引发阴性选择，启动细胞凋亡和克隆清除。中枢耐受机制对防止自身免疫至关重要，个体T、B细胞在发育过程中出现异常，出生后易患自身免疫病。

2. 外周耐受　外周耐受是指成熟的T、B细胞接触内、外源性抗原后不产生正免疫应答，而显示免疫耐受。其形成机制包括：①克隆清除，对外周组织特异性自身抗原应答的T、B细胞遇高浓度、持续抗原刺激后被反复活化，可导致T细胞克隆凋亡。②免疫忽视，T细胞克隆的TCR对组织特异自身抗原亲和力低，或此抗原表达水平很低，经抗原提呈细胞的提呈，不足以活化T细胞，这种T细胞克隆与相应组织特异自身抗原并存。③克隆无能及失活，在外周耐受中，自身应答细胞常以克隆无能或失活状态存在，克隆无能或不活化由多种原因所致，最常见的原因是细胞活化过程中，只有第一信号，而抗原提呈细胞未提供活化第二信号导致细胞不能充分活化。④免疫调节细胞的抑制作用，机体内的调节性T细胞经产生TGF-β等机制，抑制辅助性T细胞及细胞毒T细胞的功能，抑制了免疫应答过程，近年来亦发现了多种其他免疫调节细胞，如调节性B细胞、调节性树突状细胞等，可能也与外周免疫耐受有关。⑤细胞因子作用及信号转导障碍：免疫应答过程中一些细胞因子亦与免疫耐受有关，同时在T、B细胞活化过程中，活化信号转导途径，受负调控信号分子的反馈调控。⑥免疫豁免部位不应答：免疫豁免部位主要是指正常人体的脑及眼前房、睾丸，为特殊部位，在生理条件下一般不与免疫细胞接触，处于免疫隔离，不产生免疫应答。移植同种异型抗原的组织时，不诱导应答，移植物不被排斥。胎盘亦为免疫豁免部位。当受感染或外伤，这些组织被释放，则有可能诱导特异性免疫应答，出现自身免疫损伤。

（三）免疫耐受及临床

免疫耐受与多种临床疾病的发生、发展及转归密切相关。临床实践中，对于自身免疫病，希望能够重建对自身抗原的耐受；对于慢性感染和肿瘤，则希望打破病理性耐受，恢复正常的免疫应答，从而达到清除病原体和肿瘤细胞的目的。打破或建立免疫耐受的一些方法和策略已经开始应用于临床实践，而更多的尝试还在临床前和临床试验阶段。

二、免疫调节

免疫调节（immune regulation）是机体在免疫应答过程中，免疫系统的各个成分之间、免疫系统与机体其他系统之间构成的互相影响和协调的调节网络，使免疫应答的强度和质量处于合适的水平以维持机体内环境的稳定。免疫调节贯穿免疫应答的全过程，由多种免疫细胞、多种免疫分子和机体多个系统（神经、内分泌和免疫系统等）共同参与。如果免疫调节功能异常，机体会受到损害。随着免疫系统发育趋于完善，机体可以从分子、细胞、整体及群体不同水平调节免疫应答，维持机体内环境的稳定。

（一）免疫分子的免疫调节作用

1. 抗原的免疫调节作用 抗原的性质可影响免疫反应的类型，如多糖和脂类抗原只能诱导产生体液免疫应答，且抗体多为低亲和性IgM类抗体。抗原的剂量和免疫途径也影响免疫应答的类型。

2. 抗体的免疫调节作用 高浓度抗体能有效封闭抗原，并使之从体内迅速清除，从而降低或抑制抗原对免疫细胞的刺激作用，还能诱导机体产生抗独特型抗体。IgG类抗独特型抗体通过其Fc段能与存在于同一B细胞表面的FcγR-II结合，而使B细胞表面BCR与FcγR-II交联，产生抑制信号，对B细胞产生负反馈调节。

3. 细胞因子及补体的免疫调节 细胞因子作为免疫细胞间联系的信使，是体内十分重要的免疫调节分子，在既相互协同又相互抑制过程中形成极其复杂的正负调节网络。不同补体组分通过与细胞表面相应补体受体结合而实现其免疫调节作用。如补体系统可通过促进吞噬细胞的吞噬作用、促进B细胞活化等途径上调免疫应答；同时正常情况下补体系统的活化成分、活化强度和持续时间受到了严格控制。

4. 免疫细胞表面受体的免疫调节 免疫细胞激活信号转导中的两种对立成分的调控，如蛋白激酶和蛋白磷酸酶是一组对立成分，分别发挥传递活化信号和抑制信号转导的作用；各种免疫细胞的抑制性受体的调节，如在T细胞活化约24小时之后，CTLA-4表达于T细胞表面，并与CD28竞争性结合B7分子，负反馈调节T细胞的活化。

（二）免疫细胞的免疫调节作用

1. CD4⁺Th细胞的免疫调节 Th1细胞通过分泌IL-2和IFN-γ等细胞因子，介导细胞免疫效应，同时可抑制Th0细胞向Th2细胞分化，使体液免疫功能下降。Th2细胞通过分泌IL-4和IL-10等细胞因子，增强体液免疫效应，同时可抑制Th0细胞向Th1细胞分化，导致细胞免疫功能下降。Th3细胞可通过分泌TGF-β，使特异性体液和细胞免疫应答及吞噬细胞和NK细胞的吞噬杀伤功能显著下降。Treg细胞通过分泌抑制性细胞因子（TGF-β、IL-10）、竞争性结合IL-2、杀伤效应T或APC、减弱共刺激信号等方式发挥免疫抑制作用。

2. CD8$^+$Tc细胞的免疫调节　Tc细胞可分为Tc-1细胞和Tc-2细胞两个亚群。Tc-1主要分泌IL-2和IFN-γ等细胞因子，可促进Th1细胞生成，增强细胞免疫功能，促使体液免疫应答能力下降。Tc-2主要分泌IL-4和IL-10等细胞因子，可促进Th2细胞生成，增强体液免疫功能，使细胞免疫应答能力下降。

3. NKT细胞的免疫调节　NKT细胞活化后，可使肿瘤和病毒感染的细胞溶解破坏，也可分泌细胞因子而发挥免疫调节作用。胞内病原体刺激下，NKT细胞分泌的细胞因子以IL-12和IFN-γ为主，增强细胞免疫应答能力；胞外病原体感染刺激下，NKT细胞分泌的细胞因子以IL-4为主，增强体液免疫应答能力。

4. M2型巨噬细胞的免疫调节　根据活化状态和发挥功能的不同，巨噬细胞主要分为M1型和M2型。M2型巨噬细胞主要通过分泌抑制炎症因子IL-10和（或）TGF-β等下调免疫应答，具有抑制炎症反应以及组织修复的作用。

（三）其他形式的免疫调节

1. 基因水平上的免疫调节　免疫应答受控于遗传因素，机体对抗原是否产生免疫应答及应答水平由个体遗传背景决定。MHC基因多态性是控制免疫应答水平的主要遗传因素。

2. 活化诱导的细胞死亡的免疫调节　免疫细胞活化并发挥免疫效应后，诱导的自发性细胞凋亡，称为活化诱导的细胞死亡。这是一种高度特异性的生理性反馈调节，其目的是限制抗原特异性淋巴细胞的数量。

3. 神经-内分泌-免疫系统相互调节　神经、内分泌、免疫三大系统在控制机体生命活动过程中起重要作用。神经内分泌系统和免疫系统调节网络是通过神经递质、神经肽、内分泌激素、细胞因子及其各自的受体相互作用实现的。这三大系统通过相互刺激、相互制约构成的多维控制网络，对于维持机体的正常生理功能和健康具有极其重要的意义。

目标检测

答案解析

一、单项选择题

1. 能特异性杀伤靶细胞的是（　　）

　A. 中性粒细胞　　B. NK细胞　　　C. CTL　　　　D. 巨噬细胞　　　E. Th细胞

2. 适应性免疫应答过程不包括（　　）

　A. T/B细胞在胸腺和骨髓内分化　　　　　B. 抗原提呈细胞处理、呈递抗原

　C. 抗原肽的识别　　　　　　　　　　　D. 免疫细胞活化、增殖和分化

　E. 效应细胞的作用

3. 下列分子在外源性抗原的加工、处理和递呈中有重要作用的是（　　）

  A．CD3分子   B．MHC Ⅰ类分子 C．MHC Ⅱ类分子 D．mIg   E．BCR

4．下列分子在内源性抗原的加工、处理和递呈中有重要作用的是（　　）

  A．CD3分子   B．MHC Ⅰ类分子 C．MHC Ⅱ类分子 D．mIg   E．BCR

5．为T细胞活化提供第一信号的是（　　）

  A．TCR识别结合B7   B．CD28识别结合B7

  C．TCR特异性识别结合抗原肽   D．CD40L识别结合CD40

  E．TCR特异性识别结合抗原肽–MHC分子复合物

6．T细胞不具有的生物学效应是（　　）

  A．诱导免疫损伤   B．抗病毒免疫   C．调节免疫应答

  D．直接杀伤靶细胞   E．介导ADCC效应

7．下列细胞不参与体液免疫应答的是（　　）

  A．巨噬细胞 B．树突状细胞 C．CTL   D．B细胞   E．Th细胞

8．符合B细胞对抗原再次免疫应答的特点的是（　　）

  A．以IgM为主   B．以IgG为主   C．抗体持续时间短

  D．需大量抗原刺激   E．产生的抗体效价低

9．体液免疫的生物学效应不包括（　　）

  A．激活补体   B．调理作用   C．中和毒素作用

  D．ADCC效应   E．介导迟发型超敏反应

10．最易诱导免疫耐受的抗原注射途径是（　　）

  A．静脉注射 B．皮内注射   C．肌内注射   D．皮下注射   E．腹腔注射

二、简答题

1．简述适应性免疫应答的基本过程。

2．简述抗体产生的一般规律。

3．体液免疫应答的生物学作用有哪些？

（卞勇华）

书网融合……

     知识回顾   习题

第一节　超敏反应

超敏反应（hypersensitivity）亦称变态反应，是指机体对某些抗原初次应答后，再次接受相同抗原刺激时发生的一种以生理功能紊乱或组织细胞损伤为主的异常的适应性免疫应答。超敏反应也具有特异性和记忆性。引起超敏反应的抗原称为变应原。超敏反应的临床表现多种多样，可因变应原的性质、进入机体的途径、参与因素、发生机制和个体反应性的差异而不同。超敏反应根据发生机制和临床特点分为四型，即Ⅰ型超敏反应、Ⅱ型超敏反应、Ⅲ型超敏反应和Ⅳ型超敏反应。Ⅰ、Ⅱ、Ⅲ型超敏反应均由抗体介导，而Ⅳ型超敏反应则由效应T细胞引起。人群中只有少数个体接触变应原后会发生超敏反应，容易发生超敏反应的人，临床上称为过敏体质者。

一、Ⅰ型超敏反应

Ⅰ型超敏反应是临床中最常见的类型，俗称过敏反应（anaphylaxis），局部或全身均可发生。因反应发生迅速，又称速发型超敏反应，主要特点是：①由抗体IgE介导，无补体参与。②反应发生快，消退亦快。③患者通常以暂时性的生理功能紊乱为主，无严重的组织细胞损伤。④具有明显个体差异和遗传倾向。

（一）参与反应的物质和细胞

1. 变应原 引起 I 型超敏反应的变应原又称过敏原。临床常见类型主要有：①吸入性变应原，如植物花粉、真菌菌丝或孢子、尘螨、粉尘、羽毛、皮屑等。②食入性变应原，如蛋、奶、鱼、虾、贝、蟹、坚果等。③异种动物血清、某些药物或化学物质，如破伤风抗毒素、青霉素、磺胺、普鲁卡因、有机碘化合物、食品添加剂、保鲜剂等。④近年来发现有些酶类物质可诱导机体致敏，如尘螨中的半胱氨酸蛋白可引起呼吸道过敏反应、细菌酶类物质如枯草杆菌溶素可引起支气管哮喘。

2. 抗体 参与 I 型超敏反应的抗体主要是 IgE。正常人血清中 IgE 含量很低，而在过敏患者体内，特异性 IgE 含量异常升高。IgE 主要由鼻咽、扁桃体、气管和胃肠道黏膜下固有层淋巴组织中的 B 细胞产生，这些部位也是变应原易于侵入引起过敏反应的部位。细胞因子调节 IgE 的产生，如 Th2 细胞分泌的 IL-4 可促进 IgE 的合成，而 Th1 细胞分泌的 IFN-γ 具有抑制 IgE 合成的作用。IgE 为亲细胞抗体，通过其 Fc 端与肥大细胞和嗜碱性粒细胞膜上的 IgE Fc 受体（FcεR I）结合，使机体处于对该变应原的致敏状态，并可维持数月。

3. 细胞

（1）肥大细胞、嗜碱性粒细胞 肥大细胞、嗜碱性粒细胞是参与 I 型超敏反应的主要细胞。胞质内有大量嗜碱性颗粒，能释放或合成大致相同的生物活性介质，如组胺、白三烯、血小板活化因子、缓激肽等。肥大细胞和嗜碱性粒细胞表面均具有高亲和力的 IgE Fc 受体（FcεR I），每个细胞膜表面可含有 $10^4 \sim 10^5$ 个该受体。当 IgE 与细胞表面的 FcεR I 结合后，再与相应变应原结合，就可促使细胞脱颗粒释放生物活性介质，从而引起一系列临床表现。

（2）嗜酸性粒细胞 一般认为嗜酸性粒细胞在 I 型超敏反应中具有负反馈调节作用。在 I 型超敏反应发生过程中，肥大细胞和嗜碱性粒细胞脱颗粒，释放嗜酸性粒细胞趋化因子，引起嗜酸性粒细胞局部聚集。嗜酸性粒细胞通过释放组胺酶灭活组胺，释放芳基硫酸酯酶灭活血小板活化因子。同时也可直接吞噬和破坏肥大细胞、嗜碱性粒细胞脱出的颗粒，从而下调 I 型超敏反应。当嗜酸性粒细胞被某些细胞因子，如 IL-3、IL-5、GM-CSF 或血小板活化因子（PAF）活化后，亦可表达高亲和力的 IgE Fc 受体，引发脱颗粒，参与 I 型超敏反应晚期相的形成和维持。

4. 生物活性介质 生物活性介质主要有组胺、肝素、白三烯、前列腺素、血小板活化因子、嗜酸性粒细胞趋化因子、细胞因子等。各种介质的作用大致相同，但又各有特点，如组胺血管扩张作用强，是引起痒感的唯一介质；白三烯引起支气管平滑肌持续痉挛，是支气管哮喘的主要介质。

（二）发生机制

I 型超敏反应的发生过程可分为三个阶段，即致敏阶段、发敏阶段和效应阶段（图7-1）。

1. 致敏阶段 变应原初次进入机体，刺激 B 细胞产生特异性 IgE 类抗体。IgE 抗体以 Fc 段结合于肥大细胞及嗜碱性粒细胞膜上的 FcεR I，使机体处于致敏状态。机体接受变应原刺激两周后即可被致敏，此状态可维持数月甚至更长。如长期不接触同种变应原，致敏状态可逐渐消失。

2. 发敏阶段 当相同变应原再次进入已致敏的机体，迅速与肥大细胞或嗜碱性粒细胞表面的 IgE Fab 段结合，使之脱颗粒释放生物活性介质。多价变应原与致敏靶细胞表面两个或两个以上相邻 IgE 抗体结合后，可使膜表面 FcεR I 交联，从而引起致敏靶细胞活化，发生脱颗粒反应，释放生物活性介质（图7-2）。细胞内已合成的介质（原发介质）主要有组胺、肝素、嗜酸性粒细胞趋化因子等；新合成的介质（继发介质）主要有白三烯、前列腺素、血小板活化因子等。

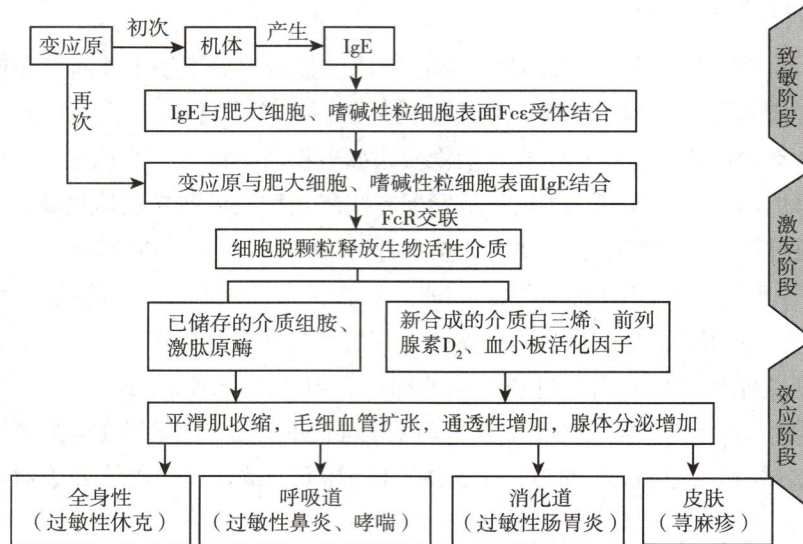

图7-1　Ⅰ型超敏反应发生机制示意图

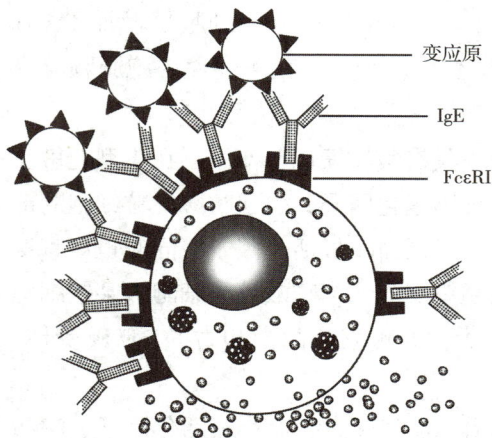

图7-2　肥大细胞脱颗粒示意图

3. 效应阶段　生物活性介质作用于相应器官和组织，基本变化为：①平滑肌收缩，以气管、支气管及胃肠道平滑肌为甚。②小血管扩张，毛细血管通透性增加，使血浆外渗，发生以局部水肿及嗜酸性粒细胞浸润为主的炎症。③腺体分泌增加，如呼吸道黏膜腺体分泌增多。④刺激感觉神经，引起强烈痒感等。这些变化致使靶器官及组织出现生理功能紊乱，表现出相应的临床症状。早期并无器质性损害，如能及时解除变应原的刺激，临床症状可迅速消退。

（三）临床常见疾病

1. 过敏性休克　过敏性休克是最严重的一种过敏反应，致敏机体再次接触变应原后数分钟之内可出现胸闷、气急、呼吸困难、面色苍白、出冷汗、手足发凉、脉搏细速、血压下降、意识障碍或昏迷，严重者抢救不及时可迅速死亡。

（1）药物过敏性休克　以青霉素过敏性休克最常见，其他药物如头孢菌素、链霉素、普鲁卡因、有机碘等也可引起。青霉素是低分子量半抗原，本身无免疫原性，但其降解产物青霉烯酸或青霉噻唑醛酸极易与人体组织蛋白结合成为完全抗原，引起过敏性休克。因此使用新鲜配制的青霉素溶液、提高青霉素制剂质量是预防青霉素过敏性休克的有效措施。

部分患者初次注射青霉素时也可发生过敏性休克，这可能与以往曾接触过青霉素，机体已致敏有关。如皮肤黏膜接触过青霉素或其降解产物，抑或吸入过青霉菌孢子等。

（2）血清过敏性休克　紧急预防和治疗外毒素性疾病（如破伤风、白喉）和病毒性疾病（如狂犬病），当给患者注射破伤风抗毒素、白喉抗毒素或抗狂犬病毒血清等动物免疫血清时可引起过敏性休克，又称血清过敏症。

2. 呼吸道过敏反应　致敏机体再次吸入花粉、尘螨、真菌孢子等变应原后，可迅速引发过敏性鼻炎或支气管哮喘等呼吸道过敏反应。

3. 消化道过敏反应　少数人食入鱼、虾、蟹、蛋、牛奶等高蛋白食物或服用某些药物后，可出现恶心、呕吐、腹痛、腹泻等胃肠炎症状，称为过敏性胃肠炎。

4. 皮肤过敏反应　主要表现为荨麻疹、特应性湿疹和血管神经性水肿等，可由药物、食物、花粉、肠道内寄生虫或冷、热刺激等引起。

（四）防治原则

1. 查明变应原，避免再接触

（1）查明变应原　结合病史询问和实验室检查以确定变应原。常用的检查方法如下。①体内试验：激发试验、皮内试验、点刺试验等通过观察机体接触变应原后的反应来判定过敏原。②体外实验：通过检测特异IgE以确定变应原。

（2）避免再接触　常用避、忌、替、移等办法避免接触变应原进行预防。临床上规定一些药物，如青霉素、链霉素、普鲁卡因、破伤风抗毒素、白喉抗毒素、低分子右旋糖酐等在使用前必须做皮试。部分难以回避的变应原，如花粉、尘螨、冷空气等，可使用特异性脱敏和减敏治疗。

2. 特异性脱敏和减敏治疗

（1）脱敏治疗　对必须使用免疫血清进行治疗而又过敏的患者，可采用小剂量（0.1ml→0.2ml→0.3ml→…）、短间隔（20~30分钟）、多次注射的方法（24小时内，将治疗剂量的免疫血清全部注入体内）进行脱敏治疗。其原理可能是小剂量变应原进入体内，可使有限数量的致敏靶细胞脱颗粒，释放少量生物活性介质，不足以引起明显临床症状，同时介质作用时间短，无累积效应。因此短时间内小剂量多次注射变应原（免疫血清）可使体内致敏靶细胞分期分批脱敏，以致最终全部解除致敏状态。此时大量注射免疫血清就不会发生过敏反应。但这种脱敏作用是暂时的，经过一定时间后机体可重新恢复致敏状态。

（2）减敏治疗　对一些已查明变应原（如花粉、尘螨等）却难以避免接触的呼吸道、皮肤过敏反应等，可采用小剂量、间隔较长时间（开始数周，以后数月）、反复多次皮下注射相应变应原的方法进行减敏治疗。其作用机制如下：①改变抗原进入途径，可诱导机体产生大量特异性IgG类抗体，而使IgE抗体应答降低。②变应原特异性IgG类抗体通过与相应变应原结合，可影响或阻断变应原与致敏靶细胞表面特异性IgE抗体的结合，使介质不能释放。这种变应原特异性IgG抗体又称封闭抗体。近年来，应用人工合成变应原肽段进行减敏治疗，效果较好，其原理是人工合成变应原肽段不能诱导T细胞活化，阻止IgE产生。

3. 药物治疗　用药物选择性地阻断或干扰过敏反应发生过程中的某些环节，阻止或减轻超敏反应的发生。

（1）抑制生物活性介质合成与释放的药物　如色甘酸二钠、阿司匹林、肾上腺素、氨茶碱等具有稳定肥大细胞膜、阻止脱颗粒、提高细胞内cAMP浓度等功能，进而抑制组胺等活性介质的释放。

（2）生物活性介质拮抗药物　如苯海拉明、马来酸氯苯那敏（扑尔敏）、氯雷他定（息斯敏）、异丙嗪等能与组胺竞争靶细胞上的组胺受体，发挥抗组胺作用。

（3）改善效应器官反应性的药物　如肾上腺素、糖皮质激素、钙剂、维生素C等可解除平滑肌痉挛，减少腺体分泌，降低毛细血管通透性，减轻充血和渗出，有效缓解患者过敏症状。肾上腺素是过敏性休克抢救的首选药。

二、Ⅱ型超敏反应

Ⅱ型超敏反应是由IgG或IgM类抗体与靶细胞表面相应抗原结合后,在补体、吞噬细胞或NK细胞参与下,引起的以细胞溶解或组织损伤为主的病理性免疫反应,又称细胞毒型或细胞溶解型超敏反应。

(一)发生机制

1. 靶细胞及其表面抗原   正常组织细胞、改变的自身组织细胞和被抗原或抗原表位结合修饰的自身组织细胞,均可成为Ⅱ型超敏反应中被攻击杀伤的靶细胞。靶细胞表面的抗原主要有:①正常存在于血细胞表面的同种异型抗原,如ABO血型抗原、Rh抗原和HLA抗原。②外源性抗原与正常组织细胞之间具有的共同抗原,如链球菌胞壁成分与心脏瓣膜、关节组织糖蛋白之间的共同抗原。③感染或理化因素所致改变的自身抗原。④吸附在组织细胞表面外来的抗原、半抗原或抗原抗体复合物。

2. 抗体、补体和效应细胞的作用   参与Ⅱ型超敏反应的抗体主要是IgG或IgM。IgG、IgM与靶细胞表面的抗原或吸附的抗原、半抗原结合,形成免疫复合物黏附于细胞表面,通过3条途径损伤破坏靶细胞:①活化补体,溶解靶细胞。②激活吞噬细胞,发挥调理吞噬作用。③激活NK细胞,通过ADCC作用杀伤靶细胞(图7-3)。

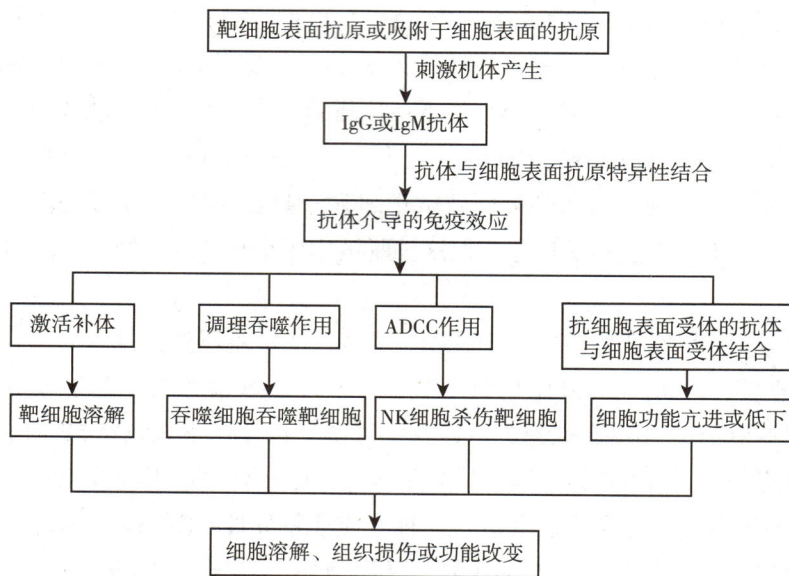

图7-3   Ⅱ超敏反应发生机制示意图

Ⅱ型超敏反应的特点为:①由靶细胞表面抗原(自身、修饰或交叉抗原等)引起,最终导致靶细胞损伤。②介导的抗体主要是IgG、IgM。③补体、吞噬细胞和NK细胞等效应物质参与。

(二)临床常见疾病

1. 输血反应   输血反应多由输入异型血所致。输入的异型红细胞迅速与受血者体内的天然血型抗体(IgM)结合,进而活化补体,导致溶血反应。患者迅速出现寒战、高热、心悸、意识障碍、血红蛋白尿(酱油尿)等表现,甚至死亡,后果严重。反复多次输血也可因HLA不同出现白细胞输血反应。

2. 新生儿溶血症   母子间Rh血型不符是引起新生儿溶血症的主要原因。血型为Rh⁻母亲,如曾接受输血、人工流产或曾孕育过Rh⁺胎儿,机体受Rh⁺抗原刺激,产生IgG类抗体。再次妊娠且胎儿为Rh⁺

时，该抗体通过胎盘进入胎儿体内，引起流产、死产或严重的新生儿溶血症。为防止新生儿溶血症的发生，可在初产妇分娩后72小时内注射抗Rh抗体，以阻挡Rh⁺红细胞对母体的致敏。母子间ABO血型不符引起的新生儿溶血症在临床也很常见，但症状较轻。

3. 自身免疫性溶血性贫血　机体在某些病毒感染、电离辐射或服用甲基多巴、吲哚美辛等药物作用下，可导致红细胞膜表面成分改变而成为自身抗原，诱导机体产生自身抗体而致自身免疫性溶血性贫血。

4. 药物过敏性血细胞减少症　药物半抗原（如青霉素、磺胺、奎宁等）进入体内能与血细胞膜表面蛋白结合获得免疫原性，刺激机体产生特异性抗体。抗体与血细胞表面的药物结合，或与药物结合形成抗原–抗体复合物后再与具有IgG Fc受体的血细胞结合，最终导致血细胞溶解。由于损伤血细胞的种类不同，临床上可出现药物过敏性溶血性贫血、粒细胞减少症、血小板减少性紫癜。

5. 肾小球肾炎和风湿热　机体感染A群溶血性链球菌后，可发生肾小球肾炎、风湿性心脏病或风湿性关节炎。其原因为链球菌与肾小球基底膜、心肌心瓣膜、关节滑膜之间存在异嗜性抗原，链球菌感染后刺激机体产生的抗体，可通过交叉反应与肾小球基底膜、心肌心瓣膜、关节滑膜结合，通过Ⅱ型超敏反应引起肾小球病变或风湿热（包括风湿性心脏病、风湿性关节炎）。

6. 毒性弥漫性甲状腺肿　毒性弥漫性甲状腺肿又称Graves病，是一种特殊的Ⅱ型超敏反应。患者体内产生一种能与甲状腺细胞表面促甲状腺激素受体结合的自身抗体，可持续刺激甲状腺细胞合成分泌甲状腺素，引起甲状腺功能亢进（简称甲亢），而不引起甲状腺细胞破坏，因此将此类超敏反应归属为特殊的Ⅱ型超敏反应，又称抗体刺激型超敏反应。

🏛 **课堂互动 7-1** ————————————————————

　　Ⅱ型超敏反应又称细胞毒型或细胞溶解型超敏反应，为什么甲亢属于Ⅱ型超敏反应？

答案解析

三、Ⅲ型超敏反应

Ⅲ型超敏反应是由中等大小可溶性免疫复合物沉积于局部或全身多处毛细血管基底膜后，通过激活补体及在一些效应细胞（如血小板、嗜碱性粒细胞、中性粒细胞等）参与作用下，引起的以充血水肿、局部坏死和中性粒细胞浸润为主要特征的炎症反应和组织损伤，故也称免疫复合物型或血管炎型超敏反应。

（一）发生机制

一般情况下，循环中的免疫复合物（immune complex, IC）是机体清除抗原物质的一种形式，并不会导致组织的免疫性损伤。只有当形成的免疫复合物未及时被清除并沉积在组织时进而造成组织损伤，引起Ⅲ型超敏反应性疾病。

1. 一定数量、中等大小IC的形成和沉积　此过程与下列因素有关。

（1）抗原物质在体内的持续存在　如病原体感染、肿瘤细胞释放或脱落的抗原、自身细胞成分等抗原物质的持续存在，是形成一定数量免疫复合物的必要条件。

（2）抗原和抗体比例及抗原性质　因抗原、抗体比例及抗原性质的不同，可形成3类不同分子量大小的IC：①抗原抗体比例适宜时，颗粒性抗原、高亲和力抗体形成不溶性大分子IC，可被体内单核–巨噬细胞及时吞噬清除。②可溶性抗原或抗体过剩，形成可溶性小分子IC，通过肾小球滤过清除。③当单价或双价可溶性抗原，其量与抗体相比轻度过剩且抗体为中等亲和力时，形成中等大小的可溶性IC，既不能被吞噬也不易滤除，较易沉积于组织而致病。

（3）中等大小可溶性IC的沉积　IC局部沉积除与其分子大小和溶解度有关外，还与补体活化、血小板激活等过程中释放的血管活性物质有关，这些物质可使血管通透性增加，血管内皮细胞间隙增大，更有利于IC在血管壁上的沉积和嵌顿。此外，IC沉积还与局部解剖和血流动力学因素有关，最常见的沉积部位是肾小球、关节、心肌等血压较高的毛细血管迂回处或抗原进入部位。

2. 中等大小IC的致病作用　循环IC只有沉积于血管壁，才可引起疾病，但并不直接损伤组织，而是通过沉积后激活补体系统造成损害。补体系统激活后产生的C3a、C5a使肥大细胞、嗜碱性粒细胞脱颗粒，释放组胺等炎性介质，引起毛细血管通透性增加，渗出增多，造成水肿；补体激活产生的C5a吸引中性粒细胞到达IC沉积局部，释放溶酶体酶，在溶解破坏IC同时，损伤血管基底膜及周围组织；免疫复合物和C3b可使血小板活化，释放血管活性胺类物质，导致血管扩张、通透性增强，进一步加重水肿，同时可使血小板聚集，并通过激活凝血机制形成微血栓，引起局部组织缺血、出血。在Ⅲ型超敏反应中，IC沉积到局部，激活补体系统，吸引中性粒细胞，释放溶酶体酶，是引起炎症反应和组织损伤的主要原因（图7-4）。

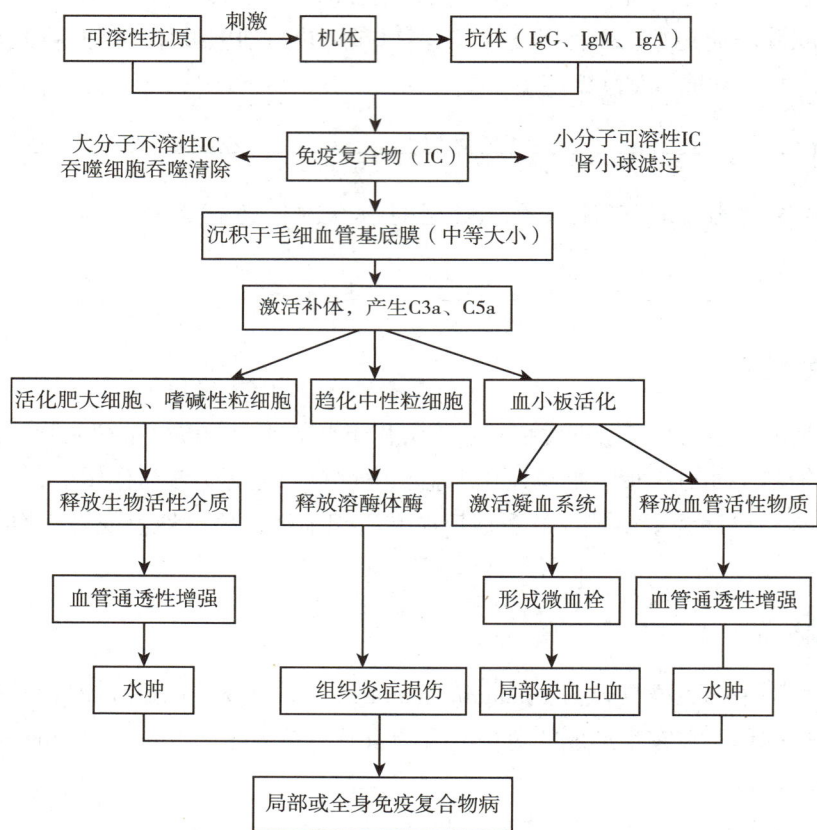

图7-4　Ⅲ型超敏反应发生机制示意图

Ⅲ型超敏反应的特点概括为：①中等大小的可溶性免疫复合物沉积于微血管基底膜引起血管炎性损伤。②主要由IgG、IgM、IgA类抗体介导，中性粒细胞是最主要的效应细胞。③补体参与并介导损伤。

（二）临床常见疾病

1. 局部免疫复合物病

（1）Arthus反应　Arthus反应是一种实验性局部Ⅲ型超敏反应。1903年Arthus发现家兔皮下反复注射马血清数周后，当再次注射马血清时，注射局部可出现红肿、出血和坏死等剧烈炎症反应，此现象被称为Arthus反应。

（2）人类局部免疫复合物病　见于胰岛素依赖型糖尿病患者，此类患者因反复注射胰岛素致体内出现过量抗胰岛素抗体，再次注射时可在局部出现类似Arthus反应的现象。长期大量吸入抗原性粉尘、真菌孢子等，可引起过敏性肺泡炎，也属此类反应。

2. 全身免疫复合物病

（1）血清病　通常在初次大量注射动物免疫血清（抗毒素）后1~2周发生，主要临床症状是发热、皮疹、淋巴结肿大、关节肿痛和一过性蛋白尿等。这是由于患者体内抗毒素抗体已经产生，而抗毒素尚未完全排除，二者结合形成中等大小可溶性循环IC。血清病具有自限性，停止注射抗毒素后症状可自行消退。有时应用大剂量青霉素、磺胺药等也可引起类似血清病样的反应，称为药物热。

（2）链球菌感染后肾小球肾炎　一般发生于A群溶血性链球菌感染后2~3周。此时患者体内产生的抗链球菌抗体能与链球菌可溶性抗原结合形成循环IC，沉积在肾小球基底膜上，使肾脏损伤，引起免疫复合物型肾小球肾炎。肾小球肾炎在其他病原微生物如葡萄球菌、肺炎链球菌、乙型肝炎病毒或疟原虫等感染后也可发生。

（3）类风湿性关节炎　病因尚未查明，可能与病毒或支原体持续感染有关。目前认为，上述病原体或代谢产物能使体内IgG分子发生变性，从而刺激机体产生抗变性IgG的自身IgM类抗体，即类风湿因子（rheumatoid factor RF）。RF与变性IgG结合形成的IC，反复沉积于小关节滑膜时即可引起类风湿关节炎。

（4）系统性红斑狼疮　系统性红斑狼疮（systemic lupus erythematosus，SLE）患者体内出现多种自身抗体，如抗核抗体（抗各种核酸和核蛋白抗体的总称）等。自身抗体与自身成分结合形成IC，沉积在皮肤、关节、肾小球及心脏、脑组织等组织器官的毛细血管基底膜，导致组织损伤，引起全身多器官病变。

四、Ⅳ型超敏反应

Ⅳ型超敏反应是由效应T细胞受到抗原再次刺激而造成的免疫病理损伤。Ⅳ型超敏反应发生较慢，当机体再次接受相同抗原刺激后，通常需经24~72小时方出现炎症反应，故又称为迟发型超敏反应（delayed type hypersensitivity，DTH）。

（一）发生机制

1. T细胞的致敏

引起Ⅳ型超敏反应的变应原较常见，主要有：①病原生物，如胞内寄生菌、病毒、真菌、寄生虫等。②某些化学物质，如药物、塑料、染料、油漆、农药等。③细胞抗原，如肿瘤细胞、移植细胞等。进入机体的变应原经APC加工处理后，以抗原肽-MHC复合物的形式提呈给$CD4^+$Th和$CD8^+$Tc细胞，两者经活化、增殖、分化成为效应Th1和Tc细胞。

2. 效应T细胞介导的免疫损伤

相同变应原再次进入体内或在体内持续存在时，通过效应Th1和Tc细胞引起组织损伤。①Th1细胞介导炎症反应和组织损伤：效应Th1活化后可释放TNF-β、IFN-γ和IL-2等细胞因子，产生以单核细胞及淋巴细胞浸润为特征的炎症反应和组织损伤。②Tc细胞介导的组织损伤：效应Tc细胞与靶细胞表面的相应抗原结合被活化后，通过释放穿孔素和颗粒酶，并通过其表面的FasL与靶细胞表面的Fas结合引起靶细胞的凋亡和溶解（图7-5）。

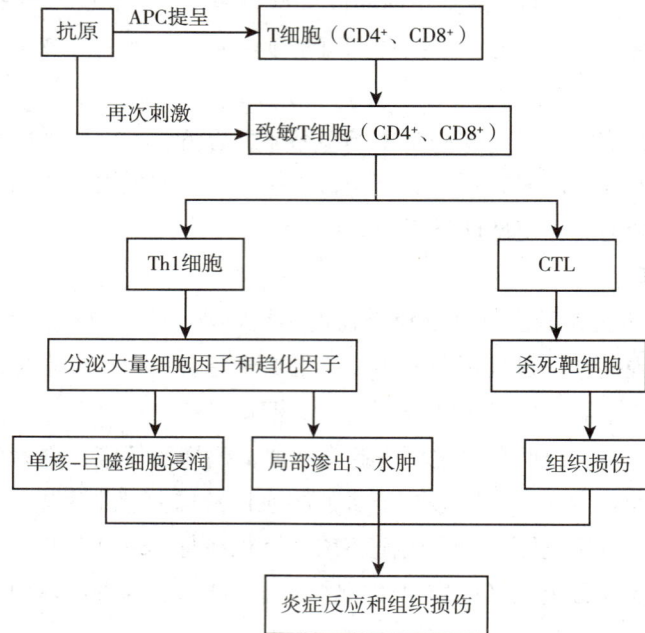

图7-5　Ⅳ型超敏反应的发生机制示意图

Ⅳ型超敏反应与细胞免疫的发生机制相同，为一个过程的两个方面。当对机体造成明显损伤，产生不利影响时称为Ⅳ型超敏反应；当反应加速病原体清除，使感染局限，对机体产生保护作用时，称为细胞免疫。

Ⅳ型超敏反应的特点：①反应发生慢（24~72小时），消退也慢。②由效应T细胞（效应Th1细胞、效应Tc细胞）介导，无抗体、补体参与。③病变特征是以单核细胞、淋巴细胞浸润为主的炎症反应。④大多无个体差异。

（二）临床常见疾病

1. **传染性超敏反应**　胞内寄生菌、病毒和某些真菌感染可使机体发生Ⅳ型超敏反应。由于该种超敏反应是在传染过程中发生的，故称传染性超敏反应。肺结核患者肺空洞形成、干酪样坏死和麻风患者皮肤肉芽肿形成，以及结核菌素皮试引起的局部组织损伤均与迟发型超敏反应有关。

2. **接触性皮炎**　接触油漆、染料、塑料、农药、化妆品或磺胺等，可使机体致敏。当再次接触相同变应原24小时以后，接触部位出现红斑、丘疹、水疱等皮炎症状，48~96小时达高峰，严重者可出现剥脱性皮炎。

3. **移植排斥反应**　同种异体器官或组织移植后，如果供受者双方组织相容性抗原（HLA）不完全匹配，会发生不同程度的排斥反应，甚至最终导致移植物坏死，称为移植排斥反应。为控制或延缓移植排斥反应，一般受者在术后需长期大剂量使用免疫抑制剂。

四种类型超敏反应的发生机制各不相同。在临床上，不少患者常常多型超敏反应同时存在，而以某一型为主。如SLE患者肾、皮肤等部位的血管炎主要由免疫复合物沉积所致（Ⅲ型超敏反应），而自身抗体引起的贫血、粒细胞减少症，主要由Ⅱ型超敏反应导致。

超敏反应临床表现复杂多样，同一变应原在不同个体可引起不同类型的超敏反应。如青霉素注射可引起过敏性休克（Ⅰ型超敏反应）、溶血性贫血（Ⅱ型超敏反应）、药物热（Ⅲ型超敏反应），局部应用可引起接触性皮炎（Ⅳ型超敏反应），故应结合临床病例的具体病情进行综合分析判断。随着免疫技术的发展，一些超敏反应性疾病尚需更深入地探讨和研究。

四种类型超敏反应的比较见表7-1。

表7-1　四种类型超敏反应的比较

型别	参加成分		发生机制	临床常见疾病
	特异性免疫物质	非特异性辅助物质		
Ⅰ型 速发型、过敏反应	IgE	肥大细胞 嗜碱性粒细胞 嗜酸性粒细胞	1. 抗原刺激机体产生IgE，IgE结合于肥大细胞或嗜碱性粒细胞表面 2. 抗原再次进入机体，与细胞表面IgE结合 3. 靶细胞活化，释放生物活性介质 4. 介质作用于效应器官，导致平滑肌痉挛，小血管扩张，毛细血管通透性增加，腺体分泌增加	1. 过敏性休克 2. 过敏性鼻炎、支气管哮喘 3. 过敏性胃肠炎 4. 荨麻疹
Ⅱ型 细胞毒型或细胞溶解型	IgG、IgM	补体 吞噬细胞 NK细胞	1. 抗体与细胞本身或黏附在细胞表面的抗原结合，或抗原抗体复合物吸附在细胞表面 2. 激活补体，溶解靶细胞 3. 调理吞噬，吞噬靶细胞 4. 激活杀伤细胞，杀伤靶细胞	1. 输血反应 2. 新生儿溶血症 3. 自身免疫性血细胞减少症 4. 甲状腺功能亢进 5. 肾小球肾炎
Ⅲ型 免疫复合物型或血管炎型	IgG、IgM	补体 中性粒细胞 嗜碱性粒细胞 血小板	1. 中等大小可溶性IC沉积于血管基底膜、关节滑膜等处 2. 激活补体 3. 吸引中性粒细胞，释放溶酶体酶 4. 引起血管炎及血管周围炎	1. 局部免疫复合物病 2. 血清病 3. 感染后肾小球肾炎 4. 系统性红斑狼疮 5. 类风湿关节炎
Ⅳ型 迟发型或细胞介导型	致敏T细胞	细胞因子 巨噬细胞	1. 抗原刺激T细胞致敏 2. 致敏T细胞再次与抗原相遇，产生免疫效应 3. Th1释放淋巴因子，引起炎症反应 4. Tc直接杀伤靶细胞	1. 传染性超敏反应 2. 接触性皮炎 3. 移植排斥反应

第二节　自身免疫病与免疫缺陷病

一、自身免疫病

自身免疫是指机体免疫系统对自身抗原发生免疫应答，产生低水平的自身抗体或效应淋巴细胞的现象。自身免疫反应是普遍存在的，不一定引起自身免疫病。

（一）概念和基本特征

1. 概念　若自身免疫反应达到一定程度而引起自身组织的损伤或功能障碍，出现临床症状者，称为自身免疫病（autoimmune disease，AID）。目前已经发现的人类自身免疫病有80余种，几乎涉及人体所有的组织和器官。自身免疫病大多为原发性，少数为继发性。

2. 基本特征　自身免疫病的诱因各不相同，有些与微生物感染密切相关，有些受精神因素的影响而发病。自身免疫病往往具有以下基本特征：①患者血液中可检测到高效价的自身抗体和（或）自身反应性T细胞。②自身抗体和（或）自身反应性T细胞介导对自身组织成分的免疫应答，造成功能障碍或损伤。③有明显的遗传倾向，女性较男性多发。④病情的转归与自身免疫反应的强度密切相关。⑤易反复发作，慢性迁延，用免疫抑制剂治疗有一定效果。

并非每种自身免疫病同时具备上述特点，以前两项最重要，其他各点可作为临床诊断的参考。

（二）发生机制

自身免疫病的始因和发病机制尚不明了。一般认为是在多种病因的相互作用和影响下，自身免疫耐受被打破，机体产生了自身抗体和（或）致敏淋巴细胞，通过Ⅱ、Ⅲ、Ⅳ型超敏反应导致组织损伤或靶器官的功能异常，引起自身免疫病。

1. 自身抗原的形成

（1）隐蔽抗原的释放   如眼晶状体、葡萄膜、精子、甲状腺球蛋白等，由于感染、手术、外伤等原因，隐蔽抗原释放入血、淋巴液，与机体的免疫系统接触，可诱导自身免疫应答，导致自身免疫病的发生。

（2）改变与修饰的自身抗原   在物理、化学、生物等因素作用下，自身组织细胞的抗原决定基发生改变，或与外来半抗原结合成复合抗原，诱导机体发生免疫应答，导致自身免疫病发生。

（3）分子模拟   外源性抗原（常为感染的微生物）的分子结构或免疫原性，与机体某些组织的抗原结构类似，这些抗原入侵机体后诱发免疫应答，针对相应的组织发生自身免疫反应。

2. 免疫调节机制紊乱   禁忌细胞株复活、免疫细胞的异常激活常是引起自身免疫病的重要原因。

（1）T、B细胞的异常活化   正常机体存在少数处于无应答状态的自身反应性T、B淋巴细胞，一旦有足够的激活信号，这些自身反应性淋巴细胞就可被异常激活，产生针对自身抗原的免疫应答，导致自身免疫病的发生。

（2）B细胞的多克隆激活   细菌脂多糖、淋巴因子、抗Ig抗体等B细胞活化剂可直接作用于B细胞，引起多克隆B细胞活化，自身反应性B细胞也活化，便可产生自身抗体，引发自身免疫病。

（3）MHCⅡ类分子异常表达   在IFN-γ等因素的作用下，通常不表达MHCⅡ类分子的组织细胞（如甲状腺上皮细胞、胰岛β细胞等）异常表达MHCⅡ类分子，将自身抗原提呈给Th细胞，激活自身反应性T细胞，诱导自身免疫病。

3. 其他相关因素   自身免疫病的发病机制是极其复杂的，除上述各种推论和假设外，也与以下因素有关。

（1）遗传因素   许多自身免疫病均有明显的家族性。MHCⅡ类分子中某些位点的异常表达可能是自身免疫病发病的诱因。强直性脊柱炎患者90%以上带有HLA-B27抗原，类风湿关节炎发病与DR4有关。

（2）生理因素   自身免疫病的发病率随年龄增长呈上升趋势；自身免疫病的发病也具有明显的性别差异，女性发病率较高，性激素在自身免疫病中的作用已被动物试验证实。

（3）环境因素   自身免疫病的发生与日晒、潮湿、寒冷等环境因素可能有关。如SLE患者皮肤若暴露于紫外线，可使机体自身DNA成为靶抗原，诱发自身免疫应答。

（三）分类与常见疾病

目前尚无统一的标准对自身免疫病进行分类。可按病程分为急性和慢性两种；按病因清楚与否分为原发性与继发性两种；按受累的解剖系统分为结缔组织病、神经肌肉疾病、消化系统病和内分泌疾病等；也可按自身抗原的分布范围分为器官特异性和非器官特异性两类（表7-2）。

表7-2 器官特异性与非器官特异性自身免疫病

类别	病名	靶抗原	相关的HLA位点
器官特异性AID	甲状腺功能亢进症	甲状腺细胞TSH受体	DR3、B8
	桥本氏甲状腺炎	甲状腺细胞微粒体	DR3、DR5、B8
	重症肌无力	乙酰胆碱受体	DR3、B8、A1
	胰岛素依赖型糖尿病	胰岛β细胞	DR3、DR4
	特发性Addison病	肾上腺细胞	DR3
	Goodpasture综合征	肺泡、肾小球基底膜	DR2、B7
非器官特异性（全身性）AID	系统性红斑狼疮	细胞核、组蛋白、DNA、RNA	DR3、DR2、B8
	类风湿关节炎	变性IgG	DR1、DR4
	干燥综合征	线粒体、细胞核、核小体	DR5、B8
	硬皮病	DNA、异构酶、核小体	B8
	自身免疫性溶血性贫血	红细胞	B8
	特发性血小板减少性紫癜	血小板	DR2、B8

（四）治疗原则

自身免疫病的治疗尚缺乏理想的方法。通常进行对症治疗，也可通过调节免疫应答的各个环节，阻断疾病进程。抗炎药物、免疫抑制剂、皮质激素等联合使用，是目前常用的方案。血浆置换法对缓解因免疫复合物沉积引起的重症自身免疫病（如SLE、严重血管炎）有一定疗效。T细胞疫苗近来受到重视，目前尚处于试验阶段。此外，尚有特异性抗体治疗、细胞因子治疗、口服抗原激发耐受疗法等。

二、免疫缺陷病

免疫缺陷病（immunodeficiency disease，IDD）是由于机体的免疫系统中某种成分的缺失或功能不全而导致免疫功能障碍所引起的临床综合征。

（一）共同特点

1. **易感染** 易感染是患者最常见的表现，患者对病原体的易感性增加，反复发作，难以治愈，是患者死亡的主要原因。体液免疫缺陷易发生胞外菌感染，如病原性球菌引起的呼吸系统感染；细胞免疫缺陷易发生病毒、真菌、胞内寄生菌的感染。

2. **易发生恶性肿瘤** 原发性免疫缺陷病，尤其是T细胞免疫缺陷者，恶性肿瘤的发生率比同龄正常人群高100~300倍，以白血病和淋巴系统肿瘤居多。

3. **易发生自身免疫病** 正常人群自身免疫病的发病率为0.001%~0.01%，而免疫缺陷人群中的发病率可高达14%，以类风湿性关节炎、系统性红斑狼疮和恶性贫血等多见。

4. **具有遗传倾向** 多数原发性免疫缺陷病有遗传倾向，约1/3为常染色体遗传，1/5为性染色体隐性遗传。

5. 临床表现复杂多样　免疫缺陷病患者因其免疫系统受损的组分不同，临床表现各异，并可同时累及多器官和多系统，因此出现复杂多样的症状和功能障碍。

（二）临床常见的免疫缺陷病

免疫缺陷病根据其发病原因可分为原发性免疫缺陷病（primary immunodeficiency disease，PIDD）和继发性免疫缺陷病（secondary immunodeficiency disease，SIDD）两大类。

1. 原发性免疫缺陷病　原发性免疫缺陷病是免疫系统的遗传缺陷或先天性发育障碍而致免疫功能不全引起的疾病，又称为先天性免疫缺陷病，常见于婴幼儿。如先天性胸腺发育不全综合征、重症联合免疫缺陷病、慢性肉芽肿病等。不同 PIDD 的免疫功能缺陷和缺乏机制各不相同，见表 7-3。

表7-3　常见原发性免疫缺陷病

疾病名称	发病机制	临床特征	免疫特征
一、原发性T细胞免疫缺陷病			
先天性胸腺发育不全综合征（DiGeorge综合征）	胸腺发育不全	心脏和大血管畸形，反复感染和新生儿24小时内出现手足抽搐	T细胞数量减少，功能缺陷；B细胞和抗体功能正常或偏低
T细胞信号转导的缺陷	T细胞膜分子表达异常或缺失	反复感染	T细胞活化和功能缺陷
二、原发性B细胞免疫缺陷病			
性联无丙种球蛋白血症（Bruton综合征）	B细胞信号转导分子酪氨酸激酶基因缺陷，B细胞成熟障碍	化脓性感染	各类Ig含量明显降低；外周血成熟B细胞和浆细胞数量几乎为零
选择性IgA缺陷	表达mIgA的B细胞发育停滞，不能分化成为分泌IgA的浆细胞	呼吸道、消化道和泌尿道感染，症状较轻	血清IgA水平异常低下，SIgA缺乏
性联高IgM综合征	CD40L基因突变，B细胞活化增殖和抗体类别转换障碍	胞外菌感染，肝、脾及淋巴结肿大	血清IgM升高而IgG、IgA、IgE水平低下
三、原发性联合免疫缺陷病			
性联重症联合免疫缺陷病（X-SCID）	IL-2受体γ链基因突变	生长停滞，严重感染	T细胞缺乏或显著减少，B细胞数量正常但功能异常
腺苷脱氨酶（ADA）缺乏症	ADA缺失导致核苷酸在淋巴细胞内代谢异常	易发生感染	T、B细胞数量减少，血清Ig减少，红细胞ADA减少
四、原发性吞噬细胞缺陷病			
慢性肉芽肿病	NADPH氧化酶缺陷	化脓性感染和真菌感染	中性粒细胞数量减少，杀菌能力减弱
Chediak-Higashi综合征	cAMP异常增生	化脓性感染和巨溶酶体颗粒	中性粒细胞数量减少，趋化和杀菌能力降低
白细胞黏附缺陷	CD18基因突变	反复化脓性感染	白细胞黏附功能降低，CTL及NK细胞杀伤功能减弱
五、原发性补体缺陷病			
补体固有成分缺陷	多见于常染色体隐性遗传	化脓性感染，自身免疫病及血管性疾病	血清补体含量降低
补体调节分子缺陷	常染色体隐性或显性遗传	感染，遗传性血管神经性水肿	补体调节蛋白降低，C1、C2、C4缺陷，C2a增加
补体受体缺陷	常染色体隐性或显性遗传	自身免疫病	CD35/CD11/CD21缺陷，免疫复合物增加

2. 继发性免疫缺陷病　继发性免疫缺陷病又称获得性免疫缺陷病，是出生后由于某些原因导致的

免疫功能低下，比原发性免疫缺陷病发病率高，而免疫缺陷程度、类型与造成免疫功能低下的原因有关。

（1）获得性免疫缺陷综合征（AIDS）　AIDS是由HIV感染引起的严重的免疫缺陷综合征。自1981年发现首例AIDS患者以来，已有1600万人死于AIDS。

（2）继发于其他疾病的免疫缺陷病　营养不良、恶性肿瘤和感染是引起继发性免疫缺陷的三大要素。①营养不良是引起继发性免疫缺陷最常见的原因。②恶性肿瘤，特别是淋巴组织的恶性肿瘤常可进行性地抑制患者的免疫功能。③各种类型的感染，特别是病毒感染可导致免疫抑制。

此外，长期应用免疫抑制剂、抗肿瘤药物和某些抗生素均可抑制免疫功能，医源性的创伤、手术、脾切除等也可引起免疫功能低下。

继发性免疫缺陷病多数是暂时性的，消除病因后一般可恢复，只有少数不易恢复，如由HIV感染引起的AIDS。

（三）治疗原则

1. **抗感染**　持续、严重的反复感染是免疫缺陷病患者死亡的主要原因，用抗生素治疗或预防感染是控制或缓解病情的重要手段之一。

2. **免疫调节治疗**　转移因子、胸腺肽、干扰素、IL-2及某些中药如香菇多糖、云芝多糖等对细胞免疫缺陷病有一定疗效，集落刺激因子可增强中性粒细胞和巨噬细胞的吞噬杀伤功能。

3. **输入免疫球蛋白或免疫细胞**　静脉输入免疫球蛋白或免疫细胞是一种替补治疗，无法重建免疫功能。嘌呤核苷磷酸化酶（PNP）缺陷患者可输入红细胞以补充PNP，有一定疗效。

4. **骨髓和干细胞移植**　同种异体骨髓或干细胞移植能代替受损的免疫系统以达到免疫重建，可用于治疗致死性免疫缺陷病，如DiGeorge综合征、慢性肉芽肿病等。

5. **基因治疗**　利用基因工程技术，将正常的外源性基因体外导入患者的淋巴细胞或干细胞，再将细胞输回患者体内，使缺陷的免疫功能重新建立。

三、肿瘤免疫

肿瘤是一种失去正常生长调控机制、发生恶性转化的异常增生的自身细胞，是危害人类健康最严重的疾病之一。肿瘤免疫学是研究肿瘤的发生、发展与机体免疫的关系及应用免疫学原理对肿瘤进行免疫诊断和免疫防治的一门学科。内容包括肿瘤的免疫原性、机体抗肿瘤的免疫效应机制、肿瘤的免疫逃避机制、肿瘤的免疫学检验、肿瘤的免疫治疗等。

（一）肿瘤抗原

肿瘤抗原是细胞在癌变过程中出现的新抗原及过度表达的抗原物质的总称。肿瘤抗原大多存在于肿瘤细胞表面，少数在胞浆和胞核内表达。目前，在动物的自发性肿瘤和人类肿瘤细胞表面都已发现了肿瘤抗原。肿瘤细胞特有的或只存在于某种肿瘤细胞而正常细胞不表达的抗原，称为肿瘤特异性抗原（TSA），如人恶性黑色素瘤基因编码的特异性抗原仅表达于黑色素瘤细胞。而肿瘤相关抗原（TAA）是指非肿瘤细胞所特有的，在正常细胞表面也可微量表达，但在细胞发生癌变时其含量可明显增高的抗原。临床上最常用的肿瘤相关抗原是胚胎抗原，如甲胎蛋白（AFP）可用于原发性肝细胞癌的辅助诊断，癌胚抗原（CEA）可用于肠癌的辅助诊断。

（二）机体抗肿瘤的免疫效应机制

机体的抗肿瘤免疫往往是各种免疫效应机制综合作用的结果，其中CD8$^+$CTL参与介导细胞免疫应答，是机体抗肿瘤免疫的主要效应细胞。CD4$^+$Th通过分泌IL-2、IFN-γ等多种细胞因子，以及辅助诱导和激活CD8$^+$CTL发挥抗肿瘤免疫效应。尽管肿瘤抗原可诱导机体产生特异性抗体，后者通过激活补体系统、介导ADCC效应发挥抗肿瘤作用，但并不是机体抗肿瘤免疫的重要因素。

（三）肿瘤的免疫逃逸机制

尽管机体存在免疫监视机制，机体的抗肿瘤免疫应答可在一定程度上抵抗和阻止肿瘤的发生和发展，但还是有许多肿瘤能在体内进行性生长，甚至导致宿主死亡，这表明肿瘤细胞能通过某些机制逃避机体免疫系统的攻击，或者使机体不能产生抗肿瘤免疫应答。

1. **肿瘤细胞的抗原缺失**　由于肿瘤细胞表达的抗原与正常蛋白差别很小或免疫原性弱，使机体无法产生有效的免疫应答。

2. **肿瘤细胞漏逸**　肿瘤细胞生长迅速，超过了机体抗肿瘤免疫效应的限度，使机体不能有效清除大量的肿瘤细胞。

3. **肿瘤细胞MHC Ⅰ类分子表达低下**　肿瘤细胞的MHC Ⅰ类分子表达减少或缺陷，肿瘤抗原不能被提呈，从而导致CD8$^+$CTL不能识别和杀伤肿瘤细胞。

4. **肿瘤细胞分泌免疫抑制因子**　肿瘤细胞可分泌TGF-β、IL-10等，抑制机体的抗肿瘤免疫应答。

5. **肿瘤细胞共刺激信号异常**　肿瘤细胞不表达或低表达CD80、CD86等共刺激分子，使CD8$^+$CTL因缺乏第二信号而不能活化。

6. **肿瘤细胞的抗凋亡作用**　肿瘤细胞不表达或低表达Fas等凋亡诱导分子，逃避CD8$^+$CTL的杀伤。甚至某些肿瘤细胞可表达FasL，诱导特异性T细胞凋亡。

肿瘤逃避机体免疫攻击的机制相当复杂，对此目前尚未完全阐明。

（四）肿瘤的免疫诊断和治疗

肿瘤的免疫诊断主要有：①检测血清中或细胞表面肿瘤标志物。②检测肿瘤抗体。③放射免疫显像诊断。④检测T细胞及其亚群、巨噬细胞、NK细胞、细胞因子等。

肿瘤的免疫治疗是以激发和增强机体的免疫功能，以达到控制和杀灭肿瘤细胞为目的，主要分为主动免疫治疗和被动免疫治疗两大类。主动免疫治疗制剂主要包括活瘤苗、减毒或灭活瘤苗、异构瘤苗、基因修饰瘤苗、抗独特型抗体瘤苗和分子瘤苗。肿瘤被动免疫治疗方法包括抗肿瘤导向治疗、过继免疫疗法和细胞因子治疗等。

四、移植免疫

移植指应用异体或自体正常细胞、组织、器官置换病变或功能缺损的细胞、组织、器官，以维持和重建机体生理功能的方法。在器官移植学中，提供移植物的个体称作供者，而接受移植的个体称为受者或宿主。

根据移植物的来源及供、受者间免疫遗传背景的差异，可将移植分成以下四种类型（图7-6）。①自体移植：指移植物取自受者自身，不发生排斥反应。②同系移植：指遗传基因完全相同或基本近似个体之间的移植，如同卵双生子间的移植或近交系动物间的移植，一般不发生排斥反应。③同种异体移植：指同种内遗传基因不同的个体间的移植，临床移植多属此类型，一般均发生排斥反应。④异种移植：指不同种属个体间的移植。由于异种动物间遗传背景差异甚大，移植后可能发生严重的排斥反应，移植物较难存活。

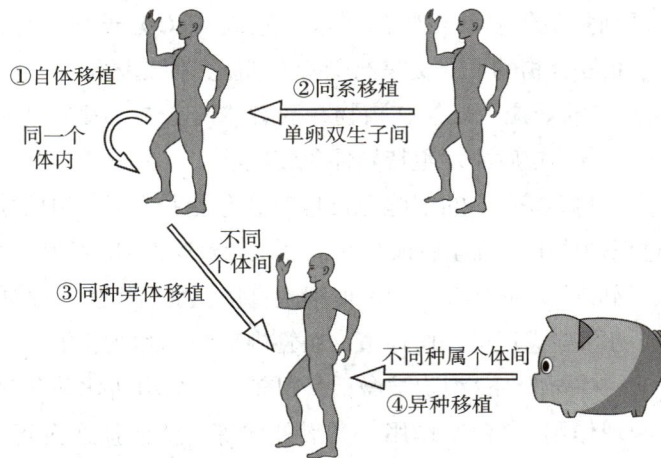

图7-6　移植的四种类型

在同种异体移植或异种移植中，受者对移植物的排斥反应是移植成功的主要障碍。

（一）同种异体移植排斥反应的机制

同种异体间的器官移植通常会产生排斥反应，即受者的免疫系统对供者的移植物抗原产生免疫应答。其中T细胞在移植排斥反应中起关键作用。

1. 诱导移植排斥反应的抗原　引起移植排斥反应的抗原称为移植抗原或组织相容性抗原，起主要作用的称为MHC分子，此外还有次要组织相容性抗原、血型抗原和组织特异性抗原等。

2. T细胞识别同种异型抗原的机制　同种反应性T细胞是参与同种异体移植排斥反应的关键效应细胞，可通过直接和间接途径识别同种异型抗原（图7-7）。

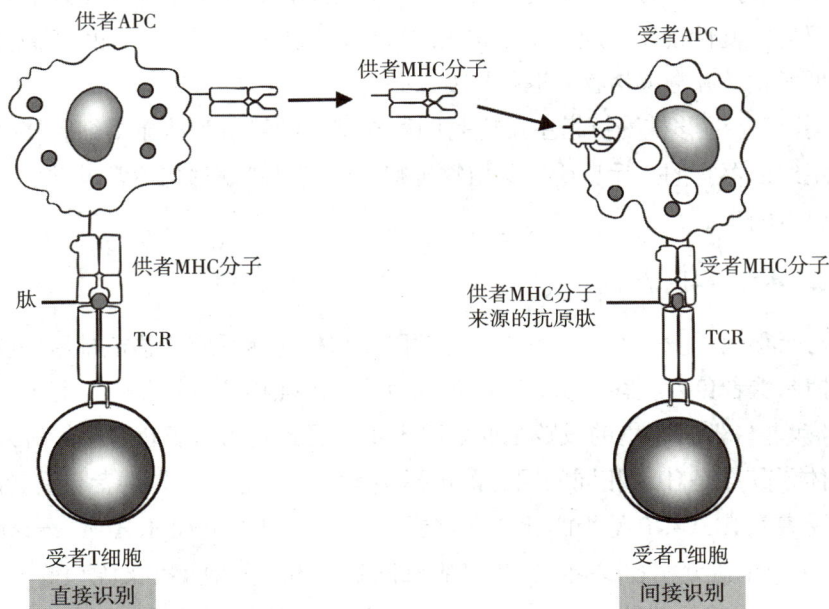

图7-7　同种异型抗原的直接识别和间接识别

（1）直接识别　直接识别是指受者的同种反应性T细胞直接识别供者APC表面的MHC分子或MHC分子-抗原肽复合物，产生免疫应答。

（2）间接识别　间接识别是指供者移植物的脱落细胞或MHC分子被受者APC摄取、加工、处理，以受者MHC分子–供者抗原肽复合物的形式提呈给受者T细胞，使之激活。

3. 同种异体移植排斥反应的效应机制　移植物在受者体内首先引发的是非特异性免疫应答，导致移植物炎症反应及相应组织损伤，随后才发生特异性免疫应答。

（1）细胞免疫应答效应　T细胞介导的细胞免疫应答在移植排斥反应中发挥重要作用。CD4$^+$Th1细胞是主要的效应细胞，通过识别移植物抗原后被激活，分化为效应性Th1细胞，释放IL-2、IFN-γ等多种细胞因子，引起迟发型超敏反应性炎症损伤。受者Tc细胞直接识别组织相容性抗原，分化为效应性Tc细胞，通过释放穿孔素、颗粒酶等方式直接杀伤移植物血管内皮细胞和实质细胞，造成移植物的损伤。

（2）体液免疫应答效应　特异性Th2细胞被激活，可辅助B细胞活化并分化为浆细胞，分泌针对同种异体抗原的抗体，通过调理作用、ADCC作用、激活补体等，从而损伤血管内皮细胞，并介导凝血、血小板聚集、释放促炎症介质及溶解移植物细胞等多种方式，参与移植排斥反应。

（二）同种异体移植排斥反应的类型

移植排斥反应包括宿主抗移植物反应（HVGR）和移植物抗宿主反应（GVHR）两大类，前者见于一般器官移植，后者主要发生在骨髓移植或其他免疫细胞的移植。

1. 宿主抗移植物反应　根据移植排斥反应发生的快慢和病理变化特点，可分为超急性、急性和慢性三种类型。

（1）超急性排斥反应　超急性排斥反应是在移植后数分钟至24小时内发生的排斥反应，常见于反复输血、多次妊娠或再次移植的个体。由于受者移植前已经存在的抗供者组织抗原的抗体与相应移植物抗原结合，激活补体和凝血系统，引起移植物损伤，常导致移植失败。

（2）急性排斥反应　急性排斥反应是在移植后数天至两周内出现，是最常见的排斥反应。造成损伤的主要原因是CD4$^+$Th1细胞介导的迟发型超敏反应。一般可逆，如及早给予免疫抑制剂多可缓解。

（3）慢性排斥反应　慢性排斥反应发生于移植后数周、数月甚至数年，是由于急性排斥反应反复发作、病情渐进性发展所致，并与移植物的退行性变有关。

2. 移植物抗宿主反应　移植物抗宿主反应是同种异型骨髓移植和造血干细胞移植后出现的移植物中免疫细胞针对宿主组织器官的排斥反应。移植物抗宿主疾病是骨髓移植后常见并发症，限制了移植的成功率，甚至危及患者的生命。

（三）同种异体移植排斥反应的防治

器官移植成功与否很大程度上取决于是否能有效防止移植排斥反应。移植排斥反应的主要防治措施有严格选择供者、抑制受者免疫应答、诱导移植免疫耐受及加强移植后的免疫检测等。

1. 选择合适的供者　器官移植的成败主要取决于供、受者间的组织相容性。对人而言，同卵双生同胞是最理想的供体，其次是HLA相同的同胞。选择供者时要注意，首先供者与受者的ABO血型和Rh血型必须相同，供受者间HLA-DR是否匹配非常重要，其次为HLA-B和HLA-A。选择供者时须检测的项目主要有ABO血型、Rh血型相容试验、淋巴细胞毒试验、HLA分型及交叉配型等。

2. 移植物预处理　为减轻移植物中过路白细胞通过直接识别引发的急性排斥反应，移植前应对移植物进行处理，尽可能将其全部清除。在HLA基因型不完全相合的骨髓移植中，移植前应尽可能清除骨髓移植物中的成熟T细胞，以防止移植物抗宿主反应的发生。

3. 免疫抑制治疗　由于HLA抗原系统非常复杂，要获得完全匹配的HLA几乎不可能，同种异体移植后的排斥反应仍难以避免，因此仍常规适当使用免疫抑制剂来保证移植成功的可能。临床上常用的免疫抑制剂有糖皮质激素、环孢霉素 A、环磷酰胺等；某些中草药如雷公藤、冬虫夏草等亦有明显免疫抑制作用。

4. 诱导免疫耐受　在移植领域中，诱导持久稳定且无须药物的免疫耐受是防止移植排斥反应最理想的措施，一般可通过阻断移植抗原诱导同种免疫应答的启动或阻断已启动的同种免疫应答来实现。如应用抗 CD40L 单抗阻断 CD40L–CD40 共刺激通路介导的 T 细胞和 B 细胞的活化。

5. 移植后的免疫检测　移植后的免疫检测极为重要，早期发现和诊断排斥反应，对及时采取防治措施具有重要指导意义。

（1）淋巴细胞亚群及功能的检测　用免疫荧光染色法，借助荧光显微镜或流式细胞仪，对 T 细胞总数、CD4$^+$ 或 CD8$^+$ 亚群以及 CD4$^+$T 细胞与 CD8$^+$T 细胞比值进行测定；用 T 细胞转化试验测定 T 细胞功能等。

（2）免疫分子水平测定　包括血清中细胞因子、抗体、补体、可溶性 HLA 分子水平，细胞表面黏附分子、细胞因子受体表达与密度等。

（四）异种移植

异种移植指将一个物种的组织移植到另一个物种体内，例如从猪到人。由于动物可以为移植提供无尽的组织器官来源，异种移植是缓解目前器官移植供需矛盾的手段之一，现异种器官移植尚不能成功地应用于临床，主要问题是术后排斥反应，而如何解决异种移植的免疫排斥是问题的关键。如在人和猪之间进行异种移植时，由于人类没有猪血管内皮细胞表面的 α–1,3–半乳糖分子，该分子对人而言具有免疫原性，在人体内会诱导体液免疫应答，导致移植物缺血坏死。目前，异种移植主要面临诸多问题：①当今临床上使用的免疫抑制药物不能预防异种移植时发生的排斥反应。②感染动物的微生物可能会在人体内被激活，从而造成人类的感染。③不能解决异种器官与人类器官生理系统的不相容性。④动物的寿命比人体要短，它们的器官能否用到人类寿命的时长。⑤移植动物的器官是否会出现动物的习性。

目标检测

答案解析

一、单项选择题

1. 下列疾病不属于Ⅲ型超敏反应的是（　　）
   A. 接触性皮炎
   B. 类风湿关节炎
   C. 血清病
   D. Arthus 反应
   E. 系统性红斑狼疮
2. 下列疾病不属于Ⅱ型超敏反应的是（　　）
   A. 输血反应
   B. 器官移植排斥反应
   C. 新生儿溶血症
   D. 药物过敏性血细胞减少症
   E. 自身免疫性溶血性贫血
3. 有关Ⅳ型超敏反应的特点不正确的是（　　）
   A. 抗原使 T 细胞致敏
   B. Tc 细胞直接杀伤靶细胞
   C. Th1 细胞释放淋巴因子
   D. 产生以单核细胞浸润为主的炎症
   E. 多数有个体差异
4. 青霉素引起人类超敏反应的类型有（　　）
   A. Ⅰ型
   B. Ⅱ型
   C. Ⅲ型
   D. Ⅳ型
   E. 以上均可

5. 自身免疫病的特征有（　　）

    A. 能在动物中复制出相应疾病的实验模型

    B. 患者血液中有高效价自身抗体或与自身成分发生反应的致敏淋巴细胞，并伴有相应组织器官损害

    C. 临床上常出现反复发作和慢性迁延过程

    D. 疾病发生有一定遗传倾向

    E. ABCD 都有

6. 引起自身免疫性肾小球肾炎的抗原主要是（　　）

    A. 链球菌 M 蛋白　　　　　　　　B. SPA　　　　　　　　　　C. 肺炎链球菌荚膜多糖

    D. PPD　　　　　　　　　　　　E. LPS

7. 某一女性使用某品牌的化妆品 3 天后，面部出现红斑、皮疹、水疱等症状，该患者可能是（　　）

    A. 荨麻疹　　　　B. 湿疹　　　　C. Arthus 反应　　　　D. 接触性皮炎　　　　E. 麻疹

8. 患者，男，9 岁。3 周前发生由 A 群溶血性链球菌引起的扁桃体炎，病情时好时坏。近段时间来，该患儿出现了血尿、蛋白尿、水肿等症状。该症状可能由哪型超敏反应引起（　　）

    A. Ⅰ 型　　　　　B. Ⅱ 型　　　　　C. Ⅲ 型　　　　　D. Ⅳ 型　　　　E. Ⅱ 型 + Ⅲ 型

9. 患者，男性，45 岁，因交通事故输入大量血制品，近 1 个月来，发热，乏力，消瘦，腹泻，外周血淋巴细胞数 $<1.2 \times 10^9$/L，CD4/CD8 约为 1:2，最有可能的疾病是（　　）

    A. 补体系统缺陷病　　　　　　　B. T 细胞功能缺陷　　　　　　C. B 细胞功能缺陷

    D. 联合性免疫缺陷　　　　　　　E. HIV 感染

10. 患者，女，10 岁，其家族有发生 SLE 疾病的遗传背景。医生告诉该患者这是一种自身免疫病。与自身免疫病发生无关的原因是（　　）

    A. 隐蔽抗原释放　　　　　　　　B. 自身抗原发生改变　　　　　C. 交叉抗原或分子模拟

    D. 免疫球蛋白类别转换　　　　　E. 多克隆 T 细胞活化

二、简答题

1. 简要说明 Ⅰ 型超敏反应的特点与发生机制。

2. 肾小球肾炎可能的免疫学发病机制是什么？

3. 如何防治同种异体移植排斥反应？

（李　睿）

书网融合……

知识回顾　　　微课　　　习题

PPT

学习目标

知识要求：

1. 掌握抗原抗体检测的概念、类型，人工主动免疫和人工被动免疫的基本概念及意义。

2. 熟悉常用的免疫标记技术及原理，免疫细胞及其功能检测的方法及原理。

3. 了解疫苗的基本要求和种类，免疫学治疗的类型，免疫学诊断的原则和应用。

技能要求：

1. 能准确地说出死疫苗与活疫苗的优缺点。

2. 具有归纳区别人工主动免疫与人工被动免疫的能力。

3. 能够具备对临床常用的免疫治疗制剂进行简单应用的能力。

免疫学应用主要有两个方面：一是应用免疫学的理论阐明疾病的发病机制及发生、发展规律；二是应用免疫学的原理和方法进行疾病的诊断、预防和治疗。本章主要讲述免疫学在疾病的预防、治疗和诊断方面的应用。

第一节 免疫学检测

免疫学检测技术借助于免疫学、细胞生物学、分子生物学等相关学科的理论或技术，对抗原、抗体、细胞因子及免疫细胞进行定性、定量检测或功能检测，揭示了许多生命活动规律和疾病的本质，在评估机体免疫功能状态，研究传染病、自身免疫病、肿瘤、超敏反应等有关疾病的发病机制、病情监测与疗效评价等方面亦有广泛应用。

一、抗原或抗体的检测

抗原抗体反应在体内表现为溶细胞、杀菌、促进吞噬、中和毒素或引起免疫病理损伤等。在一定的条件下，抗原与相应抗体在体外结合出现肉眼可见的凝集、沉淀、补体结合等多种反应，通过对反应结果的分析，可鉴定抗原或抗体。由于抗体主要存在于血清中，临床上多用血清标本进行试验，故体外的抗原抗体反应曾被称为血清学反应。

（一）抗原抗体反应的特点

1. **特异性**　一种抗原通常只能与其刺激机体产生的抗体结合，这种抗原与抗体结合反应的专一性称为抗原抗体反应的特异性。

2. **可见性**　抗原与抗体结合后，能否出现肉眼可见的反应取决于二者的浓度和比例。故只有在一定浓度范围内，二者比例合适，才能出现肉眼可见的现象。

3. **阶段性**　抗原抗体反应分两个阶段进行：第一阶段为抗原与抗体特异性结合阶段，其特点是可在数秒至数分钟内完成，一般不出现可见反应；第二阶段为抗原与抗体反应的可见阶段，根据参加反应的抗原物理性状不同，可出现凝集、沉淀等，反应所需时间较第一阶段长。

4. **可逆性**　抗原与抗体的结合是分子表面的结合，为非共价键结合，在一定条件下（如低pH、高浓度盐、冻融等），抗原抗体结合形成的复合物可以解离，解离后的抗原、抗体仍可保持原有的性质。例如，外毒素与相应抗毒素结合，毒素被中和，但经稀释或冻融可使两者解离，外毒素恢复其毒性。

（二）抗原抗体反应的影响因素

1. **电解质**　抗原抗体具有胶体性质，在电解质的作用下，抗原抗体复合物失去较多的负电荷，使彼此连接出现肉眼可见的反应，故在试验中多采用生理盐水等电解质溶液作为稀释液，以提高抗原抗体反应的可见性。

2. **温度**　提高温度可增加抗原抗体分子的碰撞机会，以加速抗原抗体复合物的形成。但温度过高可使抗原抗体变性失活，从而影响试验结果。通常抗原抗体反应的最适温度为37℃。

3. **酸碱度**　抗原抗体反应的最适pH为6~8，pH过高或过低均可改变抗原抗体的理化性状，进而影响其反应。

（三）抗原抗体反应的类型及检测方法

根据抗原的性质、参与反应的成分和反应呈现的结果，抗原抗体反应的主要类型包括凝集反应、沉淀反应和免疫标记技术。

1. **凝集反应**　细菌或细胞等颗粒性抗原与相应抗体结合，在一定条件下，形成肉眼可见的凝集物，称为凝集反应。

（1）直接凝集反应　直接凝集反应指细菌或红细胞与相应抗体直接结合出现的凝集现象。方法有玻片法和试管法。玻片法是将已知抗体与未知抗原在玻片上反应，为定性试验，可用于菌种鉴定、血型鉴定等。试管法是将被检血清在试管中进行倍比稀释后，再加入等量抗原，在适宜的温度下，经一定时间后出现凝集现象，常用于抗体的定量检测，如诊断伤寒和副伤寒的肥达反应。

（2）间接凝集反应　将可溶性抗原吸附于与免疫无关的载体颗粒上，形成致敏颗粒，再与相应抗体进行反应，出现肉眼可见的凝集现象，称为间接凝集反应（图8-1）。该方法敏感性较高，可用于检测微量的抗体。常用的载体颗粒有家兔或绵羊红细胞、人的O型红细胞、乳胶颗粒、活性炭等。

（3）间接凝集抑制反应　将可溶性抗原与相应抗体预先混合并充分作用后，再加入致敏颗粒，此时因抗体已被可溶性抗原结合，阻断了抗体再与致敏颗粒上的抗原结合，不再出现致敏颗粒的凝集现象，称为间接凝集抑制反应（图8-1）。该试验可用于检测抗原或抗体，如早孕试验。其灵敏度高于一般间接凝集试验。

图8-1　间接凝集反应和间接凝集抑制反应

2. 沉淀反应　可溶性抗原（如血清蛋白质、组织浸出液、细菌裂解液等）与相应抗体结合，在一定的条件下，出现肉眼可见的沉淀物，称为沉淀反应。沉淀反应包括环状沉淀试验、絮状沉淀试验和琼脂扩散试验等。该反应常用半固体琼脂作介质进行琼脂扩散试验，即可溶抗原与抗体在凝胶中扩散，两者比例合适时出现白色沉淀。常用方法如下。

（1）单向琼脂扩散试验　将特异性抗体均匀混合于溶化的琼脂中，然后浇制成琼脂板，再按一定要求打孔，并在孔中加入抗原。抗原由孔内向四周琼脂中扩散，与琼脂中的抗体相遇，形成免疫复合物。当复合物体积增加到一定程度时停止扩散，出现以小孔为中心的圆形沉淀环，沉淀环的直径与加入的抗原浓度成正相关。本方法简便，易于观察结果，可测定抗原的灵敏度（最低浓度）为$10\sim20\mu g/ml$，常用于定量测定人或动物血清IgG、IgM、IgA和C3等（图8-2）。

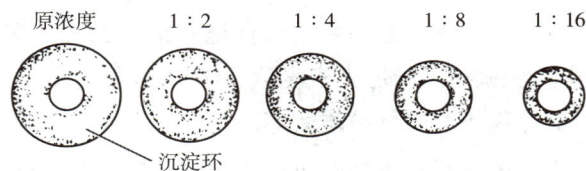

图8-2　单向琼脂扩散试验

（2）双向琼脂扩散试验　将抗原和抗体分别加入琼脂凝胶的不同小孔中，使两者在琼脂中扩散，当两者对应且比例适宜时，则在抗原和抗体两孔之间形成白色沉淀线（图8-3）。一对相应抗原和抗体只形成一条沉淀线，因此可根据沉淀线的数目推断待测抗原液中有多少种抗原成分。本法常用于抗原或抗体的定性检测和两种抗原相关性分析。

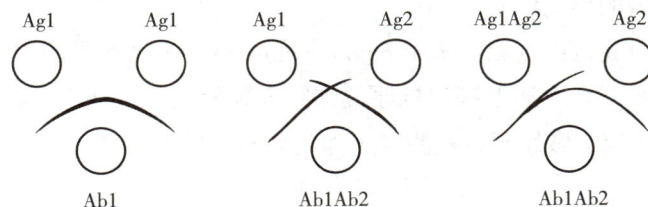

图8-3　双向琼脂扩散试验

（3）对流免疫电泳　对流免疫电泳是在电场作用下的双向琼脂扩散试验。方法是将琼脂板放入电泳槽内，负极侧孔内加入抗原，正极侧孔内加入抗体，通电后，在pH值为8.6的缓冲液中电泳。体积小、负电荷多的抗原能够克服电渗作用向正极移动，而抗体为球蛋白，体积大，负电荷少，受电渗作用反而向负极移动，抗原和抗体相对而行，在比例适当处形成白色沉淀线。该试验所需时间短，敏感性比双向扩散试验高。

3. 免疫标记技术　免疫标记技术是用荧光素、酶或放射性核素等标记物标记抗体或抗原进行的抗原抗体反应，是目前应用最广泛的免疫学检测技术之一。其优点是快速、可定性或定量测定，极大提高了免疫学检测的敏感性。它与显微技术结合能对组织或细胞内的待测物质进行精确定位。

（1）免疫荧光技术　免疫荧光技术是以异硫氰酸荧光素（FITC）、藻红蛋白、罗丹明等荧光素标记已知抗体或抗原，检测标本中相应的抗原或抗体。主要方法有直接法和间接法（图8-4）。目前，免疫荧光技术广泛应用于细菌、病毒、螺旋体等感染疾病的诊断，也用于免疫细胞膜分子（如CD分子）的检测和自身免疫病的抗核抗体的检测。

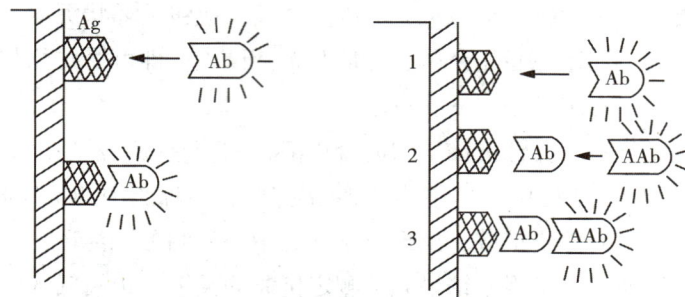

图8-4　免疫荧光检测示意图（左为直接法，右为间接法）

（2）酶免疫测定　酶免疫测定（EIA）是一种用酶标记一抗或二抗检测特异性抗原或抗体的方法。通过酶分解底物产生有色物质，用酶标仪测定光密度值（OD）进行定量分析，以检测抗原或抗体的含量。常用于标记的酶有辣根过氧化物酶、碱性磷酸酶等。

酶联免疫吸附试验（enzyme linked immunosorbent assay，ELISA）是酶免疫测定中应用最广泛的技术，其基本方法是将已知的抗原或抗体吸附在固相载体（聚苯乙烯微量反应板）表面，使抗原与抗体在固相表面进行反应。常用的方法有间接法（检测抗体）、夹心法（检测抗原）、竞争法（既可检测抗原，也可检测抗体）等。ELISA具有敏感性高、操作简便、用途广泛等特点，目前在临床上用于检测多种病原体的抗原或抗体、血液及其他体液中的微量蛋白成分、细胞因子等。

（3）胶体金标记技术　胶体金标记技术（immunogold labeling technique）技术以胶体金颗粒为标记物检测未知的抗原或抗体。胶体金标记技术具有简单、快速、准确和无污染等优点。如用斑点免疫层析试验检测尿HCG，作为妊娠的早期诊断。

（4）放射免疫测定法　放射免疫测定法（radioimmunoassay，RIA）是用放射性核素标记抗原（或抗体）与相应抗体（或抗原）结合，通过测定抗原抗体结合物的放射活性判断结果。本测定法敏感性高，可用于测定极微量的痕迹抗原，常用于微量激素（如胰岛素、甲状腺素、生长激素等）、IgE及血药浓度（如吗啡、地高辛等）的测定。

（5）免疫印迹技术　免疫印迹技术（immunoblotting/western blotting）是一种将高分辨率凝胶电泳和免疫化学分析技术相结合的杂交技术（图8-5）。免疫印迹法具有分析容量大、敏感度高、特异性强等优点，是检测蛋白质特性、表达与分布的最常用的方法，如组织抗原的定性定量检测、多肽分子的质量测定及病毒的抗体或抗原检测等。

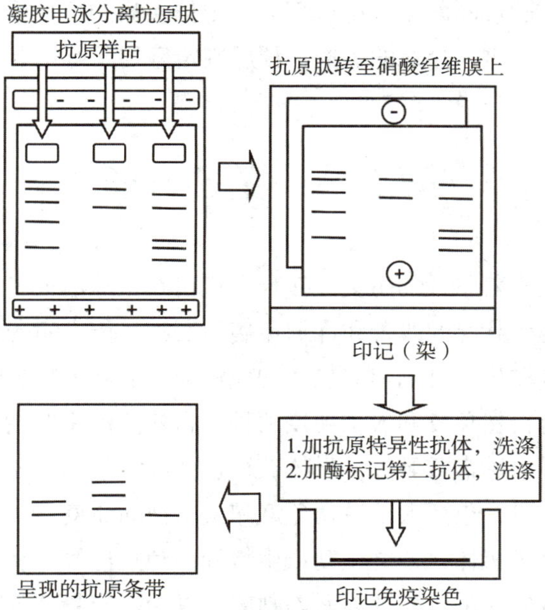

图8-5 免疫印迹法示意图

二、免疫细胞功能检测

检测免疫细胞的数量及功能是检测机体免疫状态的重要手段，对免疫缺陷病、自身免疫病、肿瘤等的辅助诊断、判断预后、疗效观察等大有帮助。主要检测方法有以下几种。

（一）T细胞的检测

1. T细胞亚群的检测 常用流式细胞术检测T细胞亚群。外周血T淋巴细胞亚群平均正常值为：CD3⁺T细胞60%~80%，CD4⁺T细胞55%~60%，CD8⁺T细胞20%~30%，CD4⁺T与CD8⁺T细胞的比值一般为2:1。

2. T细胞功能测定

（1）T细胞增殖（转化）试验 体外培养的T细胞经植物血凝素（PHA）、刀豆蛋白A（Con A）等丝裂原或抗CD3单克隆抗体等刺激后，转化为淋巴母细胞。可采用形态计数法、^{3}H–TdR掺入法、MTT比色法等进行检测。其转化率与T细胞的免疫功能呈正相关。

（2）细胞毒试验 CTL、NK细胞对其靶细胞有直接的细胞毒效应，常用检测方法有^{51}Cr释放法、乳酸脱氢酶释放法、细胞染色法等。该试验主要用于机体肿瘤免疫、病毒感染、移植排斥反应等方面的研究。

（二）B细胞的检测

1. B细胞增殖试验 原理与T细胞增殖试验相同。人的B细胞可用富含SPA的金黄色葡萄球菌菌体及抗人IgM抗体作为刺激物，孵育一定时间后检测抗体形成细胞的数量。体液免疫功能缺损患者对刺激的反应降低，产生抗体分泌细胞数显著减少。

2. 溶血空斑形成试验 其原理是取经绵羊红细胞免疫的脾脏淋巴细胞，与绵羊红细胞共育后加入补体。在补体参与下，绵羊红细胞发生溶解，形成空斑，通过计数空斑数反映产生特异性抗体形成细胞的数量。

免疫学检测技术是临床实验诊断的重要组成部分，根据疾病的特征选择合适的免疫检测指标，对疾病的特异性诊断、治疗方案的确定、疗效的监控、预后判定等均具有重要意义。

第二节　免疫预防

用免疫学方法预防传染病有着悠久的历史，接种牛痘苗在全球消灭了天花，是用免疫预防的方法消灭传染病的最好例证。随着卫生状况的改善和计划免疫的实施，传染病的预防取得了巨大成就。

免疫预防是指利用生物或非生物制剂建立机体的免疫应答而获得特异性免疫，以达到预防疾病的目的。特异性免疫的获得方式有自然免疫和人工免疫两种。自然免疫主要指机体感染病原体后建立的特异性免疫，也包括胎儿或新生儿经胎盘或乳汁从母体获得抗体而产生的免疫。人工免疫则是人为使机体获得免疫，是免疫预防的重要手段，包括人工主动免疫和人工被动免疫。

人工主动免疫是用疫苗接种机体，使之主动产生特异性免疫应答，从而预防或治疗疾病的措施；人工被动免疫是给人体注射含特异性抗体如抗毒素等制剂，以治疗或紧急预防疾病的措施。

一、人工主动免疫

人工主动免疫是给机体接种疫苗或类毒素等抗原物质，刺激机体产生特异性免疫应答而获得免疫力的方法，也称预防接种，主要用于传染病的特异性预防。其主要措施是接种疫苗。

（一）疫苗制备的基本要求

1. 安全为前提　疫苗常规用于健康人群，尤其是儿童的免疫接种，直接关系到人类的健康和生命安全，因此其设计和制备均应保证安全性。灭活疫苗菌种为致病性强的微生物，应灭活彻底，并避免无关蛋白和内毒素的污染；活疫苗的菌种要求遗传性状稳定，无回复突变，无致癌性；各种疫苗应减少接种后的副作用，优选口服接种或尽量减少注射次数。

2. 有效是必须　疫苗应具有很强的免疫原性，接种后能引起保护性免疫，使群体的抗感染能力增强。在疫苗设计中须考虑两个问题：一是保护性免疫是以体液免疫为主还是细胞免疫为主，或二者兼备；二是能引起显著的免疫记忆，使保护性免疫长期维持。细胞因子等新型佐剂与疫苗共同使用，可以调节免疫应答的类型，增强免疫效果。

3. 重点是实用　疫苗的可接受性十分重要，否则难以达到接种人群的高覆盖率。在保证免疫效果的前提下尽量简化接种程序，如口服疫苗、多价疫苗和联合疫苗的应用。同时要求疫苗易于保存运输、价格低廉。

（二）疫苗的种类

第一代传统疫苗包括灭活疫苗、减毒活疫苗和类毒素；第二代疫苗包括由微生物的天然成分及其产物制成的亚单位疫苗和将能激发免疫应答的成分基因重组而产生的重组蛋白疫苗；第三代疫苗的代表为基因疫苗。

1. 灭活疫苗　灭活疫苗又称死疫苗，是选用免疫原性强的病原微生物，经人工培养后，用理化方法灭活而制成。由于死疫苗进入机体后不能生长繁殖，故对机体的免疫作用弱，要获得强而持久的免疫效果，需经多次接种，且量要大。常用的死疫苗有伤寒、乙型脑炎、百日咳、霍乱、流感、狂犬病、钩端螺旋体病疫苗等。

2. 减毒活疫苗　减毒活疫苗是用人工变异或从自然界筛选获得的减毒或无毒的活病原微生物制成的制剂，又称活疫苗。活疫苗接种过程类似隐性感染或轻症感染，进入机体后可生长繁殖，在体内存留时间长，因此，对机体免疫作用强，且接种量小，一般只需接种一次。减毒活疫苗稳定性差，不易保存，且在体内存在回复突变的危险。免疫缺陷者和孕妇一般不宜接种活疫苗。常用的活疫苗有卡介苗、麻疹、风疹、脊髓灰质炎疫苗等。

课堂互动 8-1

灭活疫苗和减毒活疫苗有什么异同点？

答案解析

3. 类毒素　类毒素是细菌的外毒素经0.3%~0.4%的甲醛处理而成。类毒素失去外毒素毒性，但保留免疫原性，接种后可诱导机体产生抗毒素。常用的类毒素有破伤风类毒素、白喉类毒素，两者与百日咳死疫苗混合制成百白破三联疫苗，用于对百日咳、白喉、破伤风的预防。

4. 新型疫苗　近年来，随着免疫学、生物化学、分子生物学技术的发展，研制出许多高效、安全而且廉价的新型疫苗。主要包括：①亚单位疫苗，为提取病原微生物的有效抗原成分制成，如流脑疫苗使用的是细菌荚膜多糖抗原。②合成疫苗，将人工合成的抗原肽结合于载体上，再加入佐剂而制成的疫苗，合成疫苗的优点是一旦合成即可大量生产，且无血源性疫苗传染的可能性。③基因工程疫苗，是提取病原微生物抗原基因运用DNA重组技术制备而成的疫苗，如目前应用的乙肝重组疫苗即是将编码HBsAg的基因插入酵母菌基因组中制成的。

二、人工被动免疫

人工被动免疫是给人体注射含特异性抗体或细胞因子的制剂，使机体获得特异性免疫，以治疗或紧急预防疾病的措施。这种免疫力是通过被动输入方式获得，而不是由受者自身免疫系统产生，故被动免疫后免疫效应分子虽可立即发挥免疫效应，但作用维持时间较短，通常只有2~3周。

1. 抗毒素　抗毒素是用细菌外毒素或类毒素免疫动物后制备的免疫血清，具有中和外毒素的作用。常以类毒素免疫马，约2周后，马体内产生高效价抗毒素，取其血清分离纯化精制而成，主要用于治疗或紧急预防外毒素所致的疾病。该制剂对人来说是异种蛋白质，使用时应注意超敏反应的发生。常用的有破伤风抗毒素、白喉抗毒素等。

2. 人免疫球蛋白　人免疫球蛋白是从正常人血浆或健康产妇胎盘血中分离制成的免疫球蛋白浓缩剂，分别称人血浆丙种球蛋白和胎盘丙种球蛋白。可用于麻疹、脊髓灰质炎、甲型肝炎等病毒感染的紧急预防。根据使用时机和剂量，可以达到防止发病、减轻症状或缩短病程的效果。还可以用于丙种球蛋白缺乏症的治疗。

此外还有人特异性免疫球蛋白，其主要来源于恢复期患者及含高效价特异性抗体供血者血浆，或接受类毒素和疫苗免疫者的血浆。该制剂具有高效价、维持时间长、不易发生超敏反应等优点，用于特定微生物感染的预防。

3. 细胞因子及单克隆抗体　重组细胞因子制剂及单克隆抗体制剂为近年来研制的新型免疫治疗剂，已应用于肿瘤、感染、自身免疫病、移植排斥、造血障碍等疾病的治疗。

人工主动免疫和人工被动免疫的区别见表8-1。

表8-1　人工主动免疫和人工被动免疫比较

	人工主动免疫	人工被动免疫
接种或输入的物质	抗原（疫苗、类毒素）	抗体（抗毒素、丙种球蛋白）
免疫力出现的时间	慢，接种后1~4周产生	快，注入后立即生效
免疫力维持的时间	长，半年~数年	短，2~3周
用途	主要用于预防	多用于治疗或紧急预防

第三节　免疫治疗

免疫治疗是利用免疫学原理，针对疾病的发生机制，人为调整机体的免疫功能，以达到治疗目的所采取的措施。近十多年来，随着单克隆抗体技术的发展及基因治疗和重组细胞因子疗法的兴起，免疫治疗已逐渐发展成为一门崭新的学科——免疫治疗学。常见的免疫治疗方法有治疗性疫苗、抗体、细胞因子、过继免疫、造血干细胞移植、免疫增强剂及免疫抑制剂治疗等。

一、治疗性疫苗

1. **微生物抗原疫苗**　人类的许多肿瘤与微生物感染有关，如HBV与原发性肝癌、EB病毒与鼻咽癌、人乳头瘤病毒（HPV）与宫颈癌、幽门螺杆菌与胃癌等。使用这些微生物疫苗或抗病毒制剂可预防和治疗相应的肿瘤。例如，HPV疫苗能预防人乳头瘤病毒的感染，进而预防女性宫颈癌。

2. **细胞疫苗**　细胞疫苗包括肿瘤细胞疫苗、基因修饰瘤苗、树突状细胞疫苗等。细胞疫苗可增强机体的免疫应答效应。例如，肿瘤抗原致敏的树突状细胞疫苗已获准用于皮肤T细胞淋巴瘤的治疗。

3. **分子疫苗**　合成肽疫苗、重组载体疫苗和DNA疫苗可作为肿瘤和感染性疾病的治疗性疫苗。例如，乙型肝炎多肽疫苗可诱导抗病毒感染的免疫效应。

二、抗体

目前用于临床治疗的抗体主要包括多克隆抗体、单克隆抗体和基因工程抗体。

1. **多克隆抗体**　多克隆抗体即用传统方法将抗原免疫动物制备的免疫血清，包括：①抗感染的免疫血清，如抗毒素血清主要用于治疗和紧急预防细菌外毒素所致的疾病，而从某些疫苗接种机体血清中提取的免疫球蛋白和某些患者恢复期血清，可用于治疗丙种球蛋白缺乏症和预防麻疹、病毒性肝炎等。②抗淋巴细胞丙种球蛋白，主要用于抑制移植排斥反应，延长移植物存活时间，也可用于治疗某些自身免疫病，如肾小球肾炎、系统性红斑狼疮及重症肌无力等。

2. **单克隆抗体**　单克隆抗体具有特异性高、均一性好等优点，临床常用于肿瘤、感染、自身免疫性疾病和超敏反应性疾病等疾病的诊断和治疗。例如抗CD3抗体是美国食品药品监督管理局批准的第一个治疗用抗体，用于临床急性心、肝、肾移植排斥反应的治疗。另外，利用单克隆抗体具有特异性的特点，将其作为载体与毒性物质连接，将这些毒性物质靶向携带到肿瘤局部病灶，可特异性杀死肿瘤细胞，而对正常细胞损伤较轻。如抗CD20单抗可用于治疗类风湿关节炎，抗CD52可用于治疗白血病、T细胞淋巴瘤等。

3. **基因工程抗体** 基因工程抗体是指通过DNA重组和蛋白质工程技术在基因水平对免疫球蛋白进行切割、拼接或修饰，重新组成新型抗体。基因工程抗体具有免疫原性低、特异性高、分子量小、穿透力强、容易进入局部等优点。目前已有许多产品用于肿瘤、自身免疫病及感染的治疗。

三、细胞因子

细胞因子具有广泛的生物学功能，体内细胞因子的变化明显影响机体的生理或病理过程，调整细胞因子的平衡已成为免疫治疗的重要对策。补充外源性细胞因子或阻断内源性细胞因子的病理作用是临床常用的免疫治疗方法，有些细胞因子已成为某些疾病不可缺少的治疗手段。例如IFN-α对毛细胞白血病的疗效显著，IFN-β是目前治疗多发性硬化症唯一有效的药物，重组I型可溶型TNF受体可减轻类风湿性关节炎的炎症损伤（表8-2）。

表8-2 已批准生产的细胞因子多肽药物

细胞因子	适应证
IFN-α	毛细胞白血病、Kaposi肉瘤、肝炎、恶性肿瘤、AIDS
IFN-β	多发性硬化症
IFN-γ	慢性肉芽肿、生殖器疣、恶性肿瘤、过敏性皮炎、感染性疾病、类风湿关节炎
G-CSF	自身骨髓移植、化疗导致的粒细胞减少症、AIDS、白血病、再生障碍性贫血
GM-CSF	自身骨髓移植、化疗导致的血细胞减少症、AIDS、再生障碍性贫血
EPO	慢性肾功能衰竭导致的贫血、恶性肿瘤或化疗导致的贫血、失血后贫血
IL-2	恶性肿瘤、免疫缺陷病
IL-11	恶性肿瘤或化疗导致的血小板减少症

四、过继免疫治疗和造血干细胞移植

1. **过继免疫治疗** 过继免疫治疗（adoptive immunotherapy）是指给患者转输具有在体内能够继续扩增的效应细胞的一种疗法。即将对疾病有免疫力的供者的免疫效应物质转移给其他个体，也可以是自身细胞经体外处理后回输自身，以发挥治疗疾病的作用。如给白血病、再生障碍性贫血、免疫缺陷病患者转输骨髓细胞，给肿瘤患者输入在体外已激活扩增的特异性肿瘤浸润淋巴细胞（tumor-infiltrating lymphocyte，TIL）或非特异性的淋巴因子激活的杀伤细胞（lymphokine activated killer cell，LAK）等。

2. **造血干细胞移植** 免疫细胞来源于造血干细胞，通过体内造血干细胞移植达到促进造血和免疫功能的目的。造血干细胞移植使患者免疫系统得以重建或恢复造血，已成为临床治疗肿瘤、造血系统疾病和自身免疫病的方法之一。常用的造血干细胞来源于HLA型别相同的供者骨髓、外周血或脐带血中的CD34+干细胞，其中脐带血是极具发展潜力的干细胞来源。

五、生物应答调节剂与免疫抑制剂

1. **生物应答调节剂** 生物应答调节剂是指具有促进或调节机体免疫功能的制剂。主要用于肿瘤、感染、自身免疫病及免疫缺陷病的治疗。生物应答调节剂通常对免疫功能正常者无影响，而对免疫功能异常者，特别是免疫功能低下者有促进或调节作用。

2. **免疫抑制剂**　免疫抑制剂是一类抑制机体免疫功能的生物或非生物制剂，主要用于超敏反应性疾病、自身免疫病的治疗和抗移植排斥反应而延长移植物的存活时间。免疫抑制剂大多有毒副作用，可引起骨髓抑制和肝肾毒性，长期或不当使用可导致机体免疫功能下降，引起严重感染，并可增加肿瘤的发生率（表8-3）。

表8-3　常见的生物应答调节剂与免疫抑制剂

	分类	举例
生物应答调节剂	细胞因子制剂	IL-2、TNF、IFN
	微生物制剂	卡介苗、短小棒状杆菌、胞壁酰二肽
	化学制剂	左旋咪唑、西咪替丁
	合成物质	聚肌胞苷酸、吡喃共聚物、嘧啶
	中草药	人参皂苷、黄芪多糖、香菇多糖
	激素	胸腺肽、胸腺生成素
免疫抑制剂	微生物制剂	环孢霉素A、他克莫司（FK-506）、西罗莫司
	单克隆抗体	抗T细胞及其亚群单抗、抗MHC单抗
	化学合成药物	糖皮质激素、环磷酰胺、硫唑嘌呤
	中草药	雷公藤多苷

目标检测

答案解析

一、单项选择题

1. 关于人工主动免疫描述错误的是（　　）

　　A. 输入物质为特异性抗体　　　　　　　B. 输入物质为抗原性物质

　　C. 免疫力出现时间较慢　　　　　　　　D. 用于预防

　　E. 输入物质为疫苗

2. 可用于人工被动免疫的成分是（　　）

　　A. 类毒素　　　　　　　B. 外毒素　　　　　　　C. 抗毒素

　　D. 内毒素　　　　　　　E. 抗生素

3. 下列不属于抗原抗体反应特点的是（　　）

　　A. 特异性

　　B. 不可逆性

　　C. 最适比例性

　　D. 反应第一阶段是抗原抗体结合阶段

　　E. 反应第二阶段是抗原抗体反应可见阶段

4. 患者，女性，22岁，头痛，关节痛，颌下淋巴结肿大，尿中出现蛋白及红、白细胞，经血清学检测诊断为系统性红斑狼疮，治疗应用大量皮质激素后，已产生副作用而难以连续使用时，使用免疫抑制剂以使皮质激素逐渐减量至停药，请问下列属于免疫抑制剂的是（　　）

A．环磷酰胺 　　　　　　　B．IFN-γ 　　　　　　　C．卡介苗

D．左旋咪唑 　　　　　　　E．短小棒状杆菌

5．李某，女性，35岁，颊部出现红斑，形状不规则，皮疹边缘清楚，伴有表面糜烂，颊部红斑持续数天，怀疑为系统性红斑狼疮，需检测抗核抗体，检测的常用方法为（　　）

A．放射免疫法 　　　　　　B．荧光免疫法 　　　　　　C．酶联免疫吸附法

D．免疫电泳法 　　　　　　E．对流免疫电泳

6．陈某，女性，27岁，因宫外孕大出血住院，需要输同型血400ml。输血前需要做血型鉴定和交叉配血实验。请问测定ABO血型常用的方法是（　　）

A．玻片凝集法 　　　　　　B．间接凝集法 　　　　　　C．单向琼脂扩散

D．试管凝集法 　　　　　　E．间接凝集抑制法

7．陈某，男性，49岁，全身小关节疼痛、变形、僵硬、肿胀，确诊为风湿性关节炎。实验室检查项目之一是抗"O"试验，此试验检测的是（　　）

A．细菌的"O"抗体 　　　　　　　　　B．链球菌溶血素"O"抗原

C．细菌的"O"抗原 　　　　　　　　　D．链球菌溶血素"O"抗体

E．"O"型红细胞的抗原

8．李某，女性，27岁，已婚，恶心，干呕，停经2个月余，尿妊娠试验为阳性，初诊为早孕。尿妊娠试验的原理是（　　）

A．反向间接凝集 　　　　　　B．直接凝集 　　　　　　C．间接凝集

D．协同凝集 　　　　　　　　E．间接凝集抑制

二、简答题

1．简述抗原抗体反应的基本原理。

2．试述人工免疫的种类及比较。

（李　睿）

书网融合……

知识回顾　　　习题

医学微生物学

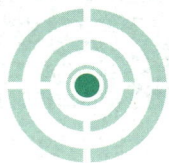

第九章 | 医学微生物学概论

PPT

学习目标

知识要求：

1. 掌握微生物的概念、特点与分类，病原微生物的概念，正常菌群和条件致病菌、菌群失调的概念，条件致病菌的致病条件。

2. 熟悉微生物与人类的关系，微生物在自然界和人体的分布，熟悉菌群失调的常见原因。

3. 了解微生物学发展简史，微生物学方面的主要成就。

技能要求：

1. 能正确判断人体各部位正常菌群的分布情况。

2. 能预判、预防疾病诊疗过程中条件致病菌的致病及菌群失调。

第一节　微生物与病原微生物

微生物（microorganism）是存在于自然界中的一群体积微小、结构简单、肉眼无法直接看到，必须借助光学或电子显微镜放大数百倍、数千倍乃至数万倍才能观察到的微小生物。

一、微生物的种类

微生物种类繁多，有数十万种以上。依据有无细胞结构、大小和组成等分为三类。

1. **非细胞型微生物**　非细胞型微生物是体积最小的一类微生物，没有典型的细胞结构，没有产生能量的酶系统，化学组成简单，核酸类型为DNA或RNA，两者不同时存在。由于结构简单，只能在活细胞内增殖。病毒属于此类微生物，包括典型的病毒和亚病毒如类病毒、卫星病毒、朊病毒等。

2. **原核细胞型微生物**　这类微生物有细胞结构，但其核质分化原始，呈环状裸DNA团块状，无核膜和核仁。细胞器不完整，只有核糖体。细胞中同时有DNA和RNA。分为古生菌和细菌两大类。古生菌不合成细菌细胞壁中的肽聚糖，具有独特的代谢方式，能在极端的环境下生存，如产甲烷菌、极端嗜盐菌和嗜热嗜酸菌等。目前尚未发现能肯定致病的古生菌。细菌种类繁多，包括细菌、放线菌、支原体、衣原体、立克次体和螺旋体，因其具有相似的结构和组成，在分类学上列入广义的细菌范畴。放线菌、支原体、衣原体、立克次体和螺旋体的生物学特性和致病作用有其独特性，在临床上独立提出。

3. **真核细胞型微生物**　真核细胞型微生物细胞核分化程度高，有核膜和核仁。细胞器完整。真菌属于此类微生物。

各类微生物除体积微小、结构简单外，还具有种类繁多、分布广泛、繁殖迅速、容易变异等特点。

二、微生物与人类的关系

人类与微生物相互依存、相互制约。绝大多数微生物对人类是有益的，甚至是必需的。少数微生物能引起人类的疾病。

在自然界物质循环中，微生物通过代谢活动参与碳、氮、硫、磷等元素的循环。例如土壤中存在大量的腐生菌，能将死亡的动、植物的有机含氮化合物转化为无机含氮化合物，供植物生长的需要，而植物又能被人类和动物利用。空气中含有大量游离的氮，通过植物根部的固氮菌作用后，转化成氨态氮，被植物吸收。因此，没有微生物，自然界的物质就无法运转和循环，植物就无法进行代谢，人类和动物也将难以生存。

在农业中，微生物肥料、微生物农药、微生物饲料、微生物食品已经在现代农业中广泛应用。如含有根瘤菌、硅酸盐细菌、磷细菌的微生物肥料改善土壤结构，增进农作物品质；以棉铃虫病毒农药为代表的新型农药促进了农田良性的生态循环；用益生菌发酵豆粕、中草药等制成的微生物饲料能提高饲料的营养价值和动物的抗病性；酸奶、泡菜、干酪、腐乳等微生物食品丰富了我们的味蕾。

在工业中，微生物在食品、制药、石油、冶金、采矿、新能源等领域广泛应用。如米曲霉菌、醋酸菌分解原料生产出的酱油和醋让中华美食文化源远流长；微生物直接或发酵产生抗生素、维生素C、医用酶、多肽等药物；快速发展的微生物采油已经成为稳油控水、提高采油率的三次采油技术；产甲烷、产乙醇、产氢、产油、生物电池等微生物为人类提供了生态环保的新型能源。

在环境保护中，微生物是处理污染物的"有力武器"。生物降解是城市垃圾处理的主要方法；海水、牛胃中的微生物能够促进聚氨酯、聚乙烯等塑料的降解；含有乳酸菌、光合菌、芽胞杆菌、酵母菌等的微生物降解菌群可实现粪污的无害化处理。

在生命科学中，微生物常作为研究对象、模式生物或研究工具。转录、翻译和复制的过程以及遗传密码都是在大肠埃希菌中首次被破译的，糖酵解的机制是在酿酒酵母中研究的。基因工程中细菌、酵母菌是常用的受体细胞。我国最高国家科学技术奖获得者侯云德在1982年研制的中国第一个基因工程创新药物重组α1b型干扰素就是以大肠杆菌作为受体细胞生产的。

在中药现代化中，微生物在中药二次开发、拓展中药资源、中药药理研究中发挥了令人瞩目的作用。从冬虫夏草中分离的真菌纯培养物代替冬虫夏草的研究取得了巨大的经济、社会和生态效益；真菌药用"固体发酵"工艺是中药传统范畴内仅有的，也是历史上诞生最早的一类生物制药技术，中药四曲即红曲、神曲、半夏曲、沉香曲均为真菌发酵所得。通过微生物对中药的转化，能发挥提高中药药效、降低不良反应、产生稀有成分等作用。

三、病原微生物与病原生物学

少数微生物能引起人类和动物、植物的病害，具有致病性，称为病原微生物。如引起猩红热的A型链球菌、引起大叶性肺炎的肺炎链球菌、引起肺结核的结核杆菌、引起鼠疫的鼠疫耶尔森菌、引起病毒性肝炎的各种肝炎病毒、引起艾滋病的HIV、引起人和动物狂犬病的狂犬病毒。

病原生物学是研究病原生物的生物学特性、致病性、病原学检查方法和防治原则的学科，包括医学微生物学和人体寄生虫学。前者主要介绍非细胞型、原核细胞型和真核细胞型微生物的共同特性，以及临床常见致病细菌、病毒、真菌等微生物的生物学特性、致病机制、微生物学检查和防治方法；后者主要介绍人体寄生虫的共同特性，以及常见或重要寄生虫的生物学特性、生活史、致病机制及其防治原则。

第二节   微生物的分布与人体微生态

微生物种类繁多，分布广泛。在自然界的空气、水、土壤、家居环境中几乎是无处不在。人与环境相互依存，在人体也分布着大量微生物。

一、自然界中微生物的分布

1. 土壤中的微生物   土壤中存有种类繁多、数量庞大的微生物群体，是微生物的"天然培养基"，其种类和数量随着成土环境及土层深度不同而变化，主要有细菌、真菌、放线菌和各种藻类等，以细菌数量最多。土表以下 5~20cm 的土壤中微生物最多，通常每克土中有 10^6~10^9 个，随着土壤深度的继续增加，微生物数量逐渐减少，距表面 1m 深处每克土壤含微生物约 36000 个。土壤中的微生物绝大多数对人是有益的，如硝化细菌、腐生菌等通过硝化、氧化、氨化的作用，促进土壤有机质的分解和养分的转化；固氮菌能吸收利用空气中游离的氮气输送给植物作为合成蛋白质的原料；土壤中的放线菌能产生链霉素、红霉素等抗生素。土壤的表面由于日光照射和干燥等原因，微生物的数量较少。

土壤中的病原微生物主要来源于人和动物的排泄物、动植物残体、污水、垃圾等。病原微生物在土壤中存活时间不一。肠道细菌如霍乱弧菌、痢疾杆菌、沙门氏菌可存活 8~180 天不等，能造成消化道传染病的传播。少数抵抗力强的病原菌如炭疽杆菌、破伤风梭菌及产气荚膜梭菌能形成芽胞，在土壤中生存数年甚至几十年，成为创伤感染的重要来源。

2. 水中的微生物   自然界的江河湖海等各种淡水、咸水中都生存着相应的微生物，主要来源于土壤、空气、工业农业废水、生活污水、人和动物的排泄物及动植物残体。不同的水体微生物种类、数量和分布特征不一样。如清洁的湖泊、水库中有机质较少，微生物也少。含有机质丰富的湖泊、池塘、受污染的江水河水中微生物的种类和数量较多。海水平均盐度为 35%，海洋微生物大多数是嗜盐微生物，10~50m 的海水中微生物较多，随着深度的增加，微生物逐渐减少。地下水是无菌的，这是由于水渗入地下时土层过滤掉了大多数的微生物和营养物质。

水中的病原微生物主要来源于人和动物的排泄物和污水污染，多种因素可影响它们在水中的存活时间。水中常见或重要的病原微生物有大肠埃希菌、志贺菌、伤寒杆菌、霍乱弧菌、副溶血性弧菌、甲肝病毒、轮状病毒、脊髓灰质炎病毒等，是消化道传染病的重要来源。

3. 空气中的微生物   空气中的微生物主要来自于土壤飞扬的灰尘、水面吹起的小液滴及人和动物的飞沫等。空气中的微生物受气候、土壤微生物多少、人口密度、植被面积等因素影响，主要有真菌孢子、链球菌、芽胞杆菌等。由于空气缺乏营养，经常接受紫外线的照射，大多微生物在空气中存活的时间较短。较小的飞沫、呼出的气雾、排便以及气管插管、支气管镜检、牙科治疗、心肺复苏、雾化吸入等医疗操作可以形成悬浮在空气中的固体和液体颗粒（直径 0.001~100μm），即气溶胶。气溶胶在空气中停留的时间较长，增加呼吸道疾病的传播风险。

空气中的病原微生物主要来源于患者的飞沫和呼吸。常见或重要的空气病原微生物有链球菌、肺炎链球菌、脑膜炎奈瑟菌、结核分枝杆菌、白喉棒状杆菌、百日咳鲍特菌、流感病毒、冠状病毒、麻疹病毒、腮腺炎病毒等。空气中病原微生物的数量与人群密度、空气流通性有关。禽流感、结核病等疾病属人畜共患疾病，患病的动物如禽类、牛等也能向空气中播散病原微生物。

二、人体中的微生物

人体微生物种类繁多，数量巨大，它们共同组成了人体微生态系统，主要分布于正常人的体表以及与外界相通的腔道表面，由不同种类和数量的微生物组成。人体微生物群与宿主之间相互依赖、相互制约，并随着人体不同的成长阶段、不同环境保持动态的平衡，称微生态平衡。这些微生物在正常情况下对人体是有益的，不致病。宿主、正常微生物群或外界环境等因素打破这种平衡时，人体微生物也会致病。

（一）正常菌群

正常菌群是指正常存在于人体体内，对人体有利而无害的微生物群，其组成以细菌为主。表9-1列举了人体不同部位常见的正常菌群。

表9-1　人体常见的正常菌群

部位	主要菌类
皮肤	葡萄球菌、链球菌、类白喉棒状杆菌、丙酸杆菌、铜绿假单胞菌、白假丝酵母菌、非致病性分枝杆菌
口腔	葡萄球菌、甲型和丙型链球菌、乳杆菌、梭杆菌、类白喉棒状杆菌、肺炎链球菌、非致病性奈瑟菌、白假丝酵母菌、放线菌、螺旋体
鼻咽腔	葡萄球菌、甲型和丙型链球菌、肺炎链球菌、类杆菌、非致病型奈瑟菌
外耳道	葡萄球菌、类白喉棒状杆菌、铜绿假单胞菌、非致病性分枝杆菌
眼结膜	葡萄球菌、干燥棒状杆菌、非致病性奈瑟菌
肠道	大肠埃希菌、双歧杆菌、产气肠杆菌、变形杆菌、铜绿假单胞菌、葡萄球菌、肠球菌、类杆菌、乳杆菌、产气荚膜梭菌、破伤风梭菌
尿道	葡萄球菌、类白喉棒状杆菌、非致病性分枝杆菌
阴道	乳杆菌、大肠埃希菌、类白喉棒状杆菌、双歧杆菌、白假丝酵母菌

（二）正常菌群的生理作用

正常菌群与宿主之间相互依存，正常菌群对宿主产生以下生理作用。

1. **生物拮抗**　正常菌群在皮肤、黏膜等表面黏附、繁殖，形成一层非特异性的保护膜，可帮助机体抵御外来致病菌的侵袭及定植，对宿主起到保护作用。作用机制有：①生物屏障和占位性保护，正常菌群的定植形成生物屏障，妨碍或抑制外来致病菌的定植。②营养竞争，正常菌群优先占据了生存空间，利用有限的营养物质，不利于外来致病菌的定居和生长繁殖。③营造不利于致病菌生存的环境，如口腔、肠道、阴道的乳杆菌能代谢产生乳酸，使环境呈酸性，抑制多数致病菌的生长，正常菌群还能产生抗生素、细菌素等物质。

2. **营养作用**　正常菌群参与、影响人体的物质代谢、物质转化与合成。能参与糖、脂肪和蛋白质三大物质的代谢，还能合成宿主生存所必需的物质。如人体肠道内大肠埃希菌能产生核黄素、生物素、吡哆醇、叶酸及维生素K等维生素；肠道内双歧杆菌、乳酸菌除了维生素以外，还能产生缬氨酸、丙氨酸、苏氨酸和天冬氨酸等人体必需的营养物质。

👐 **课堂互动 9-1**

为什么临床禁食或肠道术后患者要补充维生素B、维生素K？

答案解析

3. **免疫作用**　正常菌群作为抗原能促进宿主免疫器官的发育，刺激免疫系统的成熟与细胞免疫的发生。如分节丝状杆菌能促进肠道Th17细胞的分化、成熟。双歧杆菌能间接激活Th2，使其分泌细胞因子，活化肠黏膜集合淋巴结中B细胞，诱导产生分泌型免疫球蛋白（SIgA）。双歧杆菌含有肠道寄生菌共同抗原，SIgA与具有共同抗原的微生物发生反应，发挥局部保护作用。

4. **抗衰老作用**　机体的衰老通常伴随着肠道菌群多样性的变化，双歧杆菌、肠杆菌等有益菌数量减少，而产气荚膜梭菌等产气菌数量增多。研究发现，长寿老人肠道中双歧杆菌的数量与中青年人相当。双歧杆菌能抑制产气菌的生长，减少氨、硫化氢、粪臭素等有害物质的生成，促进身体健康。双歧杆菌还能产生超氧化物歧化酶（SOD），清除氧自由基毒性，保护细胞免受活性氧的损伤，延缓细胞衰老。

5. **抗肿瘤作用**　正常菌群能将机体内某些致癌物质转化为非致癌物，合成免疫调节物质，激活免疫细胞，发挥抗肿瘤作用。如乳酸杆菌的细胞壁主要成分能激活淋巴细胞产生多种淋巴因子，提高巨噬细胞的活性，降低偶氮还原酶、亚硝基还原酶等致癌酶的活性，降解黄曲霉毒素、玉米赤霉烯酮和亚硝酸盐等致癌物质的毒性，减少肿瘤的发生。

（三）机会性致病菌

正常菌群与宿主之间、正常菌群之间保持动态的生存平衡，这是维持身体健康的前提条件。在一定条件下，这种平衡关系被打破，一些正常菌群中的细菌会引起宿主感染，称机会性致病菌，也称条件致病菌。

条件致病菌致病的条件如下。

1. **宿主免疫功能降低**　免疫抑制剂、大剂量糖皮质激素、放射治疗、抗肿瘤药物等治疗方式可以造成患者免疫功能降低。营养不良、重度贫血及艾滋病晚期，疾病可导致宿主免疫功能降低，从而使正常菌群在原寄居部位穿透皮肤、黏膜等屏障，引起局部组织或全身性感染，严重者可因败血症而死亡。

👐 **课堂互动 9-2**

为什么皮肤或黏膜破损后需要消毒？

答案解析

2. **正常菌群寄居部位改变**　正常菌群离开原寄居部位，转移到其他部位或原本无菌的部位，引起相应部位感染。如大肠埃希菌是肠道的正常菌群，移居泌尿道能引起尿道炎、肾盂肾炎，手术时进入腹腔，能引起腹膜炎甚至败血症，进入伤口能引起皮肤软组织化脓性感染，移居到胆囊、阑尾能引起胆囊炎、阑尾炎。

3. **菌群失调**　菌群失调是指正常菌群中寄居细菌的种群或数量比例发生变化。在抗生素治疗感染性疾病过程中，患者又发生了由另一种或多种病原体引起的感染，即二次感染，这就是菌群失调的表现。长期或大量的抗生素应用，敏感菌数量减少，原本数量较少的菌群或外来耐药菌获得生存优势，大量繁殖，引起感染。临床常见的二重感染有金黄色葡萄球菌引起的假膜性肠炎，白假丝酵母菌引起的鹅口疮、肠炎、肺炎、阴道炎。

第三节　医学微生物学与发展简史

一、医学微生物学

医学微生物学主要研究与人类疾病有关的病原微生物的生物学性状、致病机制、免疫性、微生物学检查方法及防治原则等，以控制和消灭传染病，维护人类健康。掌握医学微生物学的基本理论、方法，为感染性疾病、传染病等临床课程的学习奠定基础。

二、医学微生物学发展简史

医学微生物学的发展过程大致分为三个时期。

（一）微生物学的经验时期

在观察到微生物之前，人类就已经在生产生活和疾病防治中运用到微生物的知识。公元前6000年，古埃及人掌握了制作发酵面包的技术。汉代《说文解字》载："杜康始作秫酒。又名少康，夏朝国君。"可见，公元前2000多年的夏朝时代，就有杜康酿酒的记载。东汉崔寔《四民月令》里较早描述了酱的制作："五月，可为酱。上旬椘汱切豆，中庚煮之。以碎豆作'末都'。"

意大利医生Fracastoro（1478~1553年）在《论传染和传染病》著作中提出，传染病是由肉眼看不见、能自行复制的微小物体引起，通过直接、间接和空气三种途径进行传播。唐朝开元年间（713~741年）古代医师在长期的临床实践中，发现康复的天花患者、穿过沾染患者痘痂衣服的人不会再患天花。中国古人发明了痘衣法、痘浆法、旱苗法和水苗法，在此基础上发明了"人痘接种术"，传至俄罗斯、朝鲜、日本、土耳其、英国等国家。

> 🍎 **思政课堂**
>
> #### 中国古人对世界医学的贡献——人痘接种术
>
> 中国最早关于天花的记载追溯到葛洪的《肘后备急方》："此岁有病时行，仍发疮，头面及身，须臾周匝，状如火疮，皆戴白浆，随决随生。不即治，剧者多死。"在"以毒攻毒"的思想指导下，宋真宗时期（998~1022年），中国古代民间医生开始发明预防天花的方法，有痘衣法、痘浆法、旱苗法和水苗法，后两种是主要的方法。旱苗法是把痊愈期天花患者脱落的痘痂研成粉末，吹入被接种者的鼻孔。水苗法则是把痘痂粉末用水调，用棉布包裹后塞入鼻腔。
>
> 从人身上自然发出的天花的"痂"，叫作"时苗"。"时苗"毒性比较大，安全性差，因此有"苗顺者十无一死，苗凶者十只八存"的说法。清朝医者发现，将采集的痘苗加以筛选、选育七代后，痘苗的毒力就会大幅降低，这种经过选育出来的痘苗，称为"熟苗"。清代著作《种痘心法》描述了选育方法："其苗传种愈久，则药力之提拔愈清，人工之选炼愈熟，火毒汰尽，精气独存，所以万全而无害也。若时苗能连种七次，精加选炼，即为熟苗。"张琰《种痘新说》记载了"熟苗"的效果："种痘者八九千人，其莫救者二三十耳。"可见，经过改进的"人痘种痘术"对天花的预防颇有成效。也正是在"人痘种痘术"的启发下，英国的Edward Jenner发明了"种牛痘"的方法。通过"种牛痘"在全世界的推广和普及，1980年，

世界卫生组织正式宣布消灭天花。时至今日，这种人痘苗的选育方法仍符合现代制备疫苗的原理，与今天用于预防结核病的卡介苗定向减毒选育、使菌株毒性汰尽、抗原性独存的原理，可说是完全一致的。

（二）实验微生物学时期

1. 发现微生物　1676年，荷兰人列文虎克（Antony van Leeuwenhoek，1632~1723年）制造了世界上第一台放大约270倍的自制单式显微镜，打开了人类通往微观世界的大门。列文虎克相继从雨水、池塘水、牙垢、植物浸液等标本中发现和描述了多种形态的"微小动物"——细菌，为微生物的存在提供了科学依据。这是微生物学的创始时期，微生物学的研究主要在形态描述和分门别类阶段。

19世纪60年代，欧洲一些国家酿酒和蚕丝业发生酒类变质和蚕病危害，促进了微生物学的研究。法国科学家巴斯德（Louis Pasteur，1822~1895年）通过曲颈瓶实验证明有机物质的发酵与腐败是由微生物引起的，酒会变质是因为污染了杂菌，从而推翻了当时盛行的"自然发生说"。巴斯德分离到了许多引起发酵的微生物，并发现酒精发酵、乳酸发酵、醋酸发酵、丁酸发酵是由不同的细菌引起的，进而开创了微生物的生理学时代。人们认识到不同微生物间除了有形态学上的差异，在生理学特性上亦有不同，进一步肯定了微生物在自然界中所起的重要作用。自此，微生物开始成为一门独立学，人们尊称巴斯德"微生物学之父"。

为了解决酒类变质的问题，巴斯德发明了巴氏消毒法，至今仍然是酒类和牛奶的消毒方法。在巴斯德发现，细菌是引起蚕病的主要原因，推动了微生物病原学说的发展。在此影响下，英国的外科医生李斯特（Joseph Lister，1827~1912年）创立了一套包括术前洗手、蒸汽消毒手术器械和敷料、向空气中喷洒苯酚的消毒方法，使术后感染从45%下降至15%，推动了外科学的发展。

德国学者郭霍（Robert Koch，1843~1910年）第一次用科学的方法证明某种特定的微生物是某种特定疾病的病原，还创立了琼脂固体培养基、染色方法和实验动物感染等一系列方法，并提出了著名的郭霍法则：特殊的病原菌应在同一疾病中发现，在健康人中不存在；该特殊病原菌能被分离培养并得到纯种；该纯培养物接种至易感动物，能产生同样病症；自人工感染的实验动物体内能重新分离得到该病原菌。郭霍法则为传染病病原菌的发现提供了坚实的理论指导。1882年，郭霍成功地分离出引起结核病的致病菌——结核分枝杆菌，并论证了它的致病机制，由此获得了1905年的诺贝尔生理学及医学奖。在19世纪的最后20年中，在他的带动下，大多数细菌性传染病的病原体被发现并分离培养成功，是细菌学发展的黄金时代。

1892年，俄国学者伊凡诺夫斯基发现对花叶病烟草叶子的汁液进行过滤后，所获得的滤液仍然具有传染性，但未能对实验结果所揭示的意义进行深入的思考和探究。1898年，荷兰科学家贝杰林克用"病毒（Virus）"来命名这种史无前例的小病原体。伊万诺夫斯基和贝杰林克通过他们创造性工作发现了烟草花叶病毒，开创了病毒学发展历程。

2. 免疫学成为一门新兴学科　18世纪末，琴纳发明了牛痘预防天花，巴斯德研制出鸡霍乱、炭疽和狂犬病疫苗，1891年，德国学者贝林格成功地用动物免疫血清治愈白喉患儿，开创"免疫血清疗法"，随着微生物学的发展，免疫学逐渐创立和兴起。学者们提出了吞噬细胞学说和体液免疫学说，对免疫机制进行了深入的研究，有了更全面的认识，促进了免疫学的发展。

3. 细菌感染性疾病得到控制　1910年欧立希合成治疗梅毒的砷凡纳明，后又合成新砷凡纳明，开创了感染性疾病的化学治疗途径。1935年，多马克发现百浪多息可以治疗球菌感染，一系列磺胺药相继合成，广泛用于传染性疾病的治疗。1929年弗莱明意外发现青霉菌产生的青霉素能抑制金黄色葡萄球菌的生长，但无法提纯。1940年弗洛里等纯化获得青霉素纯品，青霉素应用于临床感染性疾病的治疗。1949年，瓦克斯曼在土壤灰色放线菌中发现了能够杀灭结核杆菌的抗生素——链霉素。随后，氯霉素、金霉素、土霉素、四环素、红霉素等抗生素相继发现，细菌性感染和传染病得到显著地控制和治疗。

（三）现代微生物学时期

近50年来，随着学科的发展和新技术的出现，医学微生物学迅速发展。

1. **新的病原微生物不断发现**　如引起原发性非典型性肺炎的肺炎支原体、引起慢性胃炎和消化性溃疡的幽门螺杆菌、引起出血性结肠炎的大肠埃希菌O157∶H7血清型、引起获得性免疫缺陷综合征的人类免疫缺陷病毒、引起流行性出血热的汉坦病毒、引起高致死性出血热的埃博拉病毒、引起严重急性呼吸综合征的SARS冠状病毒、引起中东呼吸综合征的MERS冠状病毒等。科学家们还发现了比病毒结构更为简单的亚病毒，如仅有RNA致病因子的类病毒，基因组缺损、需要依赖辅助病毒才能完成基因复制、表达和增殖的卫星病毒。1982年，美国科学家Prusiner发现了传染性蛋白因子朊粒可以引起羊瘙痒病、牛海绵状脑病（俗称疯牛病）及人类的库鲁病、克雅病等。

2. **微生物学研究更加深入**　对病原微生物的研究深入到分子、基因水平。包括人巨细胞病毒、流感嗜血杆菌等200多种细菌已完成测序，为进一步了解其基因结构与功能、致病物质基础及更精准的诊断、临床有效药物筛选和疫苗研究奠定基础。DNA杂交、氨基酸序列分析、质粒指纹图谱分析、基因探针、限制性片段长度多态性（RFLP）分析等技术促进了病原微生物的分类、新种的鉴定、辅助临床诊断和流行病学研究。免疫荧光技术、PCR技术、酶联免疫技术等广泛应用于临床感染性疾病的相关检测，如乙肝五项等抗原抗体的检测应用酶联免疫技术较多，HIV、HPV等病原体的检测常用PCR技术，免疫荧光技术常用于细菌、病毒的快速诊断。

3. **疫苗研制取得突破**　大多数严重危害人类健康的传染病已研制出相应的疫苗，疫苗的类型更加多样化，包括灭活疫苗、减毒活疫苗、亚单位疫苗、基因工程疫苗等。疫苗在传染病防控中的作用日益凸显，如我国乙肝表面抗原携带者与1992年相比下降了97%，白喉在2006年后没有报告病例等。

近60位科学家因医学微生物学方面的研究成果而获得诺贝尔奖（表9-2）。我国学者也为医学微生物的发展做出了巨大贡献：黄祯祥首创病毒体外培养法，为现代病毒学奠定了基础；1955年，汤飞凡首次分离出世界上第一株沙眼衣原体；1962年，顾方舟成功研制出口服的脊髓灰质炎减毒活疫苗；1976年，首次从甲型链球菌种分离出能快速杀死恶性细胞的a–GLJT肽。

表9-2　历届在微生物学领域获诺贝尔医学或生理学奖的科学家及其成就

时间	获奖科学家	成就
1901年	Emil Adolf von Behring	对血清疗法的研究
1902年	RonaldRoss	在疟疾研究上的工作
1905年	Robert Koch	对结核病的相关研究和发现
1928年	Charles Jules Henri Nicolle	在斑疹伤寒研究上的工作
1939年	Gerhard Domagk	发现百浪多息（一种磺胺类药物）的抗菌效果

续表

时间	获奖科学家	成就
1945年	Alexander Fleming Ernst Boris Chain Howard Walter Florey	发现青霉素及其对各种传染病的疗效
1951年	Max Theiler	黄热病及其治疗方法上的发现
1952年	Selman A. Waksman	发现链霉素——第一个有效对抗结核病的抗生素
1954年	John Franklin Enders Thomas Huckle Weller Frederick Chapman Robbins	发现脊髓灰质炎病毒在各种组织培养基中的生长能力
1958年	Joshua Lederberg	发现细菌遗传物质及基因重组现象
1965年	François Jacob André Lwoff Jacques Monod	在酶和病毒生物合成的遗传控制中的发现
1966年	Peyton Rous	发现诱导肿瘤的病毒
1969年	Max Delbrück Alfred D. Hershey Salvador E. Luria	发现病毒的复制机制和遗传结构
1975年	David Baltimore Renato Dulbecco Howard Martin Temin	发现肿瘤病毒和细胞的遗传物质之间的相互作用
1976年	Baruch S. Blumberg D. Carleton Gajdusek	发现传染病产生和传播的新机制
1989年	J. Michael Bishop Harold E. Varmus	发现逆转录病毒致癌基因的细胞来源
1997年	Stanley B. Prusiner	发现朊病毒——传染的一种新的生物学原理
2005年	Barry J. Marshall J. Robin Warren	发现幽门螺杆菌及其在胃炎和胃溃疡中所起的作用
2008年	Harald zur Hausen	发现导致宫颈癌的人乳头瘤病毒
	Françoise Barré-Sinoussi Luc Montagnier	发现人类免疫缺陷病毒（即艾滋病病毒）
2020年	Harvey J. Alter Michael Houghton Charles M. Rice	在发现丙型肝炎病毒方面做出贡献

注：本表内容自诺贝尔奖官网 http：//www.nobelprize.org 转载和翻译。

　　尽管成果显著，传染病依然是威胁人类健康和生命的主要原因，微生物依然是生命科学研究的热点。新现传染病（如SARS、中东呼吸综合征等）和再现传染病（如结核病、鼠疫、霍乱等）不断出现，需研究探索其病原微生物的生物学性状、致病机制、耐药机制及特异性的防治方法。随着基因组学、蛋白质组学的发展以及信号转导通路、调控机制的不断发现，深入研究已知病原微生物的致病物质和致病机制，将为感染性疾病的诊断、治疗和预防提供更多的理论基础。传染病的发生和流行亟待更多、更有效的疫苗和新的抗微生物药物的研制。免疫学检测和分子生物学检测等新技术的出现，需要不断地建立、规范微生物学诊断方法和技术。此外，人体微生物群及人体微生态平衡受到越来越多的关注和重视，其与感染性疾病、系统性疾病（如肥胖、糖尿病等）、精神性疾病及妇科疾病的关系成为新的研究热点。

目标检测

答案解析

一、单项选择题

1. 下列属于非细胞型微生物的是（　　）

   A. 大肠杆菌　　　　B. 肺炎支原体　　　　C. 麻疹病毒　　　　D. 沙眼衣原体　　　　E. 钩端螺旋体

2. 下列不属于原核细胞型微生物的是（　　）

   A. 葡萄球菌　　　　B. 结核杆菌　　　　C. 肺炎支原体　　　　D. 普氏立克次体　　　　E. 青霉菌

3. 下列属于真核细胞型微生物的是（　　）

   A. 曲霉菌　　　　　　　　B. 禽流感病毒　　　　　　　　C. 伤寒杆菌

   D. 人类免疫缺陷病毒　　　　E. 梅毒螺旋体

4. 下列部位正常情况下无菌的是（　　）

   A. 皮肤　　　　　B. 外耳道　　　　C. 鼻腔　　　　D. 胃　　　　E. 血液

5. 正常菌群的生理作用不包括（　　）

   A. 生物拮抗　　　B. 促进机体免疫　　C. 抗衰老　　　　D. 合成维生素　　E. 合成干扰素

6. 关于条件致病菌的致病条件，下列叙述正确的是（　　）

   A. 机体免疫力下降　　　　　　　　B. 细菌寄居机体的部位发生改变

   C. 机体抵抗力降低　　　　　　　　D. 长期使用广谱抗生素引起菌群失调症

   E. 以上均是

7. 导致菌群失调最常见的原因是（　　）

   A. 正常菌群的定位转移　　　B. 细菌毒力增强　　　C. 长期使用抗生素

   D. 使用免疫抑制剂　　　　　E. 使用微生态制剂

二、简答题

试举例说明条件致病菌的致病条件。

（荆雪宁）

书网融合……

知识回顾　　　　微课　　　　习题

PPT

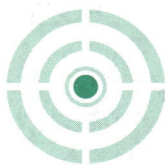

知识要求：

1. 掌握细菌的基本结构与特殊结构，革兰阳性菌和革兰阴性菌细胞壁的区别。

2. 熟悉细菌大小与基本形态，细菌结构与致病性的关系。

3. 了解青霉素和溶菌酶的作用原理，细菌形态检查法。

技能要求：

能独立使用显微镜，对未知菌种进行革兰染色鉴定。

细菌是一类具有细胞壁的原核细胞型微生物。它们结构简单，形体微小，具有细胞壁和原始核质，无核仁和核膜，细胞器比较简单，只有核糖体。

了解细菌的形态和结构，对研究细菌的生物学性状、致病性和免疫性，鉴别细菌以及对疾病的诊断、预防和治疗等有重要的理论和实际意义。

第一节　细菌的大小与形态

一、细菌的大小

细菌体积微小，肉眼无法直接看到，必须借助光学显微镜放大几百倍到一千倍左右才能观察到。通常以微米（μm）作为细菌的测量单位。细菌种类不同，大小不同。如多数球菌的直径约1μm，常见杆菌的大小为2~3μm，有芽胞的杆菌比无芽胞的杆菌要大，螺形菌的大小为2~6μm。即使同一种细菌，在不同生长环境中，或在同一生长环境的不同生长繁殖阶段，大小也不一样。

二、细菌的形态

细菌按其外形区分主要有三大类：球菌、杆菌和螺形菌（图10-1）。在自然界及人和动物体内，绝大多数细菌黏附在无生命或有生命的物体表面，以生物被膜的形式存在。

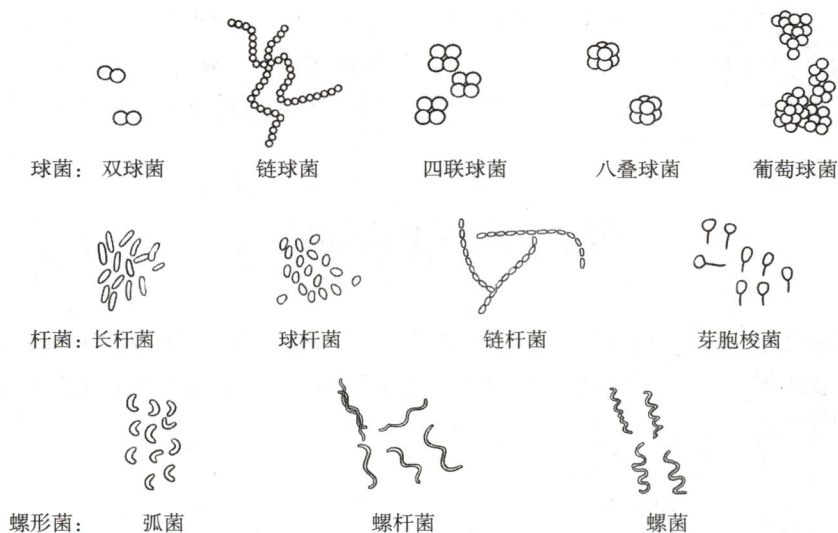

图 10-1 细菌的基本形态

（一）球菌

多数球菌直径在 $1\mu m$ 左右，外观呈圆球形或近似球形。根据繁殖时细菌分裂平面、分裂后菌体之间相互黏附程度及排列方式不同，可分为以下几类。

1. **双球菌** 在一个平面上分裂，分裂后两个菌体成双排列，如肺炎链球菌、脑膜炎奈瑟菌。
2. **链球菌** 在一个平面上分裂，分裂后多个菌体连接成链状，如乙型溶血性链球菌。
3. **葡萄球菌** 在多个不同平面上分裂，菌体无规则地排列在一起似葡萄状，如金黄色葡萄球菌。
4. **四联球菌** 在两个互相垂直的平面上分裂，分裂后四个菌体黏附在一起呈正方形，如四联加夫基菌。
5. **八叠球菌** 在三个互相垂直的平面上分裂，分裂后八个菌体排列呈立方体，如藤黄八叠球菌。

除上述排列方式外，还可有分散的单个菌体存在。

（二）杆菌

不同杆菌的大小、长短、粗细差别较大。小杆菌如布鲁菌长仅 $0.6\sim1.5\mu m$，大的杆菌如炭疽芽胞杆菌长 $3\sim10\mu m$，中等大小的如大肠埃希菌长 $2\sim3\mu m$。

多数杆菌形态呈杆状，菌体两端钝圆形，如大肠埃希菌；少数两端平齐，如炭疽芽胞杆菌；有的两端尖细，如梭杆菌；有的杆菌末端膨大成棒状，如棒状杆菌；也有的菌体稍弯，如结核分枝杆菌；有的菌体短小，近于椭圆形，称球杆菌。多数细菌呈分散存在，也有的呈链状排列，称为链杆菌；有的常呈分枝生长趋势，称为分枝杆菌。

（三）螺形菌

螺形菌为一类螺旋形或弧形的革兰阴性菌，分类学上属于不同的属，包括以下菌种。

1. **弧菌** 菌体只有一个弯曲，呈弧形或逗点状，如霍乱弧菌。
2. **螺菌** 菌体有两个及两个以上弯曲，菌体较硬，如鼠咬热螺菌。
3. **螺杆菌** 菌体柔软，连续弯曲呈螺旋状，如幽门螺杆菌。
4. **弯曲菌** 菌体弯曲呈S形或海鸥状，如空肠弯曲菌。

一般情况下，在适宜条件培养8~18小时细菌的形态比较典型。细菌的形态受多种因素影响，如温度、pH等环境因素及培养时间等。培养时间过长或在不利环境下，细菌常呈现梨形、丝状等不规则形态。因此，在观察细菌的大小和形态时，应选择适宜生长条件下的对数生长期细菌。

第二节　细菌的结构

细菌具有典型的原核细胞结构和功能。细菌的结构包括基本结构和特殊结构（图10-2）。基本结构是所有细菌都具有的结构，包括细胞壁、细胞膜、细胞质和核质；特殊结构是某些细菌才有的结构，包括荚膜、鞭毛、菌毛、芽胞。

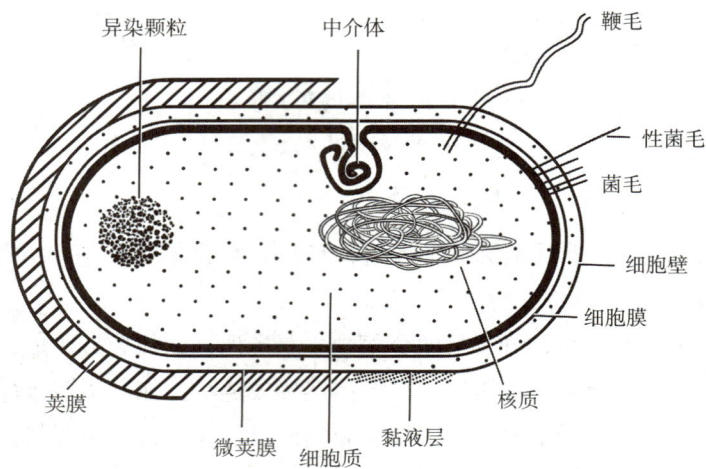

图10-2　细菌结构模式图

一、细菌的基本结构

（一）细胞壁

细胞壁包绕在细胞膜的周围，是细菌最外层的结构。细菌细胞壁的组成较复杂，且细菌种类不同，组成也不相同。用革兰染色法可将细菌分为两大类：革兰阳性菌（G^+）和革兰阴性菌（G^-）。两类细菌细胞壁的共同组分是肽聚糖，但分别有各自的特殊组分。

1. **肽聚糖**　肽聚糖又称黏肽或胞壁质，为原核细胞所特有。肽聚糖是G^+菌和G^-菌细胞壁共有的组分，但在二者略有差异。G^+菌的肽聚糖由聚糖骨架、四肽侧链和五肽交联桥组成，G^-菌的肽聚糖仅由聚糖骨架和四肽侧链组成（图10-3）。

聚糖骨架由N-乙酰葡糖胺和N-乙酰胞壁酸交替间隔排列，经$\beta-1,4$糖苷键联结而成。各种细菌细胞壁的聚糖骨架大致相同。

四肽侧链的组成和联结方式随菌种而不同。葡萄球菌（G^+菌）细胞壁的四肽侧链中四个氨基酸依次为L-丙氨酸、D-谷氨酸、L-赖氨酸和D-丙氨酸，第三位的L-赖氨酸通过由五个甘氨酸组成的交联桥连接到相邻聚糖骨架四肽侧链末端的D-丙氨酸上，从而构成机械强度较大的三维立体结构。大肠杆菌（G^-菌）的四肽侧链中，第三位氨基酸是二氨基庚二酸（DAP），并由DAP与相邻四肽侧链末端的D-

溶菌酶作用点

青霉素作用点

（a）革兰阳性菌肽聚糖结构　　　　　　　　（b）革兰阴性菌肽聚糖结构

┋ 四肽侧链，●●●● 五肽交联桥，Ⓖ N-乙酰葡萄糖胺，Ⓜ N-乙酰胞壁酸，—— β-1,4糖苷键

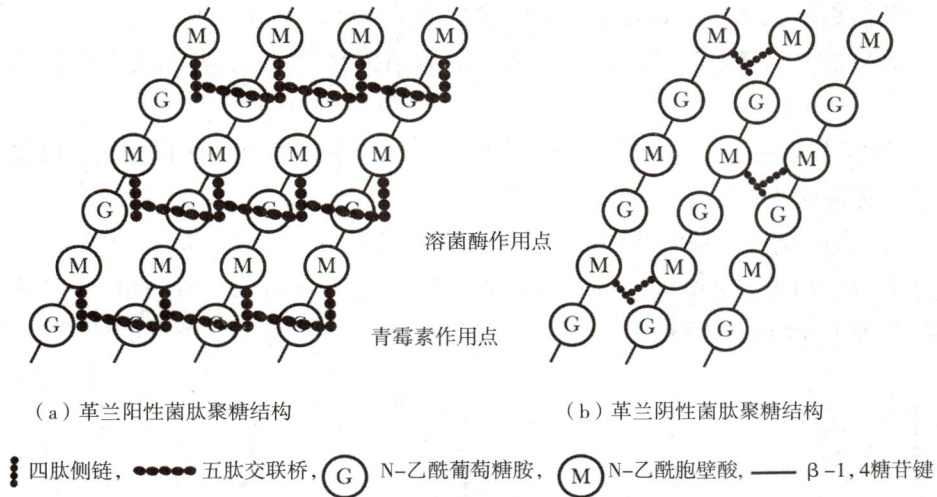

图10-3　细菌细胞壁肽聚糖结构

丙氨酸直接连接，没有五肽交联桥，只能形成平面结构疏松的二维结构。其他细菌四肽侧链中变化最大的是第三位氨基酸，大多数G⁻菌为DAP，而G⁺菌多是DAP、L-赖氨酸或其他L-氨基酸。迄今，DAP仅存在于原核细胞的细胞壁中。G⁺菌肽聚糖层数较多，为15~50层；G⁻菌肽聚糖层数少，只有1~3层。

　　2. 磷壁酸　磷壁酸是G⁺菌细胞壁的特殊组分。G⁺菌的细胞壁较厚，为20~80nm，除肽聚糖外，还含有大量的磷壁酸（图10-4），约占细胞壁干重的50%。

膜磷壁酸

壁磷壁酸

细胞壁（20~80nm）

肽聚糖（可达50层）

磷脂

蛋白质

细胞膜（7.5nm）

图10-4　革兰阳性菌细胞壁结构模式图

　　磷壁酸按其结合部位不同，分为壁磷壁酸和膜磷壁酸。壁磷壁酸一端通过磷脂与肽聚糖上的胞壁酸共价结合，另一端伸出细胞壁游离于外。膜磷壁酸一端与细胞膜外层上的糖脂共价结合，另一端穿过肽聚糖层伸出细胞壁表面呈游离状态。

　　壁磷壁酸与膜磷壁酸共同组成带负电荷的网状结构，使得G⁺菌的细胞壁具有良好的坚韧性、通透性及静电性能。磷壁酸具有免疫原性，是G⁺菌重要的表面抗原。同时，其黏附素活性与细菌的致病性关系密切。

　　多数G⁺菌细胞壁中蛋白质的含量较少，但某些G⁺菌细胞壁表面有一些特殊的蛋白质，如A群链球菌M蛋白、金黄色葡萄球菌A蛋白等，具有免疫原性。

　　3. 外膜　外膜为G⁻菌细胞壁的特殊组分。G⁻菌细胞壁较薄，为10~15nm，其结构较复杂。外膜主要由脂蛋白、脂质双层和脂多糖组成，约占细胞壁干重的80%（图10-5）。G⁻菌的外膜是不对称的双层膜结构，与细胞膜等生物膜差异明显。

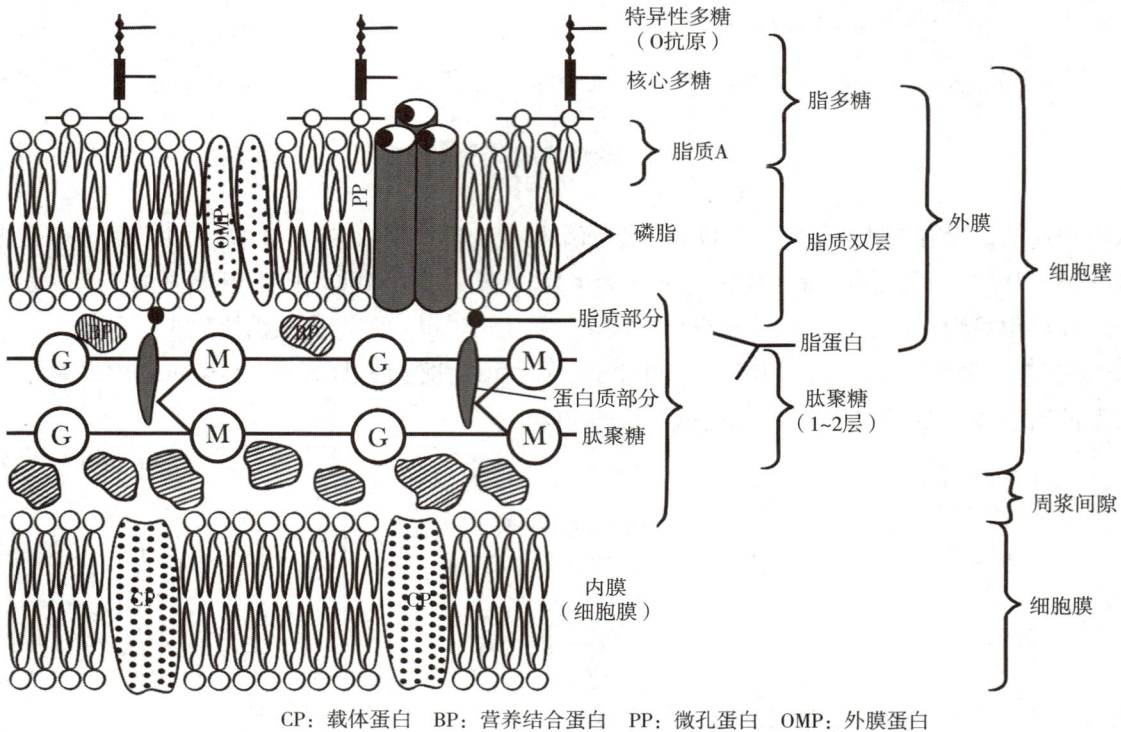

CP：载体蛋白　BP：营养结合蛋白　PP：微孔蛋白　OMP：外膜蛋白

图10-5　革兰阴性菌细胞壁结构模式图

　　脂蛋白连接在肽聚糖的四肽侧链，有稳定外膜的功能。脂质双层的结构与细胞膜类似，中间镶嵌一些特殊蛋白质，可允许水溶性分子通过，参与特殊物质的扩散，作为噬菌体、性菌毛的受体。脂多糖位于细胞壁最外侧，是细菌内毒素的主要成分，其组成为：①脂质A，是内毒素的毒性部分，不同种属细菌其结构基本一致，因此引起毒性反应也相似，脂质A对机体有致热作用，又称热原质，是药品质量检验的项目之一。②核心多糖，位于脂质A外侧，同一属的细菌核心多糖相同，具有属特异性。③特异性多糖，位于脂多糖最外层，由若干寡糖重复单位构成的多糖链，为革兰阴性菌的菌体抗原（O抗原），具有种特异性。特异性多糖缺失，细菌从光滑型变为粗糙型。

　　革兰阳性菌与革兰阴性菌细胞壁的结构不同（表10-1），导致它们在染色性、免疫原性、致病性及对药物的敏感性等方面有很大差异。如青霉素可使G⁺菌肽聚糖五肽交联桥和四肽侧链末端D-丙氨酸的连接断裂，导致肽聚糖合成中断，细菌不能顺利合成细胞壁而死亡。溶菌酶可破坏G⁺菌肽聚糖的聚糖骨架中N-乙酰葡糖胺和N-乙酰胞壁酸的β-1,4糖苷键。G⁻菌因细胞壁肽聚糖含量少且有外膜的保护，对青霉素及溶菌酶不敏感。人和动物细胞都没有细胞壁结构，故青霉素对人和动物无毒性。

表10-1 革兰阳性菌与革兰阴性菌细胞壁结构比较

结构与成分	革兰阳性菌	革兰阴性菌
厚度	厚（20~80nm）	薄（10~15nm）
肽聚糖	多（15~50层，50%~80%）	少（1~3层，5%~20%）
肽聚糖结构	致密三维网状，交联度高	疏松二维结构，交联度低
脂类	少	多
磷壁酸	有	无
外膜	无	有
溶菌酶作用	敏感	不太敏感
青霉素作用	敏感	不敏感

此外，某些细菌细胞壁的结构与上述G⁺菌和G⁻菌细胞壁结构显著不同，如分枝杆菌的细胞壁脂质的种类和含量丰富，此类细菌具有特殊的生物学性状和致病特点。

4. 细胞壁的主要功能

（1）保护细菌及维持细菌外形 在一定范围的高渗溶液中，细菌原生质收缩，但仍可保持原来形状。在一定的低渗溶液中，细胞则会膨大，但不破裂，这些都与细胞壁具有一定的坚韧性及弹性有关。

（2）参与细胞内外的物质交换 细胞壁上有很多微细的小孔和特定转运蛋白，可允许水及一些化学物质通过。

（3）参与致病性 乙型溶血性链球菌表面的M蛋白能对抗免疫细胞的吞噬，并可引发超敏反应性疾病如风湿性心脏病。

（4）与耐药性有关 G⁺菌肽聚糖缺失（细菌L型），青霉素、溶菌酶等抗菌药物则失效。

（5）与静电性有关 磷壁酸与脂多糖均带负电荷，能结合二价离子如Mg^{2+}等，维持菌体内离子的平衡，调节细菌代谢。与G⁻菌相比较，G⁺菌磷壁酸负电荷更多，等电点更低，因此更易与带正电荷的碱性染料结晶紫结合，被染成紫色。据此特点，可对细菌进行分类。

5. 细菌细胞壁缺陷型
一些理化或生物因素可以直接破坏细菌细胞壁的肽聚糖结构或抑制其合成，使其细胞壁受损，但在高渗环境下仍可存活，称细菌细胞壁缺陷型，又称细菌L型。几乎所有的细菌在体内或体外、人工诱导或自然情况下均可形成L型，诱发因素有作用于细胞壁肽聚糖的药物如溶菌酶、β-内酰胺类抗生素等，或因培养基中缺少合成细胞壁的成分如二氨基庚二酸、赖氨酸等。

因缺失细胞壁，细菌L型大小不一，呈高度多形性，有球形、杆状和丝状等。染色时着色不均，大多呈革兰阴性。培养要求高，须在高渗低琼脂含血清的培养基中生长。细菌L型生长繁殖较原菌缓慢，一般培养2~7天后在软琼脂平板上形成荷包蛋样细小菌落，中间较厚、四周较薄，也有的菌落呈颗粒状或丝状。去除诱发因素后，有些L型可回复为原菌。

某些细菌L型具有一定的致病力，通常引起慢性感染，如尿路感染、骨髓炎、心内膜炎等。临床上遇有症状明显而标本常规细菌培养阴性者，应考虑细菌L型感染的可能性，须进行细菌L型的专门分离培养，并更换抗菌药物。

（二）细胞膜

细胞膜是位于细胞壁内侧，紧包着细胞质的一层半透膜，厚约7.5nm，柔韧致密，富有弹性。细菌细胞膜的结构与真核细胞的基本相同，由磷脂和多种蛋白质组成，但不含胆固醇。细菌细胞膜是细菌赖以生存的重要结构之一，发挥物质转运、呼吸和分泌、生物合成和参与细菌分裂等作用。

一些革兰阳性菌细胞膜内陷、折叠、卷曲形成的囊状物，称为中介体。中介体一端连在细胞膜上，另一端与核质相连，细胞分裂时中介体一分为二，分别携一套核质进入子代细胞，有类似真核细胞纺锤丝的作用。中介体的形成，使细胞膜面积有效地扩大，酶的含量和能量的产生也相应地增加，其功能类似于真核细胞的线粒体，因此也称拟线粒体。

（三）细胞质

细胞质是细胞膜包裹的无色透明的胶状物质，是细菌进行新陈代谢的场所。细胞质主要由水、蛋白质、脂类、核酸及少量糖和无机盐组成，其中含有许多重要结构。

1. **核糖体**　核糖体是细菌合成蛋白质的场所，以游离状态存在于细胞质中。当细菌生长活跃时，以多聚核糖体的形式存在。原核细胞的核糖体沉降系数为70S，由50S大亚基和30S小亚基组成。真核细胞的核糖体沉降系数为80S，大亚基为60S，小亚基为40S，与细菌核糖体结构存在差异。有些抗生素（如链霉素、红霉素）能够与细菌核糖体的30S亚基或50S亚基结合，干扰蛋白质合成，进而杀死细菌。因细菌核糖体与真核生物核糖体不同，这些抗生素对人的核糖体无作用。

2. **质粒**　位于细菌的细胞质中、染色体以外的闭合双链环状DNA分子，称为质粒。质粒携带遗传信息，控制着细菌的某些特定的遗传性状。不是细菌生长繁殖所必需，失去质粒的细菌仍能正常生存。质粒可通过接合或转导作用将相关性状传递给另一细菌。医学上重要的质粒有包括耐药性质粒（R质粒）、性菌毛质粒（F质粒）、毒力质粒（Vi质粒）、产大肠菌素质粒（Col质粒）等。质粒因其结构简单，易于导入细胞，是分子生物学研究中常用的载体。

3. **胞质颗粒**　细菌细胞质中含有多种颗粒，是存储物质和能量的结构，如糖原、多糖、脂类、磷酸盐等。胞质颗粒中有一种以RNA和多偏磷酸盐为主要成分的颗粒，其嗜碱性强，用亚甲蓝染色时着色较深，呈紫色，称为异染颗粒。如白喉棒状杆菌的异染颗粒常位于菌体两端，据此特点可进行细菌鉴定。

（四）核质

核质又称拟核，是细菌的遗传物质，多位于菌体中央，没有核膜、核仁和有丝分裂器。细菌的核质是单倍体，大多由一条密闭环状的DNA分子反复回旋盘绕形成松散网状结构。某些细菌有两个、三个甚至四个不同的染色体，如霍乱弧菌、羊布鲁菌。细菌的核质相当于细菌的染色体，决定细菌的生命活动，控制着细菌的生长、繁殖、遗传、变异等主要遗传性状。

二、细菌的特殊结构

（一）荚膜

在细菌细胞壁外包绕的一层光滑的黏液性物质，为多糖或多肽，用理化方法去除后并不影响菌体的生命活动。荚膜对一般碱性染料的亲和力低，不易着色，常用墨汁负染法观察。厚度大于0.2μm，边界明显者称荚膜；厚度在0.2μm以下者称为微荚膜。荚膜是细菌致病的重要因素之一，也是鉴别细菌的重要标志。

荚膜本身无毒性，但能增强细菌的侵袭力，与细菌的致病性关系密切。荚膜消失，细菌的致病性也随着减弱或消失。荚膜的功能有：①抗吞噬作用，荚膜能保护细菌抵抗宿主吞噬细胞的吞噬和消化，增强细菌的侵袭力。②黏附作用，荚膜多糖可使细菌互相粘连或黏附于组织细胞、无生命物体表面，参与形成生物被膜，引起感染。③抗有害物质的损伤作用，荚膜位于菌体最外层，能保护菌体免受溶菌酶、抗体及抗菌药物等物质的损伤。

（二）鞭毛

菌体上附着的细长、波状弯曲的丝状物称鞭毛，是细菌的运动器官。细菌菌体鞭毛数量不等，少仅1~2根，多者达数百根，可用电子显微镜或经特殊染色法在普通光学显微镜下观察。不同的细菌鞭毛蛋白结构不同，具有较强的免疫原性，称为鞭毛抗原。

根据鞭毛的数量和部位，可将鞭毛菌分成4类（图10-6）。①单毛菌：在菌体一端只有一根鞭毛，如霍乱弧菌。②双毛菌：菌体两端各有一根鞭毛，如空肠弯曲菌。③丛毛菌：菌体的一端或两端有一丛鞭毛，如铜绿假单胞菌。④周毛菌：菌体的周身遍布鞭毛，如伤寒沙门菌。

鞭毛的功能如下。①与运动有关：鞭毛是细菌的运动器官，有鞭毛的细菌在液体环境中能迅速地游动，且具有化学趋向性，常向营养物质处前进，而逃离有害物质处。②与致病性有关：霍乱弧菌可通过活泼的鞭毛运动穿透小肠黏膜表面的黏液层，使菌体黏附于肠黏膜上皮细胞表面，是细菌致病的重要因素。③细菌鉴定和分类：依据细菌能否运动，鞭毛的数量、部位和抗原特异性，可进行细菌鉴定和分类。用悬滴法可直接观察活菌鞭毛的运动，或在半固体培养基中观察动力。

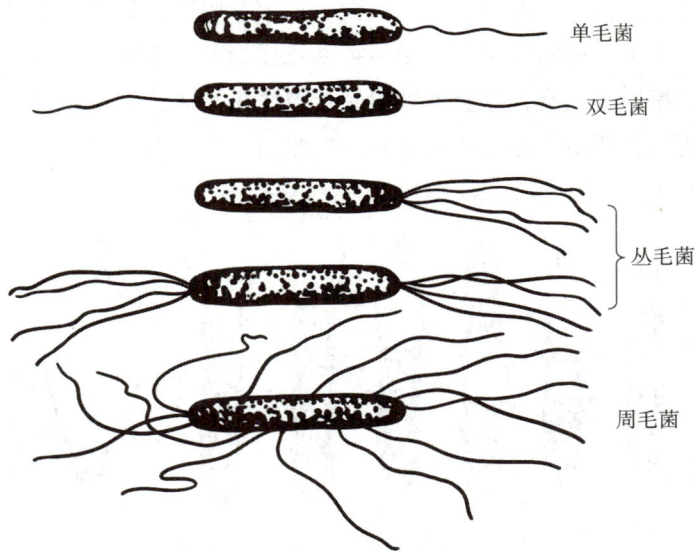

图10-6 细菌鞭毛的类型

（三）菌毛

有些菌体表面存在着一种直的、细短的丝状物，称菌毛。菌毛常见于革兰阴性菌和少数革兰阳性菌。菌毛在普通光学显微镜下无法观察，必须用电子显微镜观察。

依据功能不同，菌毛分为普通菌毛和性菌毛。①普通菌毛：遍布菌体表面，可达数百根。普通菌毛具有黏附作用，与宿主细胞表面的特异性受体结合，介导细菌感染，如大肠埃希菌。普通菌毛与细菌的致病性密切相关。②性菌毛：仅见于少数革兰阴性菌，数量少，一个菌只有1~4根。性菌毛长而粗，呈中空管状，由F质粒编码，故又称F菌毛。有性菌毛的细菌称F^+菌，无性菌毛的细菌称F^-菌。当两者相遇时发生接合，F^+菌体内的遗传物质如质粒或染色体DNA可通过性菌毛进入F^-菌。通过接合可以传递细菌的致育性（编码性菌毛的能力）、毒力、耐药性等性状。

课堂互动 10-1

鞭毛和普通菌毛的区别有哪些？

答案解析

（四）芽胞

在一定的环境条件下，某些G⁺菌如破伤风梭菌、肉毒梭菌胞质脱水浓缩，在菌体内形成一个圆形或卵圆形的小体，称芽胞。芽胞是细菌的休眠形式，保存了细菌全部生命必需物质，如完整的核质、酶系统等。芽胞壁厚，折光性强，不易着色。

细菌芽胞的形成受遗传因素和环境因素影响。一般情况下，芽胞只在动物体外对细菌不利的环境条件下形成。一个细菌只形成一个芽胞，一个芽胞发芽也只生成一个菌体，因此芽胞不是细菌的繁殖方式。条件适宜时，芽胞可发芽形成新的菌体。

芽胞的意义如下。①细菌鉴别依据：芽胞大小、形状、位置等因菌种而异，可用于鉴别细菌（图10-7）。如破伤风梭菌芽胞呈圆形，比菌体大，位于顶端，如鼓槌状。②抵抗力强：细菌形成芽胞后，对热力、干燥、辐射、化学消毒剂等抵抗力显著增强，主要与其含水量少，且形成多层致密的厚膜有关。③判断灭菌效果的指标：芽胞抵抗力强，一般方法不易杀死。杀灭芽胞最可靠的方法是高压蒸汽灭菌法。用高压蒸汽灭菌用具、敷料、手术器械时，以芽胞是否被杀死作为判断灭菌效果的指标。④外源性感染的重要来源：芽胞本身没有致病性，只有在适宜条件时发芽形成繁殖体，大量繁殖才可致病。由于芽胞可在自然界中存活数十年，所以要严防芽胞污染伤口和医疗器械，从而引发感染。

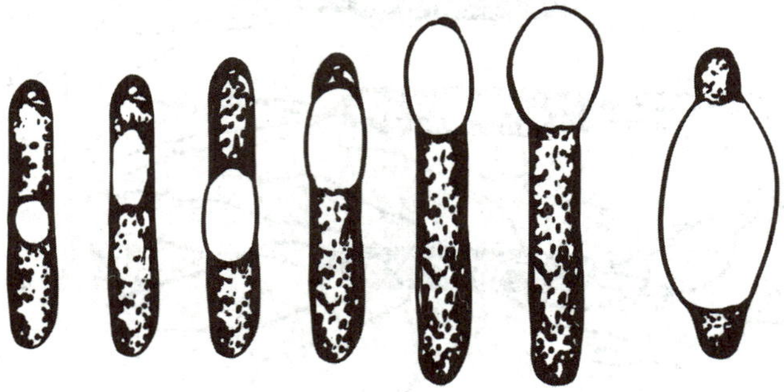

图10-7　细菌芽胞的形态、大小和位置

第三节　细菌形态与结构检查法

一、显微镜放大法

细菌形体微小，肉眼无法直接看到，必须借助显微镜放大后才能看到。

1. **普通光学显微镜**　普通光学显微镜以可见光如日光或灯光为光源，分辨率为0.25μm。一般的细菌都大于0.25μm。常用油镜放大1000倍观察细菌。用普通光学显微镜观察细菌时，需对细菌进行染色，以增加其与周围环境的对比度，以便人眼睛可观察清楚。

2. **电子显微镜**　电子显微镜以电子流代替可见光波，利用电磁圈代替放大透镜。电子波长极短，约为0.005nm，其放大倍数可达数十万倍，分辨率为1nm。用电子显微镜不仅能看清细菌外形，还能清楚看到内部的超微结构。电子显微镜显示的形象可投射到荧光屏上，还可照相拍摄。目前使用的电子显微镜有透射电子显微镜和扫描电子显微镜两类。后者的分辨率一般较前者低，其优点是可清楚地显示观察物体的三维立体图像。电子显微镜标本须在真空干燥后观察，故无法看到活的微生物。

此外，还可用暗视野显微镜、相差显微镜、荧光显微镜和激光共聚焦显微镜观察不同情况下的细菌形态和结构。

二、染色法

细菌形体微小、无色透明，须进行染色后才能清楚地观察。染色法是使染色剂与细菌组分结合，盐类是最常用的染色剂。细菌的等电点pH为2~5，因此在近中性环境中，细菌均带负电荷，能与带正电荷的碱性染色剂如亚甲蓝、复红等结合；酸性染色剂不能使细菌着色，而使背景着色形成反差，故称负染。

染色法有多种，革兰染色法是最常用和最重要的分类鉴别染色法，丹麦细菌学家革兰（Hans Christian Gram）于1884年创建该法，至今仍然广泛应用。革兰染色的步骤如下：①标本固定后，用碱性染料结晶紫初染。②用碘液媒染，生成结晶紫-碘复合物，细菌均染成深紫色。③95%乙醇脱色，有些细菌可被脱色。④用稀释复红或沙黄复染。此法可将细菌分为两大类：未被乙醇脱色仍保留紫色者为革兰阳性菌，被乙醇脱色复染成红色者为革兰阴性菌。革兰染色法在鉴别细菌、研究细菌致病性、选择抗菌药物等方面具有重要的意义。

目前应用的细菌染色法中，还有单染色法、抗酸染色法以及荚膜、芽胞、鞭毛、细胞壁、核质等特殊染色法。

目标检测

答案解析

一、单项选择题

1. 用来测量细菌大小的单位是（ ）
   A. 厘米（cm）　　B. 毫米（mm）　　C. 微米（μm）　　D. 纳米（nm）　　E. 米（m）

2. 以下不属于细菌基本结构的是（ ）
   A. 荚膜　　　　　B. 细胞壁　　　　C. 细胞膜　　　　D. 细胞质　　　　E. 核质

3. 维持细菌固有形态的结构是（ ）
   A. 芽胞　　　　　B. 荚膜　　　　　C. 中介体　　　　D. 核蛋白体　　　　E. 细胞壁

4. 细菌L型是（ ）
   A. 是细胞膜缺陷的细菌
   B. 分离培养需用低渗、低琼脂、含血清的培养基
   C. 不能返祖恢复为原细菌
   D. 生长繁殖较原细菌缓慢
   E. 大多为革兰染色阳性

5. 细菌的特殊结构包括（ ）
   A. 荚膜、鞭毛、芽胞、菌毛　　　　　　　　B. 质粒、鞭毛、芽胞、菌毛

C．荚膜、质粒、芽胞、菌毛　　　　　　D．荚膜、鞭毛、质粒、菌毛

E．荚膜、鞭毛、芽胞、核质

6．细菌的芽胞是（　　）

A．细菌的繁殖形式　　　　　　　　　　B．细菌的有性遗传物质

C．仅在肠杆菌科出现　　　　　　　　　D．通常是在缺氧条件下形成

E．细菌在不利环境条件下形成的休眠体

7．细菌鞭毛的主要作用与（　　）

A．运动有关　　　　　　B．致病力有关　　　　　　　C．抵抗力有关

D．分裂繁殖有关　　　　E．接合有关

二、简答题

1．试述细菌的特殊结构及其医学意义。

2．简述细菌芽胞形成的意义。

（蒋　兰）

书网融合……

知识回顾　　　　微课　　　　习题

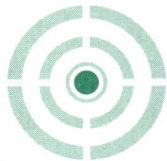

第十一章　细菌的生理

PPT

学习目标

知识要求：

1. 掌握细菌生长繁殖的条件、方式、规律，细菌在培养基中的生长现象，细菌的合成代谢产物。

2. 熟悉培养基的概念与种类。

3. 了解细菌的理化性状，细菌人工培养的意义。

技能要求：

1. 学会运用细菌生长繁殖的条件和规律解决临床实际问题。

2. 能运用细菌合成代谢产物的意义分析发热反应、鉴别铜绿假单胞菌感染等。

细菌能以独特的方式从外界环境中吸收所需要的各种营养物质，通过新陈代谢将其转化成自身正常组分或代谢产物，并从中获取能量，供生命活动所需。研究细菌生长繁殖的条件、生理活动规律和代谢产物，对于疾病的诊断、治疗和预防有着重要的理论和实际意义。

第一节　细菌的营养与生长繁殖

一、细菌的理化性状

（一）细菌的化学组成

细菌含有多种化学成分，包括水、无机盐、蛋白质、糖类、脂质及核酸等。水分占细胞总重量的 75%~90%，是菌体重要的组成部分。除水分外，主要为有机物，包括碳、氢、氮、氧、硫、磷等，还有钠、钾、钙、铁、镁、氯等少数的无机离子，以构成菌体的各种成分，维持酶的活性及跨膜化学梯度。细菌还含有一些特有的化学成分，如肽聚糖、磷壁酸、D 型氨基酸、二氨基庚二酸、吡啶二羧酸等。

（二）细菌的物理性状

1. **表面积**　细菌体积虽小，但单位体积的表面积比其他生物要大得多，以利于与外界进行物质交换。如体积 $1cm^3$ 的葡萄球菌表面积可达 $60000cm^3$，因此细菌的代谢旺盛，繁殖迅速。

2. 带电现象　菌体内蛋白质含量丰富。蛋白质由兼性离子氨基酸组成，在溶液中可电离成带正电荷的氨基和带负电荷的羧基，使细菌带一定的电荷。革兰阳性菌的等电点 pH 为 2~3，革兰阴性菌的等电点为 4~5，因此在近中性环境中，细菌均带负电荷，革兰阳性菌带的负电荷更多。细菌的带电现象跟细菌的染色反应、凝集反应、抑菌和杀菌作用等都关系密切。

3. 半透性　细菌的细胞壁和细胞膜都有半透性，允许水及部分小分子物质通过，选择性允许其他物质通过，这种特性有利于吸收营养和排出代谢产物。

4. 渗透压　细菌体内含有高浓度的营养物质与无机盐，具有较高的渗透压。一般革兰阳性菌的渗透压高达 20~25 个大气压，革兰阴性菌为 5~6 个大气压。细菌所处的环境一般相对低渗，但由于外侧有坚韧的细胞壁保护不至膨胀破裂。

5. 光学性质　细菌为半透明体，当光线照射至细菌，部分光源被吸收，部分被折射，故细菌悬液呈混浊状态。细菌数量越多，浊度越大，使用比浊法或分光光度计可以粗略地估出细菌的数量。

二、细菌的营养类型

根据所需要的碳源是无机碳还是有机化合物，细菌分为自养型和异养型。从能量方面来说，进行光合作用利用光能的称为光能型微生物，通过氧化化合物来产生能量的微生物称为化能型微生物。通常依据细菌生长需要的碳源和能源的特性，分为光能自养型、光能异养型、化能自养型和化能异养型等四种营养类型（表 11–1）。

表 11–1　细菌的营养类型

营养类型	主要或唯一碳源	能源	实例
光能自养型	CO_2	光能	着色细菌、蓝细菌
光能异养型	CO_2 及简单有机物	光能	红螺细菌
化能自养型	CO_2 或碳酸盐	无机物	硝化细菌、铁细菌、氢细菌
化能异养型	有机物	有机物	绝大多数细菌

三、细菌生长繁殖的条件

（一）营养物质

细菌所需的营养物质主要有水、碳源、氮源、无机盐和生长因子等。

1. 水　水是细菌的重要成分之一，包括游离水和结合水。细菌对物质的吸收、分泌、排泄、渗透和代谢过程的生化反应均需在有水的条件下进行。

2. 碳源　细菌能吸收和利用各种碳的无机或有机物，用于合成菌体组分和获得能量。糖类是病原菌的主要碳源。

3. 氮源　细菌对氮源的需要量仅次于碳源，主要用于合成菌体成分和结构。很多病原性细菌主要利用蛋白胨、氨基酸等有机氮化物获得氮源，少数病原菌如克雷伯菌也可利用硝酸盐、氮气等无机氮化物，但利用率较低。

4. 无机盐　细菌需要利用各种无机盐包括磷、硫、钾、钠、镁、钙、铁、钴、锌、锰、铜、钼等。无机盐的作用主要有：①构成有机化合物，成为菌体成分。②参与酶的组成，维持酶的活性。③调节菌体内外的渗透压。④参与能量的储存和转运。⑤某些元素与细菌的生长繁殖和致病作用密切。例如白喉棒状杆菌在不同的铁浓度环境中产毒能力不同，在铁浓度为0.14mg/L的培养基中产毒素量最高，当铁浓度为0.6mg/L时则完全不产毒。并非所有的细菌都需要这些微量元素，一般只需要其中的一种或两种。

5. **生长因子**　有些细菌生长必需而又自身无法合成的化合物称生长因子。生长因子通常需从外界补充，如维生素、某些氨基酸、嘌呤、嘧啶等。少数细菌还需特殊的生长因子，如流感嗜血杆菌呼吸所必需的两种生长因子是X因子、V因子，X因子是高铁血红素，V因子是辅酶Ⅰ或辅酶Ⅱ。

（二）酸碱度

酸碱度即氢离子浓度。每种细菌的生长都需要一个适宜的pH范围，以及最适生长pH。多数病原菌最适生长pH为7.2~7.6。也有少数细菌例外，如霍乱弧菌在pH 8.4~9.2环境中生长最好，而结核分枝杆菌在pH 6.5~6.8中生长最佳。

（三）温度

不同的细菌对温度的要求不同，每种细菌都有最适生长温度。大多数病原菌生长繁殖的最适温度为37℃，故实验室常用37℃的恒温培养箱培养细菌。个别细菌如嗜冷菌生长繁殖的最适温度为10~20℃；嗜温菌生长繁殖的最适温度为20~40℃；嗜热菌生长繁殖的最适温度50~60℃。病原菌均为嗜温菌，人的体温37℃是其最适生长温度。当细菌生存环境的温度突然高于最适生长温度时，可暂时合成热休克蛋白（heat shock protein，HSP），以稳定菌体内热敏感蛋白，一定程度上可应对高温的不利。

（四）气体

根据细菌代谢时对氧的需要与否，可以分为四类。

1. **专性需氧菌**　专性需氧菌具有完善的呼吸酶系统，需要分子氧作为受氢体以完成需氧呼吸，仅能在有氧环境下生长，如结核分枝杆菌、嗜肺军团菌、铜绿假单胞菌。

2. **微需氧菌**　微需氧菌在氧浓度为5%~6%时生长最好，氧浓度超过10%生长明显受到抑制，如幽门螺杆菌、空肠弯曲菌。

3. **专性厌氧菌**　专性厌氧菌无完善的呼吸酶系统，只能在低氧分压或无氧环境中进行发酵，如破伤风梭菌、肉毒梭菌。在有氧环境中，此类菌的生长受到抑制，甚至受到毒氧基团（过氧化氢或超氧阴离子）的作用而死亡。

4. **兼性厌氧菌**　兼性厌氧菌兼有需氧呼吸和无氧发酵两种功能，在有氧或无氧环境中都能生长，一般有氧时生长较好。大多数病原菌属于此类，如金黄色葡萄球菌、大肠埃希菌、霍乱弧菌。

除氧之外，CO_2对细菌的生长也很重要。脑膜炎奈瑟菌和布鲁菌等菌，从标本初次分离时，需提供5%~10%的CO_2，可促进其生长繁殖。

四、细菌的生长繁殖

（一）细菌生长繁殖的方式和速度

细菌以无性二分裂方式进行繁殖。适宜条件时，大多细菌繁殖一代仅需20~30分钟。个别细菌繁殖速度较慢，如结核分枝杆菌需要18~20小时才能繁殖一代。按20~30分钟分裂一次计算，一个细菌经7小时繁殖约200万，24小时约4×10^{12}亿，随着时间的推移，细菌群体的数量将难以计算。事实上，随着细菌数量的增加，营养物质逐渐消耗，有害代谢产物逐渐蓄积，使细菌无法始终保持高速度的无限繁殖。培养一定时间后，细菌繁殖的速度减慢，死亡细菌逐渐增多，活菌数逐渐减少。

将一定数量的细菌接种于液体培养基中，连续定时取样检查活菌数，可发现其生长过程的规律性。以培养时间为横坐标，细菌活菌数的对数为纵坐标，可绘制出一条反映细菌生长繁殖规律的曲线，即生长曲线（图11-1）。

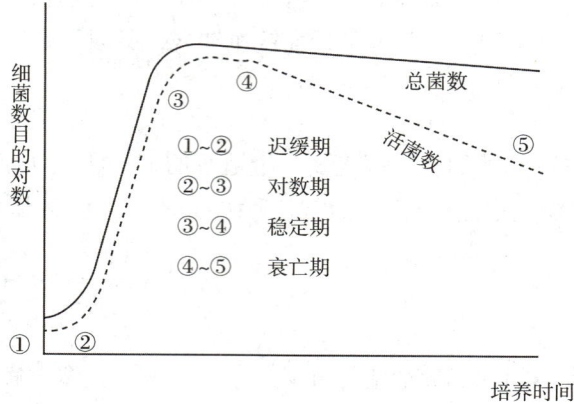

图 11-1 细菌的生长曲线

根据生长曲线，细菌的群体生长繁殖可分为四期。

1. **迟缓期**   一般为细菌进入新环境后的1~4小时，为短暂适应期。该期菌体增大，代谢活跃，为后期细菌的分裂繁殖合成并积累充足的酶和中间代谢产物。但细菌分裂迟缓，数量增加缓慢。不同的细菌迟缓期长短不一，受菌种、菌龄、菌量及营养物等多种因素影响。

2. **对数期**   一般在培养后的8~18小时，活菌数以恒定的几何级数增长，生长曲线图上细菌数的对数呈直线上升，又称指数期。此期细菌的形态、染色性、生理活性等都较典型，因此，研究细菌的生物学性状一般选用此期的细菌。该期细菌对外界环境因素的变化也较敏感。

3. **稳定期**   随着培养基中营养物质的消耗和有害代谢产物的蓄积，细菌繁殖速度减缓，死亡菌数逐渐增加，两者大致平衡，活菌数大致恒定。该期细菌形态、染色性和生理性状常有改变。一些细菌的芽胞、外毒素和抗生素等代谢产物大多在该期产生。

4. **衰亡期**   细菌繁殖越来越慢，死亡菌数越来越多，并超过活菌数，细菌总数开始下降。该期细菌形态发生显著变化，菌体变形、肿胀，难以辨认，生理代谢活动也趋于停滞。

细菌的生长曲线在研究工作和生产实践中都有指导意义。掌握细菌的生长规律，可人为地改变某些培养条件，更好地利用对人类有益的细菌。例如在培养过程中，规律性地更新培养液及对需氧菌进行通气，可延长细菌的对数期，此即连续培养。

第二节 细菌的新陈代谢

细菌的新陈代谢包括分解代谢与合成代谢，分别在不同酶系统的控制和催化下进行。分解代谢是指将复杂的营养物质分解为简单的化合物，为合成菌体自身成分提供原料，同时也能获得能量。合成代谢是指将简单的化合物合成为复杂的菌体成分和酶等，同时消耗能量。细菌在代谢过程中可以产生多种代谢产物，其中有些具有重要的医学意义。

一、细菌的分解代谢产物

不同细菌所具有的酶不完全相同，对营养物质的分解能力也不一致，因而其代谢产物有别。据此特点，用生物化学方法来鉴别不同的细菌称细菌的生化反应试验。

1. 糖代谢产物　细菌分解糖（葡萄糖、乳糖等）可产生丙酮酸，后者进一步分解成有机酸、醇类、气体和酮类等产物。①甲基红试验：常用来鉴别产气杆菌和大肠埃希菌。前者分解葡萄糖产生丙酮酸，然后经脱羧后生成乙酰甲基甲醇，pH超过5.4，甲基红指示剂呈橘黄色；后者分解葡萄糖产生的丙酮酸，转变为甲酸、乙酸等，pH降到4.5以下，甲基红指示剂呈红色。②糖发酵试验：常用来鉴别大肠埃希菌和伤寒沙门菌，前者分解葡萄糖和乳糖，生成甲酸并进一步分解为CO_2和H_2，故产酸并产气；后者分解葡萄糖，但不能发酵乳糖，仅产酸不产气。③VP试验：也可鉴别大肠埃希菌和产气杆菌，产气杆菌可使丙酮酸脱羧生成乙酰甲基甲醇，被氧化生成二乙酰，二乙酰与含有胍基的化合物反应生成红色化合物，为VP试验阳性。大肠埃希菌不能使丙酮酸脱羧，故试验为阴性。

2. 蛋白质代谢产物　细菌不同，分解蛋白质和氨基酸的能力也不同，可据此鉴别细菌。①吲哚试验：常用于肠道杆菌的鉴别，大肠埃希菌、变形杆菌等能分解培养基中的色氨酸生成靛基质，即吲哚，与试剂中的对二甲氨基苯甲醛发生作用，生成玫瑰吲哚而呈红色。②硫化氢试验：用于鉴别沙门菌、变形杆菌等肠道杆菌，这些细菌能分解培养基中的胱氨酸、甲硫氨酸等含硫氨基酸，生成硫化氢，后者遇醋酸铅或硫酸亚铁生成黑色的硫化物，为硫化氢试验阳性。

除了分解糖、蛋白质及氨基酸外，细菌还可分解铵盐、尿素等物质。可用枸橼酸盐利用试验鉴别产气杆菌、大肠埃希菌，用尿素酶试验鉴别变形杆菌。

细菌的生化反应用于鉴别细菌，尤其对形态、革兰染色反应和培养特性相同或相似的细菌更为重要。吲哚（I）、甲基红（M）、VP（V）、枸橼酸盐利用（C）4种试验常用于鉴定肠道杆菌，合称为IMViC试验。例如大肠埃希菌对这4种试验的结果是"++--"，产气杆菌则为"--++"。

二、细菌的合成代谢产物

细菌利用分解代谢中的产物和能量合成菌体自身成分，如多糖、蛋白质、脂肪酸、核酸等，同时还合成一些在医学上具有重要意义的代谢产物。有的与细菌的致病性有关，有些可用来鉴别细菌，还有一些可用来防治疾病。

1. 热原质　热原质主要由革兰阴性菌合成，是注入人体或动物体内能引起发热反应的物质，也称致热原。热原质是革兰阴性菌细胞壁中的脂多糖，性质稳定，耐高温，高压蒸汽灭菌法不会破坏热原质，250℃高温干烤30分钟才能破坏热原质。用吸附剂或特殊石棉滤板可除去液体中大部分热原质，效果最好的是蒸馏法。因此，在制备和使用注射药品过程中应严格遵守无菌操作，防止细菌污染，引起发热反应。

2. 毒素　毒素是细菌产生的对机体有毒害作用的物质，包括外毒素和内毒素，是细菌重要的致病物质。外毒素是由多数革兰阳性菌和少数革兰阴性菌合成并释放到菌体外的蛋白质，毒性作用强，如破伤风梭菌产生的破伤风痉挛毒素、肉毒梭菌产生的肉毒毒素；内毒素则是革兰阴性菌细胞壁上的脂多糖，只有菌体死亡崩解后才能释放出来，毒性相对较弱。

3. 侵袭性酶　某些细菌还能产生促进细菌侵袭和扩散的酶，可损伤机体组织，促使细菌在局部或全身的侵袭和扩散，也是细菌重要的致病物质。如链球菌的透明质酸酶、链激酶，葡萄球菌产生的血浆凝固酶。

4. 细菌素　某些菌株产生的一类仅对近缘菌株具有抗菌作用的蛋白质称为细菌素，如大肠埃希菌产生的大肠菌素。细菌素抗菌谱狭窄，仅对与产生菌有亲缘关系的细菌有杀伤作用，其在治疗上的应用价值较少，但可用于细菌分型和流行病学调查。

5. 抗生素　抗生素是某些微生物代谢过程中产生的能抑制或杀死其他微生物或肿瘤细胞的物质。大多数的抗生素是由放线菌和真菌产生的，如链霉素、红霉素、青霉素等。细菌产生的抗生素较少，只有多黏菌素、杆菌肽等。

6. 维生素　细菌能合成某些维生素，除供自身需要外，还可分泌至周围环境中。例如大肠埃希菌能在肠道内合成维生素 B、维生素 K，被人体吸收利用。

7. 色素　色素可用来鉴别细菌。细菌的色素分脂溶性和水溶性。前者不溶于水，只存在于菌体，使菌落显色而培养基颜色不变，如金黄色葡萄球菌的色素。后者能弥散到培养基或周围组织，使培养基呈现颜色，如铜绿假单胞菌的色素。

第三节　细菌的人工培养

根据细菌的生理需要和生长规律，可在体外对细菌进行人工培养，以观察和研究细菌。

一、培养基

培养基是由人工方法配制的，专供微生物生长繁殖使用的混合营养物制品。培养基 pH 一般为 7.2~7.6，少数细菌按生长要求调整至最适 pH。培养基制成后必须经灭菌处理。细菌的培养温度一般为 35~37℃，必要时提供 O_2、CO_2 或无氧环境，培养时间多为 18~24 小时。

（一）培养基的分类

1. 按物理状态分类　培养基按物理状态可分液体培养基、固体培养基、半固体培养基。

（1）液体培养基　不添加任何凝固剂的培养基，呈液体状态，营养物质分布均匀，主要用于大量繁殖细菌。在生产实践上，绝大多数发酵培养基都采用液体培养基。

（2）固体培养基　由天然固体营养基质制成的培养基，或在液体培养基中加入适量凝固剂（1.5%~2% 的琼脂）制成的培养基，使之呈固体状态。固体培养基常用于微生物分离、纯化、鉴定、计数、菌种保藏等方面的研究，也可用于抗生素等生物活性物质的测定。

（3）半固体培养基　液体培养基中加入少量凝固剂（0.2%~0.5% 的琼脂）制成的培养基，呈半固体状态。常用于细菌动力的观察、厌氧菌的培养、菌种鉴定及保藏等。

👑 **课堂互动 11-1** ————————————————————————————————

液体培养基、固体培养基、半固体培养基的状态不同主要是由于琼脂添加量不一样引起的。琼脂到底是什么呢，它的特点有哪些？

答案解析

2. 按营养组成和用途分类　按其营养组成和用途不同，培养基可分为基础培养基、营养培养基、鉴别培养基、选择培养基和厌氧培养基等，可依据不同的研究目的进行选择。

（1）基础培养基　基础培养基含有多数细菌生长繁殖所需要的基本营养成分，可供大多数营养要求不高的细菌生长。如营养肉汤和营养琼脂培养基等。

（2）营养培养基　在基础培养基中加入葡萄糖、血液、血清等营养物质，可培养营养要求较高的细菌，如A群链球菌、肺炎链球菌。有的细菌需要特殊的营养，如结核分枝杆菌生长需要加入蛋黄、马铃薯、甘油等。常用的有血液琼脂培养基等。

（3）鉴别培养基　鉴别培养基指用于培养和鉴别细菌的培养基。根据各种细菌对糖类和蛋白质的分解能力及其代谢产物不同，在培养基中加入特定的底物和指示剂，观察细菌生长后对底物的分解情况，从而鉴别细菌。如各种单糖发酵管、三糖铁培养基等。

（4）选择培养基　在培养基中加入某些化学物质，使之抑制其他杂菌生长，有选择地将目的菌分离出来。如SS琼脂培养基含有胆盐、煌绿、枸橼酸盐等抑制剂，可抑制革兰阳性菌和肠道非致病菌的生长繁殖，对致病的沙门菌和志贺菌的生长没有影响，从而可以将其分离出来。

（5）厌氧培养基　厌氧培养基是专供厌氧菌分离、培养和鉴别用的培养基。可以将细菌接种在一般培养基，再放入厌氧袋、厌氧罐等无氧环境中培养；还可在培养基中加入还原剂以降低培养基的氧化还原电势，并用石蜡或凡士林封口隔绝空气，如庖肉培养基是在肉浸液中加入煮过的肉渣，肉渣中含有不饱和脂肪酸和谷胱甘肽等还原物质，可培养厌氧性细菌。

二、细菌在培养基中的生长现象

（一）在液体培养基中生长情况

细菌在液体培养基中，经37℃培养18~24小时后，可呈现三种生长现象。①均匀混浊：多见于兼性厌氧菌，在液体培养基中生长繁殖后呈现均匀混浊，如大肠埃希菌、葡萄球菌。②沉淀：多见于专性厌氧菌或链状排列细菌，沉淀于培养基底层生长，形成沉淀，如链球菌形成的絮状沉淀。③菌膜：多见于专性需氧菌，在液体培养基表面生长形成菌膜，如结核分枝杆菌、枯草杆菌等。

（二）在半固体培养基中生长情况

半固体培养基黏度低，常用来观察细菌有无动力。有鞭毛的细菌在其中可自由游动，呈羽毛状或云雾状混浊生长，如大肠埃希菌、伤寒沙门菌、霍乱弧菌等；无鞭毛细菌沿穿刺线呈明显的线状生长，如金黄色葡萄球菌。

（三）在固体培养基中生长情况

分离培养是检查、鉴定细菌的第一步。通过分离培养，细菌可在固体培养基上形成菌落。不同细菌的菌落大小、形状、颜色、气味、透明度、表面光滑或粗糙、湿润或干燥、边缘整齐与否，以及在血琼脂平板上的溶血情况等均有不同表现，可用来识别和鉴定细菌。多个菌落融合成片，称菌苔。

细菌的菌落一般分为三型。

1. 光滑型菌落（S型菌落）　新分离的细菌大多呈光滑型菌落，表面光滑、湿润、边缘整齐，如金黄色葡萄球菌、大肠埃希菌。

2. 粗糙型菌落（R型菌落）　菌落表面粗糙、干燥，呈皱纹或颗粒状，边缘大多不整齐。R型细菌多由S型细菌变异失去菌体表面多糖或蛋白质而形成。但也有少数细菌如炭疽芽胞杆菌、结核分枝杆菌等新分离的毒力株就是R型。

3. 黏液型菌落（M型菌落） 菌落黏稠、有光泽，似水珠样。多见于有厚荚膜或丰富黏液层的细菌，如肺炎克雷伯菌等。

三、人工培养细菌的用途

（一）在医学中的应用

细菌的人工培养在疾病的诊断、预防、治疗和科学研究中都具有重要的作用。

1. 感染性疾病的诊断 明确感染性疾病的病原菌必须取患者有关标本进行细菌分离培养、鉴定和药物敏感试验，其结果可用于临床用药指导。如临床常用的大便培养、尿培养、血培养、脓液培养、脑脊液培养等。

2. 细菌学的研究 细菌的培养和菌种的保存可应用于细菌的生物学性状、遗传变异、致病性及耐药性等研究。如新的病原菌、耐药病原菌等。

3. 生物制品的制备 供防治用的疫苗、类毒素、抗毒素、免疫血清及供诊断用的菌液、抗血清等均来自培养的细菌或其代谢产物，如预防结核病的卡介苗、预防破伤风的破伤风类毒素、抗毒素等。

（二）在工农业生产中的应用

细菌培养和发酵过程中产生的多种代谢产物在工农业生产中可广泛应用，如制备抗生素、维生素、酒、豆腐乳、酱油、味精等产品。我国科学家研发的细菌"二步发酵法"生产维生素C，就是以L-山梨糖为原料，用氧化葡萄糖酸杆菌（"小菌"）和假单胞杆菌（"大菌"）两种菌自然组合的混合菌株再进行第二步发酵，最终经过转化精制得到维生素C。除此以外，细菌培养物还可生产酶制剂、处理废水和垃圾、制造菌肥等。

（三）在基因工程中的应用

将带有外源性基因的重组DNA转化给受体菌，使其在菌体内能获得表达。细菌操作方便，繁殖快，基因表达产物易于提取纯化，故可以大大地降低成本。利用基因工程技术已成功地制备了胰岛素、干扰素、生长激素、促红细胞生成素等药物，并应用于临床。此外，利用细菌参与的重组技术研制的新型疫苗如重组乙型肝炎疫苗等也已应用。

目标检测

答案解析

一、单项选择题

1. 细菌的繁殖方式是（　　）

    A. 复制 　　B. 无性二分裂 　　C. 出芽 　　D. 裂殖 　　E. 克隆

2. 多数病原菌在适宜条件下分裂一次的时间是（　　）

    A. 20~30秒 　　B. 20~30分钟 　　C. 2~3小时 　　D. 20~30小时 　　E. 40~50分钟

3. 多数病原菌适宜的生长pH为（　　）

    A. 3.0~4.0 　　B. 5.0~6.0 　　C. 7.2~7.6 　　D. 8.0~9.0 　　E. 9.0~10.0

4. 下列细菌产物对人体无害的是（　　）

A．热原质　　　　　B．内毒素　　　　　C．外毒素　　　　　D．侵袭性酶　　　　E．维生素

5．在细菌的生长中，生物学性状最为典型的是（　　）

A．迟缓期　　　　　B．对数期　　　　　C．衰亡期　　　　　D．稳定期　　　　　E．适应期

6．用化学成分不清楚或不恒定的天然有机物配成的培养基称为（　　）

A．天然培养基　　　　　　　B．半合成培养基　　　　　　　C．合成培养基

D．加富培养基　　　　　　　E．选择培养基

二、简答题

1．细菌在液体培养基中生长情况有哪些？

2．细菌的群体生长繁殖可分为哪几个期？有什么特点？

（蒋　兰）

书网融合……

知识回顾　　　习题

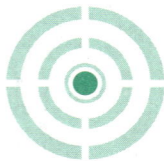

第十二章 消毒与灭菌

PPT

学习目标

知识要求：

1. 掌握灭菌、消毒、防腐、无菌及无菌操作的基本概念，常用的物理消毒灭菌法的条件、化学消毒法的作用机制。

2. 熟悉物理消毒灭菌法的原理，物理和化学法的适用范围。

3. 了解消毒和灭菌的影响因素。

技能要求：

1. 建立无菌观念，学会无菌操作。

2. 学会选择恰当的理化方法对实验用品、医疗器械和环境进行消毒灭菌。

第一节　基本概念

细菌的生命活动极易受到外界环境中各种因素的影响。环境条件适宜时，细菌生长繁殖；环境不适宜时，细菌的生长受到抑制，甚至死亡。利用理化因素对微生物进行消毒灭菌，是防止微生物污染或控制病原微生物传播的重要措施。如法国微生物学家巴斯德利用微生物不耐热的特点，用加温处理的方法杀死酒中的乳酸杆菌，有效地防止酒类变酸；英国外科医生李斯特用石炭酸洗手，消毒手术器械、敷料以及空气，创建了医院消毒灭菌和无菌操作的方法，使术后死亡率从45%降至15%。至今，消毒灭菌的方法日渐丰富，在医疗、生物科学、工农业生产、食品、化妆品及日常生活中应用广泛。

以下几个基本概念常用来表示物理或化学方法对微生物杀灭程度。

1. **灭菌**　灭菌指能杀灭物体上所有微生物的方法，包括杀灭细菌的芽胞。

2. **消毒**　消毒指杀死物体上或环境中病原微生物的方法，消毒并不一定能杀死细菌芽胞或非病原微生物。

3. **防腐**　防腐指防止或抑制微生物生长繁殖的方法。物品经防腐处理后，细菌一般不会死亡。具有防腐作用的物质称为防腐剂，如甲醛常用于标本的保存，苯甲酸钠、山梨酸钠等用于食品的防腐。安全和有效是防腐剂的选择依据。

4. **清洁**　清洁是指通过清除物体表面污垢、尘埃和有机物以减少微生物数量的过程。清洁本身不能杀灭微生物，是环境、物品消毒和灭菌前必经的处理过程，以利于提高消毒、灭菌效果。如清除伤口上、伤口周围的污物、异物，以更好地消毒。

5. **无菌和无菌操作**　无菌是指物体上没有活的微生物的状态，常为灭菌的结果。经过灭菌的物品为"无菌物品"。所有需要进入血液、组织体腔的医用器材如手术器械、注射用具、纱布、支架、人工置换关节等，都要求绝对无菌。无菌操作是指防止微生物进入人体或其他物品的操作方法。例如进行外科手术、静脉注射、穴位针刺、疫苗生产、生物制剂制备中均要进行严格的无菌操作。

第二节　物理消毒灭菌法

物理消毒灭菌的方法有热力、辐射、滤过、干燥和低温等。

一、热力消毒灭菌法

用高温杀死微生物的方法称热力消毒灭菌法。高温可使菌体蛋白变性、凝固，酶失去活性，导致细菌死亡，对细菌的致死作用明显，最常用于消毒和灭菌。多数细菌繁殖体和真菌在湿热80℃作用5~10分钟绝大部分可被杀死。细菌芽胞对高温的抵抗力极强，如肉毒梭菌100℃仍可生存超过30分钟，杀灭肉毒梭菌的芽胞需煮沸3~5小时。

根据有无水的参与，热力消毒灭菌法可分干热法和湿热法两大类。

（一）干热法

干热通过脱水、干燥及大分子（蛋白质、核酸）变性等机制杀死细菌。

1. **焚烧**　焚烧是将物品或组织直接点燃或在焚烧炉内焚烧，是最彻底的灭菌方法。适用于感染性废弃物（如传染病患者衣物、伤口敷料等）、病理性废弃物品（如手术过程中切除的组织、器官）或动物尸体等。

2. **干烤**　利用干烤箱进行灭菌，一般加热至160~170℃维持2小时。适用于高温不变质、不损坏、不蒸发的物品，如玻璃器皿、瓷器、玻璃注射器等。

3. **烧灼**　直接用火焰烧灼的方法杀死微生物，适用于微生物学实验室的接种环、接种针、试管口等。

（二）湿热法

湿热法是最为常用的消毒灭菌方法。在同一温度下，湿热法比干热灭菌的效果好。

课堂互动 12-1

温度和时间相同的情况下，为什么湿热灭菌比干热灭菌的效果好？

答案解析

1. **煮沸法**　在1个大气压下，物品在100℃作用5分钟，一般细菌的繁殖体能被杀死，杀灭细菌芽胞则需要煮沸1~2小时。水中加入2%碳酸氢钠，可将水的沸点提高至105℃，促进细菌芽胞的杀灭，此外还可防止金属器皿生锈。此法适用于消毒食具、刀剪、注射器等。

2. **巴氏消毒法**　巴氏消毒法是由巴斯德发明的消毒法，最初用于防止啤酒和葡萄酒变酸。加热至61.1~62.8℃处理30分钟或71.7℃处理15~30秒。用较低温度杀灭液体中的病原菌或特定微生物，减少致病性，延长保存时间，并最大限度地保持其营养成分不被破坏。此法用于消毒牛乳、酒类，巴氏奶即是用此法消毒。

3. 流动蒸汽消毒法　在1个大气压下，将物品用100℃的水蒸气加热15~30分钟，可杀死细菌繁殖体，但常不能杀灭全部细菌芽胞。该法常用Arnold消毒器，蒸笼亦可。此法适用于无须杀死芽胞的器物的消毒。

4. 间歇蒸汽灭菌法　采用反复多次的流动蒸汽间歇加热以达到灭菌的目的。将物品置于流通蒸汽消毒器内，100℃加热15~30分钟，杀死物品中的繁殖体。取出后置于37℃培养箱过夜，残留的芽胞发育成繁殖体，次日再通过流通蒸汽加热。如此反复3次以上，可达到灭菌的效果。此法适用于一些不耐高热（含糖、血清、牛奶等）的培养基。

5. 高压蒸汽灭菌法　此法是目前最常用、灭菌效果最好的方法。在103.4kPa蒸汽压下，温度达到121.3℃，持续15~20分钟，可杀灭包括细菌芽胞在内的所有微生物。此法常用于一般培养基、生理盐水、手术敷料等耐高温、耐高压、耐湿物品的灭菌。此外，高压灭菌锅是一种压力容器，需要经过培训才能使用，在操作过程中一定要严格遵守操作规程。

二、辐射杀菌法

1. 紫外线　波长200~300nm的紫外线（包括日光中的紫外线）具有杀菌作用，其中以265~266nm杀菌能力最强，这与DNA的吸收光谱范围一致。紫外线作用于DNA，可使一条DNA链上两个相邻的胸腺嘧啶形成共价键结合，产生胸腺嘧啶二聚体，DNA的复制与转录受到干扰，导致细菌的变异或死亡。紫外线穿透力较弱，普通玻璃、纸张、尘埃即可阻挡，故通常只用于手术室、无菌实验室的空气消毒及不耐热物品的表面消毒。此外，紫外线对人体皮肤和眼睛有损伤作用，使用时应注意防护。

2. 电离辐射　主要有高速电子、β射线和γ射线等。β射线主要由电子加速器产生，其穿透性差，但作用时间短，安全性好；γ射线穿透性强，但作用时间慢，对安全措施要求高。电离射线具有较高的能量，在足够剂量时，对各种细菌均有致死作用。电离辐射主要通过干扰DNA合成、破坏细胞膜、引起酶系统紊乱及水分子经辐射后的产生游离基和新分子（如过氧化氢等）等机制杀灭细菌，又称"冷灭菌"。电离辐射常用于塑料、橡胶、高分子聚合物（一次性注射器、输液器）等物品的消毒，亦可用于食品、药品和生物制品的消毒灭菌。

3. 微波　波长为1~1000nm的电磁波能穿透玻璃、陶瓷、薄塑料等物品，通过介质时，使极性分子产生快速运动，摩擦产热，物品内外温度同时上升，发挥杀菌作用。微波主要应用于食品、非金属器械、检验室用品、食具等物品的消毒，但其热效应须在有一定含水量的条件下才能发挥作用。在干燥条件下，微波无法实现有效灭菌。

三、滤过除菌法

滤过除菌法是用物理阻留的方法将液体或空气中的细菌、真菌除去，以达到无菌目的。适用于不耐高温的血清、毒素、抗生素及空气的除菌，但不能除去病毒、支原体等比细菌小的微生物。

液体除菌常用滤菌器，如薄膜滤菌器其过滤面上的硝酸纤维素膜孔径在0.1~0.45μm之间，只允许液体通过，比孔径大的细菌、真菌等微生物不能通过。此外还有玻璃滤菌器、石棉滤菌器、素陶瓷滤菌器等。空气除菌采用生物洁净技术，通过初、中、高3级高效分子空气过滤器，清除空气中0.5~5μm的尘埃微粒，同时达到清除细菌的目的。生物安全柜、手术室以及其他要求无菌的空间均采用高效空气滤器去除空气中的微粒，以保持无菌环境。

四、干燥与低温抑菌法

干燥的环境不利于细菌生长繁殖。不同的细菌抗干燥能力不同。脑膜炎奈瑟菌、淋病奈瑟菌、霍乱弧菌等细菌在干燥的空气中很快会死亡。结核分枝杆菌可在干燥的痰液中存活数月仍具有传染性，抗干燥能力较强。细菌芽胞的抵抗力更强，如破伤风梭菌的芽胞可在土壤存活数十年。干燥法常用于保存食物，浓盐或糖渍可使细菌体内水分逸出，造成生理性干燥，细菌的生命活动停止，达到保存食物的目的。中药材也多采用干燥法保存，在其贮存过程中应注意防潮，预防细菌、病毒滋生导致的中药材变质。

低温环境下细菌的新陈代谢减慢甚至停止，故可采用低温的方法抑制细菌生长，保存食品。生物研究中常采用低温法（如干冰、液氮）保存菌种，当温度回升至适宜范围时，细菌可恢复生长繁殖。目前最常用的是冷冻真空干燥法，在低温下真空抽去水分，以避免解冻时对细菌的损伤。

第三节　化学消毒灭菌法

化学消毒灭菌法是利用化学消毒剂抑制或杀死微生物的方法。化学消毒剂种类繁多，性质各异，杀菌强度也各不相同。

一、化学消毒剂的杀菌机制

化学消毒灭菌法杀菌原理是：①促使菌体蛋白质变性或凝固，如乙醇、戊二醛。②干扰细菌的酶系统和代谢，如过氧化氢、次氯酸钠。③损伤细菌的细胞膜而影响细菌的化学组成、物理结构和生理活动，从而发挥防腐、消毒甚至灭菌的作用，如苯扎溴铵。化学消毒剂一般都对人体组织有害，只能外用或用于环境的消毒。

二、常用的消毒剂的种类

常用的消毒剂的种类、剂量和用途见表12-1。

表12-1　常用消毒剂的种类、剂量和用途

消毒剂	剂量	用途
漂白粉	加有效氯量0.4%	饮水、地面、厕所
次氯酸钠	溶液有效氯含量0.01%~0.1%	皮肤、物品表面、排泄物、污水
过氧乙酸	0.1%~0.5%	皮肤、物品表面、空气
过氧化氢	3%	伤口、皮肤、黏膜消毒
戊二醛	2%	精密仪器、内镜
乙醇	70%~75%	体温计
碘酊	2%碘（用75%乙醇溶液配制）	皮肤、黏膜、物品表面
碘伏	0.3%~0.5%有效碘溶液	伤口、皮肤消毒
苯扎溴铵	0.05%~0.1%溶液	皮肤、黏膜、物品表面

续表

消毒剂	剂量	用途
氯己定	0.02%~0.05%溶液	皮肤、黏膜、物品表面
高锰酸钾	0.1%	皮肤、尿道消毒，水果消毒
红汞	2%	皮肤、黏膜、小创伤
生石灰	按（1：4）~（1：8）配置	排泄物、地面

根据杀菌能力不同，化学消毒剂分为三大类。

（一）低效消毒剂

低效消毒剂可杀灭多数细菌繁殖体，但不能杀灭细菌芽胞、结核分枝杆菌及某些抵抗力较强的真菌和病毒。

1. **高锰酸钾**   高锰酸钾具有氧化杀菌作用，多用于皮肤、黏膜冲洗，浸泡消毒以及食饮具、蔬菜、水果的消毒。

2. **氯己定**   氯己定为双胍类化合物。其溶液无色、无臭、轻微刺激性。不宜与阴离子表面活性剂合用。可用于皮肤、黏膜、物品表面、地面消毒。

3. **季铵盐类消毒剂**   最普遍的是苯扎溴铵。其溶液无色、无臭、刺激性轻微。属阳离子表面活性剂，能吸附于细菌表面，改变胞壁通透性，使菌体内的酶、辅酶、代谢中间产物逸出，呈现杀菌作用。

（二）中效消毒剂

中效消毒剂能杀灭细菌繁殖体（包括结核分枝杆菌）、真菌和大多数病毒，但不能杀灭细菌芽胞。适用于纤维内镜、喉镜、阴道窥器、麻醉器材等。

1. **醇类消毒剂**   乙醇最为常用，能去除细菌胞膜中的脂类，并使菌体蛋白质变性，可迅速杀死细菌繁殖体、结核分枝杆菌、某些真菌和有包膜病毒。浓度70%~75%的乙醇杀菌效果最强。

2. **含碘消毒剂**   常用为碘酊和碘伏，通过其沉淀蛋白和较强的氧化能力发挥杀菌作用。碘酊为碘的乙醇溶液，碘伏为碘与载体的结合物，常为聚维酮碘。多用于皮肤黏膜、体温计以及其他物品表面的消毒。碘酊对皮肤有刺激性，消毒后须以75%乙醇进行脱碘，降低刺激性。碘伏着色易洗脱，刺激性较轻微。

（三）高效消毒剂

高效消毒剂可杀灭包括细菌芽胞在内的所有微生物。适用于不能耐受热力物品的灭菌，如内镜、塑料外科器材等的消毒。

1. **含氯消毒剂**   其有效成分按有效氯含量计算。有效氯含量指某含氯消毒剂所含有的与其氧化能力相当的氯量和消毒剂总量的比值。一般以百分比或mg/L表示。我国常用的有次氯酸钠、漂白粉等。

2. **过氧化物消毒剂**   主要靠其强大的氧化能力达到灭菌效果。过氧化物可使蛋白中的–SH基转变为–SS–基，使酶的活性丧失。常用的有过氧化氢和过氧乙酸。3%~6%的过氧化氢可杀死大多数细菌，10%~25%浓度时可杀死所有微生物，包括细菌芽胞，常用来外科清创。过氧乙酸稀释后可用于空气、物品的消毒。

3. **醛类消毒剂**　醛类对细菌蛋白质和核酸具有烷化作用，进而发挥广谱、高效、快速的杀菌作用。常用的有戊二醛和甲醛，为烷化剂。2%碱性戊二醛对橡胶、塑料、金属器械等物品无腐蚀性，适用于精密仪器、内镜的消毒，但对皮肤黏膜有刺激性。甲醛对人毒害较大，其使用有限，主要用于HEPA过滤器的消毒。

4. **环氧乙烷**　沸点为10.8℃，易蒸发，为杂环类化合物，多用为气体消毒剂。其杀菌机制与甲醛相同，但其作用受气体浓度、消毒温度和湿度的影响。优点是穿透力强，杀菌广谱高效，杀灭芽胞效果好，对多数物品无损害作用。不足之处为易燃，对人有一定毒性。在空气中的浓度不得超过1ppm。灭菌后物品中残留的环氧乙烷应挥发至规定的安全浓度方可使用。现已有特制的环氧乙烷灭菌箱，使用安全方便。

第四节　影响消毒与灭菌效果的因素

一、微生物的种类、生理状态及数量

微生物对消毒灭菌的抵抗力由低到高排序如下：真菌、细菌繁殖体、有包膜病毒、无包膜病毒、分枝杆菌、细菌芽胞。不同种或同种不同株间微生物的抵抗力也有差别，如金黄色葡萄球菌80℃作用30分钟才能杀灭，而副溶血性弧菌90℃1分钟即被杀死。与其他病毒相比，乙型肝炎病毒对热和消毒剂的抵抗力要强得多。微生物的生长情况也会影响它们的抵抗力，营养缺陷下生长的微生物的抵抗力比在营养丰富的情况下生长的微生物强，老龄菌比幼龄菌的抵抗力强；细菌数量越多，所需消毒的时间就越长。

二、消毒剂的性质、浓度与作用时间

消毒剂的理化性质不同，对微生物的作用大小也不同。表面活性剂对革兰阳性菌的杀菌效果比对革兰阴性菌要好，且表面活性剂一般只能杀灭细菌繁殖体，对细菌芽胞无效。同一种消毒剂浓度不同，其消毒效果也不同。一般情况下，消毒剂在高浓度时杀菌作用要强于低浓度，但醇类例外，70%~75%的乙醇消毒效果最好，原因在于乙醇浓度过高使菌体蛋白质迅速脱水凝固，影响了乙醇继续向内部渗入，反而降低了杀菌效果。消毒剂在一定浓度下，对细菌的作用时间越长，消毒效果也较好。

三、温度及酸碱度

消毒剂的杀菌本质上是化学反应，因此，温度越高反应速度就越快，消毒效果则越好。如温度升高10℃，含氯消毒剂的杀菌时间减少50%~65%。酸碱度也会影响消毒剂的杀菌作用。例如含氯消毒剂在酸性条件下时，杀菌效果较强；戊二醛本身呈酸性，不具有杀死芽胞的作用，只有在加入碳酸氢钠后才发挥杀菌作用。

四、有机物

消毒剂的消毒效果也受到环境中有机物的影响。病原菌常随同排泄物、分泌物一起存在，这些物质可阻碍消毒剂与病原菌的接触，并与消毒剂发生化学反应，因而减弱消毒效果。因此在进行皮肤伤口消毒前应对皮肤进行清洁再消毒，以达到最佳消毒效果。

目标检测

答案解析

一、单项选择题

1. 关于紫外线杀菌，不正确的是（　　）

A. 紫外线的杀菌作用与波长有关　　　　　　B. 紫外线损坏细胞的DNA构型

C. 紫外线的穿透力弱，所以对人体无损害　　D. 紫外线适用于空气或物体表面的消毒

E. 一般用低压水银蒸汽灯做紫外线杀菌处理

2. 杀灭芽胞最常用和最有效的方法是（　　）

A. 紫外线照射　　　　　　B. 煮沸5分钟　　　　　　C. 巴氏消毒法

D. 流通蒸汽消毒法　　　　E. 高压蒸汽灭菌法

3. 乙醇消毒剂常用的浓度是（　　）

A. 100%　　　　B. 95%　　　　C. 75%　　　　D. 50%　　　　E. 30%

4. 消毒的含义是指（　　）

A. 杀灭物体上所有微生物的方法　　　　B. 杀灭物体上病原微生物的方法

C. 抑制微生物生长繁殖的方法　　　　　D. 杀死细菌芽胞的方法

E. 物体中没有任何活的微生物存在

5. 对普通培养基的灭菌，宜采用（　　）

A. 煮沸法　　　　　　B. 巴氏消毒法　　　　　　C. 流通蒸汽消毒法

D. 高压蒸汽灭菌法　　E. 间歇灭菌法

6. 啤酒和牛奶生产过程中，通常需要经过处理的项目是（　　）

A. 间隙灭菌法　　　　B. 电离辐射法　　　　　　C. 高压蒸汽灭菌法

D. 滤过除菌法　　　　E. 巴氏消毒法

7. 杀灭包括芽胞在内的微生物的方法称为（　　）

A. 消毒　　　　B. 无菌　　　　C. 防腐　　　　D. 灭菌　　　　E. 抑菌

二、简答题

1. 湿热灭菌法包括哪些？

2. 紫外线杀菌的特点有哪些？

（蒋　兰）

书网融合……

知识回顾　　习题

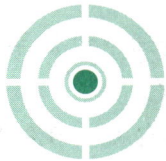

第十三章　细菌的遗传与变异

PPT

学习目标

知识要求：

1. 掌握质粒、噬菌体、转化、接合、转导等基本概念，细菌遗传变异现象。
2. 熟悉细菌遗传物质，细菌基因转移与重组的方式和途径。
3. 了解细菌基因的突变，细菌的变异实际意义。

技能要求：

1. 能通过质粒的特征解释细菌耐药性形成的机制。
2. 能运用细菌的变异现象进行疾病的诊断、治疗和预防。

遗传和变异是细菌的基本属性之一。遗传是亲代将自身的遗传物质传递子代过程，细菌的遗传保证了物种的稳定性。变异是子代与亲代之间以及子代与子代之间生物学性状的差异性，变异可使细菌更能适应外界环境的变化，从而促进细菌的发展和进化。

第一节　遗传变异的物质基础

一、细菌的基因组

细菌的基因组包含细菌全部的遗传信息，包括染色体、质粒和转座元件。

（一）染色体

细菌的基因主要位于染色体，细菌的染色体是其主要的遗传物质，可呈环状或线状。多数细菌的染色体为单条环状双链DNA，长度为580~5220kb，附着在横隔中介体或细胞膜上，携带并控制细菌的遗传性状和生命活动。以大肠埃希菌为例，染色体长1000~1400μm，含4000~5000个基因，编码2000多种酶及其他结构蛋白。少数细菌的染色体由两条环状双链DNA组成，如霍乱弧菌等，个别细菌含有三条环状双链DNA分子。

（二）质粒

质粒（plasmid）是细菌染色体外的遗传物质，存在于细菌胞质中，为闭合环状或线状双链DNA，游离或整合在细菌染色体上。

1. 质粒的基本特征

（1）赋予细菌某些重要性状　质粒携带的遗传信息可赋予细菌很多重要的生物学性状，如耐药性、致病性、致育性等。

（2）自我复制　质粒具有独立复制能力，可随细菌分裂传入子代细菌。

（3）转移性　质粒可通过接合、转化、转导等方式在细菌间转移，使细菌获得某些遗传基因，与细菌的遗传变异有关。

（4）细菌生命活动非必需　质粒是细菌生命活动非必需的结构，质粒可自行丢失，或通过人工处理消除，细菌丢失质粒后不影响其生存，只是由质粒决定的相应性状随之消失。

（5）相容性与不相容性　质粒分为相容性质粒和不相容性质粒两种，几种不同的质粒若能共存于一个菌体内为相容性质粒，不能共存于一个菌体内则称为不相容性质粒。

2. 医学上重要的质粒

（1）致育质粒（F质粒）　F质粒编码性菌毛，介导细菌间质粒的接合传递。F⁺菌能通过性菌毛把某些遗传物质（R质粒、F质粒）以接合的方式传给F⁻菌，使其获得F⁺菌的某些遗传性状。

（2）耐药质粒（R质粒）　R质粒决定细菌的耐药性，其编码产物与多种抗菌药物有关。60%~90%革兰阴性菌的耐药性由R质粒转移获得。

（3）细菌素质粒　编码各类细菌素。如Col质粒编码大肠埃希菌的大肠菌素。细菌素对同品系或近缘细菌具有抑制作用。

（4）毒力质粒　编码与细菌致病性有关的毒力因子，如ST质粒编码致病性大肠埃希菌的肠毒素，破伤风梭菌痉挛毒素、金黄色葡萄球菌剥脱毒素等均由相应的毒力质粒编码产生。

（三）转座元件

转座元件（transposable element）是细菌基因组中存在的可移动元件，是一类可以在细菌的染色体、质粒或噬菌体基因组中从一个位置转移到另一个位置上的独特DNA序列，又称为跳跃基因。几乎所有的细菌中都存在转座元件，转座元件的转位行为，使DNA分子发生插入突变和广泛的基因重排。转座元件包括插入序列和转座子等。

1. 插入序列　

插入序列（insertion sequence，IS）是最简单的转座元件，是细菌染色体、质粒和某些噬菌体基因组的正常组分。长度一般不超过2kb，在其两端有长度不一的反向重复序列，中心序列编码转座酶及转录有关的调节蛋白。插入序列不携带与转位功能无关的信息，往往在插入后与插入点附近的序列共同起作用，可能是细胞正常代谢的调节开关之一。在细菌染色体和质粒中存在多种IS或多个拷贝的IS，介导高频重组菌株的形成。

2. 转座子　

转座子（transposon，Tn）一般长度超过2kb，除携带与转位有关的基因外，还携带耐药性基因、毒素基因及其他结构基因等。转座子携带的基因可随Tn的转移而发生转移重组，导致插入突变、基因重排或插入位点附近基因表达的改变。如耐药性基因在细菌的染色体和质粒之间或质粒和质粒之间转移，是自然界中细菌耐药性产生的重要原因之一。

二、噬菌体

噬菌体（bacteriophage）是能感染细菌、真菌、放线菌、螺旋体等微生物的病毒，与细菌的变异密切相关。因部分能引起宿主菌的裂解，故称为噬菌体，其分布极广，凡有细菌的场所就有相应噬菌体的存在。噬菌体无细胞结构，化学成分主要是核酸和蛋白质，噬菌体的核酸类型为DNA或RNA，因此可分为DNA噬菌体和RNA噬菌体两大类。噬菌体作为一种专性胞内寄生的微生物，具有严格的宿主特异性，即某一种噬菌体只能感染某一种微生物，甚至只能感染某一种中的某一型，故可利用噬菌体进行细菌的鉴定与分型，追查感染源。

（一）噬菌体的生物学性状

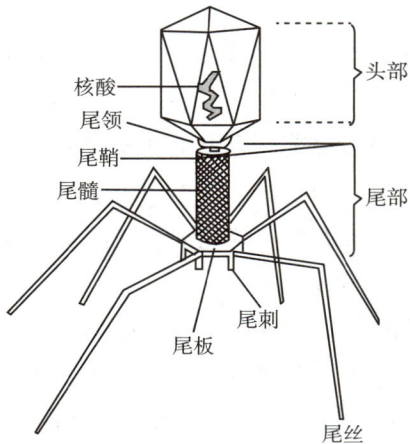

图13-1　噬菌体结构模式图

噬菌体的基本形态有蝌蚪形、微球形、细杆形三种，以蝌蚪形居多。噬菌体个体微小，需用电子显微镜观察。蝌蚪形噬菌体由头部和尾部两部分组成（图13-1）。头部呈六边形立体对称，由蛋白质衣壳包绕着遗传物质核酸构成。尾部呈管状，由中空的尾髓、外包尾鞘组成。尾鞘通过收缩，可将头部的核酸注入宿主菌细胞内。尾部末端还有尾板、尾刺、尾丝，尾板可能含有裂解宿主菌细胞壁的溶菌酶，尾刺和尾丝是噬菌体与敏感微生物接触、吸附的部位。

噬菌体主要由核酸和蛋白质组成。核酸是其遗传物质，大小为2~200kb。蛋白质构成噬菌体的头部衣壳和尾部，具有保护核酸的作用。噬菌体具有免疫原性，能刺激机体产生特异性抗体，对理化因素的抵抗力比一般细菌繁殖体强，70℃30分钟仍不失去活性，在低温条件下能长期存活，但对紫外线、X射线较为敏感。

（二）噬菌体与宿主菌的相互关系

1. 毒性噬菌体　毒性噬菌体能在宿主菌中增殖，产生子代噬菌体，并引起细菌裂解。毒性噬菌体在宿主菌内以复制方式进行增殖，包括吸附、穿入、生物合成、成熟与释放四个阶段，需15~25分钟。毒性噬菌体通过尾刺或尾丝特异地吸附在宿主菌表面相应受体上，通过尾鞘收缩，将核酸注入宿主菌细胞。噬菌体核酸进入宿主菌细胞后，一方面转录生成mRNA，再翻译生成与生物合成相关的酶、结构蛋白等，另一方面以噬菌体核酸为模板，复制出子代核酸。子代噬菌体的蛋白质和核酸合成后，在细菌胞质内装配成完整成熟的子代噬菌体。当达到一定数目时，细菌裂解，释放出子代噬菌体，然后感染新的宿主，此过程称为溶菌性周期（复制周期）。

2. 温和噬菌体　感染宿主菌后不增殖，不引起宿主菌裂解，而是将噬菌体的基因组整合于宿主菌基因组中，随宿主菌的基因组复制而复制，这样的噬菌体称为温和噬菌体，此过程称为溶原周期。整合在细菌染色体上的噬菌体基因称为前噬菌体。带有前噬菌体的细菌称为溶原性细菌。溶原性细菌能正常分裂，并将前噬菌体传给子代；可导致细菌的基因型和性状发生改变，如β-棒状杆菌噬菌体感染不产生白喉外毒素的白喉棒状杆菌后，使无毒的白喉棒状杆菌获得了产生白喉外毒素的能力；具有抵抗同种或有亲缘关系噬菌体重复感染的能力，使宿主菌处于一种噬菌体免疫状态；前噬菌体可偶尔自发或在某些理化和生物因素的诱导下，脱离宿主菌染色体进入溶菌周期，导致细菌裂解。

温和噬菌体有溶原性周期和溶菌性周期，而毒性噬菌体只有一个溶菌性周期。

第二节　细菌变异的机制

细菌的遗传性变异是由于基因结构发生改变所致，主要通过基因突变、基因的转移与重组两种方式实现。

一、基因突变

基因突变是指DNA碱基对置换、插入或缺失而引起的变化，可分为点突变、插入或缺失突变和多点突变。基因突变的规律如下。

1. **细菌的自发突变**　突变可以在无人为诱变因素下自然产生，即自发突变。自发突变率极低，细菌每分裂10^6~10^9次可发生一次突变。

2. **基因的诱发突变**　用人为的理化因素处理方法如高温、紫外线、X射线、烷化剂、亚硝酸盐等去诱导细菌突变，可使自发突变率提高10~10^5倍。

3. **突变与选择**　突变是随机的、不定向的。无论是自然突变或人工诱变，产生突变的细菌总是少数。将细菌放置在有利于突变的环境中，如细菌在抗菌药物中出现的耐药性菌株、在紫外线作用下出现的抗紫外线突变体，事实上，抗菌药物、紫外线仅仅是起一个选择作用，把能适应该条件的突变株选了出来。

二、基因的转移与重组

遗传物质由供体菌进入受体菌体内的过程称为基因转移（gene transfer）。进入受体菌的外源DNA片段与宿主菌DNA整合在一起称为重组（recombination）。细菌通过某种方式获得外源基因并与自身基因重组，导致自身遗传性状改变是细菌遗传性变异的另一种方式。基因转移与重组的方式主要有转化、接合和转导三种。

（一）转化

转化（transformation）是指受体菌直接从周围摄取供体菌游离的DNA片段，与自身基因重组后获得新遗传性状的过程。1928年，Griffith在肺炎链球菌中发现转化现象。Griffith发现活的无荚膜肺炎链球菌（ⅡR）摄取死的有荚膜肺炎链球菌的DNA片段（ⅢS）与自身基因重组后获得了形成荚膜的能力，转变成有荚膜的肺炎链球菌（ⅢS），由ⅡR型菌转化为ⅢS菌（图13-2）。这一发现第一次精确地证明DNA是遗传的物质基础。

（二）接合

接合（conjugation）是指细菌以性菌毛作为传递媒介，将遗传物质（如质粒）由供体菌传递给受体菌，使受体菌获得新的遗传性状的过程。

1. **F质粒接合**　F质粒编码细菌的性菌毛。F^+菌通过性菌毛将F质粒的一条DNA链传递给F^-菌，几乎在转移同时，两菌细胞内的单股DNA链各自进行复制，形成完整的质粒DNA，这样F^-菌获得了F质粒，也具有了形成性菌毛的能力，转变为F^+菌。

2. **R质粒接合**　细菌的接合性耐药质粒在细菌耐药性传递中发挥重要作用。R质粒是由耐药传递因子（RTF）和耐药决定子（r决定子）两部分组成。耐药传递因子编码性菌毛，功能与F质粒相似。耐药决定子能编码产生一种或多种对抗菌药物的耐药性，从而使细菌具有多重耐药性。这两部分可以单独

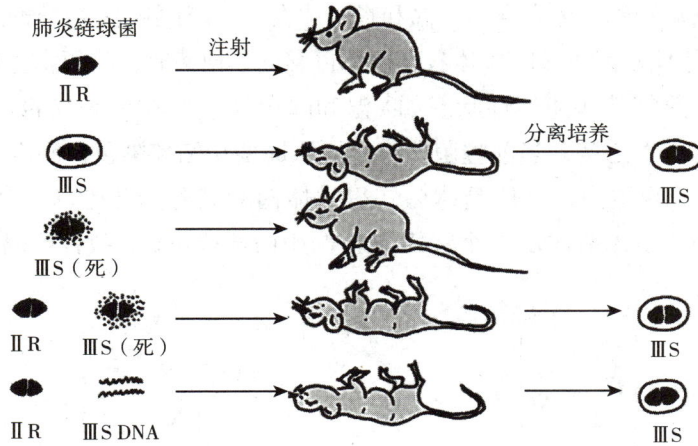

图13-2　肺炎链球菌的毒力转化实验

存在，也可以结合在一起成为复合物，只有结合状态才能将耐药性转移给其他细菌，从而导致细菌耐药性的扩散。

（三）转导

转导（transduction）是由噬菌体介导，将供体菌的DNA片段转移到受体菌内，使受体菌获得供体菌的部分遗传性状。转导分为普遍性转导和局限性转导。

1. **普遍性转导**　毒性噬菌体和温和噬菌体均可介导普遍性转导。在噬菌体成熟装配过程中，误将宿主菌染色体DNA片段或质粒包进噬菌体体内，产生一个转导噬菌体。这种装配错误的发生频率为 $10^{-7} \sim 10^{-5}$。当这种错误装配的噬菌体再感染其他细菌时，可把供体菌DNA转移给受体菌。由于错误包装是随机的，任何供体菌DNA片段都有可能被误装入噬菌体内，故称普遍性转导（图13-3）。普遍性转导有两种结果，一种是完全转导，指的是供体菌DNA片段与受体菌基因组整合，随染色体复制而稳定遗传，一种是供体菌DNA片段游离在细胞质中，不能自身复制，也不能传代，称为流产转导。

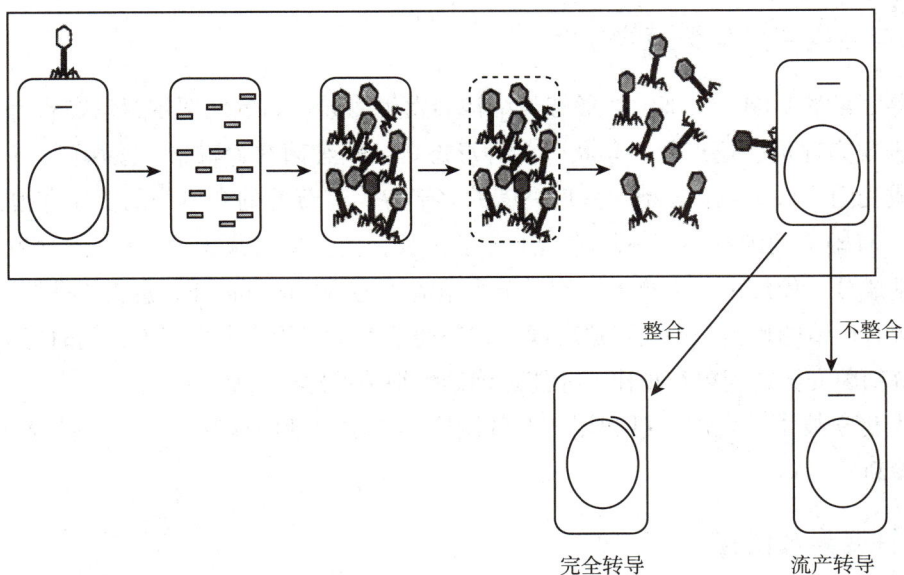

图13-3　普遍性转导

2. 局限性转导　由温和噬菌体介导，当温和噬菌体在终止溶原状态脱离原宿主菌时发生偏差脱离，连同相邻的一段细菌染色体基因包进噬菌体衣壳内，再感染其他菌时，将原宿主菌的基因转移给新宿主菌，使受体菌获得供体菌的某些遗传性状。如 λ 温和噬菌体整合在大肠埃希菌染色体的半乳糖基因（*gal*）和生物素基因（*bio*）之间，当前噬菌体终止溶原周期从细菌染色体脱离时发生偏差，带走两侧的 *gal* 或 *bio* 基因，并转入受体菌，可使受体菌获得供体菌的某些遗传性状，切割发生偏差概率约为 10^{-6}。由于这种转导只限于供体菌 DNA 上个别的特定基因（*gal* 或 *bio*），故称为局限性转导（图 13-4）。

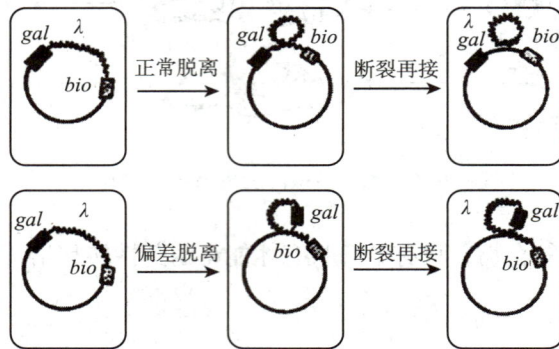

图 13-4　局限性转导

课堂互动 13-1

基因转移与重组的方式有哪些？

答案解析

第三节　常见的变异现象及医学意义

一、形态与结构变异与细菌学诊断

在某些外界因素的影响下，细菌的形态与结构会发生变异。如鼠疫耶尔森菌在含有 3%~6% 的 NaCl 培养基中，可表现为球形、逗点状、丝状等多种形态。一些细菌在青霉素、溶菌酶、补体等因素影响下，细胞壁合成受阻，成为细菌 L 型，呈现高度的多形性。有鞭毛的变形杆菌、伤寒沙门菌失去鞭毛，称为 H-O 变异。有鞭毛的细菌在固体培养基上弥散生长，菌落似薄膜（德语 hauch 意为薄膜），称 H 菌落。改变培养基成分，使细菌失去鞭毛，形成单个菌落（德语 Ohne hauch，意为无薄膜），称为 O 菌落。肺炎链球菌在含有血清的培养基中能形成荚膜，在普通培养基上传代失去荚膜，同时毒力随之降低。因此必须充分了解细菌变异的现象和规律，才能正确诊断细菌性感染疾病。

随着分子生物学技术的发展，可利用 PCR 和测序等方法对细菌保守且具有种特异性的基因组片段扩增进行快速诊断。

二、耐药性变异与防控

细菌对某种抗菌药物由敏感变为耐受的变异称为耐药性变异。自抗菌药物广泛应用以来，耐药菌株逐年增多，给临床治疗细菌感染性疾病带来很大困难，是医学亟待解决的重要课题之一。尤为突出的就是金黄色葡萄球菌对青霉素的耐药菌株已从1946年的14%上升至目前的90%以上。耐甲氧西林的金黄色葡萄球菌也达70%以上。有些细菌表现为同时耐受多种药物，即多重耐药性菌株，甚至还有的细菌变异后产生对药物的依赖性，如痢疾志贺菌链霉素依赖株离开链霉素不能生长。

为了提高抗菌药物的疗效，防止耐药菌株扩散，在用药前常做药物敏感试验。临床上通过耐药监测，注意耐药谱的变化，开展耐药机制研究，有利于指导抗菌药物的选择和合理使用，控制耐药菌的产生和扩散。

👥 **课堂互动 13-2**

超级细菌是什么？

答案解析

三、毒力变异与疫苗研制

细菌的毒力变异表现为毒力增强和毒力减弱。如不产生白喉外毒素的白喉棒状杆菌感染了β-棒状杆菌噬菌体后，可获得产生白喉外毒素的能力，从无毒株变为有毒株。

在疫苗研发方面，通过人工方法降低细菌的毒力以制备减毒活疫苗菌株。

如用于预防结核病的减毒活疫苗卡介苗（BCG），就是将有毒力的牛型结核分枝杆菌接种在含有胆汁、甘油、马铃薯的培养基上，经13年、连续传代230代，获得毒力减弱而保留免疫原性的变异株。

四、流行病学分析方面

将分子生物学的方法应用于分子流行病学调查，在追踪传染源或相关基因的转移和播散方面具有独特优势。脉冲场凝胶电泳、质粒谱分析、核酸序列分析等基于核酸的分析方法，可用于确定感染流行菌株或基因的来源以及调查耐药质粒在不同细菌中的播散情况等。

五、致癌物质检测中的应用

一般认为基因突变是导致细胞恶性转化的重要原因。凡能诱导细菌突变的物质也可能诱发人体细胞的突变，是潜在的致癌物。Ames试验就是根据能导致细菌基因突变的物质均为可疑致癌物的筛选，即选用某营养缺陷型细菌作为试验菌，以可疑致癌化学物质作为诱变剂，把细菌接种在某种营养缺乏的培养基上，通常细菌不能生长，当营养缺陷菌能在特异营养缺乏培养基上生长时，表明细菌营养缺陷基因发生了突变，而被检出物具有致癌潜能。

六、基因工程

基因工程是DNA体外重组技术，利用人工方法将目的基因与载体重组后转入受体细胞，在受体细胞表达出目的基因的性状。目前通过基因工程已能大量生产胰岛素、干扰素、生长激素、IL-2、乙肝疫苗等生物制品，并已探索用基因工程的方法，以正常基因代替异常基因治疗基因缺陷性疾病。然而基因工程是把双刃剑，对外源基因插入的风险，我国已出台相关法规进行评估和管理。

目标检测

答案解析

一、单项选择题

1. 细菌染色体外的遗传物质是（　　）

A. 质粒　　　　　　B. rRNA　　　　　　C. mRNA　　　　　　D. 异染颗粒　　　　E. 菌毛

2. 细菌R质粒转移的方式是（　　）

A. 转化　　　　　　B. 转染　　　　　　C. 转导　　　　　　D. 接合　　　　　　E. 溶原性转换

3. 以噬菌体为媒介将供体菌的DNA片段转移到受体菌，使其获得新的遗传性状，这种基因转移方式称为（　　）

A. 转化　　　　　　B. 转染　　　　　　C. 转导　　　　　　D. 接合　　　　　　E. 基因转位

4. H–O变异属于（　　）

A. 毒力变异　　　　B. 菌落变异　　　　C. 鞭毛变异　　　　D. 耐药性变异　　　E. 代谢性变异

5. 超级细菌的产生属于（　　）

A. 毒力变异　　　　B. 菌落变异　　　　C. 鞭毛变异　　　　D. 耐药性变异　　　E. 代谢性变异

二、简答题

医学上重要的质粒有哪些？各自编码什么物质？

（陈　莉）

书网融合……

知识回顾　　　习题

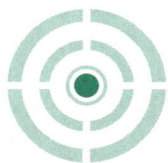

第十四章　细菌的感染与免疫

PPT

学习目标

知识要求：

1. 掌握构成细菌致病性的主要因素，内、外毒素的区别。
2. 熟悉感染的来源与类型。
3. 了解医院感染的特点与防控措施。

技能要求：

1. 能够说明固有免疫、适应性免疫抗细菌感染的特点。
2. 能判断感染的来源和类型。
3. 能树立无菌意识，预防医院内感染。

第一节　细菌的致病作用

细菌的致病性是细菌引起宿主感染致病的能力。不同种类的细菌致病性不同，因此会引起不同类型和程度的疾病。

细菌的致病性主要取决于细菌的毒力、侵入数量和侵入途径。

一、细菌的毒力

细菌致病性的强弱程度称为毒力。细菌的毒力常用半数致死量（median lethal dose，LD_{50}）或半数感染量（median infective dose，ID_{50}）表示，即在一定条件下引起50%实验动物死亡，或50%的组织培养细胞发生感染的细菌数量或毒素剂量。细菌的毒力由侵袭力和毒素构成。

（一）侵袭力

侵袭力是指病原菌突破宿主皮肤、黏膜生理屏障，在体内定植、繁殖及扩散的能力。细菌的侵袭力与菌体表面结构和侵袭性物质等有关。

1. 菌体表面结构

（1）黏附素　黏附是绝大多数病原菌感染的第一步。细菌的黏附作用需要两个基本条件，即细菌表面的黏附素和宿主细胞表面的黏附素受体。黏附素主要包括菌毛以及与黏附有关的其他物质，如A群链球菌的膜磷壁酸、M蛋白等。病原菌借助黏附素黏附于机体组织细胞表面，使细菌能抵抗呼吸道纤毛运动、肠蠕动、黏液的冲刷、尿液冲洗等不利于定植的因素。

（2）荚膜　荚膜具有抗吞噬作用及抗杀菌物质的杀菌作用，使致病菌能在宿主体内大量繁殖和扩散。如果将无荚膜的肺炎链球菌注射到小鼠腹腔，细菌会被小鼠吞噬细胞杀灭。然而将有荚膜的细菌注射到小鼠腹腔，细菌大量繁殖，导致小鼠死亡。有些细菌有类似荚膜的物质，如A群链球菌的M蛋白、沙门氏菌的Vi抗原和大肠杆菌的K抗原等，统称为微荚膜，其功能与荚膜相同。

2. 侵袭性物质

（1）侵袭性酶　许多细菌在组织中繁殖时可释放侵袭性胞外酶，增强病原菌的抗吞噬作用并促进其向周围组织扩散。如金黄色葡萄球菌产生的血浆凝固酶，能加速人或兔血浆的凝固，保护细菌不被吞噬或体内杀菌物质的损伤；A群链球菌可产生透明质酸酶、链激酶、链道酶，可溶解细胞间质的透明质酸，溶解纤维蛋白以及降解脓汁中的DNA，促进细菌及其毒素在组织中扩散，易造成感染扩散。

（2）侵袭素　侵袭素是由侵袭基因编码的蛋白质，与细菌侵入组织细胞和向周围组织扩散有关。有些毒力强及具有侵袭性的细菌具有侵袭基因，细菌黏附后，此类基因活化，编码产生侵袭素，有利于细菌侵袭扩散。如鼠伤寒沙门菌、淋病奈瑟菌、肠侵袭性大肠埃希菌等。

（二）毒素

按其来源、性质和作用特点不同，毒素可分为外毒素和内毒素两种。

1. 外毒素　外毒素是由细菌合成分泌或释放的毒性蛋白质，主要由革兰阳性菌产生，如破伤风梭菌、金黄色葡萄球菌、乙型溶血性链球菌等；少数革兰阴性菌也可产生，如痢疾志贺菌、霍乱弧菌、肠产毒素性大肠埃希菌等。

（1）外毒素的主要特性如下。

①化学本质是蛋白质：大多数外毒素是由蛋白质构成，性质不稳定，对蛋白酶敏感。外毒素多由A和B两个亚单位组成。A亚单位是外毒素活性部分，决定其毒性效应；B亚单位无毒性，能与宿主靶细胞表面的特异受体结合，介导A亚单位进入靶细胞。A或B亚单位单独对宿主无致病作用，因而外毒素分子的完整性是致病的必要条件。

②对热不稳定：大多数外毒素不耐热，60~80℃ 30分钟即可被破坏。但葡萄球菌产生的肠毒素能耐受100℃ 30分钟处理。

③毒性作用强，对组织器官具有高度选择性：如纯化的肉毒毒素1mg可杀死2亿只小鼠，比氰化钾的毒性强1万倍，是目前毒性最强的外毒素。外毒素通过与特定靶器官的受体结合，引起特殊临床病变，如破伤风梭菌产生的痉挛毒素引起全身骨骼肌强直性痉挛，出现牙关紧闭、苦笑面容、颈项强直、角弓反张等症状；肉毒梭菌产生的肉毒毒素则引起骨骼肌的迟缓性麻痹，出现眼睑下垂、复视斜视、吞咽困难，甚至呼吸麻痹等症状。

④抗原性强：外毒素经0.3%~0.4%的甲醛溶液处理，可脱去毒性制备成类毒素。两者能激发机体产生特异性中和抗体，即抗毒素。因此，类毒素和抗毒素在传染病预防中具有重要意义，前者主要用于人工主动免疫，后者主要用于治疗和紧急预防。

（2）外毒素的分类　根据外毒素对靶细胞的亲和性及作用靶点等的不同，可分为神经毒素、细胞毒素和肠毒素三大类（表14-1）。

课堂互动 14-1

不同细菌产生的外毒素有独特的临床表现，其临床意义是什么？

答案解析

表14-1 外毒素的种类和作用特点

类型	外毒素	产生细菌	作用机制	临床表现	所致疾病
神经毒素	痉挛毒素	破伤风梭菌	阻断神经元之间抑制性神经冲动传导	骨骼肌强直性痉挛	破伤风
	肉毒毒素	肉毒梭菌	抑制胆碱能神经末梢释放乙酰胆碱	骨骼肌松弛性麻痹	肉毒中毒
细胞毒素	白喉毒素	白喉棒状杆菌	抑制细胞蛋白质合成	心肌损伤、肾上腺皮质出血、外周神经麻痹	白喉
	致热外毒素	A群链球菌	破坏毛细血管内皮细胞	发热、皮疹、咽峡炎	猩红热
肠毒素	肠毒素	霍乱毒素	激活腺苷酸环化酶，使cAMP水平升高，肠液过量分泌	剧烈呕吐、腹泻、脱水、酸中毒、电解质紊乱	霍乱
	肠毒素	产肠毒素性大肠埃希菌	耐热肠毒素使细胞cGMP水平升高，不耐热肠毒素同霍乱肠毒素	呕吐、腹泻	腹泻
	肠毒素	金黄色葡萄球菌	作用于呕吐中枢	呕吐、腹泻	食物中毒
	肠毒素	产气荚膜梭菌	同霍乱肠毒素	呕吐、腹泻	食物中毒

2. **内毒素**　内毒素是革兰阴性菌细胞壁的成分，只有细菌死亡裂解后才释放出来，化学成分是脂多糖（LPS）。脂多糖由外向内由特异多糖、核心多糖和脂质A三部分组成，其中脂质A是内毒素的毒性中心。螺旋体、衣原体、立克次体等也含类似的LPS，具有内毒素活性。

（1）内毒素的主要特性如下。

①来源于于革兰阴性菌细胞壁。

②化学成分是脂多糖。

③对热稳定：加热100℃1小时不被破坏，加热160℃2~4小时或用强碱、强酸或强氧化剂加温煮沸30分钟才能灭活。

④毒性较弱，且对组织无选择性：各种革兰阴性菌产生的内毒素的致病作用相似。

⑤抗原性弱：能刺激机体产生具有中和内毒素活性的抗体，但无保护作用，不能用甲醛脱毒制成类毒素。

（2）内毒素引起的病理生理反应

①发热反应：极微量（1~5ng/kg）内毒素即可引起人体体温上升。内毒素作用于巨噬细胞、血管内皮细胞等，使之产生IL-1、IL-6和TNF-α等细胞因子，这些细胞因子是内源性致热原，可作用于体温调节中枢，引起机体发热、微血管扩张等。

②白细胞反应：内毒素进入血液循环后，引起中性粒细胞大量移行并黏附于毛细胞血管壁，循环白细胞数量迅速减少。数小时后，骨髓中的中性粒细胞大量动员释放入血，使血液循环中白细胞数增多。但伤寒患者外周血中白细胞始终减少，原因不明。

③内毒素血症与内毒素休克：当血液中或病灶内革兰阴性菌大量繁殖释放内毒素或输入液体中含有内毒素时，可导致机体出现内毒素血症。内毒素作用于巨噬细胞、中性粒细胞、内皮细胞、血小板、补体系统、凝血系统等，并诱生TNF-α、IL-1、IL-6、前列腺素、激肽等生物活性物质，使小血管功能紊乱而造成微循环障碍，组织器官毛细血管灌注不足、缺氧、酸中毒等。高浓度的内毒素可激活补体替代途径，活化凝血系统，导致弥漫性血管内凝血（DIC），严重时可出现内毒素休克甚至死亡。

外毒素与内毒素的主要特性比较详见表14-2。

表14-2　外毒素与内毒素的主要特性比较

区别	外毒素	内毒素
来源	革兰阳性菌与部分革兰阴性菌	革兰阴性菌
存在部位	从活菌分泌出，少数为细菌裂解后释放	细胞壁成分，菌体裂解后释放
化学成分	蛋白质	脂多糖
稳定性	不稳定，60~80℃ 30分钟破坏	较稳定，160℃ 2~4小时破坏
抗原性	强，刺激机体产生抗毒素，甲醛脱毒可制成类毒素	较弱，可产生抗毒素，但中和作用弱，不能经甲醛脱毒制成类毒素
毒性作用	强，对组织的毒性作用有高度选择性，引起特殊临床症状	较弱，各细菌毒性作用大致相同，引起发热、白细胞反应、微循环障碍、休克、DIC等全身反应

二、细菌侵入机体的数量

感染的发生，除致病菌必须具有一定的毒力物质外，还需有足够的侵入数量。细菌的数量与感染的关系不是绝对的，受病原菌的毒力强弱和机体免疫状态的影响。一般情况下，细菌毒力愈强，引起感染所需的菌量愈小；反之则菌量愈大。有些病原菌毒力极强，极少量的侵入即可引起疾病，如鼠疫耶尔森菌，在无特异性免疫力的机体中，数个细菌侵入即可引起感染，而毒力较弱的沙门菌则需食入数亿个细菌才能引起感染。

三、细菌侵入机体的途径

病原菌的侵入途径也与感染的发生有密切关系，多数病原菌只有经过特定的途径侵入，才能引起感染。如伤寒沙门菌必须经口侵入，破伤风梭菌只有经伤口侵入，在厌氧条件下，在局部组织生长繁殖，引发疾病。少数病原菌可多途径侵入，如结核分枝杆菌可经呼吸道、消化道、皮肤创伤等多种途径侵入引起多部位感染。

第二节　机体的抗感染免疫

宿主的免疫系统具有识别和清除致病菌感染的免疫防御功能。这种功能是维持机体生理平衡和稳定的重要因素，依其发育及作用特点可分固有免疫和适应性免疫两个方面。

一、固有免疫

机体的固有免疫是在长期种系发育和进化过程中逐渐形成的防御功能，主要包括屏障结构、免疫细胞、正常体液和组织液中的免疫物质等。其特点是：作用范围广，不是针对某一微生物；个体出生就具有，应答迅速。

二、适应性免疫

机体适应性免疫包括体液免疫和细胞免疫两大类。其特点是：针对性强，只针对引起免疫的相同抗原有效；不经遗传获得；具有免疫记忆等。

　　机体的抗菌免疫因进入机体的病原菌种类不同，其参与的成分及作用机制也不同。大多数致病菌侵入人体内时寄生在细胞外的组织间隙、血液、淋巴液或组织液等体液中，称为胞外菌。例如葡萄球菌、链球菌、淋病奈瑟菌、破伤风梭菌等。机体抗胞外菌感染主要以体液免疫为主，通过抗体、补体的调理作用杀菌以及由抗毒素对外毒素的中和作用而达到抗胞外菌感染。少数病原菌侵入机体后，主要在宿主细胞内繁殖，称胞内菌。胞内菌主要有结核分枝杆菌、麻风分枝杆菌、伤寒沙门菌、布氏菌、军团菌等。由于特异性抗体不能进入细胞内发挥作用，抗胞内菌感染以特异性细胞免疫发挥主要作用，吞噬细胞、中性粒细胞、NK细胞等也参与感染细胞的溶解作用。

第三节　感染的发生与发展

一、感染源

　　细菌侵入宿主体内与宿主发生相互作用，引起不同程度的病理变化的过程称为感染。能引起宿主感染的细菌称为致病菌或病原菌。根据病原菌来源不同，感染分为外源性感染和内源性感染。

（一）外源性感染

　　外源性感染是来源于宿主体外的病原菌引起的感染。引起外源性感染的传染源多见于患者、带菌者、病畜和带菌动物。

　　1. 患者　患者是外源性感染的主要传染源。在疾病潜伏期一直到病后恢复期内均有可能具有传染性，因此，对患者及早做出诊断并采取防治措施，是控制和消灭传染病的根本措施之一。

　　2. 带菌者　包括携带病原菌但无临床症状的健康人，以及患传染病恢复后仍继续排菌者。因不出现临床症状，不易被察觉，因此是重要的传染源，其传播疾病的危害往往超过患者。如脑膜炎奈瑟菌、白喉棒状杆菌感染常有健康带菌者，伤寒沙门菌感染可有恢复期带菌者。及时检出带菌者并对其进行治疗或隔离是控制传染病的必要措施。

　　3. 病畜和带菌动物　人畜共患传染病的病畜或带菌动物也可将病原菌传播给人类。如鼠疫耶尔森菌、炭疽芽胞杆菌、布鲁菌等。

（二）内源性感染

　　病原菌主要来自机体自身携带的细菌（多为正常菌群），当大量使用抗生素导致菌群失调及各种原因导致机体免疫防御功能下降时常引起感染。例如老年人、婴幼儿、晚期癌症患者、艾滋病患者、器官移植及使用免疫抑制剂时均易发生内源性感染。内源性感染的病原菌也可能是曾经感染而潜伏在体内的致病菌，如结核分枝杆菌。

二、传播途径

　　1. 呼吸道　通过吸入污染致病菌的飞沫和尘埃等经呼吸道感染，如结核分枝杆菌、白喉棒状杆菌、百日咳鲍特菌、嗜肺军团菌等。在特定的条件如环境相对密闭、长时间暴露等情况下，气溶胶也经呼吸道传播致病菌。

　　2. 消化道　大多是摄入被粪便污染的水或食物所致，又称"粪-口"途径，如伤寒沙门菌、霍乱弧菌等。这些病原菌在外界具有一定的存活能力，并能抵御胃酸和胆汁的破坏。

3. **皮肤黏膜**　金黄色葡萄球菌、链球菌、大肠杆菌等细菌常可经皮肤、黏膜的细小破损侵入引起化脓性感染。存在于泥土、人类和动物粪便中的破伤风梭菌、产气荚膜梭菌等细菌的芽胞若进入深部伤口，微环境适宜时即可转变为繁殖体，生长繁殖产生外毒素而致病。

4. **性传播**　主要通过人类自身的性行为传播，引起的疾病称性传播疾病，如淋病奈瑟菌可引起淋病。引起人类性传播疾病的微生物，除细菌外，还有病毒、螺旋体、衣原体、支原体等。

5. **节肢动物媒介**　有些传染病是通过节肢动物媒介进行传播的，如人类鼠疫由鼠蚤传播。此外，立克次体、病毒等微生物也能通过节肢动物传播。

6. **多途径传播**　有些致病菌的传播可经呼吸道、消化道、皮肤创伤等多种途径感染。例如结核分枝杆菌、炭疽芽胞杆菌等。

三、细菌感染的类型

感染的发生、发展和结局是病原菌的致病作用与机体的抗菌免疫相互作用、相互斗争的过程，根据双方力量对比，感染可分为隐性感染、显性感染和带菌状态。感染的类型可随着双方力量的消长而出现动态变化。

（一）隐性感染

当机体免疫力较强，或入侵的病原菌数量不多、毒力较弱时，感染后损害较轻，不出现明显的临床症状，称隐性感染或亚临床感染。一般在传染病的流行中，90%以上的人表现为隐性感染，如结核等。隐性感染可以使机体获得特异性免疫力。同时，隐性感染者也是传染源，可把病原菌传染给其他人，因此，对隐性感染者要积极发现并进行隔离或治疗。

（二）显性感染

当机体免疫力较弱，或入侵的病原菌毒力较强、数量较多时，病原菌可在机体内大量生长繁殖，并引起不同程度的组织细胞损伤，导致病理生理改变，出现明显的临床症状和体征，为显性感染。由于个体抗病能力和病原菌毒力等存在差异，显性感染在临床上有轻、重、缓、急等不同表现。

1. **按病情缓急分类**　可分为急性感染和慢性感染。

（1）急性感染　发病急，症状明显，病程短，一般为数日或数周，愈后病原体可从体内完全清除。如脑膜炎奈瑟菌、霍乱弧菌、肠致病性大肠埃希菌等。

（2）慢性感染　发病缓慢，病程长，常持续数月至数年，常由胞内寄生菌引起，如结核分枝杆菌、麻风分枝杆菌等。

👥 **课堂互动 14-2**

急性感染会不会转成慢性感染？

答案解析

2. **按感染部位不同分类**　可分为局部感染和全身感染。

（1）局部感染　病原菌局限于机体的某一部位生长繁殖引起病变，如毛囊炎、疖、阑尾炎、肺炎、脑炎等。

（2）全身感染　病原菌或其毒性代谢产物进入血液，向全身播散引起全身性症状的一种感染类型。临床上常见的全身感染如下。

①毒血症：病原菌仅在局部生长繁殖，不侵入血流，但其产生的毒素进入血流，引起外毒素中毒症状。如白喉棒状杆菌、破伤风梭菌等产生外毒素，引起毒血症。

②内毒素血症：由革兰阴性菌侵入血流，并在其中大量繁殖、崩解后释放出大量内毒素；也可由病灶内革兰阴性菌崩解后释放的内毒素入血所致。严重革兰阴性菌感染时，常发生内毒素血症。

③菌血症：病原菌一时性或间歇性侵入血流，但在血流中不进行繁殖，只是短暂的一过性通过血循环到达体内适宜部位后再进行繁殖而致病。如伤寒沙门菌、脑膜炎奈瑟菌的感染早期出现的菌血症。

④败血症：病原菌侵入血流并在其中大量繁殖，产生毒性代谢产物，引起严重的全身中毒症状，如高热、皮肤黏膜瘀斑、肝脾肿大等。鼠疫耶尔森菌、炭疽芽胞杆菌等可引起败血症，金黄色葡萄球菌、大肠杆菌等常见病原菌也会引起败血症。

⑤脓毒血症：化脓性细菌侵入血流，在血中大量繁殖，并随血流扩散到机体其他组织或器官，产生新的化脓性病灶。如金黄色葡萄球菌脓毒血症，常引起多发性肝脓肿、肾脓肿、肺脓肿等。

（三）带菌状态

机体在显性或隐性感染后，病原菌并未立即从体内消失，而在体内继续存留一定时间，与机体免疫力处于相对平衡状态，称带菌状态。处于带菌状态的人称带菌者。尽管带菌者没有临床症状，但经常会间歇性排出病菌，是重要且危险的传染源。如伤寒、白喉、结核等病后可出现带菌状态。

感染过程的发生、发展与结局，除与上述病原菌和机体等因素有关外，还受自然因素和社会因素的影响。

第四节　医院感染

一、医院感染的分类

医院感染又称医院内感染或医院内获得性感染，是指医院内的各类人群（包括住院患者、门诊患者、探视者、陪护者及医院人员等）在医院内发生的感染。医院感染强调感染发生的地点必须在医院内。包括在医院内感染处于潜伏期，出院后发病的感染，但不包括入院时已处于潜伏期，住院期间发病的感染。近年来，医院感染的发生率高达5%~20%，我国约为10%，已经成为医院面临的严重的公共卫生问题。

依据引起感染的病原体来源不同，医院感染分为内源性感染和外源性感染。

1. 内源性医院感染　一般为机会性感染或自身感染，是指患者体内寄居的微生物大量繁殖而引起的感染。主要发生在住院患者，常由正常菌群引起。正常菌群本身毒力较弱或无毒力，但在特定条件下，也会引起感染，称条件致病菌。如侵入性的治疗引起细菌寄居部位改变，抗肿瘤治疗或免疫抑制剂应用引起机体免疫功能下降，抗生素应用引起的菌群失调等。

2. 外源性医院感染　外源性医院感染是指患者在医院环境中遭受医院内非自身存在病原体侵入而发生的感染。包括交叉感染、环境感染和医源性感染。

（1）交叉感染　交叉感染是患者之间或患者与医护人员之间发生的感染。如通过咳嗽、喷嚏、交谈以及经手等方式密切接触感染，也可见于通过食品、衣物、被褥等物品间接感染。

（2）环境感染　环境感染是指在医院环境内，因吸入被病原菌污染的空气或接触污染的医疗设施而发生的感染。医院环境极易被病原体污染，如不能及时消毒清除，容易造成传染病的传播。

（3）医源性感染　患者在医院进行诊疗或预防过程中，由于医护人员无菌操作不当、医疗器具消毒不严格而造成的感染。常见于腔道窥镜或导管等侵入性检查或治疗。如留置导尿管措施不当可引起尿路感染，医护人员无菌操作不严格可以造成患者伤口感染等。

二、医院感染的危险因素

（一）医院是发生医院感染的集中地

医院环境存在大量医院感染的易感对象，这些易感对象多与他们的年龄或基础疾病有关。老年人器官老化、免疫功能低下并常伴有慢性疾病，婴幼儿免疫器官发育不成熟，功能不健全，因此老年人和婴幼儿是医院感染的易发人群。此外患有免疫缺陷性疾病、糖尿病、恶性肿瘤等基础性疾病的患者，免疫功能低下，也是医院感染的易发人群。

（二）诊疗技术、侵入性检查与治疗导致医院感染

1. **诊疗技术**　器官移植、血液和腹膜透析等诊疗技术治疗对象常有基础疾病，且免疫功能低下，这些治疗手段会进一步降低患者免疫力或者造成创伤，极易发生医院感染。

2. **侵入性检查或治疗**　胃镜、支气管镜、膀胱镜等侵入性检查由于器械消毒灭菌不彻底，可将污染的微生物带入检查部位而造成感染。侵入性的治疗用品如气管插管、留置导尿管、伤口引流管、心导管和人工心脏瓣膜等，容易被细菌黏附，形成细菌生物被膜，导致细菌对抗生素敏感性显著下降，容易引起医院感染。

3. **损害免疫系统的因素**　放射、化学治疗和肾上腺皮质激素的使用可以降低人体免疫功能，从而容易引起医院感染。

抗生素使用不当，进行外科手术及各种引流，以及住院时间过长，长期使用呼吸机等都是医院感染的危险因素。

三、医院感染的预防和控制

目前国际上普遍认为易感人群、环境及病原微生物是发生医院感染的主要因素，在一定意义上讲，控制医院感染的危险因素是预防和控制医院感染的最有效措施。我国在预防和控制医院感染方面制定和颁布了一系列法规，主要包括消毒灭菌、隔离预防以及合理使用抗菌药物、医院重点部门管理的要求，以及一次性使用医用器具和消毒器械、污水及污物处理等管理措施。

（一）消毒灭菌

（1）所有进入人体组织或无菌器官的医疗用品必须灭菌，接触皮肤黏膜的器械和用品必须消毒。提倡使用一次性注射器、输液器和血管内导管。

（2）污染医疗器械和物品，应先消毒后清洗，再消毒或灭菌。

（3）医务人员应了解消毒剂的性质、作用以及使用方法。配置时，应注意有效浓度、作用时间及影响因素。要警惕有耐消毒剂的病原微生物存在。

（4）连续使用中的氧气湿化瓶、雾化器、呼吸机及其管道等，应定期消毒；湿化液应每日更换灭菌

水；用物必须终末消毒，干燥保存。

（5）医务人员要经常洗手，注意手部皮肤清洁和消毒。下列情况下应对手部皮肤清洁和消毒：①接触患者前后。②进行无菌操作前。③进入和离开隔离病房、重症监护病房、母婴同室、新生儿病房、烧伤病房、传染病房等重点部门时。④戴口罩和穿隔离衣前后。⑤接触可能污染的物品之后或处理污物之后。

（二）隔离预防

隔离预防是防止病原体从患者或带菌者传给其他人群的一种保护性措施。制定隔离预防措施的原则应主要以切断感染的传播途径为主，同时兼顾病原体和宿主因素的特点。如预防经飞沫短距离传播的感染性疾病采用呼吸道隔离。

（三）合理使用抗菌药物

滥用抗菌药物致菌群失调是造成内源性感染的重要因素，合理使用抗菌药物是预防和控制医院感染的重要措施。合理使用抗生素的原则是：既要有效控制感染，又要预防和减少抗生素的毒副作用；同时还要注意使用剂量、疗程和给药途径，避免产生耐药菌株；还应密切注意患者体内是否存在正常菌群失调。有条件应根据药敏试验结果选择用药。

目标检测

答案解析

一、单项选择题

1. 与细菌致病性有关的因素是（ ）
   - A. 毒力+侵入途径+细菌数量
   - B. 毒素+侵袭力+侵入途径
   - C. 侵袭力+侵入途径+细菌数量
   - D. 侵袭酶类+毒素+细菌数量
   - E. 侵入途径+毒素+细菌表面结构

2. 细菌毒力构成的因素是（ ）
   - A. 侵袭力+毒素
   - B. 黏附素+荚膜
   - C. 外毒素+内毒素
   - D. 外毒素+荚膜
   - E. 侵袭性酶+荚膜

3. 外毒素的主要成分是（ ）
   - A. 肽聚糖
   - B. 脂多糖
   - C. 磷壁酸
   - D. 外膜
   - E. 蛋白质

4. 细菌内毒素即革兰阴性菌细胞壁的（ ）
   - A. 肽聚糖
   - B. 脂多糖
   - C. 磷壁酸
   - D. 荚膜多糖
   - E. 脂蛋白

5. 细菌产生的白喉毒素属于（ ）
   - A. 神经毒素
   - B. 细胞毒素
   - C. 肠毒素
   - D. 侵袭力
   - E. 生物被膜

二、简答题

1. 细菌内、外毒素有何区别？

2. 全身感染包括哪些类型？

（陈　莉）

书网融合……

知识回顾　　习题

第十五章　常见致病的细菌

PPT

学习目标

知识要求：

1. 掌握常见病原菌的致病物质和所致疾病。
2. 熟悉常见病原菌的生物学性状和致病机制。
3. 了解常见病原菌的检查方法和防治原则。

技能要求：

1. 具备对常见病原菌感染的初步诊断能力，能正确选择检查方法。
2. 具备对常见病原菌引起的传染病提出防控措施的能力。

第一节　球　菌

球菌是细菌中的一个大类，根据革兰染色性质不同，分为革兰阳性球菌和革兰阴性球菌两类。对人有致病性的球菌称为病原性球菌，在临床上常引起化脓性炎症，故又称为化脓性球菌。革兰阳性球菌主要有葡萄球菌、链球菌和肺炎链球菌，革兰阴性球菌主要有脑膜炎奈瑟菌和淋病奈瑟菌。

一、葡萄球菌属

葡萄球菌属（*Staphylococcus*）因常堆积成葡萄串状而得名，在自然界广泛分布（空气、土壤、物品），也存在于人体体表及与外界相通的腔道中，是最常见的化脓性细菌。葡萄球菌是人体皮肤表面的正常细菌，正常人群鼻咽部带菌率为20%~50%，医务人员带菌率高达70%，是医院内交叉感染的重要传染源。

（一）生物学性状

1. **形态与染色**　革兰阳性，球形或椭圆形，直径约1μm，不规则排列。典型的葡萄球菌呈葡萄串状排列，在脓汁或液体培养基中生长后，常呈双或短链状排列。无鞭毛，无芽胞，体外培养一般无荚膜，少数菌株可见荚膜样黏液物质。在青霉素等化学物质作用下，可形成细胞壁缺陷型（细菌L型），形态呈现高度多形性。

2. **培养特性**　需氧或兼性厌氧，营养要求不高，最适温度37℃，最适酸碱度pH为7.4。在普通琼脂平板培养基上可形成圆形、凸起、表面光滑、湿润、边缘整齐、不透明、中等大小的菌落，因菌株不同可产生不同颜色的脂溶性色素，使菌落呈现金黄色、白色或柠檬色。在血琼脂平板培养基上，多数致病菌株的菌落周围形成透明溶血环（β溶血）。

3. 抗原构造

（1）葡萄球菌A蛋白 葡萄球菌A蛋白（staphylococcal protein A，SPA）是存在于细胞壁的一种单链多肽，大部分金黄色葡萄球菌有此抗原。SPA与细胞壁肽聚糖共价结合，可与人和多种哺乳动物血清中IgG的Fc段发生非特异性结合，通过与吞噬细胞竞争IgG分子Fc段，阻碍IgG的调理吞噬作用。此外，SPA与IgG结合后的复合物具有促细胞分裂、引起超敏反应和损伤血小板等多种生物学活性。临床上用特异性抗体的Fc段与SPA结合，而抗体的Fab可与微生物抗原结合检测微生物，这种诊断方法称为协同凝集试验。

（2）多糖抗原 细胞壁上的磷壁酸为半抗原，检测磷壁酸抗体有助于金黄色葡萄球菌感染的诊断和预后的判断，例如检测磷壁酸抗体，可辅助诊断金黄色葡萄球菌引起的活动性心内膜炎。

4. 分类

根据生化反应和产生色素不同，葡萄球菌分为金黄色葡萄球菌（致病性）、表皮葡萄球菌（机会致病性）和腐生葡萄球菌（非致病性）三种。主要生物学性状见表15-1。

表15-1 三种葡萄球菌的主要性状

特性	金黄色葡萄球菌	表皮葡萄球菌	腐生葡萄球菌
色素	金黄色	白色	白色或柠檬色
血浆凝固酶	+	−	−
α溶血素	+	−	−
耐热核酸酶	+	−	−
SPA	+	−	−
分解甘露醇	+	−	−
致病性	强	弱或无	无

5. 抵抗力 金黄色葡萄球菌的抵抗力较强，强于其他无芽胞菌。在干燥的脓液、痰液中可存活2~3个月。加热80℃ 30分钟才被杀死。在2%苯酚中15分钟或1%的升汞中10分钟可死亡；对甲紫等染料较敏感；对青霉素、红霉素、庆大霉素及金霉素高度敏感，对链霉素中度敏感，对磺胺、氯霉素敏感性差。近年来随着抗生素的广泛应用，耐药菌株逐年增多。如耐青霉素G的金黄色葡萄球菌菌株高达90%以上。

（二）致病性与免疫性

1. 致病物质 金黄色葡萄球菌毒力很强，致病物质主要有表面结构蛋白（黏附素、荚膜、SPA）、侵袭性酶和外毒素。

（1）血浆凝固酶 血浆凝固酶由致病性葡萄球菌产生，是鉴定葡萄球菌有无致病性的重要指标。该酶有两种。①游离凝固酶：是分泌到细菌体外的蛋白质，被激活后可将血浆中液态的纤维蛋白原转变成固态的纤维蛋白，血浆发生凝固，使感染易于局限化，甚至形成血栓。②结合凝固酶：结合在菌体表面，使周围血液或血浆中的纤维蛋白沉积于菌体表面，阻碍吞噬细胞对细菌的吞噬，并能保护细菌免受血清中杀菌物质的破坏，有利于细菌在体内繁殖。血浆凝固酶具有免疫原性，能刺激机体产生抗体，发挥一定的保护作用。

（2）溶血素　有α、β、γ、δ、ε等几种类型，对人类致病的主要是α溶血毒素，其属于外毒素，抗原性强，生物学活性较为广泛，能损伤细胞膜，使多种哺乳动物的红细胞发生溶血，损伤白细胞、血小板、肝细胞、成纤维细胞、血管平滑肌细胞等多种细胞。

（3）杀白细胞素　能与中性粒细胞和巨噬细胞的细胞膜受体结合，使其通透性增高，细胞死亡，发挥抵抗宿主吞噬细胞吞噬的作用。

（4）肠毒素　临床分离的金黄色葡萄球菌约50%可产生肠毒素，属外毒素。是一组可溶性蛋白质，对热稳定，煮沸30分钟不能完全破坏，能抵抗胃肠液中蛋白酶的水解作用。产毒菌株污染牛奶、肉类等食物后，约10小时就可产生大量肠毒素，引起以呕吐为主的急性胃肠炎（食物中毒）。

（5）表皮剥脱毒素　又称表皮溶解毒素，在新生儿、幼儿和免疫力低下的成人中，能裂解表皮组织的棘状颗粒层，使表皮与真皮脱离，皮肤呈弥漫性红斑和水疱，表皮上层大片脱落，引起烫伤样皮肤综合征。

（6）毒性休克综合征毒素–1（TSST–1）　从临床分离的金黄色葡萄球菌菌株，仅20%左右能产生TSST–1，具有超抗原活性，引起机体发热，增强对内毒素的敏感性，可引起机体多个器官系统的功能紊乱或毒性休克综合征。

2. 所致疾病

（1）化脓性感染　也称侵袭性疾病，是以脓肿形成为主的各种化脓性炎症，常发生在皮肤组织，也可在深部组织器官，甚至会波及全身。

①皮肤化脓性感染：常见的如毛囊炎、疖、痈、伤口化脓等，病灶多局限，与周围组织界限清楚，多为局限性，脓汁黄而黏稠。

②内脏器官感染：如肺炎、中耳炎、气管炎、骨髓炎、心内膜炎等。

③全身感染：原发病灶处理不当，如挤压疖肿或切开未成熟的疖肿，葡萄球菌也可侵入血流，引起全身中毒症状，如败血症、脓毒血症等。大多由金黄色葡萄球菌引起，新生儿或少数免疫功能低下者可由表皮葡萄球菌引起。

（2）毒素性疾病　是由外毒素引起的中毒性疾病。

①食物中毒：因摄入产生肠毒素的金黄色葡萄球菌污染的食物引发，经1~6小时潜伏期，出现恶心、呕吐、腹泻等急性胃肠炎症状，即食物中毒。病程短，不伴有发热，1~2天内自行恢复。如呕吐或腹泻严重，患者可出现虚脱或休克。此种食物中毒是夏秋季节常见的胃肠道疾病。

②烫伤样皮肤综合征：又称剥脱性皮炎，由金黄色葡萄球菌产生的表皮剥脱毒素引起，多见于新生儿和免疫功能低下的成人。疾病开始有红斑，1~2天表皮起皱，继而形成水疱，轻微碰触会破溃，最后表皮脱落。如果治疗不及时，病死率可达20%。如果继发细菌感染，可致死亡。

③毒性休克综合征：主要由TSST–1引起，女性多见。起病急骤，临床表现为高热、呕吐、腹泻、弥漫性红斑，继而出现脱皮（手掌和足底明显）、低血压、口炎、阴道等黏膜病变，严重的患者还会出现心、肾功能衰竭，甚至休克，病死率较高。

3. 免疫性

人类对葡萄球菌有一定的天然免疫力，当机体免疫力降低时易被感染。病愈后免疫力不牢固。

（三）微生物学检查

局部化脓感染的微生物学检查临床意义不大，但若出现全身感染，在确定感染病因或选择有效治疗药物时有一定价值。

1. **标本直接涂片镜检**　不同病例采取不同标本，如脓汁、血液、可疑食物、呕吐物及粪便等。取标本涂片，革兰染色后镜检，根据细菌形态、排列和染色性可做出初步诊断。

2. **分离培养与鉴定**　将标本接种于血琼脂平板，血液标本先经肉汤培养基增菌，再接种于血液琼脂平板，37℃培养18小时，观察其菌落特征，并涂片染色镜检，然后做必要的鉴定试验。致病性葡萄球菌鉴定的主要依据是：①菌落一般呈金黄色，菌落周围有透明溶血环。②产生血浆凝固酶和耐热核酸酶。③发酵甘露醇。

3. **药物敏感试验**　金黄色葡萄球菌易产生耐药性变异，对临床分离的菌株，必需要做药物敏感试验，找到敏感药物。

4. **葡萄球菌肠毒素检查**　采用血清学方法如ELISA法检测肠毒素，方法简便敏感，可短时测出微量（ng）水平的肠毒素。

（四）防治原则

注意个人卫生，对皮肤创伤及时消毒处理。加强医院管理，严格无菌操作，防止医院内交叉感染。加强对食堂和饮食行业的卫生监督，对皮肤化脓性感染者，尤其手部感染者，治愈前不能从事食品制作或饮食服务。目前葡萄球菌耐药菌株日益增多，尤其是耐甲氧西林金黄色葡萄球菌，已成为医院感染最常见的致病菌。因此，对感染者的治疗需根据药物敏感试验的结果选药。对反复发作的疖病患者，可试用自身菌苗疗法，或用葡萄球菌外毒素制成的类毒素治疗。

二、链球菌属

链球菌属（*Streptococcus*）目前有69个种和亚种，广泛存在于自然界和人体鼻咽部、胃肠道等处，大多为正常菌群，少数为致病菌，能引起各种化脓性炎症以及人类肺炎、猩红热等疾病。链球菌属中对人致病的主要是A群链球菌和肺炎链球菌。

链球菌常用的分类方法如下。

1. **根据溶血现象分类**　将细菌接种到血琼脂平板上，根据是否产生溶血可分为三类。①甲型溶血性链球菌：菌落周围有宽1~2mm的草绿色溶血环，称甲型溶血或α溶血。这类链球菌亦称草绿色链球菌，此绿色物质可能是由细菌产生的H_2O_2破坏血红蛋白所致，甲型链球菌多为条件致病菌。②乙型溶血性链球菌：菌落周围形成一个宽2~4mm，界限分明、完全透明的溶血环，称乙型溶血或β溶血。β溶血环中的红细胞完全溶解，亦称为溶血性链球菌，这类链球菌致病力强，引起多种疾病。③丙型链球菌：不产生溶血素，菌落周围无溶血环，故又称非溶血性链球菌，一般不致病，常存在于乳类和粪便中。

2. **根据抗原结构分类**　链球菌有多种抗原，根据细胞壁中C多糖抗原不同，将链球菌分为A~V共20个血清群，对人致病的90%属于A群，B、C、D、G群偶见。

此外，根据对氧的需要分类有需氧性、兼性厌氧性和厌氧性链球菌，对人致病的主要是前两类。

（一）A群链球菌

A群链球菌中与人类疾病密切相关的主要为化脓性链球菌（*Streptococcus pyogenes*），是人类常见的感染细菌，也是对人致病作用最强的链球菌。

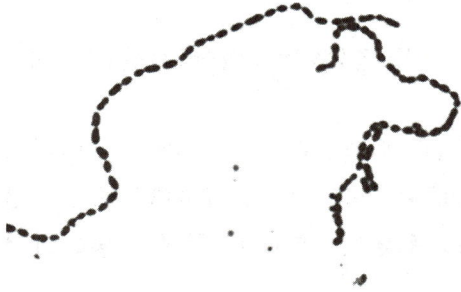

图15-1　链球菌

1. 生物学性状

（1）形态与染色　呈球形或卵圆形，直径0.6~1.0μm，呈链状排列（图15-1），长短不一。革兰染色阳性，衰老、死亡或被吞噬细胞吞噬后可呈革兰阴性。无芽胞，无鞭毛，多数链球菌株在培养早期可见到荚膜，随着培养时间延长，自身产生透明质酸酶而使荚膜逐渐消失。在A群链球菌中M蛋白与脂磷壁酸相连，形成菌毛样结构。

（2）培养特性与生化反应　需氧或兼性厌氧。营养要求较高，在含血液、血清、葡萄糖的培养基中生长良好。在血清肉汤中形成长链，管底呈絮状沉淀，在血琼脂平板上形成灰白、光滑、边缘整齐、圆形透明或半透明的小菌落，不同菌株溶血现象不同。链球菌能分解葡萄糖，产酸不产气。一般不分解菊糖，不被胆汁溶解，这两种特性可用来鉴别甲型溶血性链球菌和肺炎链球菌。

（3）抗原构造

①多糖抗原：或称C抗原，是链球菌分群的依据，其化学性质为细胞壁的多糖组分，具有群特异性。

②表面抗原：即M抗原，与致病性有关。位于C抗原外层，是细胞壁外的菌毛样结构，含有M蛋白，具有型特异性，有近150个血清型。

此外还包括核蛋白抗原（P抗原），无特异性，各种链球菌均相同。

（4）抵抗力　不强，60℃30分钟即被杀死，对一般消毒剂敏感，在干燥尘埃中可存活数月。对青霉素、红霉素、磺胺药等抗生素均敏感，极少发现耐青霉素的菌株。

2. 致病性与免疫性

（1）致病物质　A群链球菌亦称化脓性链球菌，是链球菌中致病力最强的细菌，除胞壁成分外，可产生多种侵袭性酶和外毒素。

1）胞壁成分：①黏附素，包括脂磷壁酸与F蛋白，二者与细胞膜的亲和力极高，是决定链球菌在机体皮肤和呼吸道黏膜等表面定植的主要侵袭因素。脂磷壁酸包绕在M蛋白的外层，二者共同组成A群链球菌的菌毛样结构。②M蛋白，具有抗吞噬、抗杀菌能力，是链球菌的主要致病因子。M蛋白与肾小球基底膜、心肌以及关节滑膜有共同抗原，可刺激机体产生特异性抗体，导致超敏反应性疾病。

2）外毒素：①致热外毒素，又称红疹毒素或猩红热毒素，能引起发热和皮疹，是引起人类猩红热的主要致病物质。其化学组成为蛋白质，抗原性强，可刺激机体产生抗毒素。②链球菌溶血素，根据其对O_2的敏感性不同，分为溶血素O和溶血素S两种。溶血素O（streptolysin O，SLO）为含—SH的蛋白质，对氧敏感，对中性粒细胞、血小板、心肌细胞、巨噬细胞和神经细胞等具有毒性作用。其抗原性强，感染后2~3周至病愈后数月到1年内，85%~90%以上患者可检出SLO抗体。风湿热活动期患者血清SLO抗体含量显著升高，可作为链球菌新近感染或风湿热及其活动性的辅助诊断指标。溶血素S（streptolysin S，SLS）是一种小分子糖肽，无抗原性，对氧稳定，能引起β溶血现象。对多种组织细胞和白细胞有破坏作用。

3）侵袭性酶：均为扩散因子，与致病有关的有以下几种。①透明质酸酶，能分解细胞间质的透明质酸，使细胞之间链接变得疏松，利于病原菌在组织中的扩散。②链激酶，又称链球菌溶纤维蛋白酶，能将血液中的纤维蛋白酶原激活变成纤维蛋白酶，溶解血凝块或阻止血浆凝固，利于细菌在组织中的扩散。③链道酶，又称链球菌DNA酶，能分解脓液中具有高度黏稠性的DNA，使脓汁稀薄，利于病原菌的扩散。

（2）所致疾病　链球菌可引起人类多种疾病，A群占90%以上。其所致疾病大致分为化脓性感染、猩红热和超敏反应性疾病三类。

①化脓性感染：由皮肤伤口侵入，引起皮肤及皮下组织炎症，如脓疱疮、痈、蜂窝组织炎、坏死性筋膜炎、丹毒等。病灶与周围组织界限不清，脓汁稀薄带血性，易扩散。可沿淋巴管或血液扩张，引起淋巴管炎、淋巴结炎和败血症。经呼吸道侵入，可致急性扁桃体炎、咽峡炎、鼻窦炎，并蔓延周围引起中耳炎、脑膜炎等。也可经产道感染造成产褥热。

②猩红热：由产生致热外毒素的A群链球菌所致的小儿急性呼吸道传染病，临床特征为咽炎、发热，全身弥漫性皮疹，疹退后明显脱屑。少数患者因超敏反应出现心脏、肾损伤。

③超敏反应性疾病：包括急性肾小球肾炎和风湿热。急性肾小球肾炎常见于儿童和青少年，大多由A群12型链球菌引起。临床表现为蛋白尿、少尿、血尿、浮肿和高血压等。其发病机制为体内产生抗链球菌抗体，与链球菌可溶性抗原结合形成中等大小免疫复合物，沉积于肾小球基底膜，造成基底膜损伤，属Ⅲ型超敏反应。此外，链球菌某些菌株的M蛋白与肾小球基底膜有共同抗原，链球菌产生的抗体与肾小球基底膜发生交叉反应，导致肾小球基底膜损伤，引起Ⅱ型超敏反应。风湿热可由A群链球菌的多种型别引起，临床表现为关节炎、心肌炎等，发病机制可能是M蛋白与心肌有共同抗原而引起的Ⅱ型及Ⅲ型超敏反应所致。

课堂互动 15-1

A群链球菌的致病物质和引起的疾病是什么？

答案解析

（3）免疫性　链球菌感染后，可产生对同型链球菌的特异性免疫，主要是抗M蛋白抗体（IgG）。由于链球菌抗原型别多，各型之间无交叉免疫力，故可反复感染。猩红热病后可对同型菌产生免疫，能建立牢固的免疫力。

3. 微生物学检查

（1）直接涂片镜检　取脓汁涂片，革兰染色镜检，发现革兰阳性呈链状排列的球菌，可以初步诊断。

（2）分离培养　用血琼脂平板分离培养链球菌。对败血症患者，应先在葡萄糖肉汤中增菌后再在血琼脂平板上分离培养。可根据形态、染色性、菌落特点、溶血性等鉴定链球菌。

（3）抗链球菌溶血素O试验　抗链球菌溶血素O试验（Anti-streptolysin O test，ASO test）简称抗O试验，是毒素和抗毒素的中和试验，常用于风湿热的辅助诊断。对可疑风湿热或急性肾小球肾炎患者，可进行抗链球菌溶血素O抗体测定，风湿热患者血清中抗O抗体比正常人显著升高，大多数在250U左右；对于活动性风湿热患者，血清中抗O抗体超过400U有临床诊断意义。

4. 防治原则　对患者和带菌者要及时治疗，以减少传染源。尤其是对患有急性咽喉炎和扁桃体炎的儿童，应及时彻底治疗，以防急性肾小球肾炎和风湿病的发生。治疗时青霉素为首选药物。预防感冒，避免感染链球菌，可减少超敏反应性疾病的发生。

（二）肺炎链球菌

肺炎链球菌（S.pneumoniae）俗称肺炎球菌，常寄居于正常人的鼻咽腔中。多数不致病或致病力弱，仅少数有致病力，可引起大叶性肺炎、脑膜炎、支气管炎。

1. 生物学性状

（1）形态与染色　革兰阳性球菌，呈矛头状，宽端相对，尖端向外，多数成双排列，无鞭毛和芽胞，在体内可形成厚的荚膜。

（2）培养特性与生化反应　营养要求较高，须在含血液或血清的培养基中生长。兼性厌氧，在血平板上形成草绿色溶血环。培养时间超过48小时，肺炎球菌可产生自溶酶，菌体逐渐溶解，菌落中央下陷形成脐状菌落。该菌可分解葡萄糖、麦芽糖、乳糖等，产酸不产气，可用胆汁溶菌试验进行鉴别。

（3）抗原构造与分型　荚膜多糖抗原存在于荚膜中，具有型特异性，肺炎链球菌可分为90个血清型，其中20多个型能致病，1~3型致病力较强。菌体抗原有两种，一种是C多糖，是肺炎链球菌细胞壁中的组分，各型菌株共有。另一种是M蛋白，与细菌的毒力无关，其抗体无保护性作用。

（4）抵抗力　抵抗力弱，56℃20分钟即死亡，但有荚膜菌株抵抗力较强。对一般化学消毒剂均敏感。有荚膜的细菌抗干燥能力较强，在干痰中可以存活1~2个月。对青霉素、红霉素、林可霉素等多种抗生素敏感。

2. 致病性与免疫性

（1）致病物质　荚膜是肺炎链球菌的主要毒力因子，是主要致病物质。荚膜可保护细菌免受吞噬，侵入人体后迅速繁殖而致病。细菌一旦失去荚膜就失去了致病力。此外，肺炎链球菌还可产生神经氨酸酶、溶血素O等物质参与致病。

（2）所致疾病　感染肺炎链球菌主要引起大叶性肺炎，其次是支气管炎。肺炎链球菌寄居在正常人的口腔及鼻咽腔，一般不致病，是正常菌群。当免疫力降低时，可由上呼吸道侵入，经支气管到达肺组织，引起大叶性肺炎。患者发病突然，恶寒、高热、胸痛、咳嗽、咳铁锈色痰等。肺炎后可继发胸膜炎、脓胸，也可引起中耳炎、乳突炎、脑膜炎和败血症等。

（3）免疫性：感染后出现肺炎链球菌荚膜多糖的特异性抗体，可获得较牢固的型特异性免疫。一般发病后5~6天即可产生抗体，增强吞噬细胞的吞噬功能。

🏛 **课堂互动 15-2**

肺炎链球菌的致病物质和引起的疾病是什么？

答案解析

3. 微生物学检查

（1）直接涂片染色镜检　根据病变部位，采集痰液、脓液、血液或脑脊液等标本，可直接涂片染色镜检，如发现典型的革兰阳性、有荚膜的双球菌，即可初步诊断。

（2）分离培养与鉴定　将标本接种于血琼脂上，发现有草绿色溶血环的可疑菌落，再做胆汁溶菌试验鉴别。该试验是利用胆汁激活细菌的自溶酶，加速菌体自溶，在菌液内加入胆汁，37℃10分钟细菌溶解，溶液变清为阳性。必要时做小鼠毒力试验加以鉴别。

4. 防治原则
接种荚膜多糖疫苗是预防肺炎链球菌感染的主要措施，目前我国常用多价疫苗，对儿童、老年人及慢性病患者等人群的预防效果较好。治疗主要应用青霉素G，并提前进行药物敏感试验。耐药者可选用万古霉素等敏感药物。

三、奈瑟菌属

奈瑟菌属（Neisseria）是一群形态相似的革兰阴性球菌，常成双排列。无鞭毛和芽胞，有菌毛，包含23个种和亚种，对人致病的只有脑膜炎奈瑟菌（N. meningitidis）和淋病奈瑟菌（N. gonorrhoeae），其余均为鼻咽部和口腔黏膜的正常菌群。

（一）脑膜炎奈瑟菌

俗称脑膜炎球菌，是流行性脑脊髓膜炎（简称流脑）的病原菌。

1. 生物学性状

（1）形态与染色　革兰阴性双球菌，呈肾形或豆形，凹面相对，直径0.6~0.8μm，排列较不规则，有单个、成双或4个相连的排列方式。在患者脑脊液中，多分布于中性粒细胞内，呈典型形态。新分离菌株大多有荚膜和菌毛。

（2）培养特性及生化反应　营养要求较高，常用经80℃以上加温的血琼脂平板培养，色似巧克力，故称巧克力（色）培养基。专性需氧，在5%~10% CO_2条件下生长更佳。最适pH为7.4~7.6，最适生长温度为37℃，低于30℃不生长。经培养菌落似露滴状，可产生自溶酶，人工培养物如不及时转种，超过48小时常死亡。大多数脑膜炎奈瑟菌分解葡萄糖和麦芽糖，产酸不产气。

（3）分类　据荚膜多糖群特异性抗原不同分13个血清群，致病多为A、B、C群，C群致病力最强。我国以A群为主，约占95%以上。

（4）抵抗力　对理化因素的抵抗力很弱。对干燥、热力、消毒剂等均敏感。在室温中3小时即死亡。

2. 致病性和免疫性

（1）致病物质　脂寡糖是脑膜炎奈瑟菌主要的致病物质，其作用与脂多糖相似。除此之外，致病物质还包括荚膜、菌毛和IgA1蛋白酶。

（2）所致疾病　脑膜炎奈瑟菌是流行性脑脊髓膜炎的病原菌，人类是唯一的易感宿主。传染源是患者和带菌者。6个月到2岁的儿童因免疫力低，是易感人群，发病率较高。病原菌主要通过飞沫传播，侵入人体，在鼻咽部繁殖，潜伏期2~3天，长的可达10天。根据病原菌毒力、数量和机体抵抗力强弱，可引起普通型、暴发型和慢性败血症型脑膜炎。其中普通型约占90%。患者先有上呼吸道炎症，继而病原菌大量繁殖，从鼻咽部进入血液，引起菌血症或败血症，引起高热寒战、恶心和出血性皮疹。若细菌侵犯脑脊髓膜，会引起化脓性炎症，产生剧烈头痛、喷射性呕吐、颈项强直等脑膜刺激症状。

（3）免疫性　以体液免疫为主。感染或接种疫苗后2周，血清中可产生特异性抗体，抗体在补体、巨噬细胞等协助下可杀伤脑膜炎奈瑟菌。成人对脑膜炎奈瑟菌有较强免疫力，感染后仅有1%~2%表现为脑膜炎，多为隐性感染。儿童免疫力较弱，感染后发病率较高。母体内抗体可通过胎盘传给胎儿，故6个月以内婴儿患流脑很少。

3. 微生物学检查　标本采取后应注意保温保湿并立即送检，最好是床边接种。标本直接涂片染色镜检，如在中性粒细胞内、外有革兰阴性双球菌，可做出初步诊断。

4. 防治原则　儿童接种流脑荚膜多糖疫苗进行特异性预防，常用A、C二价或A、C、Y和W135四价混合多糖菌苗。注意隔离患者，控制传染源。流行期间儿童可口服磺胺药物预防。治疗首选青霉素G，剂量要大，过敏者可选用红霉素。

（二）淋病奈瑟菌

俗称淋球菌，是人类淋病的病原菌，主要引起人类泌尿生殖系统黏膜的急性或慢性化脓性感染。淋病是我国目前流行的发病率最高的性病。

1. 生物学性状 革兰阴性双球菌，直径$0.6\sim0.8\mu m$，形似一对咖啡豆，无芽胞和鞭毛，有荚膜，致病菌株有菌毛。专性需氧，巧克力色血琼脂平板是适宜培养基，置$5\%\sim10\%$ CO_2条件下孵育48小时后，形成圆形凸起、灰白色光滑型菌落。分解葡萄糖产酸，氧化酶试验阳性。该菌抵抗力弱，对干燥、热、寒冷和常用消毒剂均敏感。

2. 致病性与免疫性

（1）致病物质 主要有菌毛、外膜蛋白、脂寡糖、IgA1蛋白酶等。菌毛可黏附至人类泌尿生殖道黏膜上皮细胞表面，发挥抗吞噬作用。外膜蛋白Ⅰ可直接插入中性粒细胞膜中，使细胞膜损伤；外膜蛋白Ⅱ参与淋球菌与宿主细胞间的黏附；外膜蛋白Ⅲ能抑制抗体的杀菌作用。脂寡糖即内毒素，与补体等共同作用，参与局部炎症反应的形成。IgA1蛋白酶能破坏黏膜表面的特异性IgA1抗体，辅助细菌能黏附到黏膜表面。

（2）所致疾病 人是淋病奈瑟菌的唯一自然宿主，是淋病的病原体。该菌主要通过性接触传染，也可经患者分泌物污染的衣服、毛巾、浴盆等传染。淋病奈瑟菌可通过菌毛黏附于黏膜上皮细胞，侵入泌尿生殖系统，引起尿道和生殖道感染。男性主要引起尿道炎，表现为尿急、尿频、尿痛、排尿困难、尿道有脓性分泌物自行溢出等症状。女性主要引起淋菌性宫颈炎、尿道炎、阴道炎及盆腔炎，可致不孕症。患淋病的孕妇，可引起胎儿宫内感染，导致流产、早产等；新生儿经产道时易被淋球菌感染引起眼结膜炎，眼内有大量脓性分泌物，称淋菌性结膜炎，也称脓漏眼。

（3）免疫性 人类对淋病奈瑟菌的感染无天然抵抗力。多数患者病后可产生相应的细胞免疫和特异性IgM、IgG和SIgA抗体的体液免疫，但免疫力不持久，再感染和慢性患者较多见。

3. 微生物学检查 取泌尿生殖道脓性分泌物涂片，革兰染色镜检，如在中性粒细胞内发现革兰阴性双球菌，有诊断价值。

将脓性分泌物接种在巧克力色琼脂平板或含多种抗生素（万古霉素、多黏菌素B等）的培养基中，置$5\%\sim10\%$ CO_2 37℃培养36~48小时，菌落涂片镜检为革兰阴性双球菌伴有氧化酶阳性菌落即可诊断。另外，应用核酸杂交或核酸扩增技术，可用于检测标本中淋球菌，由于需要的设备条件高，难以确定细菌对抗生素的敏感性，所以在基层推广有一定困难。

4. 防治原则 人群对淋球菌缺乏免疫力，普遍易感，目前尚无有效的特异性疫苗，因而积极开展卫生宣传教育，禁止卖淫嫖娼，防止不正当的两性关系是预防淋病的重要措施。治疗选用青霉素、新青霉素、博来霉素等药物。为了避免耐药菌株的形成，必要时做药物敏感试验指导选择药物。婴儿出生时，不论母亲有无淋病，都应以氯霉素、链霉素合剂滴眼，以预防新生儿淋菌性结膜炎的发生。

第二节 肠道杆菌

肠道杆菌是一群寄居于人和动物肠道中，生物学性状近似的革兰阴性无芽胞短小杆菌，其中大多数是肠道正常菌群，少数为致病菌。包括腐生菌、寄生菌及兼性寄生菌。大多数肠道杆菌寄生在人和动物肠道，少数生活在植物、腐败物质及水和土壤中。

肠道杆菌具有相似的生物学特性，具体如下。

1. 形态与结构 均为革兰阴性杆菌，中等大小（0.3~1.0）μm×（1~6）μm，多数有菌毛和周鞭毛，少数有荚膜，无芽胞。

2. 培养特性 兼性厌氧或需氧。营养要求不高，在普通培养基上生长良好，形成光滑、灰白色的菌落。在血平板上，有些菌株可产生溶血环。在液体培养基中呈混浊生长。

3. 生化反应 能分解多种糖类和蛋白质，形成不同代谢产物，常用于鉴别细菌。乳糖发酵实验在初步鉴别肠道致病菌和非致病菌中有重要意义，一般致病菌不分解乳糖，非致病菌分解乳糖。

4. 抗原结构 主要有菌体O抗原、鞭毛H抗原、荚膜抗原及肠道杆菌共同抗原（ECA）。有些还有菌毛抗原。其中O、H抗原是肠道杆菌血清学分群和分型的依据。

（1）O抗原 细菌细胞壁的组分，位于脂多糖（LPS）的最外层。耐热，加热100℃不被破坏，具有种属特异性。有O抗原的菌落呈光滑型，在人工培养基中反复传代或长久保存时，其细胞壁上的特异性多糖消失，菌落变为粗糙型，称S-R变异。O抗原主要刺激机体产生IgM类抗体。

（2）H抗原 肠道杆菌的鞭毛蛋白，对热不稳定，加热60℃30分钟即被破坏。其特异性取决于鞭毛蛋白多肽链上的氨基酸序列和空间构型。鞭毛脱落后，H抗原也随之消失，O抗原外露，称H-O变异。H抗原主要刺激机体产生IgG类抗体。

（3）K抗原 是包绕在O抗原外侧的不耐热的多糖抗原，能阻断O抗原与相应抗体的结合，由黏液或荚膜多糖的结构决定抗原的特异性。K抗原与细菌侵袭力有关。重要的K抗原有大肠埃希菌的K抗原和伤寒沙门菌的Vi抗原等。

有些肠道杆菌还可有菌毛抗原，为菌毛蛋白，可干扰O抗原凝集，不耐热。另外，几乎所有肠道杆菌表面都有共同抗原（ECA），而非肠道杆菌一般无此抗原。

5. 抵抗力 对理化因素抵抗力一般不强，加热60℃30分钟即被杀死。不耐干燥，对一般化学消毒剂如漂白粉、酚、甲醛和戊二醛等均敏感，耐胆盐，并在一定程度上能抵抗染料的抑菌作用。在自然界中生存力较强，在粪便、污水或冰中可生存数周至数月。

本节重点介绍埃希菌属、志贺菌属和沙门菌属。

一、埃希菌属

埃希菌属（*Escherichia*）有6个种，临床最常见、最重要的是大肠埃希菌（*E.coli*），俗称大肠杆菌。大多数菌株是人类和动物肠道正常菌群，出生后数小时就进入肠道，并终生伴随。与人类关系密切，主要表现在：①组成肠道的正常菌群，并合成一些对人体有益的代谢产物，如维生素B、维生素K。②抑制腐败菌、病原菌和真菌的过度增殖。③属条件致病菌，在机体免疫力下降或侵入肠道外组织器官后，引起肠道外感染。④有一些致病性大肠埃希菌，能引起人类胃肠炎。⑤是卫生学检测的重要指标，以评估样本被粪便污染的程度。

（一）生物学性状

1. 形态与染色 革兰阴性短杆菌，大小为（0.4~0.7）μm×（1~3）μm，两端钝圆，有周鞭毛，能运动，有菌毛（普通菌毛与性菌毛），无芽胞（图15-2）。

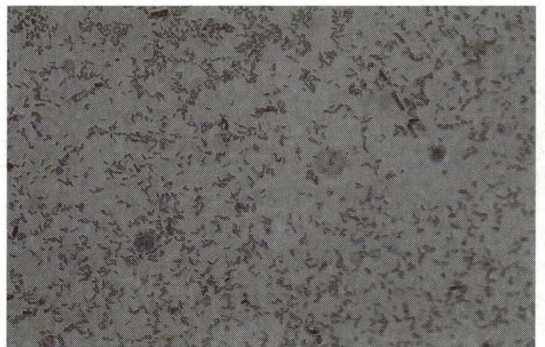

图15-2 大肠埃希菌

2. 培养特性与生化反应 兼性厌氧菌，营养要求不高，在液体培养基中呈均匀混浊生长；在普通琼脂平板37℃培养24小时后，形成直径2~3mm的灰白色光滑型菌落，菌落呈圆形、凸起。在伊红美蓝琼脂平板上，由于发酵乳糖，菌落呈蓝紫色并有金属光泽。在麦康凯平板和SS平板上，耐受菌株能生长并形成粉红色菌落。大肠埃希菌生化反应活泼，能发酵葡萄糖、乳糖等多种糖类产酸产气，可利用其发酵乳糖的特点与沙门菌属、志贺菌属相区别。IMViC试验（吲哚、甲基红、VP、枸橼酸盐试验）结果为"++--"。

3. 抗原构造 大肠埃希菌有O、H和K3种抗原，常用作血清学分型的依据。O抗原为细胞壁脂多糖最外层的特异性多糖，H抗原位于鞭毛上，K抗原为O抗原外的多糖抗原。大肠埃希菌血清型常按O：K：H排列表示，例如O111：K58（B4）：H2。

4. 抵抗力 在自然界的水中可存活数周至数月，在温度较低的粪便中存活更久。胆盐、煌绿等对大肠埃希菌有抑制作用。对磺胺类、链霉素、氯霉素等抗生素敏感，但易产生耐药性。对蒲公英、马齿苋、黄芩、大黄、金银花等中药敏感。

（二）致病性与免疫性

1. 致病物质 大肠埃希菌具有很多毒力因子，包括内毒素、荚膜、Ⅲ型分泌系统、黏附素和外毒素等。

（1）黏附素 能将细菌特异性地紧密黏附在泌尿道和肠道黏膜上皮细胞上，促进定居，避免因尿液的冲刷和肠道的蠕动作用而被清除，是大肠埃希菌致病的重要因素。

（2）外毒素 大肠埃希菌能产生多种外毒素，包括志贺毒素、耐热肠毒素和不耐热肠毒素。此外，溶血素A在尿路致病性大肠埃希菌所致的疾病中有重要作用。

耐热肠毒素（heat stable enterotoxin，ST）：对热稳定，100℃经20分钟仍不被破坏，分子量小，免疫原性弱。ST可激活小肠上皮细胞的鸟苷酸环化酶，使胞内cGMP增加，在空肠部分改变液体的运转，使肠腔积液而引起腹泻。ST与霍乱肠毒素无共同的抗原关系。

不耐热肠毒素（heat labile enterotoxin，LT）：对热不稳定，65℃经30分钟即失活。为蛋白质，分子量大，有免疫原性。由A、B两个亚单位组成，LT的免疫原性与霍乱肠毒素相似，两者的免疫血清具有交叉中和作用。

此外，细胞壁外膜的类脂A具有毒性，O特异多糖有抵抗宿主防御屏障的作用。大肠埃希菌的K抗原有抗吞噬作用。

2. 所致疾病 主要是侵袭力、内毒素、肠毒素等致病因素引起各种炎症（如胆囊炎、泌尿系感染、肺炎、新生儿脑膜炎、伤口感染、菌血症及腹泻等）。内毒素还可引起发热、休克、DIC等。

（1）肠道外感染 主要由正常菌群条件致病，多数大肠埃希菌在肠道内不致病，但如移位至肠道外的组织或器官则可引起肠道外感染。多为内源性感染，以泌尿系感染和化脓性感染最为常见，可表现为尿道炎、膀胱炎、肾盂肾炎。大肠埃希菌也可引起腹膜炎、胆囊炎、阑尾炎、手术创口感染等，尤其是出生后30天内的新生儿，易患新生儿大肠埃希菌性脑膜炎。此外，大肠埃希菌也是革兰阴性菌败血症最常见的病原体（约45%），对婴儿、老年人及免疫功能低下者致死率较高。

（2）肠道内感染 某些血清型大肠杆菌能引起人类腹泻。①肠产毒素性大肠埃希菌（enterotoxigenic E.coli，ETEC）：常引起5岁以下婴幼儿和旅游者腹泻，主要通过污染的水源和食物传播。致病物质是不耐热肠毒素，患者出现轻度水泻，也可呈严重的霍乱样症状。腹泻常为自限性，一般3~4天即愈，营养不良者可达数周，也可反复发作。②肠致病性大肠埃希菌（enteropathogenic E.coli，EPEC）：婴幼儿腹泻的主要病原菌，有高度传染性，严重者可致死。细菌侵入肠道后，在小肠上皮细胞表面大量繁殖，破坏刷状缘，影响肠内液体的吸收，造成严重水样腹泻。③肠侵袭性大肠埃希菌（enteroinvasive E.coli，EIEC）：主要引起较大儿童和成人腹泻。进入机体后，侵袭并破坏结肠黏膜上皮，再感染临近正常细胞，引起炎症。其致病性与志贺菌相近，引起的腹泻症状也与菌痢相似。主要表现为发热、腹痛、腹泻、黏液脓血便、里急后重等。④肠出血性大肠埃希菌（enterohemor-rhagic E.coli，EHEC）：出血性结肠炎的病原菌，O157∶H7是主要致病血清型。5岁以下儿童易感染，100个即可致病。夏季多见，主要通过摄入污染的食品（未煮透的肉制品、水、生的蔬菜水果、牛奶等）传染，可暴发流行。EHEC产生志贺毒素破坏肠绒毛，造成吸收减弱、分泌增加，引起腹泻。患者症状轻重不一，轻者水样泻，严重的出现血便并伴剧烈腹痛。10岁以内儿童可并发溶血性尿毒综合征，死亡率3%~5%。⑤肠聚集性大肠埃希菌（enteroaggre-gative E.coli，EAEC）：主要引起婴儿和旅行者持续性水样泻，常伴脱水，严重时出现血便。EAEC可在小肠微绒毛表面聚集，使微绒毛变短，并形成生物被膜覆盖在小肠上皮，使吸收减弱，引起腹泻。引起人类腹泻的5种大肠埃希菌类型如下（表15-2）。

表15-2 引起人类腹泻的大肠埃希菌

菌株	作用部位	致病机制	疾病与症状
ETEC	小肠	LT和ST致大量分泌肠液	婴幼儿和旅游者腹泻，水样便
EPEC	小肠	破坏肠黏膜上皮细胞，不产生肠毒素	婴儿腹泻，水样便
EIEC	大肠	内毒素破坏结肠黏膜上皮细胞，不产生肠毒素	较大儿童和成人腹泻，脓血便或黏液血便，易误诊为志贺菌感染
EHEC	大肠	产生志贺样毒素	出血性结肠炎，儿童与老年人多见，其血清型主要是O157∶H7
EAEC	小肠	黏附、聚集于上皮细胞，EAST致大量分泌肠液	婴儿腹泻，持续性水样便

（三）微生物学检查

1. 临床标本检查

（1）标本采集 肠道感染可采集粪便；肠外感染可根据临床感染情况取中段尿、血液、脓液、脑脊液等。

（2）分离培养与鉴定 粪便标本直接接种到肠道杆菌选择性培养基上。血液标本需先经肉汤增菌，再转种到血平板上。其他标本可同时接种到血平板和肠道杆菌选择性培养基上。37℃孵育18~24小时后，观察菌落并涂片染色镜检，然后采用生化反应进行鉴定。肠致病性大肠埃希菌须先做血清学定性试验。泌尿系统感染除确定大肠埃希菌外，还应进行菌落计数，每毫升尿含菌量≥100000时，有临床诊断价值。

2. 卫生细菌学检查
人和动物不断地通过粪便排出大肠埃希菌，污染周围环境、水源和食品等。样品中大肠埃希菌越多，表明被粪便污染越严重，也表明样品中存在肠道致病菌的可能性越大。因此，对饮水、食品、饮料进行卫生细菌学检查时，常以"大肠菌群数"作为样品被粪便污染的指标之一。

（1）细菌总数 检测每毫升或每克样品中所含细菌总数，采用倾注培养计算，我国的卫生标准是每毫升饮用水中细菌总数不得超过100个。

（2）大肠菌群数 每1000ml水中大肠菌群数，即发酵乳酸产酸产气的肠道杆菌（埃希菌属、枸橼酸杆菌属、克雷伯菌属、肠杆菌属等）。我国的卫生标准是每1000ml饮水中大肠菌群数不得超过3个；

每100ml瓶装汽水、果汁等大肠菌群数不得超过5个。

（四）防治原则

保持高度卫生标准，加强饮水、食品卫生监督和管理，改善公共卫生条件。进行尿道插管和膀胱镜检查时应严格无菌操作，对腹泻患者要及时纠正水和电解质紊乱，采取相应措施减少医院内感染发生。大肠埃希菌的很多菌株都对一种或几种抗生素耐药，因此抗生素治疗应在药物敏感试验的指导下进行。

二、志贺菌属

志贺菌属（*Shigella*）是引起人类细菌性痢疾的病原菌，通称痢疾杆菌（dysentery bacterium）。细菌性痢疾是一种常见病，主要流行于发展中国家，全世界年病例数超过2亿，其中500万例需住院治疗，年死亡病例达65万。志贺菌属还可感染除人类以外的其他灵长类，偶尔感染畜禽，可引起食品污染。根据生化反应与血清学试验的不同，该属细菌分为痢疾、福氏、鲍氏和宋内志贺菌4群。我国以福氏和宋内志贺菌最为常见。

（一）生物学性状

1. **形态与染色**　革兰阴性短小杆菌，大小为（0.5~0.7）μm×（2~3）μm，无芽胞，无荚膜，无鞭毛，多数有菌毛。

2. **培养特性与生化反应**　需氧或兼性厌氧，营养要求不高，液体培养基中呈浑浊生长，在普通琼脂平板和SS平板上形成直径2mm左右的中等大小、半透明的光滑型菌落，宋内志贺菌可形成扁平、粗糙的菌落。分解葡萄糖产酸不产气，除宋内志贺菌可迟缓发酵乳糖外，一般不分解乳糖。根据对乳糖、甘露醇的分解能力，以及吲哚、鸟氨酸脱羧酶试验等可将志贺菌进行分群。

3. **抗原构造**　志贺菌属细菌的抗原结构由菌体抗原（O）及表面抗原（K）组成。依据O抗原不同可将志贺菌属分为A、B、C、D 4群，即痢疾志贺菌、福氏志贺菌、鲍氏志贺菌和宋内志贺菌。我国以福氏志贺菌多见，其次是宋内志贺菌。

4. **抵抗力**　志贺菌的抵抗力弱于其他肠道杆菌，加热60℃ 10分钟即可被杀死。对酸和常用消毒剂敏感。在各群志贺菌中，以宋内志贺菌抵抗力最强，福氏志贺菌次之。粪便中其他肠道菌产酸或噬菌体的作用，常使志贺菌数小时内死亡，故粪便标本应迅速送检。志贺菌在污染物品及瓜果、蔬菜上可存活10~20天。在适宜的温度下，可在水及食品中繁殖，引起水源或食物型的暴发流行。对氯霉素、磺胺类、链霉素敏感，但易产生耐药性，影响临床治疗效果。

（二）致病性与免疫性

1. **致病物质**　包括侵袭力和内毒素，有的菌株还能产生外毒素。

（1）侵袭力　菌毛能黏附于回肠末端和结肠黏膜上皮细胞表面，结构基因编码的蛋白介导了志贺菌黏附、侵入细胞内繁殖，并促进细菌入侵到毗邻的细胞，加速细菌的扩散。

（2）内毒素　志贺菌所有菌株都能产生内毒素。内毒素吸收进入肠黏膜，破坏肠黏膜，局部形成出血、溃疡、坏死等炎症反应，形成黏液脓血便；同时刺激肠自主神经，导致患者肠道功能紊乱，直肠括约肌痉挛，进而出现腹痛、里急后重等临床表现；促进肠黏膜通透性增加，大量内毒素吸收入血，引起内毒素血症，使微血管痉挛、缺血和缺氧，导致弥漫性血管内凝血（disseminated intravascular coagulation，DIC），出现发热、神智障碍、中毒性休克等症状。

（3）外毒素　A群志贺菌Ⅰ型及部分Ⅱ型菌株还能产生外毒素，即志贺毒素。志贺毒素毒性很强，具有神经毒性、细胞毒性和肠毒性等多种生物活性，导致患者出现神经麻痹、细胞坏死及水样腹泻等临床症状。

👥 课堂互动 15-3 ————————————————————————————

什么是里急后重？为什么会有这种临床表现？

答案解析

2. 所致疾病　志贺菌主要引起细菌性痢疾，常流行于夏、秋两季。传染源主要为患者和带菌者，急性期患者排菌量大，传染性强；慢性期患者可长期、缓慢排出细菌；恢复期患者也可带菌，甚至长达数月。志贺菌主要通过粪-口途径传播，到达肠道10~150个即可引起典型的细菌性痢疾。一般说来，痢疾志贺菌引起病情较重；宋内志贺菌多引起轻型感染；福氏志贺菌感染易转变为慢性，病程迁延。

临床表现如下。①急性细菌性痢疾：发病急，潜伏期为1~3天，表现为发热、腹痛、水样便，1~2天后腹泻次数明显增多，每天多至十几次乃至数十次，并出现黏液脓血便，伴里急后重和下腹疼痛等症状。志贺菌很少穿过黏膜层进入血流，在血液中极少发现该菌。痢疾志贺菌引起的细菌性痢疾特别严重，死亡率高达20%。非典型细菌性痢疾因症状不典型，容易造成误诊和漏诊。②慢性细菌性痢疾：常因急性细菌性痢疾治疗不彻底，造成反复发作、迁延不愈，病程超过2个月以上则为慢性细菌性痢疾。此外有痢疾病史但无症状，结肠镜检或大便培养阳性者称为隐匿型细菌性痢疾，此型在流行病学中有重要意义。③中毒性痢疾：多见于小儿，常无明显的消化道症状而表现为全身中毒症状（高热、休克、中毒性脑病），抢救不及时，往往造成死亡。④携带者：有恢复期带菌、慢性带菌和健康带菌3种类型，能持续性排出病菌，是重要的传染源。

3. 免疫性　病后有一定的免疫力，但维持时间短，也不牢固，不能防止再感染。SIgA可阻止志贺菌黏附到肠黏膜上皮细胞表面，病后3天左右即出现，但维持时间短。由于志贺菌不侵入血液，故血清型抗体（IgM、IgG）不能发挥作用。

（三）微生物学检查

1. 标本采集　在用药前，取患者粪便的脓血或黏液部分立即送检，标本不能混有尿液。若不能及时送检，可保存在30%甘油缓冲盐水或增菌培养液中。中毒性细菌性痢疾可取肛拭子检查。

2. 分离培养与鉴定　将标本直接接种于肠道菌鉴别或选择培养基，挑取无色半透明的可疑菌落，进行生化反应和血清学鉴定。

此外，还有免疫染色法、荧光免疫菌球法、协同凝集试验、胶乳凝集试验和分子生物学方法等多种快速诊断法。

（四）防治原则

人类是志贺菌的主要宿主，因此细菌性痢疾的预防主要是防治人的感染和传播。加强水和食物的卫生学监测，做好垃圾处理和灭蝇；隔离患者，严格消毒排泄物；定期监测亚临床患者和带菌者，特别是从事饮食行业人员；人工主动免疫用于预防的效果尚不理想，积极治疗感染个体，一般首选氟喹诺酮类抗生素，但容易出现多重耐药菌株，同一菌株可对5~6种甚至更多药物耐药，给防治工作带来较大困难。

三、沙门菌属

沙门菌属（*Salmonella*）是一大群寄居于人类和动物肠道中、生化反应和抗原构造相似的革兰阴性杆菌，多对动物致病，少数对人致病的沙门菌可引起肠热症，但对动物不致病，如伤寒沙门菌、甲型副伤寒沙门菌、肖氏沙门菌和希氏沙门菌。大多沙门菌是人畜共患病的病原菌，可引起人类食物中毒或败血症，动物感染大多无症状或为自限性胃肠炎，如肠炎沙门菌、鼠伤寒沙门菌、猪霍乱沙门菌。

（一）生物学性状

1. 形态与染色　革兰阴性杆菌，大小为（0.6~1.0）μm×（2~4）μm，有菌毛，绝大多数有周鞭毛，能运动，一般无荚膜，无芽胞（图15-3）。

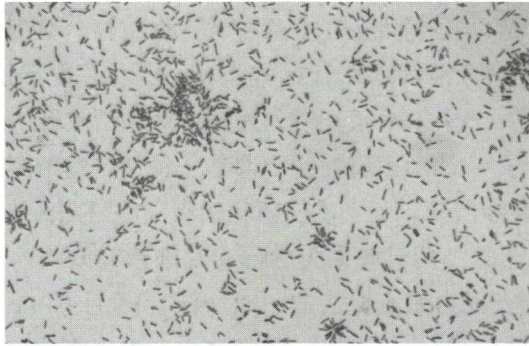

图15-3　伤寒沙门菌

2. 培养特性与生化反应　营养要求不高，在肠道杆菌选择性培养基SS平板或伊红美蓝琼脂平板（EMB）上因不发酵乳糖而形成无色半透明菌落。发酵葡萄糖、麦芽糖和甘露醇，除伤寒沙门菌产酸不产气外，其他沙门菌均产酸产气。

3. 抗原构造　沙门菌属具有复杂的抗原结构，主要有O和H两种抗原。少数菌具有表面抗原，功能与大肠埃希菌的K抗原相似，一般认为与毒力有关，故称Vi抗原为毒力抗原。测定Vi抗原的相应抗体有助于伤寒带菌者的检出。

4. 抵抗力　沙门菌属不耐热，但在外界的生命力较强，在水中可生存2~3周，粪便中可存活1~2个月，可在冰冻土壤中过冬，故冷冻对于沙门菌属无杀灭作用。对一般消毒剂敏感，但对某些化学物质如胆盐、煌绿等的耐受性较其他肠道菌强，故可用作沙门菌选择培养基的成分。

（二）致病性与免疫性

沙门菌主要经口进入机体，到达并定植于小肠，才能引发疾病。

1. 致病物质　主要为侵袭力、内毒素和肠毒素。菌毛有黏附作用，与小肠末端派尔集合淋巴结中的M细胞结合，引发系列变化，导致细菌的内吞及细胞与细胞间的感染；Vi抗原具有微荚膜的功能，能抵抗吞噬细胞的吞噬和杀伤作用，阻挡抗体与补体的作用；内毒素可引起机体发热、白细胞减少、中毒性休克等。有些沙门菌如鼠伤寒沙门菌可产生肠毒素，导致腹泻或水样泻。

2. 所致疾病　对人类致病的有伤寒和副伤寒沙门菌，此外，有些沙门菌是人畜共患病的病原菌，如鼠伤寒沙门菌、肠炎沙门菌，可经动物传染给人，主要引起肠热症、食物中毒和败血症。沙门菌感染常致的疾病如下。

（1）肠热症　又称伤寒或副伤寒。主要由伤寒沙门菌和甲型副伤寒沙门菌、肖氏沙门菌、希氏沙门菌引起。伤寒和副伤寒的致病机制和临床症状基本相似，只是副伤寒的病情较轻，病程较短，而典型伤寒病的病程较长，症状较重。传染源为患者和带菌者。伤寒沙门菌随食物、水进入消化道后，未被胃酸杀灭的细菌进入小肠，穿过肠黏膜上皮细胞侵入肠壁淋巴组织，经淋巴管至肠系膜淋巴结及其他淋巴组织并在其中繁殖，再由胸导管进入血流，引起第一次菌血症。此阶段为病程的第1周，患者有发热、全身不适、乏力等症状。病菌随血流至肝、脾、肾、胆囊、骨髓、皮肤等组织器官内并在其中大量繁殖，后再次进入血流，引起第二次菌血症，释放内毒素，产生临床症状。此期症状典型，为病程的第2~3周，患者持续高热，相对缓脉，肝脾肿大及全身中毒症状，部分患者皮肤出现淡红色玫瑰疹。病菌继续随血流播散全身，经胆囊进入肠道，大量细菌随粪便排出体外。来自胆囊的部分伤寒沙门菌可再次侵入肠壁淋巴组织，使原已致敏的肠道淋巴组织产生严重炎症反应，加重肠道病变，出现超敏反应，引起局部坏死和溃疡，严重者可并发肠出血和肠穿孔。肾脏中的细菌可随尿排出。第4周进入恢复期，患者逐渐康复。典型伤寒的病程为3~4周，通常在1个月左右完全康复。典型伤寒患者未经治疗死亡率约为20%。病愈后部分患者可自粪便或尿液继续排菌3周至3个月，称恢复期带菌者。约有3%的伤寒患者成为慢性带菌者。未经治疗的患者，5%~10%可出现复发，一般病情较轻，病程较短。

（2）急性胃肠炎（食物中毒） 沙门菌属食物中毒是一种常见的细菌性食物中毒，约占沙门菌所致疾病的70%。多由摄入被鼠伤寒沙门菌、肠炎沙门菌和猪霍乱沙门菌污染的食物引起，如肉类食品、蛋类、奶类等。主要致病机制可能是细菌对肠黏膜的侵袭及细菌释放的内毒素。该病潜伏期短，一般为6~24小时，发病急，主要临床表现为恶心、头痛、出冷汗、面色苍白，继而出现呕吐、腹泻、发热，体温高达38~40℃，大便水样或带有脓血、黏液，中毒严重者出现寒战、惊厥、抽搐和昏迷等，死亡率可达2%，常见于老人、婴儿和体弱者。一般沙门菌胃肠炎多具有自愈性，病程2~3天。

（3）败血症 多见于儿童和免疫力低下的成年人，在免疫功能正常的宿主中，沙门氏菌感染引起败血症的机会不到10%。常由猪霍乱沙门菌、希氏副伤寒沙门菌、鼠伤寒沙门菌、肠炎沙门菌等引起。症状较重，主要表现为高热、寒战、厌食和贫血等，消化道症状较为少见。10%的患者可出现局部化脓性感染，如脑膜炎、关节炎等。

部分伤寒及副伤寒沙门菌感染者发病后，由于治疗不彻底等原因，可变为慢性带菌者，并成为重要传染源，应予以重视。

3. 免疫性 细胞免疫是机体抗伤寒或副伤寒的主要防御机制，病后获得牢固的免疫力，很少再感染。在致病过程中，沙门菌也有存在于血流和细胞外的阶段，故特异性体液免疫也有辅助杀菌作用。食物中毒时，因细菌一般不侵入血流，免疫性与肠道局部生成的SIgA有关，故病后免疫力不显著。

（三）微生物学检查

1. 标本采集 肠热症患者因病程不同采取不同标本，在发病1周内取血液，第2~3周取粪便或尿液，全程均可取骨髓液；食物中毒患者取粪便和可疑食物；败血症患者取血液。

2. 分离培养与鉴定 一般将粪便或肛拭直接接种于SS平板或麦康凯平板上，可提高标本的阳性检出率。对于血液和骨髓，抽取后立即接种于含0.5%胆盐肉汤或葡萄糖肉汤5ml试管中进行增菌，48小时后将培养物移种到血平板或肠道鉴别培养基上，若有细菌生长，取菌涂片进行革兰染色，镜检并报告结果。对增菌培养物连续培养7天，仍无细菌生长时，则报告阴性。若标本为尿液，经硫磺酸盐肉汤增菌后，再接种于肠道菌选择培养基或血平板上进行分离培养，亦可将尿液离心沉淀物分离培养，分离培养后根据生化反应和血清学两方面进一步鉴定。

3. 血清学检查 常用于肠热症的辅助诊断，主要有肥达试验（Widal test）、间接血凝法、EIA法等，其中以肥达试验最常用。

肥达试验的原理是直接凝集试验，即用已知的伤寒沙门菌菌体O抗原、鞭毛H抗原和甲型、肖氏副伤寒H抗原分别与患者稀释血清进行试管或微孔定量凝集试验，以测定患者血清中有无相应抗体以及抗体的效价。肥达试验结果的判定必须结合病程、病史、临床表现以及地区流行病学情况进行分析。

（1）正常值　正常人因沙门菌隐性感染或预防接种，血清中可含有一定量的相关抗体。一般情况下凝集效价伤寒沙门菌O≥1∶80、H≥1∶160、副伤寒沙门菌H≥1∶80时才有诊断意义。

（2）动态观察　有时单次效价测定不能定论，可在疾病早期和中后期逐周复查。若抗体效价逐次递增，≥4倍者有诊断意义。

（3）O和H抗体的诊断意义　O抗体IgM型出现较早，持续时间短，约半年左右，消失后不易受非特异性抗原刺激而重现。H抗体IgG型出现较晚，持续时间长，可达数年，消失后易受非特异性病原刺激而短暂地重现。因此，O、H凝集效价均高于正常值，则肠热症的可能性大；均低于正常值，则肠热症的可能性小。若O高而H不高，可能是处于感染早期或感染沙门菌属中其他细菌；若H高而O不高，则可能是预防接种或非特异性回忆反应。少数肠热症患者，在整个病程中肥达试验结果始终在正常范围内，可能是因感染早期应用大量抗生素治疗或患者免疫功能低下所致。

（四）防治原则

及时发现、治疗患者和带菌者，控制传染源。加强食品及饮水卫生管理，防止被带有沙门氏菌的粪便污染，切断传播途径。皮下注射死菌苗或口服减毒活菌苗，保护易感人群。近几年来，伤寒Vi荚膜多糖疫苗与传统疫苗相比，展示更多的优势。临床治疗是根据体外药敏试验结果选用合适抗生素，保持水及电解质的平衡，对并发症积极处理，如肠出血、肠穿孔、胆囊炎、心肌炎等。对于伤寒沙门菌感染，可选择的抗生素有氯霉素、氟喹诺酮类、氨苄西林、环丙沙星等。

四、其他菌属

（一）变形杆菌属

变形杆菌属（*Proteus*）也是肠杆菌科成员，现有8个种，其中普通变形杆菌（*P. vulgaris*）和奇异变形杆菌（*P. mirabilis*）与临床关系较为密切，引起食物中毒的变形杆菌主要为这两种。变形杆菌食物中毒是我国常见的食物中毒之一。

变形杆菌属为革兰阴性杆菌，大小为（0.4~0.6）μm×（1.0~3.0）μm，两端钝圆，形态呈明显的多形性，可为杆状、球杆状、球形、丝状等。无荚膜，不形成芽胞。有周鞭毛，运动活泼。有菌毛，可黏附于真菌等细胞表面。营养要求不高，在湿润的固体琼脂平板上常呈扩散生长，培养24小时形成以接种部位为中心的厚薄交替的波纹状菌苔，称为迁徙生长现象。具有尿素酶，能迅速分解尿素，是本菌的重要生化反应特征。

普通变形杆菌X19、X2和Xk三个菌株的O抗原与斑疹伤寒立克次体等的脂多糖有共同抗原，根据这一现象，临床上可用普通变形杆菌OX19、OX2和OXk代替立克次体作为抗原，与患者血清进行凝集试验，即外斐试验（Weil-Felix test），以辅助诊断相应立克次体病。

致病因素有鞭毛、菌毛、内毒素、溶血毒素等。本属细菌中奇异变形杆菌引起的感染最为常见，其次是普通变形杆菌，为条件致病菌，在引起的泌尿系统感染中这两种菌仅次于大肠埃希菌，医源性感染较多见，如留置导尿管、尿路堵塞、肠道细菌迁移等。变形杆菌属的脲酶分解尿素产氨，使尿液pH升高，碱性环境利于该菌生长，也是重要因素，有氨臭味。此外，肾结石、膀胱结石的形成可能与此也有关，因尿液碱化可以促进磷酸铵镁结石的形成。该菌还可引起创口、呼吸道、咽部、耳、眼部感染及败血症等。某些菌株产生耐热肠毒素，污染食物可致食物中毒和婴儿肠炎。

变形杆菌食物中毒潜伏期一般为12~16小时，主要表现为恶心，呕吐，发冷，发热，头晕，头痛，乏力，脐周边阵发性剧烈绞痛。腹泻为水样便，常伴有黏液、恶臭，一日数次。体温升高，但多在39℃以下。发病率较高，一般为50%~80%。病程较短，一般1~3天可以恢复，很少有死亡。对于病情较轻的患者，不经治疗可自行恢复。患者的治疗一般不必用抗生素，仅需补液、解痉等对症处理，重症患者可选用抗生素，如氯霉素、诺氟沙星、庆大霉素等抗菌药物及时对症治疗。防止污染、控制繁殖和食用前彻底加热杀灭病原菌是预防变形杆菌食物中毒的3个主要环节。发现中毒后要立即停止食用可疑食品，注意食品的贮藏卫生条件和个人卫生条件，防止食品污染。

（二）肠杆菌属

肠杆菌属（Enterobacter）现有14种，最常见的两种是阴沟肠杆菌（E.cloacae）和产气肠杆菌（E.aerogenes），此属是肠道正常菌群的一部分，不会引起腹泻，广泛存在于自然环境中，能引起多种肠道外的条件致病性感染，如泌尿道、呼吸道和伤口感染，亦可引起菌血症和脑膜炎。阪崎肠杆菌能引起新生儿脑膜炎和败血症，死亡率高达75%。日勾维肠杆菌能引起泌尿道感染，亦可从呼吸道和血液中分离到本菌。致癌肠杆菌可引起多种临床感染，包括伤口感染、尿道感染、菌血症、肺炎等。

此类细菌对第一、二、三代头孢菌素及加酶抑制剂类抗生素均耐药，但对碳青霉烯类、第四代头孢菌素敏感。肠杆菌属细菌可在第三代头孢菌素的治疗过程中产生多重耐药性，即最初敏感的菌株在开始治疗3~4天内就可变成耐药菌株。多重耐药的阴沟肠杆菌引起的败血症有很高的死亡率。阴沟肠杆菌和产气肠杆菌对头孢西丁天然耐药。

（三）沙雷菌属

沙雷菌属（Serratia）有13个种，为革兰阴性小杆菌，有周身鞭毛，能运动，气味沙雷菌有微荚膜，其余菌种无荚膜，无芽胞。黏质沙雷菌是细菌中最小者，可用于检查滤菌器的除菌效果。兼性厌氧，营养要求不高，在营养琼脂上能够生长，形成不透明、白色或有色（红色、粉红色）的菌落。接触酶反应强阳性，发酵葡萄糖和其他糖类产酸，有的产气。发酵并利用麦芽糖、甘露醇和海藻糖作为唯一碳源。

黏质沙雷菌广泛存在于自然界中，可生长在动、植物性食品中。也是临床上常见的条件致病菌，正常存在于人体泌尿道与呼吸道，也有可能存在于在儿童的胃肠道内。当机体免疫力低下时，可能会引起肺炎、败血症、脑膜炎以及各类感染，并且对多种抗生素具有耐药性。

（四）枸橼酸杆菌属

枸橼酸杆菌属（Citrobacter）有12个种，在自然界分布很广，是人类肠道正常寄居菌。当机体抵抗力降低时可引起人的原发和继发性感染，如呼吸道感染、创面感染、腹泻、尿路感染、脑膜炎、中耳炎、胆囊炎及败血症等。引起的感染占医院感染的1.5%。本菌也是粪便污染水源的卫生学检查指标菌之一。

（五）摩根菌属

摩根菌属（Morganella）只有摩氏摩根菌1个种，其形态、染色和生化反应特征与变形杆菌相似，但无迁徙现象。以枸橼酸盐阴性、硫化氢阴性和鸟氨酸脱羧酶阳性为其特征。见于人、狗以及其他动物和爬虫等的粪便。可致泌尿道感染和伤口感染，有时可引起腹泻。

摩根菌肺炎是由摩根菌感染所致。国内无此菌感染的报告。国外报道该菌感染的发病率逐年增多。已成为医院获得性感染的常见致病菌之一。其临床表现与一般急性细菌性肺炎相似，如发热、寒战、畏寒、咳嗽、咳脓痰或白痰、胸痛等。但对于原有肺部疾病等的继发性肺炎，呼吸道症状不典型，可表现为呼吸衰竭，心衰或原发病症状加剧，或高热，咳痰增多。严重患者可出现感染性休克、败血症等多种并发症。

第三节　弧菌属

弧菌是一类呈弧形弯曲的短小革兰阴性菌，广泛分布于自然界，以水表面最多，有119个种，大多数不致病，致病的主要有霍乱弧菌和副溶血性弧菌，分别可以引起霍乱和食物中毒。

一、霍乱弧菌

霍乱弧菌（V.cholerae）是人类霍乱的病原体，霍乱是一种古老且流行广泛的烈性传染病之一。曾在世界上引起多次大流行，主要表现为剧烈的呕吐、腹泻、脱水，死亡率甚高。属于国际检疫传染病。

霍乱弧菌包括两个生物型：古典生物型和E1 Tor生物型。自1817年以来，全球共发生了七次世界性大流行，前六次病原菌均为古典型霍乱弧菌，第七次病原菌是E1 Tor生物型霍乱弧菌。

（一）生物学性状

1. 形态与染色　革兰染色阴性，弯曲呈弧型或逗点状，菌体极端有一根单鞭毛，运动活泼，呈鱼群状排列，有菌毛，个别有荚膜，无芽胞。取霍乱患者米泔水样粪便做活菌悬滴观察，可见细菌运动极为活泼，呈流星穿梭运动。在液体培养基内常呈单个、成对或成链状，有的相连呈S形，甚至螺旋状。

2. 培养特性　兼性厌氧，氧气充足生长良好。营养要求不高，耐碱不耐酸，于pH 8.8~9.0的碱性蛋白胨水或平板中生长良好，因其他细菌在这种环境中不易生长，故碱性蛋白胨水可作为选择性增殖霍乱弧菌的培养基。在碱性平板上形成直径为2mm的圆形、光滑、透明的菌落。

3. 生化反应　能发酵葡萄糖、麦芽糖、甘露醇、蔗糖、半乳糖等产酸产气，迟缓发酵乳糖。能分解色氨酸产生吲哚，同时能还原硝酸盐为亚硝酸盐。因此当霍乱弧菌培养在含硝酸盐的蛋白胨水中，所产生的亚硝酸盐与吲哚结合成亚硝基吲哚，滴加浓硫酸即出现蔷薇色，称为霍乱红试验阳性。

4. 抗原结构　有H抗原和O抗原，O抗原耐热，特异性高，是分群和分型的依据。根据O抗原不同，分为155个血清群，引起霍乱的是O1群和O139群，其他血清群可引起人类胃肠炎等疾病。H抗原不耐热，为弧菌所共有，无特异性。

5. 抵抗力　对热、干燥、日光及一般消毒剂均敏感，耐低温，耐碱。经干燥2小时或加热55℃ 15分钟即可死亡，煮沸立即死亡。对酸敏感，在正常胃酸中仅能存活4分钟，在0.1%漂白粉中10分钟内即可死亡，可用漂白粉处理患者的排泄物或呕吐物。霍乱弧菌古典生物型对外环境抵抗力较弱，E1 Tor生物型抵抗力较强，在河水、井水、海水中可存活1~3周，在鲜鱼、贝壳类食物上存活1~2周。对链霉素、四环素、氯霉素等抗生素敏感。

（二）致病性与免疫性

1. 致病物质

（1）与定植有关的因素　毒素共调节菌毛A介导细菌黏附于小肠黏膜上皮细胞表面，还有助于噬菌体的感染与整合；鞭毛的运动有助于细菌穿过肠黏膜表面黏液层而接近肠壁上皮细胞；另有可溶性的血凝素 HapA，协助细菌穿透至小肠黏膜层。此外，还有趋化蛋白等黏附因子参与霍乱弧菌的致病。

（2）霍乱毒素　霍乱毒素（又称霍乱肠毒素）是霍乱弧菌的主要致病物质，是目前已知的致泻能力最强的毒素。该毒素是由 A 和 B 两种亚单位组成的不耐热的蛋白质，1 个毒素分子由一个 A 亚单位和 5 个 B 亚单位组成多聚体。A 亚单位为毒性单位，B 亚单位为结合单位。B 亚单位特异地结合小肠上皮细胞表面的 GM1 神经节苷脂受体，使毒素分子变构，A 亚单位进入细胞，活化后激活腺苷酸环化酶（AC），使三磷酸腺苷（ATP）转化为环磷酸腺苷（cAMP），细胞内 cAMP 浓度升高，导致肠黏膜细胞大量分泌 Cl^-、HCO_3^-，使大量体液和电解质进入肠腔，导致患者出现严重腹泻和呕吐，甚至严重脱水，而引起代谢性酸中毒和急性肾功能衰竭。

2. **致病性**　引起烈性肠道传染病霍乱，为我国法定的甲类传染病。患者和无症状带菌者是主要传染源，主要通过污染的水源或饮食经口传染，人类在自然情况下是唯一的易感者。正常情况下霍乱弧菌可被胃酸杀灭。当胃酸分泌缺乏或低下，或较多的霍乱弧菌入侵时，未被杀灭的弧菌就进入小肠，在碱性条件下迅速繁殖，在小肠黏膜上皮细胞表面黏附并大量繁殖，经过短暂的潜伏期便急剧发病。该菌不侵入肠上皮细胞和肠腺，也不侵入血流，仅在局部繁殖和产生霍乱肠毒素。此为本病的典型特征。

霍乱弧菌进入肠道，黏附于肠黏膜繁殖，产生霍乱肠毒素，引起霍乱。患者发病急，摄入细菌后 2~3 天突然出现严重的腹泻及呕吐，泻出物呈"米泔水样"并含大量弧菌，严重时每小时可排出 1L。由于大量脱水和失盐，血容量减少，出现微循环障碍，进而发生代谢性酸中毒，血循环衰竭，甚至休克或死亡。如未经治疗处理，患者可在 12~24 小时内死亡，死亡率高达 60%，但若及时给患者补充液体及电解质，死亡率可小于 1%。O139 群霍乱弧菌感染比 O1 群严重，表现为严重脱水和高死亡率，且成人病例所占比例较高，大于 70%，而 O1 群霍乱弧菌流行高峰期，儿童病例约占 60%。病愈后一些患者可短期带菌，一般不超过 3~4 周。

3. **免疫性**　感染霍乱弧菌后可获得牢固免疫力，再感染者少见。患者发病数日后，血液中即可出现特异性抗体，14 天抗体滴度达高峰，随后逐渐下降至较低水平，但能持续约 3 个月之久。病后以特异性体液免疫为主，小肠内可出现分泌型 IgA。局部分泌型 IgA 可在肠黏膜与病菌之间形成免疫屏障，有阻断黏附和中和毒素的作用。O1 群的免疫对 O139 群无作用，两者之间无交叉免疫。

（三）微生物学检查

由于霍乱流行迅速，且流行期间发病率及死亡率均高，危害极大。早期迅速和正确地对首例患者做出病原学诊断，对治疗和预防本病的蔓延有重大意义。

1. **直接镜检**　采集患者"米泔水"样粪便或呕吐物。镜检（涂片染色及悬滴法检查）观察细菌形态、动力特征，涂片见革兰染色阴性弧菌，呈鱼群状排列；悬滴法观察细菌呈穿梭样运动为阳性。

2. **细菌分离培养**　可将标本接种至碱性蛋白胨水 37℃培养 6~8 小时后，取生长物做形态观察，并转种于碱性平板做分离培养，取可疑菌落做玻片凝集，阳性者再做生化反应及生物型别鉴定试验。

3. **特异性制动试验**　取检材或新鲜碱性蛋白胨水培养物一滴，置于载玻片上，再加霍乱弧菌多价诊断血清，加盖玻片，用暗视野镜观察，3 分钟内运动被抑制的即为阳性，此法优点是快速而特异操作简便，但必须有数量较多的弧菌才能检出。

4. **免疫荧光试验**　除一般免疫荧光法外，还可用荧光菌球法检查。

（四）防治原则

及时发现患者，尽早隔离治疗，必要时实行疫区封锁，以免疾病扩散蔓延。加强饮用水和粪便管理，彻底消毒患者及带菌者的粪便及呕吐物，注意饮食卫生，消灭苍蝇，必须贯彻预防为主的方针。特异性预防用O1群霍乱弧菌死疫苗皮下注射，能降低发病率，但持续时间短，仅维持3~6个月。用抗生素治疗并及时补充液体和电解质，预防低血容量性休克和酸中毒是治疗霍乱的关键。应用抗菌药物如多西环素、红霉素、环丙沙星、呋喃唑酮等减少外毒素的产生，加速细菌的清除。

二、副溶血性弧菌

副溶血性弧菌（*V. parahaemolyticus*）是一种嗜盐性细菌，存在于近海海水、海底沉积物以及海鱼、海虾等海产品中，进食含有该菌的食物可致食物中毒，也称嗜盐菌食物中毒。临床上以急性起病、腹痛、呕吐、腹泻及水样便为主要症状。

（一）生物学性状

副溶血性弧菌为革兰阴性、兼性厌氧菌，为多形态球杆菌或稍弯曲弧形。菌体一端有单根鞭毛，运动活泼。

本菌嗜盐畏酸，以含3%~4%氯化钠的培养基最为适宜，无盐则不能生长。最适温度37℃，最适pH为7.5~8.5，在副溶血性弧菌专用选择培养基上形成中等大小、圆形的蓝绿色光滑型菌落。在普通血平板上不溶血或只产生α溶血。但在特定条件下，某些菌株在含高盐（7%）的人O型血或兔血以及D-甘露醇作为碳源的我妻琼脂平板上可产生完全透亮的β溶血，称为神奈川现象。

本菌在海水中可存活47天，对酸较敏感，在2%醋酸中或50%的食醋中1分钟即可死亡。对高温抵抗力弱，56℃ 10分钟或80℃ 1分钟即可被杀死。本菌对常用消毒剂抵抗力很弱，可被低浓度的酚和煤酚皂溶液杀灭。

（二）致病性与免疫性

副溶血性弧菌可产生侵袭力和毒素。侵袭力包括Ⅲ型分泌系统、鞭毛、荚膜、生物膜和外膜蛋白等。耐热直接溶血素是主要致病物质，具有直接溶血毒性和肠毒素活性，通过增加肠黏膜细胞内的钙含量诱导细胞分泌氯离子而引发腹泻，存在于大部分临床标本中。

人因进食未煮熟的海产品或含有副溶血性弧菌的盐腌食物而感染，也可因食具或砧板生熟不分污染该菌，经口进入机体后，引起食物中毒，是东南亚、日本及我国沿海地区食物中毒的主要病因。

潜伏期5~72小时，多为15小时左右。起病急骤，常有腹痛、腹泻、呕吐、失水、畏寒及发热。腹痛多呈阵发性绞痛，常位于上腹部、脐周或回盲部。严重可出现脱水现象及电解质紊乱。本病病程3~5天，一般可自行恢复，预后良好。近年来国内报道的副溶血性弧菌食物中毒，临床表现不一，可呈典型、胃肠炎型、菌痢型、中毒性休克型或少见的慢性肠炎型。病后免疫力不强，可重复感染。

（三）微生物学检查

1. **标本采集**　腹泻患者取粪便、肛拭、剩余食物或炊事用具的洗涤液，伤口感染者和败血症患者分别采集伤口分泌物和血液。

2. **分离培养与鉴定**　取标本0.5~1ml接种于含3% NaCl的碱性蛋白胨水中，37℃培养，若有本菌存在，一般数小时即出现明显混浊，即可分离培养。将标本或增菌培养物接种于副溶血性弧菌选择培养基35℃ 培养18~24小时观察结果。菌落湿润，混浊无黏性，呈绿色；根据其形态、染色、多形性、活泼动力等特点，以及在选择培养基上的菌落特征，结合氧化酶试验阳性，及嗜盐试验和血清学分型可做初步鉴定，必要时做进一步生化试验及毒力试验。

（四）防治原则

加工海产品的案板上副溶血性弧菌的检出率为87.9%。因此，对加工海产品的器具必须严格清洗、消毒。海产品一定要烧熟煮透，隔餐的剩菜食前应充分加热；食品烧熟至食用的放置时间不要超过4个小时。防止生熟食物操作时交叉污染，不生吃海产品；加强海产品卫生处理，海产品宜用饱和盐水浸渍贮存（并可加醋调味杀菌），食前用冷开水反复冲洗。

发生中毒后要立即停止食用可疑中毒食品，并到医院医治。患者需补液以纠正脱水。血压下降者，除补充血容量、纠正酸中毒等外，可酌情用血管活性药。轻症患者可不用抗菌药物，较重者可选用多西环素、米诺环素、第三代头孢菌素等抗菌药物进行治疗。

第四节　厌氧性细菌

厌氧性细菌是一类必须在无氧环境中才能生长繁殖的细菌，广泛分布于自然界和人及动物的体内。根据能否形成芽胞，将其分为厌氧芽胞梭菌属和无芽胞厌氧菌两大类。

一、厌氧芽胞梭菌属

厌氧芽胞梭菌属是一群厌氧、能形成芽胞的革兰阳性杆菌，且多数芽胞直径宽于菌体，使菌体膨大呈梭状，故名芽胞梭菌。该菌多数为腐生菌，仅少数为病原菌，主要分布于土壤、人和动物肠道及粪便中。由于芽胞对加热、干燥、紫外线及化学消毒剂等理化因素有抵抗力强，能在体外环境生存。进入机体后，在适宜条件下发芽形成繁殖体，可产生强烈外毒素，引起人类和动物疾病。能引起人类疾病的主要有破伤风梭菌、产气荚膜梭菌和肉毒梭菌。

（一）破伤风梭菌

破伤风梭菌（C.tetani）是引起破伤风的病原体，大量存在于人和动物肠道中，通过粪便污染土壤，并以芽胞的形式在自然界长期存在。芽胞感染创口或脐带残端，在体内芽胞发芽形成繁殖体，释放毒素引起破伤风。患者表现为肌肉痉挛，抽搐，最终呼吸衰竭或窒息而死，死亡率30%~50%。

1. 生物学性状　革兰阳性的细长杆菌，有周鞭毛，无荚膜。芽胞正圆形，直径宽于菌体且位于菌体的顶端，使菌体呈鼓槌状，为本菌的典型特征。

专性厌氧，营养要求不高，在血平板上培养24~48小时后，可形成直径1mm以上不规则的菌落，中心紧密，周边疏松似羽毛状菌落，易在培养基表面迁徙扩散，有β溶血环。在庖肉培养基中培养，肉汤混浊，肉渣部分被消化，微变黑，产生气体，生成甲基硫醇（有腐败臭味）及硫化氢。一般不发酵糖类，能液化明胶，产生硫化氢，形成吲哚，不能还原硝酸盐为亚硝酸盐。对蛋白质有微弱消化作用。

芽胞抵抗力强，100℃沸水中1小时、高压蒸汽121.3℃ 15~30分钟、干热160℃ 1~2小时，可将其杀死，在干燥土壤中可存活数十年。繁殖体对青霉素敏感。

2. 致病性与免疫性

（1）致病条件　破伤风梭菌主要经伤口侵入人体，引起破伤风。其致病的重要条件是在伤口部位形成厌氧微环境，常见于：①伤口窄而深，混有泥土或异物污染。②创伤或烧伤组织大面积坏死，局部缺血缺氧。③同时伴有需氧或兼性厌菌混合感染。

（2）致病物质　破伤风梭菌仅在伤口附近繁殖，其致病作用主要依赖于该菌所产生的外毒素。破伤风梭菌能产生两种外毒素，一种是对氧敏感的破伤风溶血毒素，另一种为质粒编码的破伤风痉挛毒素，在细菌裂解时释放。

破伤风痉挛毒素是主要致病物质，属神经毒素，为蛋白质，不耐热，可迅速地被消化道蛋白酶破坏。破伤风痉挛毒素毒性非常强烈，仅次于肉毒毒素。局部产生的破伤风痉挛毒素与末梢神经细胞受体结合，内吞、内化进入细胞质，形成含毒素的突触小泡。小泡沿神经纤维间隙到达脊髓前角运动神经元，也可经淋巴吸收，通过血流到达中枢神经。毒素能与神经组织中的神经节苷脂结合，封闭脊髓抑制性突触末端，阻止释放抑制性神经递质（甘氨酸和γ-氨基丁酸），导致骨骼肌兴奋性异常升高。

课堂互动 15-4

所有的伤口都需要预防破伤风吗？

答案解析

（3）所致疾病　破伤风多见于创伤。平时除创伤感染外，分娩时断脐不洁，手术器械灭菌不严，均可引起发病。新生儿破伤风（俗称脐风）尤为常见。潜伏期一般7~8天。发病早期有发热、头痛、不适、肌肉酸痛等前驱症状，局部肌肉抽搐，出现张口困难，咀嚼肌痉挛，患者牙关紧闭，呈苦笑面容。继而颈部、躯干和四肢肌肉发生强直收缩，身体呈角弓反张，呼吸困难，最后可因窒息而死。病死率约50%，孕妇、新生儿和老年人尤其高。

（4）免疫性　破伤风免疫属外毒素免疫，破伤风抗毒素（tetanus antitoxin，TAT）发挥中和作用。感染产生破伤风痉挛毒素量极少，也不能有效刺激免疫系统产生抗毒素，故一般病后不会获得牢固免疫力。获得有效抗毒素的途径是人工免疫。

3. 微生物学检查法　一般不进行微生物学检查，临床上根据典型的症状和病史即可做出诊断。

4. 防治原则

（1）特异性预防　目前我国采用含有百日咳疫苗、白喉类毒素和破伤风类毒素的百白破三联疫苗，对3~6个月的儿童进行计划免疫，建立基础免疫。外伤后，可再加强接种破伤风类毒素1次，3~7天即可产生高滴度的抗毒素。

（2）非特异性预防　正确处理伤口，及时清创扩创，用3%过氧化氢清洗伤口，防止厌氧微环境的形成。

（3）治疗　对伤口较深或污染严重者，应注射破伤风抗毒素（TAT），做紧急预防，注射前必须做皮肤过敏试验。对破伤风患者，应早期、足量注射TAT，并应用抗生素（首选青霉素）有效抑制破伤风梭菌在局部病灶内繁殖，用镇静、解痉的药物对症治疗。

（二）产气荚膜梭菌

产气荚膜梭菌（C.perfringens）是临床上气性坏疽病原菌中最多见的一种梭菌，因能分解肌肉和结缔组织中的糖，产生大量气体，导致组织严重气肿，继而影响血液供应，造成组织大面积坏死，加之本菌在体内能形成荚膜，故名产气荚膜梭菌。广泛分布于自然界及人与动物的肠道中，能引起人和动物的多种疾病，也是引起人类气性坏疽和食物中毒的重要病原菌。

1. 生物学性状　革兰阳性的粗大杆菌，芽胞呈椭圆形，位于菌体中央或次极端，直径小于菌体横径。在机体创伤组织中能形成明显荚膜，无鞭毛。本菌虽属厌氧性细菌，但对厌氧程度的要求并不太严，在普通琼脂平板上培养15小时左右可见到菌落，培养24小时菌落直径2~4mm，呈圆形、凸起、光滑、半透明菌落，无迁徙生长现象。

能分解多种糖类和蛋白质，产酸产气。在牛奶培养基中能分解乳糖产酸，使酪蛋白凝固，同时产生大量气体，将凝固的酪蛋白冲成蜂窝状，并将液面上的凡士林层向上推挤，甚至冲开管口棉塞，气势凶猛，称为"汹涌发酵"现象，为本菌的主要特征之一。

2. 致病性与免疫性

（1）致病物质　产气荚膜梭菌能产生多种外毒素和侵袭性酶类，同时还具有荚膜，侵袭力强，入侵机体后可造成严重的局部感染及全身中毒。毒素种类多，仅外毒素就有12种，与多种侵袭性酶共同构成强大的侵袭力。在各种毒素和酶中，以α毒素最为重要，α毒素是一种卵磷脂酶，能分解卵磷脂，人和动物的细胞膜是磷脂和蛋白质的复合物，可被卵磷脂酶所破坏，故α毒素能损伤多种细胞的细胞膜，引起溶血、组织坏死，血管内皮细胞损伤，使血管通透性增高，造成水肿。此外，胶原酶能分解肌肉和皮下的胶原组织，使组织崩解，透明质酸酶能分解细胞间质透明质酸，有利于病变扩散。

（2）所致疾病　本菌能引起人类多种疾病，其中最重要的是气性坏疽。气性坏疽多见于战伤和地震灾害，也可见于平时大面积创伤的工伤、车祸等。致病条件与破伤风梭菌相似。该病潜伏期短，一般仅8~48小时，病菌通过产生侵袭性酶和多种毒素，破坏组织细胞，发酵肌肉和组织中的糖类，产生大量气体，造成气肿；同时血管通透性增加，水分渗出，局部出现水肿；气肿、水肿挤压局部软组织和血管，影响血液供应，导致组织坏死。严重时出现组织剧烈胀痛，水气夹杂，触摸有捻发感，最后导致大块组织坏死，并有恶臭。病菌产生的毒素如吸收入血可引起毒血症甚至休克。病程进展迅速，死亡率40%~100%。

食物中毒是由食入被产气荚膜梭菌污染的食物（多为肉类食品）引起。潜伏期短（约10小时），临床表现为剧烈腹痛、腹胀、水样腹泻，无发热、恶心呕吐症状，1~2天可自愈。

3. 微生物学检查法

（1）标本采集　取病变部分的分泌物或坏死组织，食物中毒时，可取剩余的食物或粪便标本。

（2）直接涂片镜检　本法是极有价值得到快速诊断的方法。将分泌物或坏死组织涂片革兰染色，根据细菌形态结构和染色特点做出初步报告。

（3）分离培养　将标本接种于血琼脂平板、庖肉培养基或牛奶培养基上厌氧培养，观察生长情况。取培养物涂片镜检，必要时取细菌培养液0.5~1ml静脉注射小鼠，10分钟后将小鼠处死，置37℃，经5~8小时，若动物躯体膨胀，取肝或腹腔渗出液涂片镜检或分离培养。

4. 防治原则　气性坏疽发病急剧，后果严重，应做好早期预防及治疗。开放性伤口应及时清创扩创，以消除局部厌氧环境；对局部感染者，应尽早切除局部感染和坏死的组织，并使用大量青霉素来杀灭该菌和混合感染的其他细菌；发病早期可使用气性坏疽多价抗毒素控制病情；近年使用的高压氧舱法亦可抑制厌氧菌的生长；严格无菌操作，消毒接触伤口的物品，避免医院内交叉感染。

（三）肉毒梭菌

肉毒梭菌广泛分布于土壤及动物粪便中。污染食品后，在厌氧环境中可产生毒性极强的肉毒毒素，经消化道吸收后引起食物中毒及婴儿肉毒病。

1. 生物学性状　革兰阳性短粗杆菌，芽胞呈椭圆形，位于菌体次极端，宽于菌体，使带有芽胞的细菌呈网球拍状（图15-4）。有周鞭毛，无荚膜。严格厌氧生长，在庖肉培养基上可使肉渣变黑并有恶臭味。

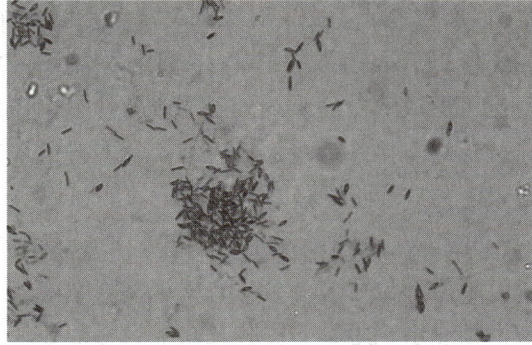

图15-4　肉毒梭菌

2. 致病性与免疫性

（1）致病物质　主要是肉毒毒素，是已知毒性最强的毒物，毒性比氰化钾强1万倍。该毒素为神经毒素，进入小肠后吸收进入血液，作用于外周胆碱能神经，抑制神经肌肉接头处神经递质乙酰胆碱的释放，影响神经冲动的传递，导致肌肉弛缓性麻痹。肉毒毒素不耐热，煮沸1分钟即可被破坏；耐酸，在胃液中24小时不被破坏。

（2）所致疾病　食源性肉毒中毒常因食入肉毒毒素污染的食品引起，如发酵豆制品（臭豆腐、豆瓣酱等）、发酵面制品（甜面酱等）以及罐头、香肠、腊肠等食品。临床表现主要以神经系统症状为主，先有乏力、头晕、头痛，接着出现斜视、复视、眼睑下垂、吞咽咀嚼困难，严重者可因呼吸肌和心肌麻痹而死亡。若婴儿食入该菌芽胞污染的食物（如蜂蜜），可发生婴儿肉毒病，表现为便秘、啼哭无力、吞咽困难。

3. 微生物学检查法

（1）分离培养　将患者的粪便或剩余的食物标本煮沸1小时，杀灭其所有无芽胞的杂菌后再进行厌氧培养分离本菌。

（2）肉毒毒素检测　将培养物滤液或可疑的食物、呕吐物用生理盐水制成悬液，分成两份，其中一份加入抗毒素血清作为对照组，分别注入小鼠腹腔，观察小鼠发病情况，若有毒素，小鼠则在24小时内死亡，而对照组小鼠得到了保护，表明有相应毒素存在。

4. 防治原则　加强食品卫生监督和管理，食品低温保存，进食前加热消毒是预防的关键。对患者应早期足量注射多价肉毒抗毒素，同时加强护理和对症治疗，特别注意呼吸功能的维护，以降低死亡率。

二、无芽胞厌氧菌

无芽胞厌氧菌是一大类寄生于人和动物皮肤、口腔、上呼吸道、泌尿生殖道等部位的正常菌群，包括革兰阳性和革兰阴性的球菌和杆菌。临床上以革兰阴性的脆弱类杆菌和革兰阳性的消化链球菌引起的感染最为多见。

（一）致病性与免疫性

1. 致病条件　无芽胞厌氧菌是人体正常菌群，一般不致病。但当机体免疫力下降、细菌寄居部位改变、菌群失调等情况下，若局部还有组织坏死及血液供应障碍等形成厌氧微环境，则易于引起内源性感染。

2. **致病物质**　因细菌种类不同而有差异，主要有荚膜、菌毛、侵袭性酶类和毒素等。

3. **感染特征**　①属内源性感染，多呈慢性过程，感染可遍及全身。②无特定病型，多为化脓性感染，形成局部脓肿或组织坏死，也可形成败血症。③分泌物或脓汁黏稠，为乳白色、粉红色、血色或棕黑色，有恶臭，有时有气体。④分泌物直接涂片镜检可见细菌，但普通培养法无细菌生长。⑤用氨基糖苷类抗生素（如链霉素、庆大霉素）长期治疗无效。

4. **所致疾病**　其感染无特定的部位，主要为化脓性感染，形成局部炎症、脓肿、组织坏死，亦可侵入血流引起败血症、静脉炎等。感染部位可遍及全身各组织器官，如口腔感染、呼吸道感染、腹腔感染、女性生殖道和盆腔感染、中枢神经系统感染、皮肤及软组织感染等。

（二）微生物学检查法

无芽胞厌氧菌是人体的正常菌群，采集标本时应避免正常菌群的污染，应以无菌操作自无菌部位采集，如血液、胆汁、骨髓、胸腹腔液、深部脓肿等，标本采集后应避免干燥和接触空气，并尽快送检。

（三）防治原则

目前无特异性的预防方法。外科清创引流是预防厌氧菌感染的重要措施。治疗可用甲硝唑、氯霉素、头孢菌素等。

第五节　分枝杆菌属

分枝杆菌属（*Mycobacterium*）是一类细长略弯曲的杆菌，因呈分枝状排列得名。由于本属细菌的细胞壁含有大量脂质，一般染色时不易着色，但经加温或延长染色时间着色后能抵抗盐酸乙醇的脱色，故又称抗酸杆菌。对人致病的主要有结核分枝杆菌和麻风分枝杆菌。

一、结核分枝杆菌

结核分枝杆菌（*M.tuberculosis*），又称结核杆菌，是引起结核病的病原菌。对人致病的有人型和牛型结核分枝杆菌等。本菌可侵犯身体多种组织器官，临床以肺部感染最常见。结核病是目前全球尤其是发展中国家危害最为严重的慢性传染病之一。据WHO报告，2016年全球结核病新发病例1040万，死于结核患者数167万，是细菌性疾病致死的首位原因。中国是全球30个结核病高负担国家之一。我国结核病现状呈"六多"的特点，即感染人数多、患病人数多、新发患者多、死亡人数多、农村患者多、耐药患者多。

（一）生物学性状

1. **形态与染色**　菌体为细长略弯的杆菌，长1~4μm，宽约0.4μm，常聚集成团、成束，排列无序，无特殊结构。该菌细胞壁脂质含量较高，约占干重的60%，特别是有大量分枝菌酸包围在肽聚糖层的外面，可影响染料的结合，使其不易着色。分枝杆菌一般用齐-尼（Ziehl-Neelsen）抗酸染色法，以5%苯酚复红加温染色后，细菌着色，再用3%盐酸乙醇作用不易脱色，若再加用美蓝复染，则分枝杆菌呈红色，而其他物质为蓝色。

2. **培养特性**　专性需氧菌。营养要求高，常用含蛋黄、甘油、马铃薯、孔雀绿等的罗氏培养基培养。孔雀绿可抑制杂菌生长，便于分离和长期培养。蛋黄含脂质生长因子，能刺激生长。最适生长温度37℃，pH以6.5~6.8为宜。该菌生长缓慢，经18~20小时繁殖一代，在固体培养基上2~4周才出现乳白色或米黄色、干燥、表面粗糙、呈菜花状的菌落。在液体培养基上生长较快，表面形成皱褶的菌膜，束状或团块状生长，在液体培养基中可能由于接触营养面大，细菌生长较为迅速。一般1~2周即可生长。临床标本检查液体培养比固体培养的阳性率高数倍。

3. 抵抗力 抵抗力较强。耐干燥，在干燥痰中可存活6~8个月，黏附在尘埃上，8~10天仍具有传染性。耐酸碱，在3% HCl、6% H_2SO_4、4% NaOH中30分钟仍有活力，临床常用酸碱除去标本中的杂菌，提高检出率。碱性染料如孔雀绿、结晶紫等可抑制杂菌生长，但对结核分枝杆菌无影响，因此在培养结核分枝杆菌时可加入适量碱性染料。对湿热、紫外线及70%~75%乙醇敏感，经加热62~63℃ 15分钟，或直接日光照射数小时，或75%乙醇消毒数分钟即可被杀死。对青霉素等抗生素不敏感，治疗首选链霉素、异烟肼、利福平等抗结核药物，但易出现耐药性变异。

4. 变异性 结核分枝杆菌可发生多种变异，包括形态、菌落、毒力和耐药性的变异。在陈旧病灶和临床标本中的结核分枝杆菌形态可呈颗粒状、串珠状、短棒状、长丝形等，与典型的形态表现不同。受一些抗生素和溶菌酶影响，可失去细胞壁结构形成L型细菌，其菌落也可由粗糙型变成光滑型。此外，结核分枝杆菌在人工培养基上长期连续传代，其毒力可减弱，如传统的卡介苗（BCG）就是由牛型结核分枝杆菌经多次传代制备而成的变异株，现广泛用于人类结核病的预防。

结核分枝杆菌对异烟肼、利福平等抗结核药物较易产生耐药性变异。临床可见四种耐药类型。①单耐药：对一种抗结核药物耐药。②多耐药：对一种以上的抗结核药物耐药，不包括同时对异烟肼和利福平耐药。③耐多药：至少对异烟肼和利福平耐药。④广泛耐药：为耐多药且对任意一种喹诺酮类药物耐药和二线抗结核药物卷曲霉素、卡那霉素及阿米卡星注射剂中至少一种耐药。

（二）致病性与免疫性

1. 致病物质 结核分枝杆菌不产生内、外毒素，也不产生侵袭性酶类。其致病性可能与细菌在组织细胞内大量繁殖引起的炎症、菌体成分和代谢物质的毒性以及机体对菌体成分产生的免疫病理损伤有关。主要致病物质为其细胞壁中的脂质和蛋白质。

（1）脂质 多为糖脂或脂蛋白，是结核分枝杆菌的主要毒力因子。脂质种类复杂，主要包括如下。①索状因子：与结核分枝杆菌毒力密切相关，是分枝菌酸和海藻糖结合的一种糖脂，因能使细菌在液体培养基中呈蜿蜒索状排列而得名。索状因子可破坏细胞线粒体膜，影响细胞呼吸，抑制白细胞游走，利于形成免疫逃逸及潜伏感染，并参与慢性肉芽肿的形成。②磷脂：能促进单核细胞增生，并使炎症灶中的巨噬细胞转变为类上皮细胞，形成结核结节，并参与干酪样坏死的发生。③硫酸脑苷脂：可抑制吞噬细胞中吞噬体与溶酶体的结合，使结核分枝杆菌能在吞噬细胞中长期存活，逃脱免疫系统攻击。④蜡质D：是一种肽糖脂和分枝菌酸的复合物，可从有毒株或卡介苗中用甲醇提出，具有佐剂作用，可激发机体产生迟发型超敏反应。⑤分枝菌酸：与结核杆菌的抗酸性有关。

（2）蛋白质 多为脂蛋白或糖蛋白，致病作用较为广泛，主要与细菌免疫逃逸及诱导超敏反应密切相关。其中结核菌素与蜡质D结合后，能使机体发生强烈的迟发型超敏反应，引起组织坏死和全身中毒症状，在形成结核结节中发挥一定作用。

（3）荚膜 主要成分为多糖，部分是脂质和蛋白质。其作用有：①与吞噬细胞表面的补体受体3（CR3）结合，有助于结核分枝杆菌在宿主细胞上的黏附与入侵。②产生酶分解组织中的大分子物质，为结核分枝杆菌的繁殖提供营养。③阻止有害物质进入结核分枝杆菌，甚至小分子如NaOH也不易进入，故结核标本用4%NaOH消化时，一般细菌很快杀死，但结核分枝杆菌可耐受数十分钟。④抑制吞噬体与溶酶体的融合，参与免疫逃逸。

2. 所致疾病 结核分枝杆菌可通过呼吸道、消化道或破损的皮肤黏膜等多途径侵入机体，引起多种组织器官的结核病变。其中以肺结核最常见。依据感染菌的毒力、数量、机体的免疫状态不同，可分原发感染和原发后感染。

课堂互动 15-5 ——————————————————————————

多途径均可感染结核分枝杆菌，为何肺结核占比最大，最常见？

——————————————————————————————————
答案解析

（1）原发感染 机体初次感染结核分枝杆菌，多发生于儿童，常见的是肺部感染。传染源主要是活动性肺结核患者，传播途径是飞沫。结核分枝杆菌进入肺泡，被巨噬细胞吞噬，在局部引起中性粒细胞及淋巴细胞浸润为主的渗出性炎症，称为原发灶。初次感染的机体因缺乏特异性免疫，结核分枝杆菌常经淋巴管到达肺门淋巴结，引起肺门淋巴结肿大。此时在X线胸片中，可见原发病灶、淋巴管炎、淋巴结肿大呈哑铃状的阴影，称原发综合征。原发结核病患者多无明显临床症状和体征，少数可见乏力、潮热、盗汗、食欲不振等症状。随着病程进展，细菌抗原激活淋巴细胞到达感染部位，T细胞释放IFN-γ、TNF-α等细胞因子，活化巨噬细胞并增强其吞噬杀伤能力，使病灶组织溶解不完全，产生干酪样坏死，周围聚集细菌感染巨噬细胞、泡沫状巨噬细胞、T细胞、B细胞及成纤维细胞，形成结核结节，是结核病的典型病理改变。

感染后约5%可发展为活动性肺结核，其中少数患者因免疫低下，可经血和淋巴系统，播散至骨、关节、肾、脑膜及其他部位引起相应的结核病。90%以上的原发感染形成纤维化或钙化，不治而愈，但病灶内仍可长期潜伏少量的结核分枝杆菌，不仅能刺激机体持续性产生抗结核免疫，也可成为日后内源性感染的主要来源。

（2）原发后感染 初次感染后再次发生的感染，也称继发感染，多见于成人，病灶亦以肺部为多见。病菌可以是外来的（外源性感染）或原来潜伏在病灶内（内源性感染）。由于机体已有特异性细胞免疫，因此原发后感染病灶多局限，一般不累及邻近的淋巴结，被纤维素包围的干酪样坏死灶可钙化而痊愈。若干酪样结节破溃，排入邻近支气管，则可形成空洞并释放大量结核分枝杆菌至痰中。

此外，部分患者结核分枝杆菌可进入血液循环引起肺内、外播散，如脑、肾结核，痰菌被咽入消化道也可引起肠结核、结核性腹膜炎等。免疫力极度低下者如艾滋病患者，病菌可造成全身播散性结核。

3. 免疫性与超敏反应

（1）免疫性 人类对结核分枝杆菌的感染率很高，但发病率却不高，表明人类对结核分枝杆菌有一定的免疫力。尽管机体可产生多种抗体，但由于结核分枝杆菌兼性胞内寄生的特点，抗体无法发挥保护作用。机体抗结核免疫主要是细胞免疫。抗原特异性T细胞被结核分枝杆菌激活，继而释放出多种淋巴因子如IFN和白细胞介素等，不仅能招募T细胞和巨噬细胞聚集到炎症部位，还可进一步活化巨噬细胞，使其吞噬能力增强，对杀灭原发灶中的结核分枝杆菌起着显著作用。

抗结核免疫为有菌免疫，即这种免疫力的维持依赖于结核分枝杆菌或其成分在体内存在，一旦体内的结核分枝杆菌或其成分全部消除，免疫力也随之消失。在机体产生抗结核免疫时，迟发型超敏反应也同时存在。

（2）超敏反应 细菌的部分蛋白质与蜡质D等物质可共同激活T细胞，形成致敏状态。再次接触结核分枝杆菌时，T细胞释放淋巴因子，引起强烈的迟发型超敏反应。分枝杆菌的细胞免疫应答与迟发型超敏反应均为T细胞介导的结果。在结核分枝杆菌感染部位形成以单个核细胞浸润为主的炎症反应，容易发生干酪样坏死，甚至液化形成空洞。迟发型超敏反应对机体抗胞内寄生菌感染具有积极的作用，如果过强，则可致病。

（三）微生物学检查

1. **标本采集**　标本的选择根据感染部位。可取痰、支气管灌洗液、尿、粪、脑脊液或胸水、腹水等。其他肺外感染可取血或相应部位分泌液或组织细胞。

2. **直接涂片镜检**　标本直接涂片或集菌后涂片，用抗酸染色。若找到抗酸阳性菌即可初步诊断。为提高镜检敏感性，也可用金胺染色，在荧光显微镜下结核分枝杆菌呈显金黄色荧光。

3. **结核菌素试验**　是用结核菌素进行皮肤试验来测定受试者对结核分枝杆菌有无迟发型超敏反应（即细胞免疫力）的一种试验，以判断受试者对结核分枝杆菌有无免疫力及细胞免疫功能是否正常。将一定量结核菌素注入皮内，如受试者曾感染过结核分枝杆菌，则在注射部位出现迟发型超敏反应炎症，为阳性。若反之，则为阴性。

（1）结核菌素试剂　有两种：一种为旧结核菌素（OT），主要成分为结核蛋白；另一种为纯蛋白衍生物（简称PPD），是OT经三氯醋酸沉淀后的纯化物。目前主要采用纯蛋白衍生物（PPD），包括人结核分枝杆菌制成的PPD-C和卡介苗制成的BCG-PPD。

（2）方法　取5U PPD注射于受试者前臂掌侧皮内，48~72小时后观察受试点有无红肿硬结，并测量其直径。

（3）结果和意义　红肿硬结<5mm者为阴性，表明受试者可能未感染过结核分枝杆菌或未接种过卡介苗，但应注意原发感染早期、严重的结核病（如全身粟粒性结核、结核性脑膜炎）、患其他严重疾病（如麻疹、恶性肿瘤、艾滋病患者）或使用过免疫抑制剂者，可出现阴性结果；≥5mm者为阳性，表明机体对结核分枝杆菌有特异性免疫力，已经感染过结核分枝杆菌或卡介苗接种成功；≥15mm或局部出现水疱、坏死者为强阳性，表明可能有活动性结核病，具体见表15-3。

表15-3　结核菌素试验结果及其意义

红肿硬结的直径	结果	意义
<5mm	阴性反应	表明未感染过结核分枝杆菌或未接种过卡介苗
5~15mm	阳性反应	表明机体感染过结核分枝杆菌或卡介苗接种成功，对结核分枝杆菌有一定免疫力
≥15mm	强阳性反应	表明体内可能有活动性结核病灶

备注：当结果为阴性反应时，应注意排除以下情况。①感染初期。②老年人。③严重结核病或其他传染病患者（如麻疹）。④患获得性免疫缺陷综合征（AIDS）或肿瘤等使用免疫抑制剂者。

（4）应用　①选择卡介苗接种对象及测定预防接种效果。②辅助诊断婴幼儿（尚未接种卡介苗者）结核病。③测定机体细胞免疫功能及状态。④在未接种卡介苗的人群中进行结核分枝杆菌感染的流行病学调查。

若发现抗酸阳性杆菌，结合临床症状可做出初步诊断。可进一步通过分离培养、生化反应、免疫学实验（结核菌素试验）、动物试验等进行最终鉴定。近年来ELISA、PCR等技术已应用于结核病的快速诊断。IFN-γ释放试验可用于辅助诊断结核病及肺外结核。

（四）防治原则

接种卡介苗（BCG）是特异性预防结核病最有效的措施，接种对象主要是新生儿及结核菌素试验阴性者。我国计划免疫规定新生儿出生后立即接种卡介苗，保护期10~15年，一般无须复种。

目前控制结核病的关键措施是早期发现活动性肺结核患者，隔离患者并进行有效的药物治疗。常用的治疗药物有链霉素、利福平、异烟肼、对氨水杨酸等。早期、联合、足量、全程、规律的用药原则，可提高疗效并减少耐药性。目前，全球许多国家实施的短程督导化疗（directly observed treatment short-course，DOTS）策略使结核病的发病率显著下降。DOTS策略的5个基本要素是：政府对结核病规划的承诺；通过痰涂片镜检发现患者；在正确的管理下，给予标准的短程化疗；建立正规的药物供应系统；建立对规划执行的监督、评价系统。其核心是抗结核药物的治疗，标准化的实施能治愈90%以上的患者。

对于耐药结核病患者，需要4种或4种以上药物联合应用，痰菌培养转阴后继续治疗18个月。

二、麻风分枝杆菌

麻风分枝杆菌（*M.leprae*），俗称麻风杆菌，是麻风病的病原体，1873年由挪威医生阿莫尔·汉森在麻风患者的皮肤结节中发现，因此，麻风病也称汉森病。麻风分枝杆菌主要侵犯皮肤、黏膜和外周神经组织，严重者还可侵及眼、内脏，引起慢性传染病，全世界各地均有流行，亚洲、非洲和拉丁美洲发病较多。麻风病在中国曾是严重危害人民身体健康的公共卫生问题，2020年我国麻发病率0.0142/10万，每年新发患者不超过200人，实现了消除麻风危害的巨大成就。

🍎 **思政课堂**

毕生求索只为世上再无麻风——时代楷模李桓英

李桓英毕业于美国约翰斯·霍普金斯大学、29岁任职世界卫生组织首批技术官员，她的生活本可以优渥而平顺。37岁时，她做出一个改变一生的决定，那就是回到祖国，倾其一生为麻风患者驱逐病魔。

在"谈麻色变"的时期，迷信和恐惧是麻风病的大敌，就连许多从医的人也对麻风病患者绕道而行。李桓英走进麻风村，主动与他们握手、拥抱，还仔细查看他们皮肤溃烂流脓的地方，让患者感受到能够治好麻风病的信心和决心。她将国外先进的治疗方法与中国实际相结合，率先开展了服药24个月的"短程联合化疗"，使我国的麻风病患者从原来的11万人下降到不足万人，年复发率仅为0.03%，远低于国际组织年复发率小于1%的标准。1996年，李桓英率先在国内开展消除麻风运动，首次提出了麻风病垂直防治与基层防治网相结合的模式，被称为"全球最佳的治疗行动"，极大地促进了麻风病的早发现、早治疗。40多年来，她长期在麻风病高发地进行实地调研，几乎走遍了云、贵、川的每个麻风村。因偏远贫困地区山高路险，在进行调研、走访麻风病患者时，她曾先后遭遇4次车祸，造成3根肋骨骨折和1次锁骨断裂，但这些并没有让她放弃消灭麻风病的信念，她通过锲而不舍的努力和坚定的毅力，把一个个与世隔绝的麻风村变成了幸福村。

（一）生物学性状

麻风分枝杆菌的形态、染色与结核分枝杆菌相似，抗酸染色、革兰染色均阳性，常呈束状排列。该菌是胞内寄生菌，临床上将内部含有大量麻风杆菌、胞浆呈泡沫状的细胞，称泡沫细胞或麻风细胞，以此特点可与结核分枝杆菌区别。经治疗后可呈短杆状、颗粒状或念珠状多形性，可能是L型变异。麻风分枝杆菌至今尚不能在人工培养中生长。

麻风分枝杆菌抵抗力较强，在干燥环境中7天以内仍有繁殖能力。低温环境中存活时间较长，0℃可存活3周。离体后的麻风杆菌，在夏季日光照射2~3小时即丧失繁殖力，在60℃处理1小时或紫外线照射2小时，可丧失活力。一般应用煮沸、高压蒸汽、紫外线照射等处理即可杀死。

（二）致病性与免疫性

人是麻风分枝杆菌唯一的天然宿主。麻风杆菌在患者体内广泛分布，可通过多种途径排出体外，如鼻腔分泌物、破损的皮肤黏膜、乳汁、泪液、精液及阴道分泌物，因此麻风病患者是主要传染源。主要传播途径是呼吸道、破损的皮肤、黏膜和密切接触，家庭聚集现象多见。近年来发现未经治疗的瘤型麻风病患者早期鼻黏膜分泌物含有大量麻风分枝杆菌，因此呼吸道是最主要的传播途径。人对麻风分枝杆菌的抵抗力较强，主要靠细胞免疫，其特点与抗结核免疫相似。该菌在细胞质中可保持生长较长时间，可以免受活化巨噬细胞溶酶体的作用。流行地区隐性感染多见，幼儿较为敏感。潜伏期平均为2~5年，最长可达数十年。病程长，常迁延不愈。根据机体的免疫状态、病理变化和临床表现可将大多数患者分为瘤型和结核样型两型，少数介于两型之间的，又可被分为界线类和未定类。

1. **瘤型麻风** 为麻风病的进行性和严重临床类型。细菌主要侵犯皮肤、黏膜，严重可累及神经、眼及内脏。该型为开放性麻风，传染性强，若治疗不及时，将逐渐恶化，甚至危及生命。患者的体液免疫正常，血清内有大量自身抗体。自身抗体和受损组织释放的抗原结合，形成免疫复合物沉积在皮肤或黏膜下，形成红斑和结节，称为麻风结节，是麻风的典型病灶，面部结节融合可呈狮面状。患者常有细胞免疫缺损，如巨噬细胞功能低下、T细胞免疫应答缺陷，因此皮肤超敏反应试验（麻风菌素试验）常为阴性。

2. **结核样型麻风病变** 常为自限性疾病，病情较为稳定，损害常可自行消退。早期在小血管周围可见淋巴细胞浸润，随病变发展有上皮样细胞和巨噬细胞浸润。细胞内很少见麻风分枝杆菌。传染性小，属闭锁性麻风。细菌主要侵犯皮肤和外周神经，不累及神经和内脏。早期皮肤出现斑疹，周围神经由于细胞浸润变粗变硬，感觉功能障碍。该型稳定，极少演变为瘤型，故亦称良性麻风。该型患者细胞免疫正常，麻风菌素试验阳性。

3. **界线类麻风** 兼有瘤型和结核样型的特点，但程度可以不同，能向两型分化。大多数患者麻风菌素试验阴性。病变部位可找到含菌的麻风细胞。

4. **未定类麻风** 属麻风病的前期病变，病灶中很少能找到麻风分枝杆菌。麻风菌素试验大多阳性，大多数病例最后转变为结核样型。

（三）微生物学检查

1. **涂片染色镜检** 可从患者鼻黏膜或皮肤病变处取样涂片，抗酸染色法检查有无排列成束的抗酸性杆菌存在，一般瘤型和界线类患者标本细胞内找到的抗酸阳性杆菌有诊断意义，结核样型患者标本中则很难找到抗酸阳性杆菌，可用金胺染色荧光显微镜检查以提高阳性率。病理活检也是常用的诊断方法。

2. **麻风菌素试验** 原理与结核菌素试验相同，因麻风分枝杆菌至今尚不能人工培养，因此常由麻风结节病变组织制备麻风菌素，大多数正常人对此呈阳性反应，故诊断疾病意义不大，但对于评价麻风患者的细胞免疫状态和分型有重要意义。

（四）防治原则

麻风病目前尚无特异性的预防方法。对于患者应早发现、早隔离、早治疗。治疗多采用砜类、利福平、丙硫异烟胺及氯苯吩嗪等药物联合应用，以减少耐药性的发生。

第六节　其他致病菌

一、白喉棒状杆菌

白喉棒状杆菌（*C.diphtheriae*）也称白喉杆菌，是引起儿童白喉的病原菌，属于棒状杆菌属（*Corynebacterium*）。白喉是一种急性呼吸道传染病，主要病理学特征为患者咽喉部出现灰白色的假膜。

（一）生物学性状

革兰阳性细长杆菌，粗细不一，一端或两端膨大呈棒状，异染颗粒明显，排列不规则，呈栅栏状、V字形或L形。无荚膜、鞭毛，不产生芽胞。用亚甲蓝染色，菌体内有深染的颗粒，着色不均。用奈瑟氏染色，这些颗粒呈蓝色或深蓝色，与菌体着色不同，称异染颗粒，其主要成分是磷酸盐和核糖核酸，是本菌形态特征之一。细菌衰老时异染颗粒可消失。

白喉杆菌为需氧菌或兼性厌氧菌，最适温度为37℃。在吕氏血清培养基上生长良好，菌落呈灰白色、光滑、圆形凸起。在含有亚碲酸钾血琼脂培养基上生长时能将亚碲酸钾还原为金属碲，使菌落呈黑色或灰色，为本属棒状杆菌共同特点。且亚碲酸钾能抑制标本中其他细菌的生长，故亚碲酸钾血琼脂平板可作为棒状选择培养基。

该菌对湿热抵抗力弱，100℃ 1分钟或60℃ 10分钟即可杀死。对一般消毒剂敏感。但该菌抗寒冷、干燥和日光。对青霉素、氯霉素、红霉素敏感，对磺胺类抗生素不敏感。

（二）致病性与免疫性

1. **致病物质**　白喉毒素是主要致病物质，为外毒素，毒性和免疫原性强。化学性质是蛋白质，由A、B两个肽链经二硫键连接组成，作用于心肌和神经细胞，抑制细胞蛋白质合成，导致细胞功能障碍。由于白喉毒素就是β棒状杆菌噬体毒素基因编码的蛋白质，因此，仅携带β-棒状杆菌噬菌体的溶源性白喉杆菌才能产生外毒素。

白喉杆菌还产生一些侵袭性物质，如类似于结核杆菌的索状因子，能破坏细胞的线粒体膜，导致呼吸和氧化磷酸化作用受到抑制。另外，还有K抗原具有抗吞噬的作用。

2. **致病性**　人类是白喉棒状杆菌的唯一宿主，传染源是白喉患者及恢复期带菌者，经飞沫、污染物品或饮食而传播。白喉杆菌侵入上呼吸道，在咽部黏膜生长繁殖，并分泌外毒素及侵袭性物质，引起局部炎症和全身中毒症状。局部黏膜上皮细胞发生坏死，血管扩张，粒细胞浸润及纤维渗出，形成灰白色膜状物，称为假膜。若假膜脱落，可引起呼吸道阻塞，甚至窒息。若外毒素吸收入血，与易感组织细胞结合，使心肌、肝、肾和肾上腺等发生退行性病变，并可侵犯腭肌和咽肌的周围神经细胞，临床上出现心肌炎和软腭麻痹、声嘶、肾上腺功能障碍、血压下降等症状。本菌偶可侵害眼结膜、外耳道、阴道和皮肤伤口等处，也可形成假膜。

3. **免疫性**　白喉病后有较强的免疫力，主要是机体能产生中和白喉外毒素的抗体（IgG）。1~5岁易感性最高，5岁以上易感性逐渐下降，成人绝大多数由于隐性感染或预防接种，已获得免疫力。

（三）微生物学检查

临床上疑似白喉的患者不必等待检验结果，应立即给予抗毒素和抗生素治疗。但对于白喉流行期的首例患者应做微生物学检验予以证实。

1. **直接染色镜检**　用棉拭采集假膜边缘部渗出物，涂片，用亚甲蓝、革兰或Albert染色，镜检有含典型形态，排列和异染颗粒的棒状杆菌。结合临床症状，可做出初步诊断。确诊必须通过细菌培养并进行毒力试验。

2. **培养检查**　将棉拭检材接种于亚碲酸钾平板培养基上，置37℃培养，待斜面或平板上长出典型的菌落，挑取转种到吕氏血清斜面培养基上进行分离培养，以供进一步生化反应或毒力试验鉴定。

（四）防治原则

注射白喉类毒素可显著降低发病率和病死率。目前我国计划免疫规定，6个月以上至3岁儿童应预防接种百白破三联疫苗制剂进行人工主动免疫。白喉患者应在早期、足量注射白喉抗毒素。使用抗毒素血清之前进行皮肤试验，防止发生异种血清过敏反应。使用抗毒素的同时，应给予抗菌治疗，如用青霉素或红霉素肌内注射，直至症状消失和白喉杆菌培养阴性为止。

二、幽门螺杆菌

幽门螺杆菌（*Helicobacter pylori*，*Hp*）是革兰阴性、微需氧菌，可黏附于胃部及十二指肠黏膜表面，引起胃黏膜慢性发炎、胃及十二指肠溃疡甚至胃癌。1983年首次从慢性活动性胃炎患者的胃黏膜活检组织中分离成功，是目前所知能够在人胃中生存的唯一微生物种类。

（一）生物学性状

幽门螺杆菌是一种单极、多鞭毛、末端钝圆、螺旋形弯曲的细菌。长2.5~4.0μm，宽0.5~1.0μm。微需氧菌，在5%~10%的CO_2和5%的O_2的环境中才能生长，培养时需加入动物血清或血液。最适生长温度为37℃，培养2~6天可见针尖状无色透明菌落。生化反应不活泼，富含尿素酶，迅速分解尿素产生氨，是鉴定该菌的主要依据之一。

（二）致病性与免疫性

慢性胃炎、胃溃疡和十二指肠溃疡患者胃黏膜中幽门螺杆菌的检出率可达80%~100%，是主要的传染源。主要传播途径是经口–口途径或粪–口途径传播。侵袭因子和毒素是其主要致病因素。尿素酶、鞭毛和菌毛与侵袭密切相关。幽门螺杆菌产生的空泡毒素A和细胞毒素相关蛋白A作用于胃黏膜上皮细胞，前者可致产生空泡样病变，后者可诱发恶性转化，增加胃癌的发病风险。

感染后可刺激机体产生IgM、IgG和IgA类抗体，也可诱发一定程度的细胞免疫应答，但都难以有效清除细菌，其机制尚不清楚。

（三）微生物检查

1. **直接镜检**　胃镜下取胃黏膜组织活检标本，涂片后做革兰染色，观察革兰阴性弯曲状或螺旋形细菌。

2. 快速尿素酶实验　将胃黏膜活检组织加入以酚红为指示剂的尿素试剂中，如果试剂由黄变红则为阳性，提示胃黏膜组织中可能有活的幽门螺杆菌。

3. ^{13}C 呼气试验　是目前检测幽门螺杆菌感染的有效防范。受检者口服有稳性 ^{13}C 标记的尿素，如感染幽门螺杆菌，尿素酶分解尿素产生 ^{13}C 标记的 CO_2，呼出体外，用同位素比值质谱仪进行检测。

4. 血清学检查　采用ELISA法检测特异性抗体，可反映一段时间内幽门螺杆菌的感染情况，且不受近期用药和胃内局部病变的影响。

此外，还可进行分离培养、粪便抗原检测和核酸检测。

（四）防治原则

幽门螺杆菌的治疗主要以胶体铋剂或质子泵抑制剂为基础治疗，加阿莫西林、克拉霉素或甲硝唑等两种抗生素进行联合治疗，但应注意幽门螺杆菌的耐药性。90%的细菌感染者经过1~2周治疗后，体内的幽门螺杆菌往往能被消灭殆尽。幽门螺杆菌的疫苗还在研制中。

三、鼠疫耶尔森菌

鼠疫耶尔森菌（*Y. pestis*），俗称鼠疫杆菌，是鼠疫的病原菌。鼠疫是一种人兽共患的自然疫源性烈性传染病，人类鼠疫多为疫鼠的跳蚤叮咬而感染，是我国法定的甲类传染病。此菌主要累及皮肤和淋巴结，也可引起败血症、肺炎及脑膜炎等。

（一）生物学性状

革兰阴性短粗杆菌，菌体两端钝圆且浓染，易被苯胺染料着色。一般分散存在，偶尔成双或呈短链排列。无鞭毛，可与本属其他细菌相区别。不形成芽胞。在死于鼠疫的新鲜动物内脏制备的涂片中，可见吞噬细胞内、外有形态典型的菌体，且有荚膜。在陈旧培养物或在含3%氯化钠的高盐培养基中，菌体呈明显多形性，有球形、杆形、哑铃形等。

兼性厌氧，最适生长温度为27~30℃，最适pH为6.9~7.2。在普通培养基中能够生长，但生长较缓慢，在含血液或组织液的营养培养基中，经24~48小时形成可见菌落。菌落细小，圆形，无色半透明，中央厚而致密，边缘薄而不规则。有毒菌株形成灰白色的黏液型菌落。在肉汤培养基中沉淀生长和形成菌膜，液体一般不混浊，稍加摇动，菌膜下沉呈钟乳石状，此特征有一定鉴别意义。

此菌抵抗力较弱，对热和一般消毒剂均敏感。但对寒冷有较强的抵抗力，在冰冻的尸体中可存活1年以上。

（二）致病性与免疫性

F1抗原、V/W抗原、外膜蛋白以及内毒素、扩散因子、RNA酶等均与致病性有密切关系，表现为在37℃宿主体内能抵抗吞噬细胞吞噬作用和抵抗免疫细胞杀菌作用，引起细胞变性坏死。鼠疫耶尔森菌毒力极强，少数几个细菌即可使人致病，引起全身外周血管及淋巴管内皮细胞损伤，出现炎症、坏死、出血，导致血液浓缩和致死性休克，以及肝、肾、心肌纤维损害等。

鼠疫是自然疫源性传染病，鼠疫耶尔森菌主要寄生于啮齿类动物，传播媒介以鼠蚤为主。在人类鼠疫流行之前，往往先有鼠类鼠疫流行。当大批病鼠死亡，鼠蚤失去原宿主而转向人类，引起人类鼠疫。人患鼠疫后，可通过人蚤叮咬或呼吸道途径在人群间流行。临床上常见的有腺型、败血症型和肺型3种类型。

（1）腺鼠疫　最常见，多发生于流行初期。病菌通过疫蚤叮咬的伤口进入人体后，被吞噬细胞吞噬，在细胞内繁殖，并沿淋巴管到达局部淋巴结，引起出血坏死性淋巴结炎，多见于腹股沟淋巴结。

（2）败血症型鼠疫　可原发或继发。前者常因机体抵抗力弱，病原菌毒力强，侵入体内菌量多所致；后者多继发于腺鼠疫，病菌侵入血流所致。此型病情凶险，发病初期体温高达39~40℃，皮肤黏膜出现出血点，若抢救不及时，可在数小时至2~3天发生休克而死亡。

（3）肺鼠疫　由于吸入带菌尘埃飞沫可直接造成肺部感染（原发型），或由腺鼠疫、败血症型鼠疫继发而致。患者高热，咳嗽，痰中带血及大量病菌，可在2~3天内死于休克、心力衰竭等。死者皮肤常呈黑紫色，故有"黑死病"之称。

（三）微生物学检查

1. 标本采集　因传染性极强，采集标本时必须严格无菌操作。根据病型采取淋巴结穿刺液、肿胀部位组织液、脓汁、血液和痰等。人和动物尸体可取肝、脾、肺、病变淋巴结以及心血等。陈旧尸体取骨髓。将采集标本送至有严密防护措施的专门实验室进行检查。

2. 直接涂片镜检　除血液标本外，一般均需涂片，干燥后用甲醇固定，后用革兰染色或吕氏美蓝染色镜检。在不同材料中，菌体大小、形态有很大差异，除典型形态外，往往可见菌体呈多形态性，需加以注意。

3. 分离培养与鉴定　血液标本需先置肉汤中进行增菌培养。分离培养一般选用血平板，28℃24小时后，可见较小的露滴状菌落，继续培养则菌落增大，中央厚而致密，周边逐渐变薄。取可疑菌落进一步进行血清学实验或核酸检测。

（四）防治原则

灭鼠、灭蚤是控制鼠疫的根本措施。确诊患者后应立即隔离，对密切接触者及有潜在感染可能性的人群，应进行预防接种。

对可疑病例，早期足量应用抗生素是降低死亡率的关键。腺鼠疫可用链霉素加磺胺类药物治疗，肺鼠疫、败血症型鼠疫常采取四环素加链霉素或阿米卡星联合用药。

其他常见病原性细菌，见表15-4。

表15-4　其他病原性细菌

菌名	主要生物学特性	致病物质	传播途径	所致疾病	防治原则
百日咳鲍特菌	革兰阴性短杆菌，新分离菌株有荚膜和菌毛，营养要求高，需氧，常用鲍-金培养基培养	荚膜、菌毛、外毒素	呼吸道	百日咳	接种百白破三联疫苗，治疗用红霉素、氨苄西林等
铜绿假单胞菌	革兰阴性小杆菌，有鞭毛和荚膜，专性需氧，产生带荧光的水溶性色素	内毒素、外毒素、胞外酶	空气、医疗器械、接触	各种继发感染	严格无菌操作，防止医源性感染，已研制出疫苗
流感嗜血杆菌	革兰阴性小杆菌，新分离菌株有荚膜，营养要求特殊，生长时需要新鲜血液	荚膜、菌毛、内毒素和IgA酶	呼吸道	原发性感染：脑膜炎等；继发性感染：支气管炎等	荚膜多糖疫苗预防，磺胺、广谱抗生素治疗
嗜肺军团菌	革兰阴性小杆菌，有菌毛、鞭毛，专性需氧，营养要求高，需用专用培养基培养	酶类、毒素、溶血素	呼吸道	军团病，包括流感样型、肺炎型和肺外感染型	加强水资源管理及人工输水管道和设施的消毒处理，磺胺异恶唑与红霉素或利福平联合用药治疗

续表

菌名	主要生物学特性	致病物质	传播途径	所致疾病	防治原则
炭疽芽胞杆菌	革兰阳性粗大杆菌，人工培养后形成长链如竹节状，芽胞抵抗力强	荚膜和炭疽毒素	皮肤、消化道、呼吸道	人、畜炭疽病	病、死畜类应焚烧或深埋，易感人群及家畜接种炭疽减毒活疫苗，治疗首选青霉素

目标检测

答案解析

一、单项选择题

1. 下列在无芽胞细菌中抵抗力最强的是（　　）
   A. 链球菌   B. 金黄色葡萄球菌   C. 肺炎链球菌
   D. 脑膜炎奈瑟菌   E. 淋病奈瑟菌

2. 肺炎链球菌的主要致病物质是（　　）
   A. 荚膜   B. 外毒素   C. 内毒素   D. 菌毛   E. 侵袭性酶类

3. 可增强链球菌扩散能力的致病物质是（　　）
   A. 链道酶   B. 红疹毒素   C. M 蛋白   D. 多糖蛋白   E. 荚膜

4. 引起流脑的病原菌是（　　）
   A. 流感嗜血杆菌   B. 脑膜炎奈瑟菌   C. 肺炎链球菌
   D. B 群链球菌   E. 金黄色葡萄球菌

5. 肺炎链球菌引起的疾病是（　　）
   A. 支气管肺炎   B. 肺脓肿   C. 大叶性肺炎   D. 支气管哮喘   E. 胸膜炎

6. 关于肠道杆菌描述不正确的是（　　）
   A. 所有肠道杆菌都不形成芽胞   B. 肠道杆菌都为革兰阴性杆菌
   C. 肠道杆菌中致病菌一般可分解乳糖   D. 肠道杆菌中非致病菌一般可分解乳糖
   E. 肠道杆菌中少数致病菌可迟缓分解乳糖

7. 我国城市水饮用卫生标准是（　　）
   A. 每 1000ml 水中不得超过 3 个大肠菌群
   B. 每 1000ml 水中不得超过 10 个大肠菌群
   C. 每 100ml 水中不得超过 5 个大肠菌群
   D. 每 100ml 水中不得超过 30 个大肠菌群
   E. 每 500ml 水中不得超过 3 个大肠菌群

8. 引起肠道疾病的无动力细菌是（　　）
   A. 沙门菌   B. 霍乱弧菌   C. 副溶血性弧菌
   D. 痢疾杆菌   E. 肠产毒性大肠杆菌

9. 可迟缓发酵乳糖的志贺菌是（　　）
   A. 福氏志贺菌   B. 宋内志贺菌   C. 鲍氏志贺菌
   D. 痢疾志贺菌   E. B 群志贺菌 Y 变种

10. 肠道杆菌不具有的一种抗原是（　　）

A．M抗原　　　　　B．H抗原　　　　　C．O抗原　　　　　D．K抗原　　　　　E．Vi抗原

11．关于霍乱，错误的是（　　）

A．属于烈性消化道传染病　　　　　　　　B．人类是霍乱弧菌的唯一易感者

C．病愈后，少数患者可长期带菌　　　　　D．病后的免疫力短暂

E．接种霍乱死疫苗可增强人群的特异性免疫力

12．引起气性坏疽的细菌是（　　）

A．乙型溶血性链球菌　　　　　B．肉毒梭菌　　　　　　　　C．炭疽杆菌

D．分枝杆菌　　　　　　　　　E．产气荚膜梭菌

13．注射TAT的目的是（　　）

A．对易感人群进行预防接种　　　　　　　B．对可疑破伤风患者治疗及紧急预防

C．杀灭伤口中繁殖体的破伤风杆菌　　　　D．主要用于儿童的预防接种

E．中和与神经细胞结合的毒素

14．下列细菌中繁殖最慢的是（　　）

A．大肠埃希菌　　　　　　　　B．丙型链球菌　　　　　　　C．脑膜炎奈瑟菌

D．结核分枝杆菌　　　　　　　E．肺炎链球菌

15．与结核杆菌抗酸性有关的成分是（　　）

A．索状因子　　　B．磷脂　　　　　C．分枝菌酸　　　　D．蜡脂D　　　　E．硫酸脑苷脂

16．结核杆菌侵入机体的途径，不可能的是（　　）

A．呼吸道　　　　　　　　　　B．消化道　　　　　　　　　C．破损的皮肤

D．泌尿道　　　　　　　　　　E．节肢动物的叮咬

17．关于鼠疫杆菌下列错误的是（　　）

A．鼠是重要传染源传播媒介　　　　　　　B．陈旧培养物中菌体可呈多态性

C．可通过鼠蚤传染给人　　　　　　　　　D．临床类型有肺鼠疫、腺鼠疫和败血症型鼠疫

E．患者为循环障碍，有"黑死病"之称

二、简答题

1．金黄色葡萄球菌和乙型溶血性链球菌引起的化脓性感染有何不同？

2．简述金黄色葡萄球菌的致病物质及所致疾病。

3．抗酸染色的原理是什么？分枝杆菌与普通细菌为何会有颜色上的差别？

（陈　莉　王　涵）

书网融合……

知识回顾　　　　　微课　　　　　习题

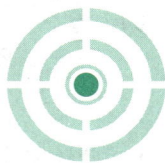

PPT

学习目标

知识要求：

1. 掌握支原体、衣原体、立克次体、螺旋体、放线菌的概念和所致疾病。

2. 熟悉支原体、衣原体、立克次体、螺旋体、放线菌的传播方式、防治原则。

3. 了解支原体、衣原体、立克次体、螺旋体、放线菌的形态特征、微生物学检查。

技能要求：

通过对肺炎支原体、沙眼衣原体、梅毒螺旋体的学习，能分析其引起的疾病和相关的防治。

第一节　支原体

一、概述

支原体（mycoplasma）是一类无细胞壁，呈多形性，可通过细菌滤器，能在无生命培养基中生长繁殖的最小的原核细胞型微生物。因其生成时呈分枝状，故称为支原体，在自然界中分布广泛，种类繁多，对人致病的主要是肺炎支原体和溶脲脲原体等。

（一）形态与结构

支原体因无细胞壁，呈杆形、球形、丝状、分枝状等多种形态。直径为0.3~0.5μm，一般可通过滤菌器。革兰染色阴性，不易着色，Giemsa染色效果较好，呈淡紫色。

（二）培养特性

大多数兼性厌氧，主要以二分裂繁殖。营养要求高，一般以组织浸液作基础，再添加一定浓度的动物血清，多数支原体最适pH为7.8~8.0，但溶脲脲原体最适pH为5.5~6.5。培养2~3天后出现典型的"油煎蛋"样菌落。

（三）抗原构造

支原体细胞膜上的抗原结构主要由蛋白质、糖脂组成，各种支原体都有其特异性表面抗原，很少有交叉感染。

（四）抵抗力

支原体无细胞壁，对理化因素的抵抗力比细菌低，对干扰细胞壁合成的抗生素不敏感，如青霉素，对干扰蛋白质合成的抗生素敏感，如多西环素、红霉素等，对一般的消毒剂及热力也较敏感。

二、主要致病性支原体

（一）肺炎支原体

肺炎支原体（*M.pneumoniae*，Mp），主要引起人类原发性非典型肺炎。肺炎支原体进入机体后，通过其顶端结构黏附于宿主细胞膜的表面受体上，吸收细胞中的营养，并产生有毒的代谢产物损伤细胞。支原体肺炎的病理改变以间质性肺炎为主，也可并发支气管肺炎。主要通过飞沫经呼吸道传播，四季均可发病，多发生于夏末秋初，以5~15岁青少年多见。临床症状一般较轻，可出现咳嗽、发热、头痛等。呼吸道黏膜产生的SIgA，对再感染有一定防御作用，但免疫力不强。

课堂互动 16-1

原发性肺炎和大叶性肺炎的病原体分别是什么？

答案解析

（二）溶脲脲原体

溶脲脲原体（*U.urealyticum*，Uu）又称解脲脲原体，因生长需要尿素而得名，能分解尿素产生氨。溶脲脲原体可引起泌尿生殖道感染，是非淋球菌性尿道炎中仅次于衣原体的重要病原体。还可通过胎盘感染胎儿，引起早产、流产和新生儿呼吸道感染。另外其吸附于精子表面，阻碍精子与卵子的结合，常发生不育症。

（三）其他支原体

1. **人型支原体**　寄居于泌尿生殖道，通过性接触传播，引起尿道炎、附睾炎、宫颈炎、输卵管炎、盆腔炎等。
2. **生殖支原体**　通过性接触传播，引起尿道炎、前列腺炎、阴道炎、盆腔炎等。
3. **穿透支原体**　可借助其顶端结构黏附于人的红细胞、单核细胞、CD4[+]T细胞、尿道上皮细胞，并穿入细胞内繁殖，导致宿主细胞受损或死亡。穿透支原体感染可能是艾滋病的一个辅助致病因素。

三、微生物学检查

1. **分离培养**　取肺炎支原体患者的痰或咽拭子接种在含有血清酵母浸膏的培养基中，用青霉素、醋酸铊抑制杂菌生长，多次传代后，可呈典型的"油煎蛋"样菌落。取溶脲脲原体患者的泌尿生殖道标本接种于液体培养基中，观察酚红指示剂颜色改变与否，再进行进一步的培养和鉴定。

2. 血清学诊断

（1）冷凝集试验　用患者血清与O型血人红细胞自身红细胞混合，4℃隔夜发生凝集，37℃时凝集消散，但仅有50%左右患者出现阳性。此反应为非特异性，腮腺炎病毒、流感病毒、呼吸合胞病毒等感染时也可出现冷凝集现象。

（2）ELISA　采用特异性单克隆抗体，检测患者鼻洗液、痰、支气管洗液中的肺炎支原体抗原。

3. PCR技术　用PCR技术检测患者痰标本中肺炎支原体DNA，取患者的泌尿生殖道标本检测溶脲脲原体的尿素酶基因。

四、防治原则

溶脲脲原体感染的预防，应加强宣传教育，注意性卫生，切断传播途径。支原体对青霉素、头孢类抗生素不敏感，治疗可选用红霉素、四环素、多西环素等。

第二节　衣原体

一、概述

衣原体（chlamydia）是一类能通过滤菌器、严格在真核细胞内寄生、有独特的发育周期的原核细胞型微生物。

其特征为：①大小为250nm~500nm，革兰阴性，有细胞壁，呈圆形或椭圆形。②具有独特的发育周期，二分裂繁殖。③有核糖体和独立的酶类，严格细胞内寄生。④有DNA和RNA两种核酸。⑤对多种抗生素敏感。

衣原体广泛寄生于人、哺乳动物及禽类，仅少数致病。对人致病的主要有沙眼衣原体、肺炎衣原体、鹦鹉热衣原体。

（一）形态与染色

普通光学显微镜下的衣原体可见两种形态、大小都不同的颗粒。

1. 原体　原体（elementary body，EB）小而致密，是发育成熟的衣原体，具有强感染性，为细胞外形式，Giemsa染色呈紫色。

2. 始体　始体（initial body）也称为网状体（reticulate body），大而疏松，是衣原体的繁殖型，无感染性，为细胞内形式，Giemsa染色呈蓝色。

衣原体在生长繁殖时具有独特的发育周期。原体吸附于宿主细胞的表面，经细胞的吞饮进入胞内，由宿主细胞膜包绕形成空泡，原体在空泡内，逐渐发育变为始体。始体（网状体）以二分裂方式繁殖，形成子代原体，并聚集成各种形态的包涵体。子代原体成熟后从破坏的感染细胞中释出，再感染新的易感细胞，整个发育周期为48~72小时（图16-1）。

（二）培养特性

不能在无生命的人工培养基中生长，专性细胞内寄生，大多数能在6~8天的鸡胚卵黄囊中培养。

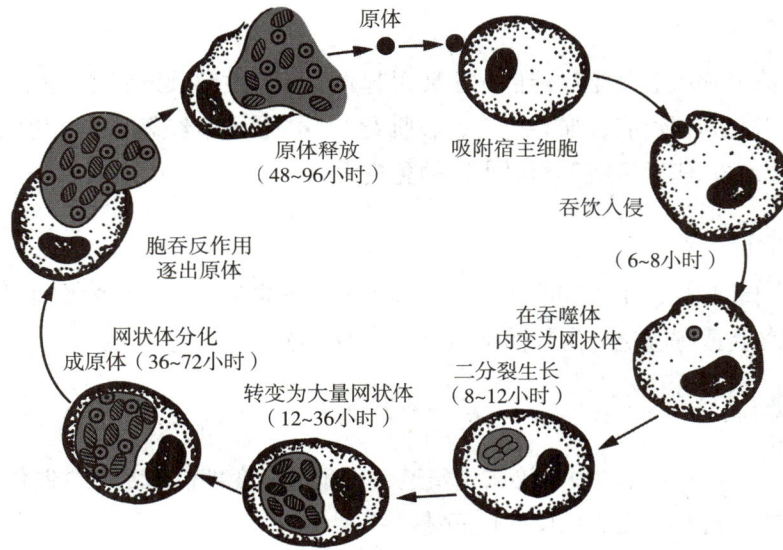

图 16-1　衣原体发育周期示意图

（三）抵抗力

耐冷不耐热，60℃ 条件下，5~10 分钟即可灭活，-196℃液氮内可保存多年。对 75% 乙醇、2% 甲酚皂溶液、0.5% 苯酚等消毒剂敏感，对紫外线敏感，对红霉素、氯霉素、多西环素、利福平等抗生素也较敏感。

二、主要致病性衣原体

衣原体可产生不耐热的内毒素，该物质存在于衣原体的细胞壁中，此毒素可以被特异性抗体中和，不同的衣原体有不同的致病性和嗜组织性。

（一）沙眼衣原体

根据某些生物学特性及所致疾病不同分为沙眼生物型、生殖生物型和性病淋巴肉芽肿生物型。通常引起下列疾病。

1. **沙眼**　由沙眼生物型引起。主要通过眼-眼及眼-手-眼的途径传播。当沙眼衣原体感染结膜上皮细胞，并在其中增殖形成包涵体。早期有眼睑、结膜急性或亚急性炎症，表现有流泪、脓性分泌物、结膜充血等症状。后期转为慢性，出现结膜瘢痕，导致眼睑内翻、角膜血管翳、倒睫，严重者能导致失明。沙眼是致盲病因之首。

2. **包涵体结膜炎**　有婴儿型及成人型两种。婴儿经产道感染，引起急性化脓性结膜炎，不侵犯角膜。成人感染可通过眼-手-眼的途径引起滤泡性结膜炎。病变类似沙眼，但不出现角膜血管翳，也无结膜瘢痕形成。

3. **泌尿生殖道感染**　由生殖生物型 D~K 血清型引起。通过性接触传播，男性表现为尿道炎，可合并附睾炎、前列腺炎等，女性表现为尿道炎、宫颈炎、盆腔炎、输卵管炎等。

4. **性病淋巴肉芽肿**　性病淋巴肉芽肿（lymphogranuloma venereum，LGV）由 LGV 生物型引起。主要通过性接触传播，男性主要侵犯腹股沟淋巴结，引起化脓性淋巴结炎和慢性淋巴肉芽肿，女性主要侵犯会阴、肛门、直肠，导致会阴-肛门-直肠处狭窄或梗阻。

（二）肺炎衣原体

肺炎衣原体经飞沫或呼吸道分泌物传播，主要引起青少年急性呼吸道感染，如咽炎、鼻窦炎、支气管炎和肺炎等。也可引起肺外疾病，如心包炎、心肌炎、心内膜炎、红斑结节、甲状腺炎等。抗肺炎衣原体感染以细胞免疫为主，病后可获得相对牢固的免疫力。

（三）鹦鹉热衣原体

鹦鹉热衣原体可引起肺炎，也称鹦鹉热，野生鸟类及家禽自然感染，多为隐性持续性感染，甚至终身携带。人通过接触鸟粪或呼吸道分泌物而被感染，一般不在人与人之间传播。

三、微生物学检查

1. **直接涂片镜检**　采集患者的眼、泌尿生殖道、宫颈等病变部位的刮取物制作涂片，用Giemsa染色镜检或免疫荧光检查，观察有无衣原体或包涵体。

2. **分离培养**　将刮取物接种于鸡胚卵黄囊或用细胞培养等方法分离衣原体，再用免疫学方法鉴定衣原体。

3. **血清学试验**　临床中常用ELISA、微量免疫荧光试验检测标本中衣原体抗原，该试验简便快速，敏感性高，但可出现假阳性。

4. **PCR技术**　可特异性诊断沙眼衣原体，特异性强，敏感性高，已被广泛应用。

四、防治原则

预防沙眼尚无特异性方法，要注意个人卫生，不使用公共毛巾和脸盆，避免直接或间接接触传染源，是预防沙眼的重要措施。泌尿生殖道衣原体感染的预防与其他性传播疾病相同。治疗一般使用利福平、诺氟沙星、四环素及红霉素等药物。

第三节　立克次体

一、概述

立克次体（rickettsia）是一类严格细胞内寄生、以节肢动物为传播媒介的革兰阴性原核细胞型微生物。为纪念研究斑疹伤寒不幸牺牲的美国医生 Howard Taylor Ricketts，将其命名为立克次体。立克次体是引起斑疹伤寒、恙虫病、Q热等传染病的病原体。

立克次体具有以下共同特点：①有细胞壁，呈多形性。②大小介于细菌和病毒之间，含有DNA和RNA，专性活细胞内寄生，以二分裂方式繁殖。③节肢动物可作为传播媒介或储存宿主。④多为人畜共患病的病原体。⑤对多种抗生素敏感。

（一）形态与染色

立克次体形态多样，以球杆状或杆状为主，大小为（0.2~0.6）μm×（0.8~2.0）μm，革兰染色阴性，不易着色，Giemsa染色呈紫蓝色，Gimenza染色呈红色。立克次体在感染细胞内排列不规则，可单个、成双或聚集成致密的团块。

（二）培养特性

专性细胞内寄生，常用方法有动物接种、鸡胚卵黄囊接种和细胞培养，最适生长温度为32~35℃。

（三）抗原构造

立克次体抗原有群特异性和型特异性两种抗原，用于分群、分型。斑疹伤寒立克次体和恙虫病东方体与变形杆菌某些X株的菌体具有共同的多糖抗原，因此变形杆菌的O抗原可代替立克次体抗原进行非特异性凝集反应，这种交叉凝集试验称为外斐反应（Weil-Felix reaction），可用于立克次体病的辅助诊断。

（四）抵抗力

大多立克次体对常用消毒剂敏感，对低温、干燥的抵抗力较强，在节肢动物粪便中可存活数月。对氯霉素、四环素类抗生素敏感，但磺胺类药物可促进其生长繁殖。

二、主要致病性立克次体

立克次体的致病物质有两种：一种是内毒素，由脂多糖组成，可导致发热、微循环障碍和中毒性休克等；另一种是磷脂酶A，可以溶解红细胞膜或细胞内吞噬溶酶体膜，以利于立克次体进入宿主细胞并生长繁殖。另外，立克次体表面黏液层结构，具有黏附和抗吞噬作用。立克次体经呼吸道、皮肤、消化道等途径侵入机体后，与局部淋巴组织或小血管内皮细胞表面受体结合后，被宿主细胞吞入，大量繁殖后引起宿主细胞破裂，释放出立克次体，二次入血后形成立克次体血症，同时内毒素等毒素物质也进入血流，导致一系列的临床症状。

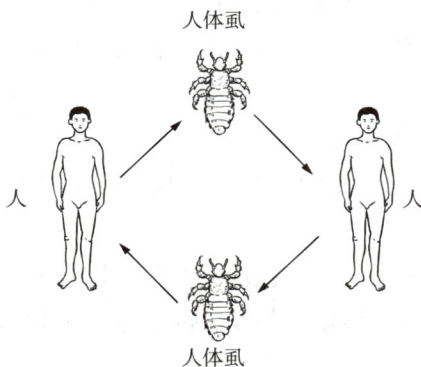

图16-2　流行性斑疹伤寒传播方式示意图

（一）普氏立克次体

普氏立克次体（R. prowazekii）是流行性斑疹伤寒的病原体。流行性斑疹伤寒流行于冬春季，患者是唯一传染源，人虱是主要的传播媒介，故又称为虱型斑疹伤寒。人虱叮咬患者后，立克次体在虱肠管上皮细胞内繁殖，当受染虱叮咬健康人时，立克次体随粪便排于皮肤上，从抓破的皮肤处进入人体。也可经干虱粪通过飞沫入侵呼吸道、眼结膜引起感染（图16-2）。

人感染后，经2周左右的潜伏期，急性发病，主要表现为高热、剧烈头痛、皮疹，可伴有神经系统、心血管或其他脏器损害的症状。病后获得牢固的免疫力。

（二）斑疹伤寒立克次体

斑疹伤寒立克次体（R. typhi）或莫氏立克次体（R. mooseri）是地方性斑疹伤寒的病原体。鼠蚤和鼠虱是主要传播媒介，在鼠间进行传播，又称鼠型斑疹伤寒。

斑疹伤寒立克次体在蚤肠管上皮细胞内繁殖，随粪便排出，人可通过眼结膜、口、鼻、破损皮肤等接触鼠蚤粪引起感染，也可通过叮咬感染（图16-3），人群中有人虱寄生时，可通过人虱在人群中传播。该病的临床症状比流行性斑疹伤寒临床症状较轻，很少累及中枢神经系统和心肌。病后获得牢固的免疫力。

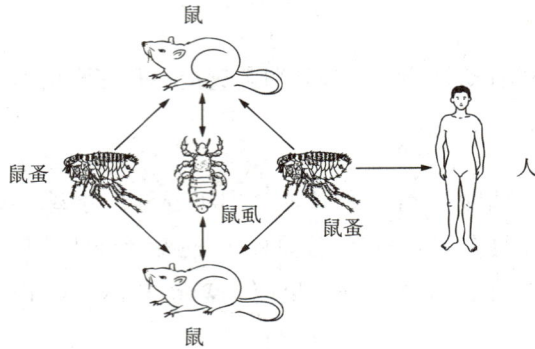

图16-3　地方性斑疹伤寒传播方式示意图

（三）恙虫病东方体

恙虫病东方体（*Orientia tsutsugamushi*）是恙虫病的病原体，又称恙虫病立克次体。恙虫病是一种自然疫源性疾病，主要在啮齿动物之间传播。啮齿动物体内能长期携带病原体且多无症状，是本病的主要传染源。

恙虫病立克次体寄居于恙螨，可经卵传代。人若被恙螨叮咬后可感染致病。叮咬部位出现溃疡，周围红晕，上盖黑色痂皮（焦痂），还可有皮疹、神经系统、心血管系统以及肝、肺、脾等脏器损害症状。病后获得较为持久的免疫力。

（四）嗜吞噬细胞无形体

嗜吞噬细胞无形体（*Anaplasma phagocytophilum*）是人粒细胞无形体病的病原体，主要寄生于中性粒细胞的胞质，以膜包裹的包涵体形式繁殖，储存宿主是哺乳动物，蜱是主要传播媒介，中性粒细胞被感染后，再经血液和淋巴扩散，诱导机体产生免疫应答，引起各种继发感染和免疫损伤，出现持续高热、乏力、头痛、全身不适以及厌食、呕吐、恶心、腹泻等，也可伴有心、肝、肾等多器官功能损伤。

三、微生物学检查

1. **标本采集**　在急性发病期，未使用抗生素之前，采集血液标本，以提高阳性率。血清试验需要采集急性期和恢复期两种血清，以观察抗体效价是否增长。

2. **分离培养与鉴定**　标本中立克次体含量较低，直接镜检意义不大。立克次体属的分离培养主要使用细胞培养，经细胞培养法分离的立克次体再经分子生物学方法进行鉴定，如属特异性基因的PCR扩增。

3. **血清学试验**　诊断立克次体感染的金标准是用特异性外膜蛋白抗原或者脂多糖抗原，通过间接免疫荧光法检测特异性抗体。其他的方法包括乳胶凝集试验、酶联免疫测定、外斐试验等。外斐试验是以往使用最多的诊断立克次体病的方法，但假阳性高，敏感性低，目前已不推荐使用。

4. **分子生物学检测**　可应用PCR或Real-time PCR法直接检测患者外周血、节肢动物等样本中外膜蛋白基因、脂蛋白基因或者16S rRNA基因。

四、防治原则

预防措施以灭虱、灭蚤、灭鼠、灭螨及消除家畜感染为主，注意个人卫生是防护和预防立克次体病的有效措施。特异性预防主要是接种灭活或减毒活疫苗。治疗可用氯霉素、四环素和多西环素等抗生素，禁用磺胺类抑菌剂治疗。

第四节　螺旋体

螺旋体（spirochete）是一类细长、柔软、弯曲呈螺旋状、运动活泼的原核细胞型微生物。其基本结构与细菌相似，有细胞壁、核质，以二分裂方式繁殖，对抗生素敏感。螺旋体广泛存在于自然界和动物体内，种类繁多，对人致病的主要有以下三个属。

1. **钩端螺旋体属（Leptospira）**　螺旋细密规则，一端或两端弯曲呈钩状。对人致病的有黄疸出血热型钩端螺旋体、流感伤寒型钩端螺旋体等。

2. **密螺旋体属（Treponema）**　两端尖直，有8~14个细密规则的螺旋。对人致病的有梅毒螺旋体、雅司螺旋体等。

3. **疏螺旋体属（Borrelia）**　螺旋稀疏，有3~10个不规则波浪状螺旋。对人致病的有热螺旋体、伯氏疏螺旋体。

一、钩端螺旋体

钩端螺旋体简称钩体，可分致病性与非致病性两大类。致病性钩体能引起钩端螺旋体病（简称钩体病），是全球流行的人畜共患病。我国绝大多数地区有不同程度的流行，是我国重点防治的传染病之一。

（一）生物学性状

1. **形态与染色**　钩端螺旋体长6~12μm，宽0.1~0.2μm，一端或两端弯曲成钩状，使菌体呈S、C、8形。菌体常用Fontana镀银染色法，被染成棕褐色。

2. **培养特性**　营养要求高，常用Korthof培养基（蛋白胨、磷酸盐缓冲液、10%血清）进行培养。需氧或微需氧，最适pH为7.2~7.6，其适宜生长温度为28~30℃，生长缓慢，经2周培养，可见不规则、半透明、直径1~2mm的扁平菌落。

3. **抵抗力**　抵抗力弱，对热、干燥、日光等抵抗力弱，常用的消毒剂如1%漂白粉、0.5%来苏水、75%乙醇等均能将其杀死。在中性水和中性湿土中可存活数周甚至数月。对青霉素敏感。

（二）致病性与免疫性

1. **致病物质**　有黏附素、溶血素、侵袭性酶、内毒素样物质等。

（1）黏附素　致病性钩端螺旋体通过其表面的黏附素与宿主细胞表面的黏附素受体结合，以其一端或两端黏附在宿主细胞上。

（2）溶血素　可破坏红细胞膜而引起溶血，注入人体内可导致出血、贫血、肝大、黄疸和血尿等症状。

（3）内毒素　内毒素是其主要致病物质，重症钩端螺旋体病患者临床表现出与革兰阴性菌内毒素反应相似的症状和病理变化。钩端螺旋体内毒素与典型的细菌内毒素相比较，毒性较弱。

2. **所致疾病**　在野生动物和家畜中广泛流行，以鼠类和猪为主要传染源和储存宿主。钩端螺旋体随尿液排出，污染水源和土壤及其周围环境。人与污染的水或土壤接触，其可通过破损皮肤或完整皮肤侵入机体并致感染。患者可出现高热、全身酸痛、软弱无力、结膜充血、肌痛、浅表淋巴结肿大等症状。随后随血液侵入肝、脾、心、肺、淋巴结和中枢神经系统等，引起器官损害。由于感染钩端螺旋体数量、毒力、菌型的不同和宿主免疫力不同，患者临床表现差异较大。轻者似感冒，重者有明显的肝、肺、肾以及中枢神经系统损害。

3. 免疫性　隐性感染或病后，可获得对同型菌株的持久免疫力，以体液免疫为主。但抗体对肾脏内钩体的作用较小，患者尿中排菌可持续数月。

（三）微生物学检查

1. 病原学检查

（1）采集标本　发病7~10天取外周血，两周后取尿液；有脑膜刺激征者取脑脊液检查。

（2）直接镜检　常用暗视野检查法或用Fontana镀银法染色镜检，也可直接用免疫荧光法或免疫酶染色法检查。

（3）分离培养与鉴定　接种于Korthof培养基中，28~30℃培养2~4周，用暗视野显微镜检查有无钩体存在。

（4）分子生物学方法　用DNA探针或PCR技术检测标本中钩端螺旋体DNA片段，较培养法快速、敏感。

2. 血清学诊断　常在疾病初期或发病后2~4周各采血一次进行螺旋体抗体检查，采用凝集试验、ELISA、间接凝集试验等。

（四）防治原则

做好防鼠灭鼠工作，加强对携带钩端螺旋体家畜的管理，避免或减少接触污染的水和土壤。增强机体抗钩体感染的免疫力是预防钩端螺旋体病的主要措施，对易感人群接种钩端螺旋体疫苗，我国研制的多价外膜疫苗，免疫效果好，不良反应小。治疗钩端螺旋体病首选青霉素，青霉素过敏者可选庆大霉素、多西环素。

二、梅毒螺旋体

梅毒螺旋体又称苍白密螺旋体（*T.pallidum*，TP），是人类梅毒的病原体。

（一）生物学性状

1. 形态与染色　体长6~15μm，宽0.1~0.2μm，有8~14个规则而致密的螺旋，两端尖直，运动活泼。普通染色不易着色，常用Fontana镀银染色法染成棕褐色，也可直接在暗视野显微镜下观察标本的形态和运动方式。

2. 培养特性　梅毒螺旋体人工培养至今尚未成功。近年来研究证明，有些菌株能在家兔睾丸和眼前房内缓慢生长。

3. 抵抗力　梅毒螺旋体的抵抗力极弱，对干燥、冷、热敏感。离开人体后，在干燥环境下1~2小时死亡，加热50℃5分钟死亡，血液4℃放置3天可死亡，故血库冷藏3天以上的血液无传染梅毒的风险。对化学消毒剂敏感。对青霉素、四环素、红霉素等敏感。

（二）致病性与免疫性

1. 致病物质　梅毒螺旋体有很强的侵袭力，其致病因素与荚膜样物质、黏附因子、侵袭性酶类有关。

2. 所致疾病　梅毒患者是唯一的传染源，梅毒螺旋体仅能感染人类。梅毒可分为获得性（后天性）

梅毒和先天性梅毒两种，前者通过性接触传染，后者从母体通过胎盘传给胎儿。也可通过输入梅毒螺旋体污染的血制品或血液，引起输血后梅毒。

（1）获得性梅毒 临床分为3期，有发作、潜伏和再发等特点。

①一期梅毒：感染梅毒螺旋体后2~3周，局部出现无痛性硬下疳，然后出现溃疡，在溃疡渗出液中含有大量梅毒螺旋体，传染性极强。1~2个月可自愈，进入血液中的梅毒螺旋体潜伏于体内，经2~3个月无症状潜伏期后进入第二期。

②二期梅毒：全身皮肤黏膜出现梅毒疹，全身淋巴结肿大，可累及骨、关节、眼和中枢神经系统。在梅毒疹及淋巴结中含有大量梅毒螺旋体，如不治疗，一般在1~3个月后症状可消退，但梅毒螺旋体仍潜伏体内，部分患者梅毒疹可反复出现数次。传染性强，对组织的破坏性小。

③三期梅毒：又称晚期梅毒。一般发生在感染2年后，亦可在长达10~30年潜伏感染后发生。皮肤黏膜出现溃疡性坏死病灶，并侵犯内脏器官或组织，严重者可引起心血管系统及中枢神经系统病变，导致动脉瘤、脊髓瘤或全身麻痹等。此期病灶中不易找到梅毒螺旋体，故传染性小，但病程长，破坏性大，可危及生命。

（2）先天性梅毒 此种梅毒是孕妇感染后经胎盘传给胎儿，引起胎儿的全身性感染，可导致流产、早产或死胎；出生的梅毒儿可逐步表现为锯齿形牙、间质性角膜炎、马鞍形鼻、先天性耳聋等特殊症状。

3. **免疫性** 梅毒的免疫为传染性免疫或带菌性免疫，体内含有梅毒螺旋体的感染者对再次感染有免疫力，以细胞免疫为主。

（三）微生物学检查

1. **病原学检查** 取一期梅毒患者的硬下疳渗出液、二期梅毒疹渗出液或局部淋巴结抽出液，在暗视野显微镜下检查梅毒螺旋体，也可用直接免疫荧光、ELISA法检查，组织切片在镀银染色后镜检。

2. **血清学试验**

（1）非特异性试验 用正常牛心肌的心脂质作为抗原，检测患者血清中的反应素，常用快速血浆反应素试验（RPR）和不加热血清反应（USR），这些方法可用于梅毒的初步筛查。

（2）特异性试验 用梅毒螺旋体抗原检测人血清中特异性抗体。常用荧光密螺旋体抗体吸收试验（FTA-ABS）、梅毒螺旋体血凝试验（TPHA）、梅毒螺旋体制动试验（TPI）等。

3. **其他检测方法** 采用PCR技术快速检测梅毒螺旋体的基因片段。采用免疫印迹法检测梅毒螺旋体膜蛋白抗原的相应抗体。

（四）防治原则

梅毒属于性传播疾病，加强性卫生宣传教育和严格社会管理是预防的根本措施。对患者要尽早确诊，彻底治疗，以减少传染源。治疗首选青霉素，在治疗3个月至1年后，检测患者血清中反应素转阴者为治愈。

三、其他螺旋体

（一）伯氏疏螺旋体

伯氏疏螺旋体（*B.burgdorferi*）是莱姆病的病原体。于1977年在美国康涅狄格州莱姆镇被首次发现，1982年，从硬蜱体内分离出。莱姆病的主要传播媒介是硬蜱，引起慢性移行性红斑，早期表现为发热、头痛、肌肉和关节疼痛、淋巴结肿大等，未经治疗约80%可发展至晚期，晚期表现为慢性关节炎、周围神经炎、慢性萎缩性皮肌炎等。

（二）回归热螺旋体

回归热是以周期性反复发作为特征的急性传染病。以节肢动物为媒介，通过污染的手接触眼、鼻黏膜发生感染。根据传播媒介不同可分为两类：一类是虱传回归热，由回归热螺旋体（*B.recurrentis*）引起，又称流行性回归热；另一类是蜱传回归热，由杜通疏螺旋体（*B.duttoni*）引起，又称地方性回归热。我国流行的主要是虱传回归热。回归热螺旋体侵入人体后经3~10天潜伏期，患者突发高热，全身肌肉酸痛，肝脾肿大，反复发作，引起回归热。

（三）奋森疏螺旋体

奋森疏螺旋体（*B.vincentii*）形态与回归热螺旋体相类似。与梭形杆菌共同寄生在人的口腔齿龈部，一般不致病，机体免疫力低下时，两种微生物大量繁殖，引起奋森氏咽峡炎、牙龈炎、口腔坏疽等。

第五节　放线菌

放线菌（actinomycetes）是一类丝状呈分枝生长的原核细胞型微生物。在自然界，广泛分布于土壤、空气、水中，正常寄居于人和动物的口腔、上呼吸道、胃肠道与泌尿生殖道。是抗生素的主要产生菌，对人致病的主要是放线菌属和诺卡菌属。

一、放线菌属

放线菌属革兰染色阳性、无荚膜、无芽胞、无鞭毛的非抗酸性丝状菌。培养基中生长缓慢，厌氧或微需氧。

寄居在口腔等与外界相通的体腔中，是人体的正常菌群。对人致病较强的是衣氏放线菌。在机体免疫力低下、口腔卫生不良、拔牙、口腔黏膜受损时，引发内源性感染，导致组织化脓性炎症，若无继发感染则多呈慢性肉芽肿，常伴有多发性瘘管形成，脓汁中肉眼可见黄色小颗粒是其特征，称为硫黄样颗粒。根据感染途径和感染器官的不同，临床可分为面颈部、胸部、腹部、盆腔和中枢神经系统放线菌病，其中以面颈部最为常见，约占60%。

放线菌病患者的血清中可检测到多种特异性抗体，但这些抗体对机体无免疫保护作用，机体对放线菌的免疫主要靠细胞免疫。

微生物学检查主要是检查脓汁和痰液中有无硫黄样颗粒。先肉眼观察，如发现可疑颗粒，再制成压片进行革兰染色，镜检是否有放射状排列的菊花状菌丝，必要时可取标本做厌氧培养后鉴定。

预防放线菌病的主要措施是注意口腔卫生，及时治疗口腔疾病。在发生脓肿、瘘管时，及时进行清创，首选药物为青霉素，也可用红霉素、林可霉素等治疗。

二、诺卡菌属

诺卡菌属革兰染色阳性、丝状菌，菌丝末端不膨大。多数为专性需氧菌，在培养基中生长缓慢。

诺卡菌属广泛分布于土壤中，引起外源性感染。对人致病的主要是星形诺卡菌，由呼吸道或创口侵入机体，引起化脓性感染，在机体免疫力低下时，如患有艾滋病或肿瘤等疾病，感染后导致肺炎、肺脓肿、类似肺结核和肺真菌病，大约有1/3患者经血行播散导致脑膜炎和脑脓肿。在皮肤创伤时侵入皮下组织，导致慢性化脓性肉芽肿、脓肿、多发性瘘管。在病变组织或脓汁中，可见到黄、红、黑色等颗粒，为诺卡菌菌落。

微生物学检查主要在脓汁、痰等标本中查找黄色、黑色颗粒状的诺卡菌菌落。可将标本制成涂片或压片，通过革兰染色或抗酸染色后镜检，必要时可取标本做需氧培养后鉴定。

诺卡菌属的感染无特异性预防方法，对脓肿和瘘管等可进行手术清创，去除坏死组织。治疗药物选用抗生素或磺胺类，疗程不少于6周。

目标检测

答案解析

一、单项选择题

1. 能在无生命培养基上培养的最小原核细胞型微生物是（   ）
    A. 病毒　　　　　　　　　B. 放线菌　　　　　　　　C. 支原体
    D. 细菌　　　　　　　　　E. 立克次体

2. 肺炎支原体主要引起的疾病是（   ）
    A. 大叶性肺炎　　　　　　B. 小叶性肺炎　　　　　　C. 脓胸
    D. 原发性非典型肺炎　　　E. 脓毒血症

3. 具有感染性衣原体物质的是（   ）
    A. 原体　　　　　　　　　B. 始体　　　　　　　　　C. 中间体
    D. 核糖体　　　　　　　　E. 包涵体

4. 沙眼的传播途径是（   ）
    A. 内源性感染　　　　　　B. 泳池水的污染感染　　　C. 眼外伤时感染
    D. 眼–手–眼或眼–眼　　　E. 以上均是

5. 世界上导致失明最主要的病原体是（   ）
    A. 沙眼衣原体　　　　　　B. 淋球菌　　　　　　　　C. 鹦鹉热衣原体
    D. 肺炎衣原体　　　　　　E. 嗜血杆菌

6. 关于梅毒叙述错误的是（   ）
    A. 病原体是螺旋体　　　　B. 性接触或垂直传播　　　C. 人是唯一的传染源
    D. 病后获牢固免疫　　　　E. 治疗不及时可转为慢性

7. 一期梅毒检查时应取的病原体是（   ）
    A. 血液　　　　　　　　　B. 梅毒渗出物　　　　　　C. 硬下疳渗出物
    D. 脑脊液　　　　　　　　E. 尿液

8. 流行性斑疹伤寒的传播媒介是（   ）
    A. 鼠虱　　　　　　　　　B. 按蚊　　　　　　　　　C. 螨
    D. 人虱　　　　　　　　　E. 鼠蚤

二、简答题

1. 外斐试验可以辅助诊断什么疾病，为什么？

2. 简述梅毒的传播途径及预防。

（王　乐）

书网融合······

知识回顾　　　微课　　　习题

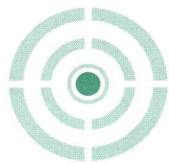

学习目标

知识要求：

1. 掌握真菌的致病性，常见病原性真菌。
2. 熟悉真菌的生物学性状、防治原则。
3. 了解真菌的微生物学检查。

技能要求：

能说出常见病原性真菌，总结真菌与人类的关系。

真菌（fungus）是一种真核细胞型微生物，具有典型的细胞核及完整的细胞器，不分化根、茎、叶，不含叶绿素。少数为单细胞，多数为多细胞结构。真菌种类繁多，在自然界分布广泛，至今发现的真菌已有十余万种，绝大多数对人类有益无害，用于生产抗生素、酿酒、发酵饲料等。超过百种为致病性真菌或机会致病性真菌，可引起人和动、植物疾病。近年来，由于抗生素的滥用以及激素、抗肿瘤药物、免疫抑制剂的应用，在临床上真菌感染率明显上升，引起了极大关注。

第一节 概 述

一、真菌的生物学性状

（一）形态与结构

真菌比细菌大几倍至几十倍，大小不一，形态多样。有典型的核结构和完整的细胞器。真菌有一层坚韧的细胞壁，主要含有糖苷类、糖蛋白、蛋白质等，但缺乏肽聚糖，因此对青霉素和头孢菌素类抗生素不敏感。按形态、结构可分为单细胞真菌和多细胞真菌两类。

1. **单细胞真菌** 外形与细菌很相似，呈圆形或椭圆形，以出芽方式繁殖，常见于酵母菌和类酵母菌。酵母型真菌无菌丝，以出芽方式进行繁殖，其菌落与细菌的菌落相似。类酵母型真菌以出芽方式繁殖，芽生孢子不与母细胞脱离，不断裂，相互连接，形成较长的藕节状细胞链，称假菌丝。

2. **多细胞真菌** 由菌丝和孢子两个基本结构组成。

（1）**菌丝** 孢子以出芽方式繁殖，在适宜环境的条件下，孢子长出芽管，逐渐延长呈丝状，称菌丝。菌丝在一定的间距形成横隔，称隔膜。依据隔膜的有无，菌丝可分为有隔菌丝和无隔菌丝。菌丝又可长许多分枝，交织成团，称菌丝体。伸入培养基内的称营养菌丝，露出在培养基表面的称气生菌丝。部分气生菌丝可产生孢子，称生殖菌丝。在显微镜下菌丝形态多样，如螺旋状、球拍状、结节状、鹿角状、梳状等，可作为鉴别和分类的依据（图17-1）。

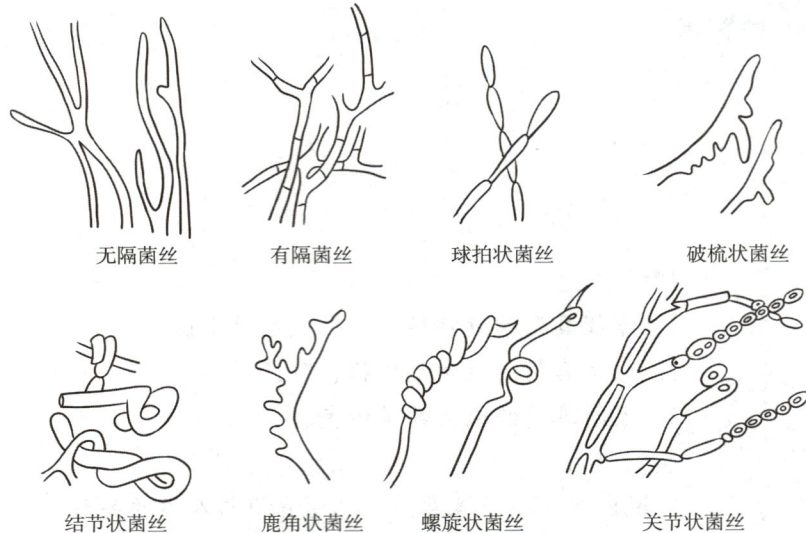

| 无隔菌丝 | 有隔菌丝 | 球拍状菌丝 | 破梳状菌丝 |

| 结节状菌丝 | 鹿角状菌丝 | 螺旋状菌丝 | 关节状菌丝 |

图 17-1　真菌菌丝示意图

（2）孢子　呈圆形或卵圆形，由生殖菌丝产生，是真菌的生殖结构。孢子也是真菌鉴别和分类的依据。

1）无性孢子：是指不经过两性细胞的配合而产生的孢子。致病性真菌大多形成无性孢子，分为三种（图17-2）：①叶状孢子，是由菌丝细胞直接形成的，有芽生孢子、关节孢子、厚膜孢子三种类型。②分生孢子，是指生长在分生孢子梗的顶端或侧面，根据数量和大小分为大分生孢子和小分生孢子。③孢子囊孢子，是指在菌丝末端膨大成囊状，内有许多孢子，孢子成熟则破囊而出，如毛霉菌。

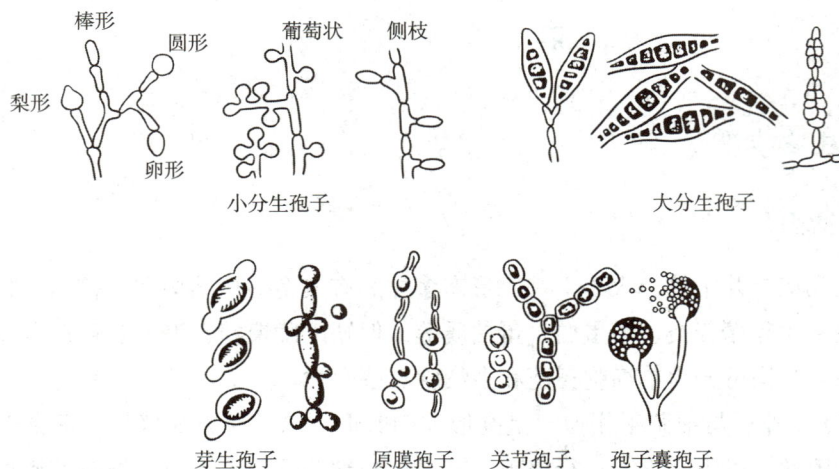

棒形　圆形　　葡萄状　侧枝
梨形
卵形
小分生孢子　　　　　　大分生孢子

芽生孢子　　原膜孢子　　关节孢子　　孢子囊孢子

图 17-2　真菌孢子形态示意图

2）有性孢子：由细胞间配合（质配和核配）后产生的孢子，有接合孢子、子囊孢子、担孢子。有性孢子大多为非致病性真菌产生。

（二）繁殖与培养

1. 真菌的繁殖方式　分有性繁殖和无性繁殖，无性繁殖是其主要繁殖方式，有芽生、裂殖、芽管和隔殖四种方式。

2. 真菌的培养特性　真菌营养要求不高，常用沙保弱葡萄糖琼脂培养基（sabouraud dextrose agar，SDA），主要成分是蛋白胨、葡萄糖、琼脂，最适 pH 为 4.0~6.0，最适温度 37℃（酵母型和类酵母型真菌）或 22~28℃（丝状真菌）。多数致病性真菌生长缓慢，需培养 1~4 周才能形成典型的菌落。真菌的菌落有酵母型、类酵母型和丝状型 3 种类型。

（1）酵母型菌落　是单细胞真菌的菌落形式。菌落湿润、光滑、柔软、致密。镜下均为单个真菌细胞或其所形成的孢子，无菌丝和假菌丝。新生隐球菌落属于此型。

（2）类酵母型菌落　也称酵母样菌落，是单细胞真菌的菌落形式。外观与酵母型菌落相似，但在显微镜下可见假菌丝，由菌落向下生长，深入培养基中。白假丝酵母菌菌落属于此型。

（3）丝状型菌落　是多细胞真菌的菌落形式，由许多疏松的菌丝体和孢子所组成。菌落呈棉絮状、绒毛状或粉末状，菌落正面、背面可显示出不同的颜色，菌落的形态和颜色可作为真菌鉴定、分类的依据。

（三）变异与抵抗力

真菌易发生变异，在培养基中人工多次传代或培养时间过久，可出现形态、结构、菌落形状、色素及毒力的改变。

真菌对热的抵抗力较弱，一般 60℃ 1 小时即可杀死菌丝和孢子。对干燥、日光、紫外线及多种化学消毒剂均有较强的抵抗力。对 2.5% 碘酊、2% 苯酚、0.1% 氯化汞及 10% 甲醛溶液等比较敏感。对常用抗生素如青霉素、链霉素等不敏感，灰黄霉素、制霉菌素、两性霉素 B、克霉唑、酮康唑等对多种真菌有抑制作用。

二、真菌的致病性与免疫性

（一）致病性

1. 致病性真菌感染　主要是外源性真菌感染，可致皮肤、皮下组织和全身性真菌感染。浅部真菌感染（如皮肤癣菌）具有嗜角质性，能产生角蛋白酶水解角蛋白，侵犯皮肤、指甲及毛发等组织，大量繁殖后，通过机械刺激和代谢产物的作用，引起局部炎症和病变。深部感染真菌可侵犯内脏、皮下及脑膜等组织，被吞噬细胞吞噬后，真菌可在细胞内繁殖，引起组织慢性肉芽肿性炎症、溃疡、坏死等。

2. 条件致病性真菌感染　主要由内源性真菌引起，如白假丝酵母菌、曲霉菌、毛霉菌。这类真菌致病性不强，只有当机体免疫力下降或菌群失调时致病。例如，肿瘤、糖尿病及免疫缺陷患者，在长期使用广谱抗生素、皮质激素、免疫抑制剂、放射治疗或在应用导管、手术等过程中易引起这类感染。

3. 真菌性超敏反应疾病　某些真菌的菌丝、孢子或代谢产物被过敏体质者在接触、吸入或食入时，引起各种类型超敏反应。按发生部位，可分为皮肤超敏反应（荨麻疹、湿疹、瘙痒症）、呼吸道过敏反应（过敏性鼻炎、支气管哮喘）和消化道过敏反应。

4. 真菌中毒症　有些真菌可污染农作物、食物和饲料，人、畜食入后，引起急性、慢性中毒，称为真菌中毒症。引起中毒的可以是真菌本身有毒，或是真菌代谢过程中产生的毒素，不同真菌毒素所致病变不同，可引起肝、肾、脑、血液系统、中枢神经系统的损害。

5. 真菌毒素与肿瘤　近年来不断发现真菌毒素与肿瘤发生有关。已证明黄曲霉毒素与原发性肝癌发生有关。在肝癌高发区的玉米、花生、油粮作物中，黄曲霉污染率很高。还有一些曲霉（如棒曲霉、烟曲霉、红曲霉、棕曲霉等）也可产生类似黄曲霉毒素的致癌物质。

（二）免疫性

在真菌感染，特别是深部真菌感染过程中，人体对侵入的真菌有一定的天然免疫力，包括皮肤黏膜屏障作用、中性粒细胞的吞噬作用、正常菌群的拮抗作用、单核–巨噬细胞及体液抗菌物质的作用。在感染过程中，也可产生特异性细胞免疫和体液免疫，但一般免疫力不强。

1. **非特异性免疫**　真菌感染的发生与机体的非特异性免疫状态有关。皮肤黏膜屏障在健康完整状态下可以阻挡真菌对机体的侵袭，皮脂腺分泌的不饱和脂肪酸具有杀灭真菌作用。儿童的皮脂腺发育不够完善，较易患头癣，成人掌趾部缺乏皮脂腺，又因手、足汗多，易引起细菌生长导致手足癣。

2. **特异性免疫**　细胞免疫应答在抗真菌免疫中发挥重要作用，尤其是Th1细胞。Th1细胞释放IFN–γ和IL–2等细胞因子激活巨噬细胞，增强对真菌的杀伤力。还可通过诱发迟发型超敏反应，抑制真菌的扩散。体液免疫对部分真菌感染亦有一定的保护作用。抗体通过抑制真菌与宿主细胞的黏附、调理吞噬增强吞噬率等机制发挥作用。检测真菌特异性抗体可用于真菌感染的血清学诊断。

三、微生物学检查

不同的真菌其形态结构有其一定的特殊性，一般可以通过直接镜检和真菌培养进行鉴定，但具体的检查方法应根据标本种类和检查目的而定。

（一）标本采集

浅部感染真菌的检查可取皮屑、毛发、指（趾）甲屑等标本。深部感染的真菌检查取病变部位的脓、血、痰、尿、便、脑脊液、胸腔积液及分泌物等标本。

采集标本时应注意：①标本量应充足，液体标本大于5ml，组织标本应能保证同时进行病理学和真菌培养检查。②立即送检，室温最长不超过2小时，确保标本新鲜，尽量在用药前采集。③严格无菌操作，避免杂菌污染。

（二）直接镜检

疑为皮肤癣菌感染者可将皮屑、毛发、指（趾）甲屑等标本置玻片上，用10% KOH溶液微加温处理后，直接镜检。如见菌丝或孢子，可初步诊断为真菌癣症感染，但一般不能确定其菌种。怀疑白假丝酵母菌感染取材涂片后进行革兰染色镜检可初步诊断，怀疑隐球菌感染取脑脊液离心，沉淀物用墨汁负染后镜检，若见有肥厚荚膜的酵母型细胞即可诊断。

（三）分离培养

直接镜检不能确定或需要鉴定种类时应做真菌培养。一般来说标本接种在含抗生素和放线菌酮（抑制细菌和放线菌生长）的SDA培养基上22~28℃（丝状真菌）或37℃（酵母型和类酵母型真菌）培养，观察菌落特征。必要时可选用特殊培养基。培养的真菌经革兰染色或乳酸酚棉蓝染色后，在显微镜下观察进行鉴定。

（四）血清学检查

可用ELISA法、免疫斑点法等方法检查患者血清中白色假丝酵母菌甘露糖抗原和新生隐球菌荚膜多糖抗原。

四、防治原则

目前尚无有效的方法预防真菌病。浅部感染真菌的预防主要是注意皮肤卫生，避免与真菌污染的物品直接接触，养成良好的卫生习惯，保持鞋袜干燥，防止真菌滋生，避免直接或间接与患者接触。局部治疗可用酮康唑软膏、咪康唑霜、克霉唑溶液等抗真菌药物，但较难根治，容易复发。

预防深部感染真菌，首先要除去诱发因素，提高机体免疫力，对使用免疫抑制剂、肿瘤、糖尿病患者更应密切观察，防止并发真菌感染。深部感染治疗药物有两性霉素B、制霉菌素、咪康唑、酮康唑、伊曲康唑、氟康唑等。氟康唑和伊曲康唑对表皮癣菌与深部真菌均有疗效。

👐 **课堂互动 17-1**

常用于治疗细菌性感染的青霉素是哪里来的？

答案解析

第二节　主要致病性真菌

一、浅部感染真菌

（一）皮肤癣真菌

皮肤癣真菌在临床中主要引起皮肤等浅部感染。均具有嗜角质蛋白的特性，主要侵犯角化的表皮、毛发和指（趾）甲，引起手足癣、体癣、头癣、甲癣，其病理变化是由真菌的增殖及其代谢产物刺激机体引起的反应。皮肤癣以手癣、足癣为人类最常见的真菌病，皮肤癣真菌分为表皮癣菌属、毛癣菌属、小孢子癣菌属三个属（图17-3）。目前已知皮肤癣真菌约40多种，对人致病的有20多种。

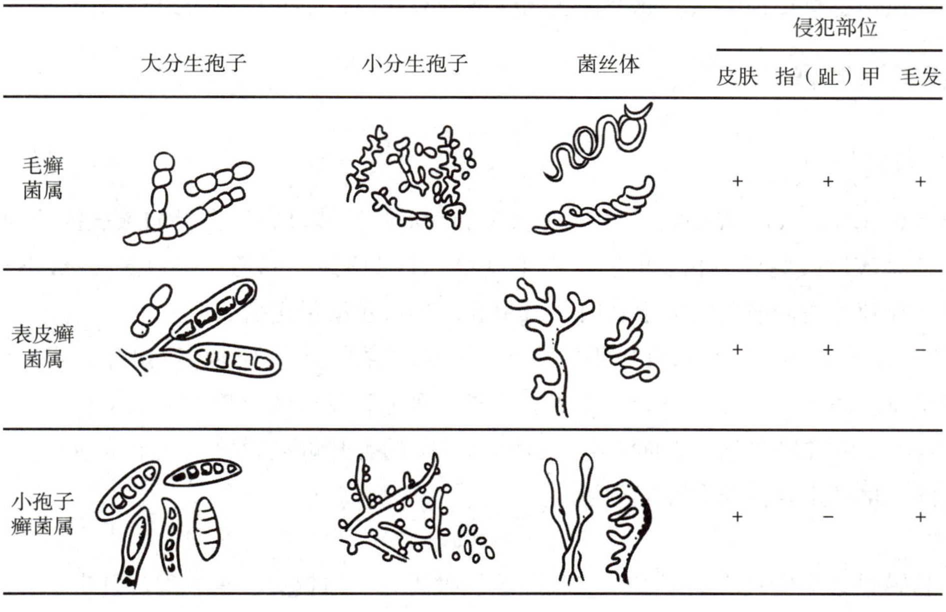

	大分生孢子	小分生孢子	菌丝体	侵犯部位		
				皮肤	指（趾）甲	毛发
毛癣菌属				+	+	+
表皮癣菌属				+	+	−
小孢子癣菌属				+	−	+

图17-3　皮肤癣菌的孢子、菌丝形态和侵犯部位

1. **表皮癣菌属** 分为两个种，对人致病的只有絮状表皮癣菌。侵犯皮肤和指（趾），引起体癣、股癣、手癣、足癣、甲癣等，多发生于热带地区。取患者病变部位，在镜下标本可见分枝断裂的有隔菌丝。

2. **毛癣菌属** 有20余种，对人致病的有13种，临床上常见须毛癣菌、断发毛癣菌、红色毛癣菌、紫色毛癣菌等。侵犯皮肤、毛发、指（趾）甲，引起头癣、体癣、手癣、甲癣等。取患者病变部位，在镜下标本可见有隔菌丝和关节孢子。

3. **小孢子癣菌属** 有15个种，多半对人致病，临床上常见的有铁锈色小孢子菌、石膏样小孢子菌等。可侵犯皮肤和毛发，引起头白癣、头癣、体白癣、体癣等。取患者病变的皮屑，在镜下可见分枝断裂的菌丝，感染毛发上可见孢子在毛干外排成厚鞘（毛外型感染）或毛干内排列成串（毛内型感染）。

（二）皮下组织感染真菌

引起皮下组织感染的真菌主要有着色真菌与孢子丝菌。经由外伤侵入皮下引起感染，一般只限在局部皮下组织繁殖，也可向周围组织扩散或经淋巴、血液向全身扩散。

1. **着色真菌** 是一类在分类上接近、临床症状基本相似的真菌的总称。其种类繁多，广泛存在于土壤、植物中，多为腐生菌。着色真菌一般经由外伤进入人体，引起的感染多发生在颜面、四肢及臀部，病损的皮肤呈暗红色或黑色，故称着色真菌病。着色真菌主要侵犯皮肤，潜伏期1个月至1年，病程可长达几十年。早期皮肤患处发生小丘疹，小丘疹增大形成结节，结节融合成疣状或菜花状。随着病情继续发展，病灶形成瘢痕愈合，新病灶又在四周产生，日久瘢痕广泛，影响淋巴回流，可引起肢体象皮肿。免疫功能低下时，还可侵犯中枢神经或经血行向全身扩散。

2. **孢子丝菌** 广泛分布于土壤、尘埃、植物中，为腐生性真菌。最主要的病原菌是申克孢子丝菌，可通过有伤口的皮肤接触有菌的土壤、植物或污染物引起慢性感染，主要发生于皮肤、皮下组织及相邻淋巴系统，称孢子丝菌病。局部的皮肤引起亚急性或慢性肉芽肿，使淋巴管成链状硬结，称孢子丝菌下疳。也可经口或呼吸道侵入人体，沿血行扩散至其他器官引起深部感染。孢子丝菌病为人畜共患疾病，患病动物咬伤、抓伤也可传播给人。此病在我国各地均有报道，东北报道较为多见。

二、深部感染真菌

（一）白假丝酵母菌

白假丝酵母菌（*Candida albicans*）也称白念珠菌，是假丝酵母属最常见的致病菌，为机会致病菌，通常存在于人体体表以及与外界相通的腔道中（口腔、上呼吸道、肠道、阴道），一般不致病。白假丝酵母菌在机体出现菌群失调或免疫力下降时，可引起多种假丝酵母菌病。

1. **生物学性状** 菌体呈圆形或卵圆形，直径3~6μm，革兰染色阳性，以出芽方式繁殖，在组织内易形成芽生孢子及假菌丝。白假丝酵母菌在普通琼脂、血琼脂及SDA培养基上均生长良好，37℃或室温培养2~3天形成灰白色或奶油色、表面光滑、有酵母气味的类酵母型菌落，在玉米粉琼脂培养基上可长出丰富的假菌丝，也产生真菌丝和厚膜孢子。

2. **致病性**

（1）皮肤黏膜感染 皮肤感染好发于皮肤潮湿、皱褶处，如腋窝、腹股沟、乳房下、肛门周围、会阴部和指（趾）间等潮湿部位，应注意与湿疹鉴别。黏膜感染有鹅口疮、口角糜烂、外阴与阴道炎等，以鹅口疮最多见，好发于2岁以下的婴儿。

（2）内脏感染　可引起肺炎、支气管炎、食管炎、肠炎、膀胱炎和肾盂肾炎等，偶尔也会引起败血症。

（3）中枢神经系统感染　包括脑膜炎、脑脓肿等，多因原发病灶转移而感染。

3. 微生物学检查　取检查标本直接涂片镜检，可见革兰阳性、圆形或卵圆形芽生孢子及假菌丝。接种SDA培养基可形成类酵母型菌落，芽管形成试验阳性，厚膜孢子形成试验中可见假菌丝顶端有单个厚孢子。

4. 防治原则　目前对假丝酵母病尚无有效的预防措施。局部治疗可用克霉唑制剂、制霉菌素制剂，全身治疗常用氟康唑、酮康唑、两性霉素B等。

（二）新生隐球菌

新生隐球菌（*Cryptococcus neoformans*）是隐球菌属最常见的致病真菌，广泛分布于自然界，在土壤、鸟粪，尤其是鸽粪中大量存在，也可在人体的体表、口腔、粪便查见此菌。

1. 生物学性状　新生隐球菌为圆形、酵母样细胞，直径4~12μm。菌体外周有一层胶质样荚膜，较为肥厚，比菌体大1~3倍。用墨汁负染后，可在镜下黑色背景中见到透明的菌体，呈圆形或卵圆形。

在血琼脂或SDA培养基上，25~37℃生长良好，数天后形成酵母型菌落，最初为乳白色细小菌落，增大后逐渐转变成橘黄色，表面光滑黏稠，最后转变成棕褐色。该菌能分解尿素，可用此特征与白假丝酵母菌进行鉴别。

2. 致病性　荚膜多糖是新生隐球菌的重要致病物质，能抑制吞噬细胞吞噬，降低机体免疫力，引起人和动物的隐球菌病。多数为外源性感染，也可引起内源性感染。新生隐球菌致病性较弱，一般不致病，属机会致病性真菌。常见传播途径为呼吸道吸入，初发病灶多为肺部，大多数感染者预后良好。在免疫力低下者，可由肺部播散至全身其他部位（皮肤、黏膜、淋巴结），甚至累及内脏。该菌最易侵犯中枢神经系统，可引起慢性脑膜炎，预后不良。

3. 微生物学检查　痰、脓、脑脊液沉渣标本墨汁负染后镜检，可见圆形或卵圆形、周围透光的菌体，外周有肥厚的荚膜即可做出诊断。在SDA培养基上2~5天可形成典型的隐球菌菌落。可用乳胶凝集试验检查患者血清和脑脊液中的新生隐球菌荚膜多糖抗原。

4. 防治原则　预防新生隐球菌感染主要是控制传染源，鸟粪是动物和人类的主要传染源，可用碱处理鸽粪，降低传染性。治疗药物可用两性霉素B、酮康唑、伊曲康唑，也可联合应用两性霉素B和5-氟胞嘧啶。

（三）肺孢子菌

肺孢子菌（*Pneumocystis*）广泛分布在自然界及人和哺乳动物的肺内，当机体免疫力低下时可引起机会感染。肺孢子菌为单细胞型，兼具有原虫及酵母菌的特点，常见的有卡氏肺孢子菌和耶氏肺孢子菌。

肺孢子菌经呼吸道进入肺内，多为隐性感染。当机体免疫力低下时，潜伏在肺内及新侵入的肺孢子菌得以大量繁殖，导致肺孢子菌肺炎。本病多见于营养不良和身体虚弱的儿童、先天免疫缺陷或应用免疫抑制剂或抗癌化疗的患者，近年来成为艾滋病患者常见的并发症。发病初期为间质性肺炎，病情发展迅速，重症患者可发展成窒息，在2~6周内死亡。肺孢子菌也可引起中耳炎、肝炎、结肠炎等。目前尚无有效的预防方法，治疗药物可选择复方磺胺甲噁唑，喷他脒、克林霉素、三甲曲沙等。

目标检测

答案解析

一、单项选择题

1. 常用墨汁染色法检查的病原体是（   ）

    A．钩端螺旋体　　　　B．皮肤丝状菌　　　　C．白色念珠菌　　　　D．肺孢子菌　　　　E．新型隐球菌

2. 下述主要侵犯浅部组织的真菌是（   ）

    A．毛癣菌　　　　　　B．新型隐球菌　　　　C．青霉菌　　　　　　D．原黄曲霉菌　　　　E．肺孢子菌

3. 常见的新型隐球菌病为（   ）

    A．肺炎、脑膜炎　　　　　　　B．湿疹样皮炎　　　　　　　　C．鹅口疮

    D．甲沟炎　　　　　　　　　　E．皮癣

4. 下述培养基常用来培养病原性真菌的是（   ）

    A．沙保弱氏培养基　　　　　　B．血清培养基　　　　　　　　C．SS平板

    D．美蓝培养基　　　　　　　　E．巧克力培养基

5. 真菌的菌丝形状为（   ）

    A．鹿角状　　　　　　B．结节状　　　　　　C．球拍状　　　　　　D．螺旋状　　　　　　E．以上均是

6. 引起鹅口疮的真菌是（   ）

    A．表皮癣菌　　　　　B．白色念珠菌　　　　C．小孢子菌属　　　　D．新生隐球菌　　　　E．肺孢子菌

7. 真菌生长繁殖最适pH值是（   ）

    A．pH7.2~7.6　　　　B．pH8.8~9.0　　　　C．pH2~3　　　　　　D．pH4.0~6.0　　　　E．pH6.5~7.0

8. 引起人手、足癣的微生物是（   ）

    A．病毒　　　　　　　B．寄生虫　　　　　　C．真菌　　　　　　　D．衣原体　　　　　　E．细菌

二、简答题

浅部真菌都有哪些，微生物检查的主要方法是什么？

（王　乐）

书网融合……

知识回顾　　　习题

PPT

学习目标

知识要求：

1. 掌握病毒的大小、结构及化学组成，病毒的复制周期，感染的方式及感染类型。

2. 熟悉病毒的形态，异常增殖，致病机制和预防。

3. 了解病毒的干扰现象，理化因素对病毒的影响，病毒感染的检查方法及治疗。

技能要求：

1. 能够应用合适的理化方法灭活病毒。

2. 可以根据病毒的干扰现象、感染类型分析临床现象。

3. 会运用适当的方法预防病毒感染。

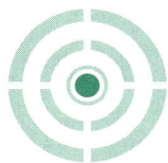

　　病毒为一类非细胞型微生物。病毒体积微小，能通过滤菌器，需借助电子显微镜放大几万至几十万倍才能观察到。结构简单，无细胞结构，只含有一种核酸（DNA或RNA）。缺乏完整的酶系统，无法独立进行新陈代谢，须依赖宿主细胞进行自身核酸和蛋白质的合成，以复制方式增殖。

　　病毒感染引起的疾病种类多、传染性强、流行广，约占微生物感染性疾病的75%，且有效药物较少。病毒可引起急性感染、持续性感染，甚至造成后遗症，所引起的感染病死率较高。某些病毒的感染与肿瘤及自身免疫病的发生关系密切，因此病毒性疾病是医学上重点防控的疾患。

第一节　病毒的基本性状

一、病毒的大小与形态

　　病毒体是完整的具有感染性的成熟病毒颗粒，是病毒在细胞外的存在形式。

　　病毒的测量单位是纳米（nm），需借助电子显微镜来观察。各种病毒的大小不一，一般介于20~250nm之间，大多数为100nm左右。目前，已知的最大病毒是痘病毒，大小约为300nm，脊髓灰质炎病毒属较小的病毒，大小在20~30nm。

　　病毒的形态多种多样，多呈球形或近似球形，少数呈砖形和子弹形。植物病毒以杆状、丝状为主，细菌病毒噬菌体多呈蝌蚪形（图18-1）。

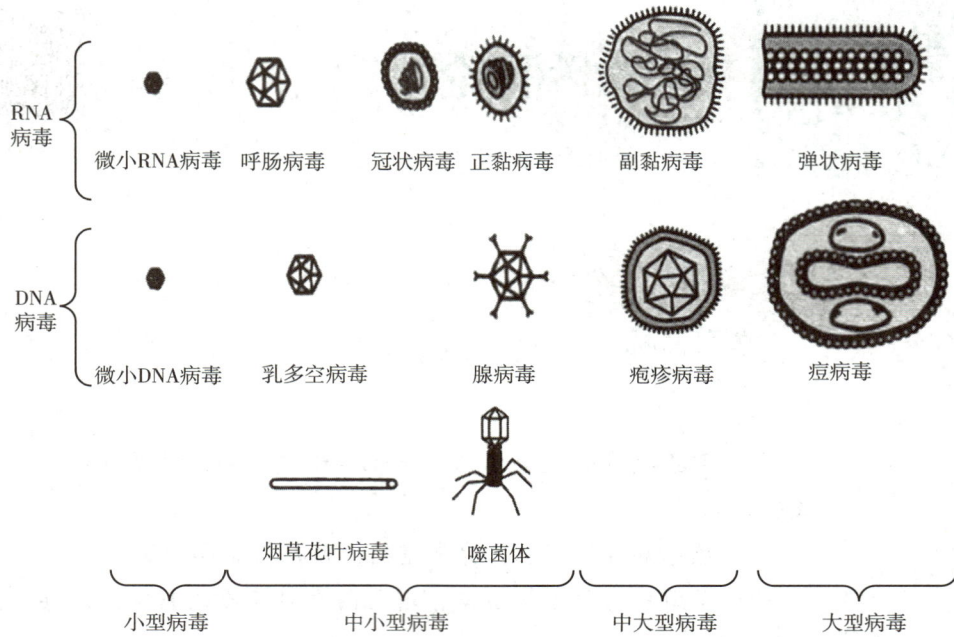

图18-1   病毒大小与形态比较

二、病毒的结构与化学组成

病毒体的结构包括核心、衣壳和包膜三部分，核心和衣壳统称为核衣壳，简单的病毒只有这两部分构成。某些病毒的核衣壳外有包膜，有包膜的病毒体称包膜病毒，仅有核衣壳的病毒体称裸病毒（图18-2）。

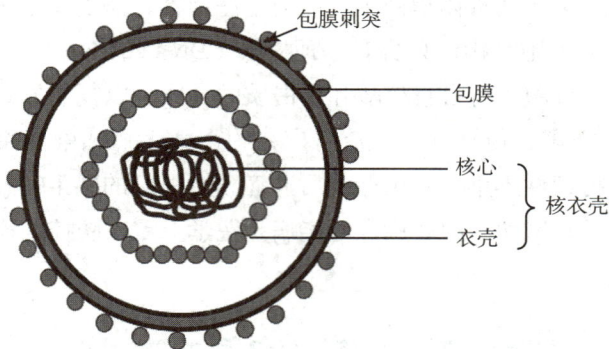

图18-2   病毒的结构示意图

（一）核衣壳

1. **核心**   病毒的核心位于病毒体的中心，含有一种类型的核酸（DNA或RNA）及少量非结构蛋白（病毒核酸多聚酶、转录酶或逆转录酶等功能蛋白），为病毒的复制、遗传和变异提供遗传信息。

2. **衣壳**   病毒的衣壳是由蛋白质亚单位构成壳粒，壳粒排列成一定结构，包绕于核心外而构成。不同病毒体的核酸结构不同，壳粒数目和排列方式也不同，可作为病毒分类和鉴别的依据之一。根据壳粒排列方式的不同，核衣壳有螺旋对称型、二十面体对称型和复合对称型。其中二十面体对称型为常见对称方式，由20个等边三角形面构成，有12个顶角和30条棱边。二十面体对称型内部容积最大，构成的外壳最为坚固。

衣壳可保护病毒核酸免受核酸酶和其他理化因素的破坏。壳粒蛋白具有免疫原性，能刺激机体产生细胞免疫应答和体液免疫应答。裸病毒的衣壳能特异性结合易感细胞表面受体，介导病毒吸附于宿主细胞表面。

（二）包膜

病毒的包膜是包绕在病毒核衣壳之外的双层膜，多数病毒具有包膜，其主要成分为多糖、脂质和少许蛋白质。包膜来自宿主细胞膜，但包膜表面含病毒特有的糖蛋白成分。包膜上突起的结构称为包膜子粒或刺突。包膜可保护衣壳免受蛋白酶的破坏，维护病毒体结构完整。包膜上的病毒蛋白构成病毒表面抗原，参与病毒的致病过程，并刺激机体产生免疫应答。包膜病毒通过其表面的刺突与宿主易感细胞相应受体结合，因此，刺突也是包膜病毒吸附易感细胞的主要结构。

三、病毒的增殖

病毒结构简单，缺乏增殖所需的酶系统，只有在活的易感细胞内，以自我复制的方式进行增殖。病毒利用宿主细胞的能量、原料、场所和必要的酶，以病毒基因组为模板，复制出子代病毒基因组并合成病毒结构蛋白，最终组装、释放出子代病毒，这一过程称为病毒的复制。

（一）病毒的复制周期

从病毒进入宿主细胞到子代病毒从细胞内释放出来的过程，称为一个病毒复制周期。复制周期是一个连续过程，依次包括吸附、穿入、脱壳、生物合成及装配与释放5个阶段（图18-3）。

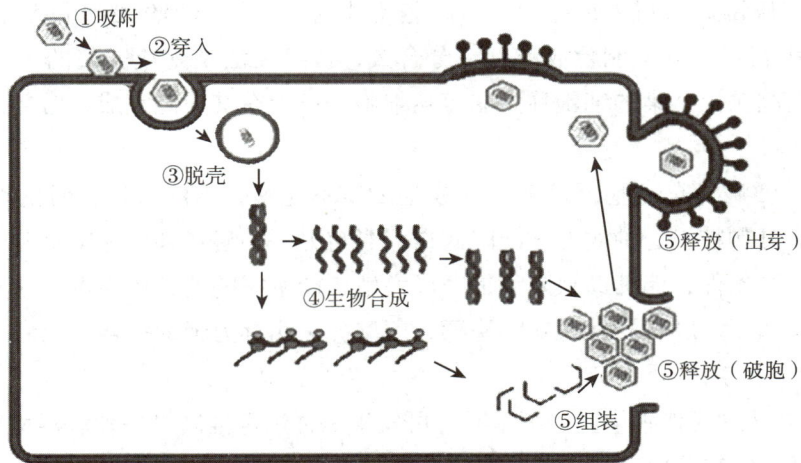

图18-3　病毒的复制周期

1. **吸附**　与易感细胞表面特异性受体结合，吸附于宿主细胞表面，是感染的第一步。裸病毒通过壳粒与宿主细胞表面受体结合，包膜病毒则多通过刺突与宿主细胞表面受体结合。不同细胞表面受体不同，这决定了病毒感染的宿主范围和组织特异性。

2. **穿入**　病毒与细胞表面特异性受体结合后，通过吞饮、融合、直接穿入等方式进入细胞。①吞饮是指病毒与宿主细胞表面结合后，细胞膜内陷类似吞噬泡，病毒整体进入细胞质内，裸病毒多以吞饮形式穿入易感细胞。②融合是指病毒包膜与宿主细胞膜融合，将病毒的核衣壳释放至细胞质内，包膜病毒多以融合方式穿入细胞。

3. **脱壳**   病毒体脱去蛋白质外壳的过程。多数病毒在穿入细胞时已在宿主细胞溶酶体酶的作用下脱壳释放出病毒核酸。

4. **生物合成**   病毒核酸释放于细胞内后，病毒即开始生物合成。病毒利用宿主细胞提供的低分子物质大量合成病毒核酸和蛋白。在此阶段血清学方法与电镜检查均无法检查到病毒颗粒，称为隐蔽期。该期各种病毒所需时间长短不一，脊髓灰质炎病毒需3~4小时，流行性感冒病毒需7~8小时。

病毒因其核酸类型不同，生物合成的方式亦不同。病毒核酸有双链DNA病毒（dsDNA）、单链DNA病毒（ssDNA）、单正链RNA病毒（+ssRNA）、单负链RNA病毒（–ssRNA）、双链RNA病毒（dsRNA）、逆转录病毒六大类型。以双链DNA病毒为例，其生物合成过程分为早期和晚期2个阶段。先合成的早期蛋白质主要为生物合成中所需的DNA多聚酶、抑制宿主细胞代谢的酶等非结构蛋白，以此为基础进行子代病毒DNA的合成。再合成的晚期蛋白质是以自带病毒DNA为模板转录、翻译的，是子代病毒的结构蛋白，主要是衣壳蛋白，为随后的组装做好准备。

5. **装配与释放**   是在细胞质或细胞核内将合成的病毒核酸与蛋白质组装为成熟病毒颗粒，然后释放于细胞外的过程。包膜病毒还需在核衣壳外加一层包膜，形成完整的病毒。病毒的释放主要有破胞、出芽等方式。装配完成后，裸病毒通过将宿主细胞破裂而使子代病毒全部释放到细胞外，而包膜病毒通过出芽方式释放到细胞外，宿主细胞通常不破裂死亡。

（二）病毒的异常增殖和干扰现象

1. **病毒的异常增殖**   病毒进入宿主细胞内，多数病毒能顺利完成复制过程产生子代病毒。有些病毒因自身或宿主细胞原因无法完成自我复制的增殖过程，属于病毒的异常增殖。

（1）顿挫感染   病毒进入宿主细胞后，若细胞不能为病毒增殖提供必要的酶、能量、原料及必要的成分，导致子代病毒成分不能合成或仅部分合成，最终无法装配成完整的子代病毒从细胞内释放，称顿挫感染。引起顿挫感染的细胞称为非容纳细胞，病毒在其中能完成正常复制的细胞称为容纳细胞。

（2）缺陷病毒   因病毒自身基因发生改变或基因组不完整，不能进行正常的增殖，无法复制出完整的有感染性的病毒颗粒，这种病毒称缺陷病毒。当与另一种病毒共同感染细胞时，若该病毒能为缺陷病毒提供所需要的条件，能辅助缺陷病毒完成增殖，产生完整的子代病毒，这种有辅助作用的病毒则称为辅助病毒。如丁型肝炎病毒为缺陷病毒，乙型肝炎病毒为辅助病毒，前者必须依赖后者才能复制。

2. **干扰现象**   当两种病毒感染同一细胞时，可发生一种病毒抑制另一种病毒增殖的现象，称干扰现象。干扰现象不仅发生在异种病毒之间，也发生在同种、同型病毒之间。不仅活病毒具有干扰作用，缺陷病毒、死病毒也可发挥干扰作用。干扰现象能中止病毒感染。在应用疫苗预防病毒性疾病时，应注意合理使用，避免出现干扰现象而影响疫苗的免疫效果。因此，当两种有干扰现象的病毒疫苗接种时应避免同时使用。此外，机体患病毒性疾病时不应接种疫苗。

四、病毒的遗传与变异

病毒的基因组较简单，基因数多为3~10个。病毒基因组中的多种基因常以互相重叠的形式存在，即基因中的编码序列外显子之间有重叠。病毒基因的转录与翻译均需在细胞内进行，其基因组结构须具有真核细胞基因组结构的特点，如含有内含子序列，具有转录后的剪切和后加工过程等。

（一）基因突变

病毒在增殖过程中常发生基因组中碱基序列的置换、缺失或插入，引起基因突变。用物理因素（如紫外线或 γ 射线）或化学因素（如亚硝基胍、5− 氟尿嘧啶）处理病毒时，也可诱发突变，提高突变率。由基因突变产生的病毒表型性状改变的毒株称为突变株。突变株可呈多种表型，如病毒空斑或痘斑的大小、病毒颗粒形态、抗原性、宿主范围、营养要求、细胞病变以及致病性的改变等。

（二）基因重组与重配

当两种或两种以上病毒感染同一宿主细胞时发生基因的交换，产生具有两个亲代特征的子代病毒，并能继续增殖，称为基因重组，其子代病毒称为重组体。基因重组不仅能发生于两种活病毒之间，也可发生于一种活病毒与另一种灭活病毒之间，甚至于发生于两种灭活病毒之间。对于基因分节段的 RNA 病毒，如流感病毒、轮状病毒等，通过交换 RNA 节段而进行基因重组的称为重配。

（三）基因整合

在病毒感染宿主细胞的过程中，有时病毒基因组中 DNA 片段可插入到宿主染色体 DNA 中，这种病毒基因组与细胞基因组的重组过程称为基因整合。多种 DNA 病毒、逆转录病毒等均有整合宿主细胞染色体的特征。整合即可引起病毒基因的变异，也可引起宿主细胞染色体基因的改变，导致细胞转化发生肿瘤。

（四）病毒基因产物的相互作用

当两种病毒感染同一细胞时，除可发生基因重组外，也可发生病毒基因产物的相互作用，包括互补、加强、表型混合与核壳转移等，产生子代病毒的表型变异。

五、理化因素对病毒的影响

病毒受理化因素作用而失去感染性称病毒的灭活。灭活的病毒仍可保留免疫原性等特性。

（一）物理因素

1. **温度**　病毒多耐冷不耐热，在低温，特别是在干冰温度（−70℃）或液氮温度（−196℃）条件下，可长期保持感染性。包膜病毒比裸病毒更不耐热，多数病毒加热 60℃ 30分钟或 100℃ 数秒钟可被灭活，但乙型肝炎病毒 100℃ 10分钟才被灭活。

2. **酸碱度**　多数病毒在 pH5.0~9.0 范围内稳定，强酸、强碱条件下可灭活，但也因病毒种类而异，如肠道病毒在 pH3.0~5.0 环境中稳定，而相同条件下，鼻病毒很快被灭活。

3. **射线和紫外线**　各类射线如 X 线、γ 射线和紫外线均能灭活病毒。但有些经紫外线灭活的病毒，可发生光复活，故紫外线方法不适用于制备灭活疫苗。

（二）化学因素

病毒对化学因素的抵抗力一般比细菌强，各种氧化剂、酚类、醇类及卤素类等化学消毒剂均可灭活病毒。包膜病毒对乙醚、氯仿、去氧胆酸盐等脂溶剂敏感，但裸病毒不会被灭活。

抗生素对病毒无抑制作用，但可以抑制病毒标本中污染的细菌，有利于病毒的分离。近年来研究证明，许多中草药如板蓝根、大青叶、大黄、黄芪等对某些病毒有一定的抑制作用。

第二节　病毒的感染

病毒的感染是从病毒侵入宿主开始，其致病作用则主要通过侵入易感细胞、损伤或改变细胞的功能而引发。病毒感染的结局取决于宿主、病毒和其他影响机体免疫应答的因素。

一、病毒的传播方式

病毒主要通过破损的皮肤、黏膜（眼、呼吸道、消化道或泌尿生殖道）传播，但在特定条件下可直接进入血循环（如输血、机械损伤、昆虫叮咬等）感染机体。病毒可以经一种途径进入宿主机体（如流行性乙型脑炎病毒），也可经多途径感染机体（如人类免疫缺陷病毒）。

病毒感染的传播方式分为水平传播和垂直传播。水平传播是指病毒在人群不同个体之间的传播，包括人–人和人–动物–人之间的传播，为大多数病毒的传播方式。垂直传播是指病毒由亲代宿主通过胎盘、产道、乳汁等方式将病毒传给子代的传播方式。垂直传播可引起垂直感染，可以是没有任何症状或无症状携带者（乙型肝炎病毒），也可引起死胎、流产、早产或先天畸形（巨细胞病毒）。人类常见病毒的感染途径见表18–1。

表18–1　人类病毒的感染途径

感染途径	传播方式及途径	常见病毒
呼吸道	空气、飞沫	流感病毒、鼻病毒、麻疹病毒、风疹病毒、腮腺炎病毒、水痘病毒等
消化道	污染的水或食品	脊髓灰质炎病毒、轮状病毒、甲型肝炎病毒（HAV）、戊型肝炎病毒（HEV）等
血液	输血、注射、手术、器官移植等	人类免疫缺陷病毒（HIV）、乙型肝炎病毒（HBV）、丙型肝炎病毒（HCV）等
破损皮肤	昆虫叮咬或动物咬伤	乙型脑炎病毒、出血热病毒、狂犬病毒等
泌尿生殖道	密切接触或性行为	单纯疱疹病毒、人类免疫缺陷病毒（HIV）、乙型肝炎病毒（HBV）、乳头瘤病毒等
垂直感染	经胎盘、分娩产道或哺乳	人类免疫缺陷病毒（HIV）、乙型肝炎病毒（HBV）、风疹病毒等

二、病毒的致病机制

（一）病毒对宿主细胞的直接损伤作用

病毒在宿主细胞内增殖时，需要宿主细胞提供合成原料、能量和代谢酶等，影响细胞的生命活动，同时作用于细胞的遗传物质引起细胞转化和凋亡。

1. **杀细胞效应**　病毒在宿主细胞内复制，可在短时间内大量释放子代病毒，造成宿主细胞裂解而死亡，称杀细胞性感染。主要见于裸病毒和杀伤性强的病毒，如脊髓灰质炎病毒、腺病毒等。如杀细胞发生在重要的器官或细胞，如中枢神经系统，损伤严重可引起严重后遗症，甚至危及生命。

2. **稳定状态感染**　某些病毒以出芽方式释放子代病毒，短时间内细胞不会裂解与死亡，称稳定状态感染。多见于有包膜病毒，如流感病毒、麻疹病毒、HIV等。稳定状态感染的病毒在增殖过程中可引起宿主细胞膜的改变和细胞融合等现象。受感染宿主细胞表面表达病毒特有抗原，进而成为免疫细胞攻击的靶细胞，在细胞免疫和体液免疫作用下，细胞死亡。

3. 包涵体形成　某些病毒感染宿主细胞后，在细胞内形成光学显微镜下可见的一些圆形或椭圆形的斑块状结构，与正常细胞着色和结构均不相同，称为包涵体。包涵体可位于细胞质或细胞核内，可呈嗜酸性或嗜碱性。其本质有些是病毒颗粒的聚集体，有些是病毒增殖的痕迹，有些是病毒感染引起的细胞反应物。因包涵体与病毒的增殖、存在有关，故可作为病毒感染的诊断依据。如从可疑狂犬病的脑脊液涂片或脑组织切片中发现细胞内有嗜酸性包涵体（内基小体），即可诊断为狂犬病。

4. 细胞凋亡　病毒感染宿主细胞后，可引起宿主细胞凋亡，这一过程可能促进细胞中病毒的释放，限制细胞生产的病毒体数量。如HIV、疱疹病毒等。其机制为直接诱导靶细胞凋亡，或激活凋亡基因间接诱导凋亡。

5. 基因整合与细胞转化　某些逆转录病毒、DNA病毒进入机体后会将基因整合于宿主细胞基因组中，继而改变细胞某些遗传性状，导致细胞转化，表现为增殖变快、分裂失控、细胞间接触抑制性丧失。基因整合或其他机制引起的细胞转化与肿瘤形成关系密切，如EB病毒、人乳头瘤病毒、HBV、HCV等。

（二）病毒感染的免疫病理作用

1. 抗体介导的免疫病理作用　感染某些病毒的细胞表面会出现新的病毒抗原，当其特异性抗体与之结合后，经ADCC导致细胞破坏，也可在补体参与下溶解宿主细胞。另外，进入机体的某些病毒抗原与特异性抗体结合形成的免疫复合物，可经常出现于血液循环中，若沉积于某些器官组织上，可引发Ⅲ型超敏反应，导致损伤。

2. 细胞介导的免疫病理作用　细胞免疫在发挥抗病毒感染同时，特异性细胞毒性T细胞可识别病毒感染后出现新抗原的宿主细胞，引起Ⅳ型超敏反应，造成宿主细胞功能紊乱。另外，某些病毒与宿主细胞存在共同抗原决定基，进入机体可引发针对自身抗原的交叉反应。

3. 免疫抑制作用　某些病毒感染可损伤或抑制免疫系统功能。如HIV对$CD4^+T$细胞有很强的杀伤作用，通过杀伤免疫活性细胞，导致机体免疫功能低下。

（三）病毒的免疫逃逸

病毒性疾病除与病毒的直接作用及引起免疫病理损伤有关外，也与病毒的免疫逃逸能力相关。病毒通过抗原变异、抗原表达量降低、损伤机体免疫细胞等机制逃避免疫防御，防止免疫激活，阻止免疫应答的发生等。如HIV高频率的抗原变异使得免疫应答滞后。

三、病毒的感染类型

病毒侵入机体后，因病毒种类、毒力和机体免疫力不同，可表现为不同的感染类型。

（一）隐性感染与显性感染

根据有无临床症状，病毒感染可分为隐性感染和显性感染。

1. 隐性感染　病毒侵入机体后不引起临床症状的感染，称隐性感染或亚临床感染，原因可能与机体防御能力强及病毒毒力弱等有关。隐性感染虽无临床症状，但是仍可获得特异性免疫力。部分隐性感染者不能完全清除病毒，体内病毒不断增殖并向外界排出，称病毒携带者，是重要的传染源，在流行病学上具有重要意义。

2. **显性感染**   病毒侵入机体后大量增殖，引起机体细胞和组织损伤，出现明显的临床症状和体征，称显性感染。有些病毒可造成多数感染者发病，如麻疹病毒等；也有些病毒感染后只有少数人发病，大多数感染者呈隐性感染，如脊髓灰质炎病毒等。

（二）急性感染和持续性感染

根据病毒在机体内感染的过程及滞留的时间，病毒感染可分为急性感染和持续性感染。

1. **急性感染**   病毒侵入机体后，发病急，潜伏期短，病程较短，一般仅持续数日至数周。除死亡病例外，宿主一般能够在症状出现一段时间内清除病毒，病后可获得特异性免疫力，又称为病原消灭型感染。

2. **持续性感染**   病毒侵入机体后，在机体内持续数月、数年甚至数十年，机体可表现症状，也可不表现症状而长期携带病毒，是重要的传染源。持续性感染有以下三种类型。

（1）慢性感染   在显性或隐性感染后，血液或组织中可持续存在病毒并不断从体内排出。患者出现轻微症状或无临床症状，但常迁延不愈，反复发作，如乙型肝炎病毒、丙型肝炎病毒引起的慢性肝炎。

（2）潜伏感染   某些病毒在显性或隐性感染后，病毒基因存在细胞内，有的病毒潜伏于某些组织器官内而不复制，常规方法无法分离获得病毒颗粒。在某些条件下病毒被激活，开始复制而引起临床症状，急性发作使疾病复发，病愈后病毒又回到潜伏部位。病毒仅在临床出现急性发作时才被检出，如单纯疱疹病毒、水痘-带状疱疹病毒等引起的潜伏感染。

（3）慢发病毒感染   在病毒显性或隐性感染后，病毒潜伏在体内，可达数月、数年或数十年，当症状出现后会呈进行性加重，最终导致死亡。此类感染为慢性发展进行性加重的病毒感染，较为少见，但后果严重，如HIV引起的艾滋病、麻疹病毒引起的亚急性硬化性全脑炎等。

四、病毒与肿瘤

大量研究表明，病毒感染是人类肿瘤的致病因素之一。全世界至少有15%~20%的人类肿瘤与病毒感染有关，尤其是宫颈癌和肝癌。研究表明，许多病毒在自然感染或是人为接种下都能在动物体内诱发肿瘤。肿瘤形成不是肿瘤病毒感染的必然结果，病毒感染通常作为肿瘤发生过程的诱生者，通过不同机制影响肿瘤形成。与人类肿瘤密切相关的病毒见表18-2。

表18-2   人类肿瘤相关病毒

病毒科名	病毒	相关人类肿瘤
乳头瘤病毒科	人乳头瘤病毒（HPV）	生殖器肿瘤、鳞状细胞癌、口咽癌
疱疹病毒科	EB病毒	鼻咽癌、Burkitt淋巴瘤
疱疹病毒科	人疱疹病毒-8	卡波西肉瘤
嗜肝病毒科	乙型肝炎病毒（HBV）	肝细胞癌
黄病毒科	丙型肝炎病毒（HCV）	肝细胞癌
逆转录病毒科	人类嗜T细胞病毒	成人T细胞白血病
逆转录病毒科	人类免疫缺陷病毒（HIV）	艾滋病相关恶性肿瘤

第三节 抗病毒免疫

病毒进入机体时，机体免疫系统首先对其进行识别，进而通过固有免疫和适应性免疫清除病毒，这个过程称宿主的抗病毒免疫。

一、固有免疫

固有免疫是针对病毒感染的第一道防线。屏障结构、干扰素及其他细胞因子、自然杀伤细胞、巨噬细胞等可针对病毒的入侵迅速发生反应，并且激活适应性免疫应答。通常固有免疫可控制病毒感染，防止临床症状出现。

1. 屏障结构 皮肤、黏膜是抗病毒感染的第一道防线，血脑屏障和胎盘屏障起重要的保护作用。血脑屏障能阻挡病毒经血流进入中枢神经系统，胎盘屏障保护胎儿免受母体所感染病毒的侵害。

2. 免疫细胞 巨噬细胞对阻止病毒感染和促使病毒感染的恢复具有重要作用。自然杀伤细胞即NK细胞是抗病毒感染中主要的固有免疫细胞。NK细胞能识别并杀伤许多被病毒感染的细胞，对靶细胞的杀伤作用不受MHC限制，能被多种细胞因子激活。活化的NK细胞还可通过释放TNF-α或IFN-γ等细胞因子发挥抗病毒效应。

3. 干扰素 干扰素（IFN）是在病毒或干扰素诱生剂刺激人或动物细胞所产生的一类具有抗病毒、抗肿瘤、免疫调节等生物学活性的糖蛋白。主要由巨噬细胞、T细胞、成纤维细胞等产生，包括α、β和γ三种类型。

干扰素发挥作用迅速，在感染的几小时内就能起作用。干扰素合成后很快释放到细胞外，扩散至临近细胞发挥抗病毒作用，抗病毒状态可持续2~3天。因此干扰素既能中断受感染细胞的病毒感染，又能限制病毒扩散。干扰素的特性如下。①间接性：不能直接灭活病毒，而是通过诱导细胞合成抗病毒蛋白发挥效应。②广谱性：对多数病毒均有一定抑制作用。③种属特异性：一般同一种属细胞产生的干扰素在同种体内应用活性最佳，而对不同种属细胞则无活性。

二、适应性免疫

病毒感染过程中，病毒的各种结构蛋白和非结构蛋白可经抗原的加工与提呈，活化T细胞及B细胞，诱导细胞免疫及体液免疫，是宿主清除病毒或防止再次感染的重要方式。

1. 体液免疫 病毒感染后，机体产生多种特异性抗体，如中和抗体、血凝抑制抗体、补体结合抗体等特异性抗体，在抗病毒免疫中起特异性保护作用。中和抗体能与病毒表面的抗原结合，阻止病毒吸附并穿入易感细胞，保护细胞免受病毒感染，并能有效抑制病毒通过血液向靶细胞扩散。抗体与病毒结合还可通过调理吞噬、激活补体或ADCC等途径裂解或破坏病毒感染细胞。

2. 细胞免疫 细胞免疫在抗病毒感染中起着重要作用，主要由细胞毒性T细胞（CTL）和辅助性T细胞（Th1）清除细胞内的病毒。其中CTL可以识别被病毒感染的靶细胞，通过细胞裂解和细胞凋亡等机制直接杀伤靶细胞。活化的Th1细胞可释放IFN-γ、TNF等多种细胞因子，通过激活NK细胞、巨噬细胞，促进CTL的增殖和分化等，发挥抗病毒感染的作用。

第四节　病毒感染的检查方法与防治

一、病毒感染的检查方法

病毒感染性疾病在人类疾病中占有十分重要的地位，正确的病原学诊断不但有助于指导临床治疗，还可为控制病毒性疾病的流行提供实验室依据。目前常用的病毒感染的微生物学检查程序主要包括标本的采集与送检、病毒的分离鉴定以及病毒感染的诊断。随着分子病毒学的发展，不断地建立新型快速诊断方法，极大地提高了病毒性感染的诊断水平。

（一）标本的采集与送检

病毒标本的采集与送检原则如下。

1. **采集急性期标本**　用于分离病毒或检测病毒及其核酸的标本应采集患者急性期标本，检出阳性率较高。

2. **使用抗生素**　带有其他微生物（如咽拭子、粪便）或易受污染的标本，进行病毒分离培养时，应使用抗生素以抑制标本中的细菌或真菌等生长繁殖。

3. **尽快送检**　因病毒在室温中易失去活性，故所采集的标本应低温保存并尽快送检。不能立即检查的标本，应置于 -70℃ 保存。

4. **采集双份血清**　血清学检查标本的采取应在发病初期和病后 2~3 周内（间隔 1 周以上）各取 1 份血清，动态观察双份血清抗体效价，便于诊断。

（二）病毒的分离与鉴定

病毒的分离与鉴定是病毒感染病原学诊断的金标准。但因其方法复杂、要求严格且需较长时间，故一般不用于临床诊断，主要用于病毒的实验室研究或流行病学调查。

由于病毒具有严格的细胞内寄生性，故应根据病毒的种类选用相应的组织细胞、鸡胚或敏感动物进行病毒的分离培养。例如鸡胚对流感病毒最敏感，故一般用鸡胚培养的方法分离培养流感病毒。

病毒的鉴定方法较复杂，主要如下。

1. **病毒种类的鉴定**　电镜技术观察病毒颗粒的大小、形态，可初步判断病毒类型。也可用已知的诊断血清对病毒进行种、型和亚型的鉴定。对于新分离出的未知病毒，尚需利用核酸类型的测定、理化性状的检测、基因测序和生物对比等技术，以便做出准确鉴定。

2. **病毒在细胞中增殖的鉴定**　不同病毒导致的细胞病变不同，显微镜下观察被感染细胞的细胞病变，可作为病毒增殖的指标。红细胞吸附现象常用作含有血凝素的病毒的增殖指标。用不能产生细胞病变的病毒干扰随后接种且可产生细胞病变的病毒，以检测后者病毒的存在。观察被病毒感染细胞的培养环境的生化改变也可作为判断病毒增殖的指征。

3. **病毒的感染性与数量的测定**　对于已增殖的病毒，必须进行感染性和数量的测定。在单位体积中测定感染性病毒的数量称为滴定。常用的方法有 50% 组织细胞感染量测定、红细胞凝集试验、空斑形成试验、感染复数等。

（三）病毒感染的诊断

病毒感染的诊断非常复杂，常用方法可分为形态学检查、病毒成分检测和血清学诊断。

1. 形态学检查

（1）电镜和免疫电镜检查　含有高浓度病毒颗粒（$\geqslant 10^7$颗粒/ml）的样品，可直接应用电镜技术进行观察。含低浓度病毒的样本，可用免疫电镜技术观察，先将标本与特异性抗血清混合，使病毒颗粒凝聚，可提高电镜下病毒的检出率和特异性。

（2）光学显微镜检查　有些病毒在宿主细胞内增殖后，于细胞的一定部位（细胞核、细胞质或两者兼有）出现包涵体等细胞病变。可在光学显微镜下观察到，对病毒感染的诊断有一定价值。

2. 病毒成分检测

（1）病毒抗原检测　可采用免疫标记技术直接检测标本中的病毒抗原进行早期诊断。目前常用酶免疫测定（EIA）、免疫荧光测定（IFA）等。这些技术操作简单，特异性强，敏感性高。

（2）病毒核酸检测　常用的方法有核酸扩增技术（PCR）、核酸杂交、基因芯片技术、基因测序技术等。

3. 血清学诊断　采用血清学方法辅助诊断病毒感染，主要是用已知的病毒抗原来检测待检血清中有无相应抗体。常用的方法如下。

（1）中和试验　病毒可在细胞培养中被特异性中和抗体结合而失去感染性，根据这一现象检测待检血清中抗体的消长情况，常用于人群免疫情况的调查。

（2）血凝抑制试验　具有血凝素的病毒能使人或动物的红细胞发生凝集，这种现象称血凝现象，而相应抗体与病毒表面的血凝素结合，可以抑制这种血凝现象。血凝抑制试验利用这一现象检测待检血清中抗体的情况，用于流感病毒等病毒感染的辅助诊断及流行病学调查。

（3）特异性IgM抗体检测　病毒感染机体后，特异性IgM抗体出现较早，检测待检血清中特异性IgM抗体可辅助诊断急性病毒感染，常用的方法有ELISA、IFA等。

综上所述，病毒的分离鉴定、病毒抗原的检测、病毒的核酸检测技术及血清学试验是常用的病毒性疾病诊断方法，具体可根据病毒及疾病的临床特点选择合适的检测方法。

二、病毒感染的特异性防治

（一）病毒感染的特异性预防

病毒的特异性预防是应用适应性免疫的原理，以病毒抗原刺激机体，或给予抗病毒特异性免疫产物（如抗体、细胞因子等），使机体主动产生或被动获得抗病毒的特异性免疫，从而达到预防和治疗病毒感染性疾病的目的。

1. 人工主动免疫常用生物制品

（1）灭活疫苗　通过理化方法将具有毒力的病毒灭活后，使其失去感染性但仍保留病毒的免疫原性，制成灭活疫苗。例如肾综合征出血热疫苗、狂犬病疫苗、甲肝疫苗等。

（2）减毒活疫苗　通过毒力变异或人工选择培养的方法处理病毒，使其失去毒力或毒力大大减弱但未失活，这样的无毒株或减毒株称减毒活疫苗。例如脊髓灰质炎减毒活疫苗、麻疹疫苗等。

（3）亚单位疫苗　是指用病毒保护性抗原如病毒包膜或衣壳的蛋白亚单位制成的不含有核酸，但能诱发机体产生免疫应答的疫苗。如狂犬病毒刺突糖蛋白等。

（4）基因工程疫苗　采用DNA重组技术，提取编码病毒保护性抗原基因，将其插入载体，并导入细菌、酵母菌或动物细胞中表达、纯化后制成的疫苗。例如重组乙肝疫苗。

（5）重组载体疫苗　是指将编码病毒抗原的基因转入到载体，通常是减毒的病毒或细菌中制成的疫苗。

（6）核酸疫苗　目前研究较多的是DNA疫苗，是把编码病毒有效抗原的基因克隆在真核质粒表达载体上，然后将重组的质粒DNA作为疫苗注入宿主体内，可在活体内表达产生病毒抗原。

2. 人工被动免疫常用生物制品

（1）免疫球蛋白　从正常人血浆中提取的丙种球蛋白，可用于对某些病毒性疾病的紧急预防。专门针对某种病毒的高效价的特异性免疫球蛋白，用于特定疾病的预防，例如乙肝免疫球蛋白。

（2）细胞免疫制剂　目前临床用于治疗的细胞因子包括IFN-α、IFN-β、IFN-γ、白细胞介素（IL-2、IL-6等）、肿瘤坏死因子（TNF）、集落刺激因子（CSF）等，主要用于某些病毒性疾病和肿瘤的治疗。

（二）病毒感染的治疗

病毒性疾病的特异性药物治疗一直是医药学界关注和研究的热点。近年随着分子病毒学及生物信息学的发展，应用计算机进行病毒分子的模拟，极大地提高了抗病毒药物的筛选和研制的效率。但是由于潜伏病毒感染的存在及某些病毒突变率高等原因，抗病毒药物的应用仍有较大的局限性。

1. 抗病毒化学制剂

（1）核苷类药物　核苷类药物是最早用于临床的抗病毒药物，其作用机制主要是抑制病毒基因的转录和复制。常用的有：①碘苷，即疱疹净，用于治疗疱疹病毒引起的角膜炎。②阿昔洛韦，即无环鸟苷，广泛用于疱疹病毒感染。③阿糖腺苷，用于疱疹病毒、巨细胞病毒以及HBV感染的治疗。④双脱氧肌苷、双脱氧胞苷，用于艾滋病的治疗。⑤拉米夫定，用于艾滋病、慢性乙肝的治疗。⑥利巴韦林，即病毒唑，主要用于流感病毒和呼吸道合胞病毒感染的治疗。⑦索非布韦，用于丙型肝炎的治疗。

（2）非核苷类逆转录酶抑制剂　如奈韦拉平、吡啶酮，用于治疗HIV感染。

（3）蛋白酶抑制剂　病毒特异性的蛋白酶抑制剂已成功应用于HIV和HCV感染，常用的有沙奎那韦、茚地那韦、利托那韦等。

（4）整合酶抑制剂　拉替拉韦和艾维雷韦是HIV整合酶抑制剂，抑制HIV的DNA整合入宿主DNA，阻断病毒复制和感染新细胞。

（5）神经氨酸酶抑制剂　奥司他韦和扎那米韦是流感病毒神经氨酸酶抑制剂，可阻断流感病毒的释放。

2. 干扰素和干扰素诱生剂

（1）干扰素　具有广谱抗病毒作用，毒性小，主要用于HBV、HCV、人类疱疹病毒和乳头瘤病毒等感染的治疗。

（2）干扰素诱生剂　刺激细胞产生干扰素，发挥抗病毒作用。常用的有：①多聚肌苷酸和多聚胞苷酸（PolyI：C），制备较易，作用时间较长。②甘草甜素，是甘草酸与半胱氨酸、甘氨酸组成的合剂，具有诱生IFN和促进NK细胞活性的作用，可大剂量静脉滴注治疗肝炎。③云芝多糖，是从杂色云芝担子菌丝中提取的葡聚糖，具有诱生IFN、抗病毒、增强免疫和抗肿瘤等作用。

3. 中草药　如黄芪、板蓝根、大青叶、贯众以及甘草和大蒜提取物等均有抑制病毒的作用，对肠道病毒、呼吸道病毒、虫媒病毒、肝炎病毒感染有一定防治作用。中药、中药提取物、方剂对病毒性疾病的治疗作用及机制是目前受关注的热点。

4. **治疗性疫苗** 与传统的预防性疫苗不同，是一种以治疗疾病为目的的新型疫苗，主要有DNA疫苗和抗原抗体复合物疫苗。国内外已有学者将乙肝疫苗与其抗体及其编码基因一起制备治疗性疫苗用于乙肝病毒携带者及慢性乙肝的治疗。

5. **治疗性抗体** 对病毒感染性疾病的治疗具有重要作用，可以通过中和病毒、杀伤被病毒感染的细胞以及调节免疫等机制达到治疗目的。例如人源化鼠单克隆抗体帕利珠单抗，用于严重呼吸道合胞病毒肺部感染的高危儿童。

目标检测

答案解析

一、单项选择题

1. 裸病毒的结构是（　　）
   A．核心＋包膜　　　　　　B．核心＋衣壳＋包膜　　　　C．核衣壳＋包膜
   D．核心＋衣壳　　　　　　E．核心＋蛋白质

2. 下列有关病毒体的概念，错误的是（　　）
   A．完整成熟的病毒颗粒　　B．细胞外的病毒结构　　　　C．具有感染性
   D．包括核衣壳结构　　　　E．在宿主细胞内复制的病毒组装成分

3. 下列描述病毒的基本性状中，错误的是（　　）
   A．专性细胞内寄生　　　　B．只含有一种核酸　　　　　C．非细胞型结构
   D．形态微小，可通过滤菌器　　E．可在宿主细胞外复制病毒组装成分

4. 以下对抗生素不敏感的微生物是（　　）
   A．支原体　　　B．衣原体　　　C．病毒　　　D．立克次体　　　E．螺旋体

5. 对病毒包膜的叙述错误的是（　　）
   A．化学成分为蛋白质、脂类及多糖　　　　B．表面凸起称为壳粒
   C．可保护病毒　　　　　　　　　　　　　D．包膜溶解可使病毒灭活
   E．具有病毒种、型特异性抗原

6. 在包膜病毒复制周期中完成吸附的结构是（　　）
   A．衣壳蛋白　　　B．包膜刺突　　　C．核心　　　D．脂质双层　　　E．核蛋白

7. 包膜病毒复制周期中释放方式是（　　）
   A．破胞　　　B．出芽　　　C．胞吐　　　D．裂解　　　E．穿入

8. 裸病毒复制周期中完成吸附的结构是（　　）
   A．衣壳蛋白　　　B．刺突　　　C．核心　　　D．脂质双层　　　E．核蛋白

9. 裸病毒复制周期中释放方式是（　　）
   A．破胞　　　B．出芽　　　C．胞吐　　　D．胞吞　　　E．穿入

10. 预防病毒感染最有效的办法是（　　）
    A．用化学药物　　B．用免疫血清　　C．用减毒活疫苗　　D．用干扰素　　E．抗生素

11. 病毒对宿主细胞的致病作用包括（　　）
    A．杀细胞效应　　　B．稳定状态感染　　　C．包涵体形成
    D．细胞凋亡和细胞转化　　　E．以上都是

12. 产前检查常检测的病毒都有的传播方式是（　　）

　　A. 呼吸道传播　　B. 消化道传播　　C. 血液传播　　D. 垂直传播　　E. 接触感染

13. 病毒的持续性感染包括（　　）

　　A. 隐性感染　　B. 慢性感染　　C. 潜伏感染　　D. 慢病毒感染　　E. B+C+D

二、简答题

1. 病毒的增殖方式和其他微生物有何不同？

2. 如何预防病毒感染？

（刘娟娟）

书网融合……

知识回顾　　微课　　习题

第十九章 常见致病的病毒

学习目标

知识要求：

1. 掌握流行性感冒病毒的生物学性状、抗原变异与流感流行的关系，流行性感冒病毒、麻疹病毒、冠状病毒、脊髓灰质炎病毒、甲型肝炎病毒、乙型肝炎病毒、HIV、乙脑病毒、汉坦病毒、狂犬病毒的致病性与免疫性，乙型肝炎病毒的形态与结构、抗原组成。

2. 熟悉流行性感冒病毒、麻疹病毒、冠状病毒、脊髓灰质炎病毒、甲型肝炎病毒、乙型肝炎病毒、HIV、乙脑病毒、汉坦病毒、狂犬病毒的生物学性状，常见病毒性疾病的防治原则。

3. 了解腮腺炎病毒、柯萨奇病毒、埃可病毒的生物学性状和致病性，常见病毒的微生物学检查。

技能要求：

1. 能够选择适当的方法对常见病毒所造成的污染进行消毒。

2. 可以对流行性感冒、甲型肝炎、乙型肝炎、手足口病等常见病毒性疾病进行预防。

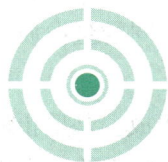

第一节 呼吸道病毒

呼吸道病毒是指以呼吸道为侵入门户，在呼吸道黏膜上皮细胞中增殖，引起呼吸道局部感染或呼吸道以外的组织器官病变的一类病毒。急性上呼吸道感染90%以上由病毒引起，主要包括流行性感冒病毒、呼吸道合胞病毒、麻疹病毒、腮腺炎病毒、风疹病毒、鼻病毒、冠状病毒等。

一、流行性感冒病毒

流行性感冒病毒简称流感病毒，是流行性感冒的病原体，包括人流感病毒和动物流感病毒。

（一）生物学性状

1. 形态与结构　流感病毒多为球形，直径80~120nm，初次从患者体内分离的病毒可呈丝状或杆状。病毒体的结构由核衣壳和包膜组成（图19-1）。

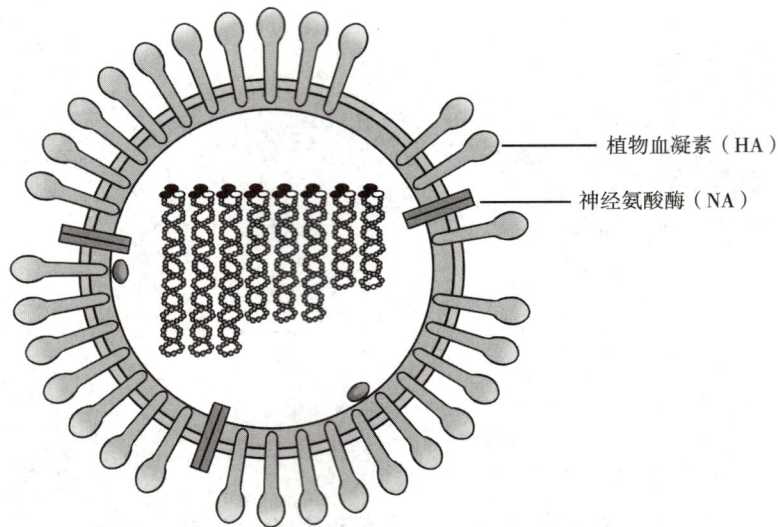

植物血凝素（HA）

神经氨酸酶（NA）

图19-1　流感病毒的形态与结构

（1）核衣壳　位于病毒体的核心，螺旋对称，由病毒基因组、RNA聚合酶及覆盖在表面的核蛋白组成。流感病毒基因组是单负链RNA，全长13.6kb，分7~8个节段，每个节段分别编码不同的蛋白质。流感病毒主要的结构蛋白是核蛋白，抗原结构稳定，具有型特异性。

（2）包膜　是维持病毒形态和完整性的结构，由内层的基质蛋白和外层的脂蛋白组成。基质蛋白抗原结构稳定，与核蛋白共同决定病毒的型特异性。基质蛋白与病毒的装配和出芽有关。外层脂蛋白来源于宿主细胞膜的脂质双层结构，参与病毒的复制。

流感病毒包膜表面镶嵌有两种刺突，血凝素（hemagglutinin，HA）和神经氨酸酶（neuraminidase，NA），HA与NA的数量比约为5∶1。HA为三聚体糖蛋白，能引起多种动物或人红细胞凝集，用血凝试验可以辅助检测和鉴定流感病毒。HA与宿主细胞表面特异性受体结合，参与病毒吸附、穿入的过程。HA刺激机体产生特异性抗体，发挥中和病毒的作用，是保护性抗体。NA为四聚体糖蛋白，通过水解病毒感染细胞表面的N–乙酰神经氨酸及破坏病毒与细胞膜上特异性受体的结合，参与病毒的出芽释放和解离扩散。NA刺激产生的抗体能抑制病毒的释放与扩散，无中和作用。HA和NA抗原结构不稳定，容易发生变异，是甲型流感病毒的分型依据。

2. 分型与变异

（1）分型　根据核蛋白和基质蛋白的抗原性不同，流感病毒分为甲、乙、丙三型。根据HA和NA抗原性的不同，甲型流感病毒分为若干亚型，目前发现HA有16个亚型（H1~H16），NA有9个亚型（N1~N9）。甲型流感病毒以其表面HA和NA的亚型命名，如H1N1、H3N2，禽流感病毒H5N1、H7N1、H7N2、H7N3、H7N7、H9N2和H7N9亚型等也能感染人。乙型流感病毒无亚型，丙型流感病毒无新亚型。

（2）抗原变异　流感病毒的变异表现为抗原性变异、温度敏感性变异、宿主范围变异及对非特异性抑制物敏感性变异等，抗原性变异主要为HA和NA变异。甲、乙、丙三种流感病毒中，最易变异的是甲型流感病毒，多次引起世界流感大流行（表19-1），其次是乙型，丙型流感病毒的抗原性非常稳定。

流感病毒的抗原变异包括抗原性漂移和抗原性转变。抗原性漂移是亚型内变异，属于量变，即幅度较小或连续变异，由基因点突变和人群免疫力选择性降低引起，可引起小规模的流感流行。

表19-1　甲型流感病毒引起的流感大流行

抗原结构	流行年代	原发地/又称
H1N1	1918~1919	西班牙
H2N2	1957~1968	亚洲
H3N2	1968~1977	香港
H3N2、H1N1	1977~	俄罗斯
H5N1、H1N1	1997~	高致病性禽流感

抗原性转变是指在自然流行条件下，产生与前次流行株抗原结构不同的新亚型（如H2N2转变为H3N2）的变异形式，属于质变。通常由于甲型流感病毒的一种或两种抗原结构发生较大幅度的变异，或两种及两种以上甲型流感病毒感染同一细胞时发生基因重组所致。由于人群对病毒新亚型缺少免疫力，往往引起流感大流行。

3. 培养特性　流感病毒可在鸡胚羊膜腔和尿囊腔中增殖，也可在人羊膜、猴肾、鸡胚等细胞中增殖。病毒在小鼠体内连续传代毒力提高，引起小鼠肺部广泛性病变甚至死亡。流感病毒易感动物为雪貂。

4. 抵抗力　流感病毒抵抗力弱，对热敏感，加热56℃ 30分钟即可灭活，室温下很快失去传染性，0~4℃可存活数周，-70℃或冻干可长期保存。对干燥、日光、紫外线以及甲醛、高锰酸钾、环氧乙烷、过氧乙酸、二氧化氯等消毒剂敏感。

（二）致病性和免疫性

1. 致病性　流感病毒是引起流行性感冒的主要病毒。多呈季节性广泛流行，在我国以冬春季多见。传染源主要是流感患者，其次为隐性感染者。甲型流感病毒除感染人类外，还能感染禽类、猪、马、狗等动物，感染的动物也能传染人。目前尚未发现禽流感在人类之间直接传播，但重组产生的新病毒可能引起人类之间流行。流感主要经飞沫传播。在密闭、通风不良的场所，气溶胶可传播流感。直接接触病毒污染物品或患病动物也能传播。人群对流感病毒普遍易感，潜伏期一般为1~4天。

流感病毒通常引起呼吸道局部感染，不出现病毒血症。流感病毒感染呼吸道上皮细胞后，在细胞内增殖并扩散感染邻近细胞，引起细胞变性、坏死，患者出现鼻塞、流涕、咳嗽、咽痛等局部表现和畏寒、头痛、发热、肌肉酸痛等全身表现。症状出现的1~2天，病毒随分泌物大量排出，传染性最强。婴幼儿、老人等免疫力低下人群可伴有细菌性感染。

2. 免疫性　感染流感病毒或接种疫苗后，机体可产生特异性免疫。呼吸道黏膜局部抗体能阻断病毒感染，只能存留几个月。血清抗体可持续存在数月至数年，能中和病毒，减轻病情，但具有型特异性，不同型别无交叉保护抗体的产生。

（三）防治原则

加强锻炼，提高抵抗力。流行期间避免到人群聚集的公共场所，必要时对公共场所进行空气消毒。在流感流行季节之前对特定人群进行流感疫苗的预防接种，可以减少感染机会或减轻症状。目前主要应用全病毒灭活疫苗、裂解疫苗和亚单位疫苗，在流感流行高峰前1~2个月接种。

流感治疗主要是对症治疗和预防并发细菌感染为主。金刚烷胺、奥司他韦可用于治疗甲型流感。利巴韦林、干扰素具有广谱抗病毒作用，银翘散、麻黄汤、大青龙汤、麻杏石甘汤等中药有疗效，需辨证论治。

二、麻疹病毒

麻疹病毒是麻疹的病原体。麻疹是儿童常见的急性传染病，传染性很强，以发热、呼吸道症状及皮肤斑丘疹为特征，如无并发症，预后良好。

（一）生物学性状

1. **形态与结构**　麻疹病毒呈球形或丝状，直径120~150nm，有包膜，核衣壳呈螺旋对称，病毒基因组为单负链RNA，不分节段，全长16kb。包膜表面有血凝素和溶血素两种刺突，有免疫原性，可诱导机体产生保护性抗体。

2. **培养特性**　麻疹病毒可在人胚肾、人羊膜、Vero、Hela等原代或传代细胞中增殖，并出现细胞融合或形成多核巨细胞等现象。

3. **抗原性**　麻疹病毒抗原性较稳定，只有一个血清型，但存在小幅抗原变异的现象。

4. **抵抗力**　抵抗力较弱，56℃ 30分钟可被灭活，室温下可存活2小时，对干燥、日光及常用消毒剂敏感。4℃可存活5个月，−15℃能存活5年。

（二）致病性与免疫性

人是麻疹病毒唯一的自然储存宿主。传染源是急性期麻疹患者，出疹前6天至出疹后4~5天有传染性。6个月至5岁的婴幼儿易感。患者是主要传染源，易感者接触后几乎都发病，主要经飞沫传播，也可经鼻腔分泌物污染玩具、用具或密切接触传播。传染性极强，易感人群接触后几乎100%发病。潜伏期9~12天，被动免疫者可长达28天。

麻疹病毒首先入侵呼吸道黏膜上皮细胞，在其中增殖，再进入淋巴结增殖，入血形成第一次病毒血症；病毒进入全身淋巴组织，大量增殖，再次入血形成第二次病毒血症。患者出现发热以及病毒进入结膜、鼻咽黏膜和呼吸道黏膜等处增殖引起上呼吸道卡他症状。病毒还可进入真皮层内增殖，口腔两颊内侧黏膜出现中心灰白、周围红色的Koplik斑（科氏斑）。3天后出现特征性米糠样皮疹，皮疹出齐24小时后体温开始下降，呼吸道症状1周左右消退，皮疹变暗，有色素沉着。年幼体弱的患儿易并发细菌感染，引起肺炎、支气管炎和中耳炎等，是麻疹患儿死亡的主要原因。百万分之一麻疹患儿在恢复数年后出现亚急性硬化性全脑炎，为慢发病毒感染，大脑出现渐进性衰退，1~2年内死亡。

麻疹痊愈后可获得终身免疫力，包括体液免疫和细胞免疫。

（三）防治原则

及早发现并隔离患者、对儿童进行人工主动免疫提高免疫力是预防麻疹的主要措施。初次免疫为8月龄，18~24月龄加强免疫，抗体阳转率为90%以上，免疫力可持续10~15年。对未注射过疫苗又与麻疹患儿接触的易感儿童，可在接触后的5天内肌内注射麻疹恢复期患者血清或丙种球蛋白，进行紧急预防。

麻疹具有自限性，一般治疗以休息和护理为主，注意观察有无并发症。

三、腮腺炎病毒

腮腺炎病毒是流行性腮腺炎的病原体。病毒呈球形，直径100~200nm，核衣壳呈螺旋对称，有包膜。基因组为非分节段单负链RNA，全长15.3kb。病毒包膜上有HA和NA刺突颗粒。腮腺炎病毒很少变异，只有一个血清型。病毒可在鸡胚羊膜腔增殖，在猴肾细胞等细胞培养中可出现细胞融合，形成多核巨细胞。抵抗力较弱，不耐热，56℃ 30分钟可被灭活，对紫外线敏感。

人是腮腺炎病毒唯一宿主。传染源是患者和隐性感染者，主要经飞沫传播，学龄期儿童易感，冬春季节易发。病毒侵入鼻黏膜或呼吸道上皮细胞内增殖，入血引起病毒血症，然后感染唾液腺及其他器官。

腮腺炎潜伏期7~25天。主要临床表现乏力、食欲减退前驱症状，随后出现一侧或双侧腮腺肿大、疼痛等，病程持续7~12天，通常可自愈。在部分患者还可引起睾丸、卵巢、胰腺、肾脏和中枢神经系统等器官感染。腮腺炎也可导致儿童听力损失。病后可获持久免疫力。

典型腮腺炎病例无须做实验室检查。必要时，可做病毒分离或血清学试验以明确诊断。

腮腺炎患者应及时隔离，减少传播。接种疫苗是有效的预防措施。目前采用麻腮风三联疫苗进行接种，免疫保护作用较好。中草药有一定疗效。

四、冠状病毒

冠状病毒因其包膜上有向四周伸出的花冠状的突起，故而得名。冠状病毒感染人和动物，目前感染人类的冠状病毒主要有普通冠状病毒（HCoV-229E、HCoV-OC43、HCoV-NL63、HCoV-HKU1）、SARS冠状病毒（SARS corona virus，SARS-CoV）、中东呼吸综合征冠状病毒（Middle East respiratory syndrome coronavirus，MERS-CoV）。

1. **生物学性状**　冠状病毒呈球形或椭圆形，直径80~160nm，核衣壳呈螺旋对称，病毒基因组为单正链RNA，27~32kb，不分节段，在目前已知的RNA病毒中基因组最长。病毒有核蛋白、基质蛋白、包膜蛋白与刺突糖蛋白4种功能蛋白，其中刺突糖蛋白通过与靶细胞表面受体结合，促进冠状病毒与宿主细胞的吸附，是冠状病毒的主要抗原（图19-2）。冠状病毒对温度普遍敏感，37℃数小时便失去感染性，但SARS-CoV、MERS-CoV抵抗力明显增强。病毒对紫外线敏感，对乙醚、75%乙醇、含氯消毒剂、过氧乙酸和氯仿等脂溶剂敏感。

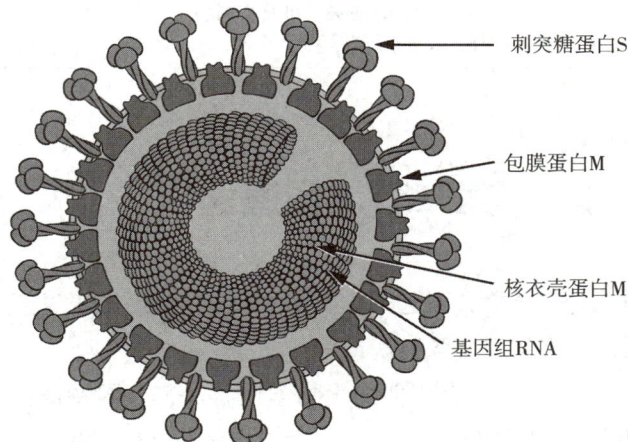

刺突糖蛋白S
包膜蛋白M
核衣壳蛋白M
基因组RNA

图19-2　冠状病毒的形态与结构

2. **致病性与免疫性**　普通冠状病毒主要引起成年人的普通感冒，在普通感冒病因中占第二位。病毒主要经飞沫传播，主要在冬春季节流行，潜伏期平均3~7天，主要有发热、咳嗽、咽痛等上呼吸道感染的临床表现，很少感染下呼吸道。普通冠状病毒也可引起以水样腹泻为主要表现的消化道感染。病后免疫力不强。

SARS-CoV、MERS-CoV 的致病性显著增强。SARS-CoV 可引起严重急性呼吸综合征（severe acute respiratory syndrome，SARS）、MERS-CoV 可引起中东呼吸综合征（Middle East Respiratory Syndrome，MERS）。

3. 防治原则　加强体育锻炼，避免人群聚集，必要的空气消毒，佩戴医用口罩可在一定程度上预防冠状病毒感染。尚无特异性的治疗药物和预防疫苗。

五、其他呼吸道病毒

其他呼吸道病毒有腮腺炎病毒、呼吸道合胞病毒、副流感病毒、风疹病毒、腺病毒、鼻病毒等。病毒所致疾病及预防方法见表19-2。

表19-2　其他呼吸道病毒

名称	形态结构	传播途径	所致疾病及免疫力	防治原则
呼吸道合胞病毒	单链RNA 有包膜	飞沫 接触	婴幼儿细支气管炎、肺炎等	无预防疫苗
副流感病毒	单链RNA 有包膜	飞沫 接触	小儿哮喘、支气管炎和肺炎等	无预防疫苗
风疹病毒	单链RNA 有包膜	飞沫	风疹，常见于儿童。孕妇感染后通过垂直传播感染胎儿，导致流产或死胎，还可以引起先天性风疹综合征，造成胎儿畸形、流产、死胎、先天性心脏病、先天性耳聋、白内障等畸形。感染后可获持久免疫力	儿童接种麻腮风三联疫苗，怀孕前至少3个月接种疫苗预防感染，孕妇接触风疹患者后应尽快注射大剂量丙种球蛋白
腺病毒	双链DNA 无包膜	飞沫	可以引起呼吸道、胃肠道、泌尿道、眼部及肝脏感染，婴幼儿多见腺病毒肺炎，感染后可获持久同型免疫力	目前尚无有效的药物和疫苗
鼻病毒	单链RNA 无包膜	飞沫	成人普通感冒、儿童上呼吸道感染、支气管炎、支气管肺炎等，感染后可获得同型免疫力，但持续时间短，可反复感染	干扰素有一定治疗效果

第二节　肠道病毒

肠道病毒是指经消化道感染、传播并引起人类疾病的肠道感染病毒。主要有脊髓灰质炎病毒、柯萨奇病毒、埃可病毒以及不断被发现的新型肠道病毒。

人类肠道病毒属小RNA病毒科，具有相似的生物学性状。其共同特征如下。①形态结构：病毒呈球形，直径24~30nm，体积较小，单正链RNA，衣壳为二十面体立体对称，无包膜。②培养特性：多数能在易感细胞内增殖，引起细胞病变。③抵抗力：较强，对胃酸、蛋白酶和胆汁有一定的耐受，对乙醚、热有一定的抵抗力，在污水、粪便中可存活数月。④传播途径：经粪-口途径传播，病毒在肠道黏膜细胞内增殖，多引起肠道外的感染性疾病。

一、脊髓灰质炎病毒

脊髓灰质炎病毒是脊髓灰质炎的病原体。病毒主要侵犯脊髓前角运动神经元，导致弛缓性肢体麻痹，以儿童多见，又称小儿麻痹症。

（一）生物学性状

1. 形态与结构　病毒体为球形，直径22~30nm，基因组为单正链RNA，衣壳呈二十面体立体对称，无包膜。衣壳蛋白与病毒的吸附有关，可诱导机体产生中和抗体。脊髓灰质炎病毒分Ⅰ、Ⅱ和Ⅲ型三个血清型，各型之间无交叉免疫。

2. 抵抗力　病毒在自然环境中的生存力很强，在粪便和污水中可存活数月。耐酸，不被胃酸和胆汁灭活。对热、干燥、紫外线等敏感，55℃湿热条件下可迅速被灭活，次氯酸钠、二氧化氯等含氯消毒剂灭活效果较好。

（二）致病性与免疫性

1. 致病性　传染源是患者和无症状携带者，发病前3~5日患者粪便内可检测到病毒，持续2~6周，甚至更长。病毒污染水或食物，经口进入人体。常见于夏秋季，易感者主要为儿童，潜伏期一般为7~14天。

病毒以口、咽或肠道黏膜作为入侵门户，先在口咽部黏膜和局部淋巴组织如扁桃体、咽壁淋巴组织及肠壁集合淋巴结中增殖，并向局部排出病毒。约90%的感染者表现为隐性感染，约5%的感染者出现发热、头痛、咽痛、呕吐等症状，可自行恢复。病毒释放入血形成第一次病毒血症，扩散至淋巴结、心、肾、肝、胰、脾等组织中再次增殖并释放进入血液，形成第二次病毒血症。1%~2%的感染者病毒入侵中枢神经系统和脑膜，出现颈背强直、肌痉挛等症状。0.1%~0.2%的感染者出现弛缓性肌肉麻痹，严重者发展为延髓麻痹，导致呼吸、循环衰竭而死亡。

由于脊髓灰质炎疫苗的广泛使用，脊髓灰质炎大部分毒株已被消灭。目前仅存的野毒株WPVI引起的病例仅见于阿富汗、巴基斯坦等少数国家。

2. 免疫性　无论隐性或显性感染，机体都可产生持久的同型免疫力。主要以体液免疫为主。黏膜局部的SIgA可阻止病毒在咽喉部、肠道内的吸附。血清中和抗体IgG和IgM可阻止病毒入侵中枢神经系统。母体血清中的抗脊髓灰质炎病毒IgG可经胎盘传给胎儿，因此6个月以内的婴儿较少感染。

（三）防治原则

目前尚无治疗脊髓灰质炎病毒感染的药物，主要以预防为主。

1. 人工主动免疫　用于婴幼儿的预防，使用口服脊髓灰质炎减毒活疫苗（OPV）和灭活脊髓灰质炎疫苗（IPV）特异性预防脊髓灰质炎。两种疫苗都是脊髓灰质炎病毒三型混合疫苗，免疫后可获得针对三型脊髓灰质炎病毒的保护性抗体。我国自1960年起采用口服OPV进行免疫，1986年实施免疫程序，在新生儿第2、3、4个月连服三价混合疫苗一次，4岁加强一次，可产生持久免疫力。2001年10月，WHO宣布中国实现无脊灰状态。自2016年5月1日起，我国调整脊髓灰质炎免疫策略，改用含有Ⅰ、Ⅲ两个血清型的二价OPV，同时引入一剂次IPV，可有效降低脊髓灰质炎野生病毒株的输入。

2. 人工被动免疫　用于紧急预防。流行期间与患者有过密切接触的易感者，注射丙种球蛋白可以防治发病或减轻症状。

二、柯萨奇病毒和埃可病毒

柯萨奇病毒是1948年在纽约柯萨奇小镇从脊髓灰质炎患儿的粪便中首次分离到的一组病毒，因此得名。埃可病毒因其早期从孤儿院儿童粪便中分离出来，对培养细胞具致病变作用，又称人肠道致细胞病变孤儿病毒。二者均属于小RNA病毒科，生物学性状、致病性、免疫性均与脊髓灰质炎病毒相似。

柯萨奇病毒分A、B两组，A组有23个血清型，能引起乳鼠的肌肉松弛型麻痹；B组有6个血清型，能引起乳鼠的肌肉痉挛性麻痹。埃可病毒有31个血清型。

传染源是患者和隐性感染者，世界各地均有感染，热带地区常年可见，温带地区夏秋季多发。主要经粪-口途径传播，也可经呼吸道和眼部黏膜传播，主要引起肠道外组织器官的疾病。

1. 病毒性心肌炎　主要由柯萨奇病毒引起，流行于成人和儿童，约占心脏病的5%，部分患者可演变为扩张型心肌病。患者一般表现为发热、上呼吸道感染症状或呕吐、恶心、腹泻等消化道症状，随后出现心脏病相应症状。若发生于新生儿，死亡率高。

2. 手足口病　由柯萨奇病毒和新型肠道病毒引起，主要是肠道病毒EV71。手足口病是一种全球性的急性传染病，好发于6个月至3岁的儿童，以手、足、臀部皮肤的皮疹和口舌黏膜的小疱疹或小溃疡为主要症状，多伴有发热。多流行于夏秋季。近年来手足口病在我国呈持续流行状态，临床手足口病的重症、危重症和死亡病例多由EV71引起，已经成为我国严重的公共卫生问题之一。

3. 无菌性脑膜炎　几乎所有的肠道病毒都能引起无菌性脑膜炎、脑炎和轻瘫。每年夏秋季均有发生，也可暴发性流行。患者早期表现为发热、头痛和全身不适，随后出现颈项强直和脑膜刺激征等表现。

4. 疱疹性咽峡炎　主要由柯萨奇病毒引起，夏秋季多见，好发于1~7岁的儿童，临床特点为发热、咽痛，在软腭、悬雍垂周围出现水疱性溃疡。

此外，临床还可见柯萨奇病毒引起的流行性胸痛、急性结膜炎及新型肠道病毒引起的急性出血性结膜炎。

机体感染柯萨奇病毒和埃可病毒后，可产生型特异性的保护性抗体，产生持久的同型免疫力。

目前尚无特效治疗药物，也无有效的预防疫苗。

三、轮状病毒

轮状病毒是引起人类、哺乳动物和鸟类腹泻的重要病原体，因病毒颗粒形如车轮而得名。

1. 生物学性状　病毒呈球形，直径60~80nm。基因组为双链RNA，衣壳呈二十面体立体对称，具有双层衣壳，无包膜。轮状病毒分A~G七个组，其中与人腹泻有关的是A、B、C组。病毒对理化因素抵抗力较强，耐酸碱、耐乙醚和反复冻融，能在pH3.5~10的环境中存活。在粪便中存活数天至数周。室温下相对稳定，56℃30分钟可被灭活。

2. 致病性和免疫性　A、B、C组轮状病毒能引起人类腹泻。全球每年超1亿人患轮状病毒腹泻，导致60万婴幼儿死亡，主要分布在发展中国家。A组轮状病毒主要引起婴幼儿腹泻，是6个月~2岁婴幼儿严重胃肠炎的主要病原体，占婴幼儿病毒性胃肠炎的80%以上，是导致婴幼儿死亡的主要原因之一。传染源是患者和无症状携带者，主要经粪-口途径传播。患者典型症状是严重水样腹泻，每日可达5~10次，伴发热、呕吐、腹痛，严重可导致脱水。若出现脱水和酸中毒，治疗不及时，可因严重脱水和电解质紊乱致患儿死亡。感染常具有自限性，一般可完全恢复。

B组轮状病毒主要引起成人病毒性腹泻，也经粪-口途径传播，15~45岁青壮年易感。患者典型症状为黄水样腹泻，伴恶心、呕吐、腹胀。多具有自限性，3~5天可自愈，病死率低。

感染后机体可产生型特异性抗体，包括血液中的IgG、IgM和肠黏膜局部的SIgA，对同型病毒具有免疫保护作用。婴幼儿SIgA含量较低，局部保护作用弱，故病愈后还可重复感染。

3. 防治原则　控制传染源和切断传播途径是预防轮状病毒感染的重要环节，如加强洗手环节、消毒污染物品。口服减毒活疫苗目前已在临床试用中。6个月~3岁的婴幼儿可口服减毒疫苗进行预防。治疗主要是及时输液，纠正电解质紊乱和酸中毒，降低婴幼儿的病死率。

四、其他人类肠道病毒

其他人类肠道病毒的种类、血清型及所致主要疾病，见表19-3。

表19-3　其他肠道病毒

名称	血清型/致病属	传播途径	所致疾病
肠道病毒	68	飞沫或密切接触	儿童毛细支气管炎、肺炎
	69	尚不清楚	尚不清楚
	70	接触	急性出血性结膜炎，即"红眼病"，成人多见，以点状或片状结膜下出血为主要症状，干扰素滴眼液有较好的疗效
	71	粪-口、飞沫或直接接触	手足口病、疱疹性咽峡炎、无菌性脑膜炎等，严重可致死亡，属丙类传染病
杯状病毒	诺如病毒	粪-口、气溶胶	全球急性病毒性胃肠炎暴发流行的主要病原体之一，可暴发流行。秋冬季高发，人群普遍易感。主要症状为水样腹泻伴恶心、呕吐、腹痛。多具有自限性，1~3天痊愈
	札幌病毒	粪-口	小儿腹泻，发病率低，症状类似轻症轮状病毒感染
星状病毒	哺乳动物星状病毒	粪-口	婴幼儿腹泻，冬季流行，老年人也可感染，症状为水样便伴恶心、呕吐、腹痛
肠道腺病毒	40、41、42	粪-口、呼吸道	婴幼儿腹泻，夏秋季多见，可暴发流行。5岁以下婴幼儿易感，主要症状是腹泻，水样便或稀便，可伴咽炎、咳嗽或发热、呕吐

第三节　肝炎病毒

肝炎病毒（hepatitis virus）是指一类以侵犯肝脏为主、引起病毒性肝炎的病毒。在病毒学分类上，这些病毒分别隶属于不同病毒科的不同病毒属，传播途径、致病特点也各不相同。目前已证实的人类肝炎病毒有5种，即甲型肝炎病毒、乙型肝炎病毒、丙型肝炎病毒、丁型肝炎病毒和戊型肝炎病毒。此外，还有一些病毒如黄热病病毒、巨细胞病毒、EB病毒、风疹病毒等也可引起肝脏炎症，但不列入肝炎病毒范畴。

一、甲型肝炎病毒

甲型肝炎病毒（hepatitis A virus，HAV）是甲型肝炎的病原体。1973年Feinstone采用免疫电镜技术首次在急性肝炎患者的粪便中发现HAV病毒颗粒。1979年Provost首次利用传代恒河猴肾细胞成功培养出病毒，为甲型肝炎疫苗的研制奠定了基础。1993年国际病毒分类命名委员会（ICTV）将其归类为小RNA病毒科嗜肝病毒属。

（一）生物学性状

1. 形态与结构　HAV颗粒呈球形，直径27~32nm，核心为单正链RNA，核衣壳为二十面体立体对称，无包膜。从世界各地分离的HAV毒株抗原性稳定，只有一个血清型。

2. **培养特性** HAV易感动物为黑猩猩、狨猴、猕猴、短尾猴等，易感动物经口或静脉注射途径感染HAV后均可发生肝脏炎症，粪便中排出病毒颗粒，血清中出现特异性抗体。HAV还可以在人胚肺二倍体细胞内增殖和传代，也可通过原代狨猴肝细胞、肝癌细胞系和传代恒河猴胚肾细胞等培养。但病毒在培养细胞中增殖速度非常缓慢，且不引起细胞病变，因此从标本中分离HAV病毒常需数周，且需要检测抗原或核酸才能确定是否有病毒在细胞内增殖。

3. **抵抗力** HAV对理化因素的抵抗力较强，较耐热，60℃12小时不被完全灭活。对脂溶剂、pH2.0~10的溶液均有抵抗力。在淡水、海水、毛蚶中可存活数日至数月，但100℃5分钟、70%乙醇可灭活病毒，对氯、甲醛、紫外线敏感。

（二）致病性与免疫性

1. **致病性** HAV引起的病毒性肝炎称甲型肝炎。传染源是急性期患者和隐性感染者，主要经粪-口途径传播，可经食用污染的海产品等食物、水源、污染食具等引起散发或大面积流行。1988年，上海市曾发生因食用被HAV污染的未煮熟的毛蚶引起的甲型肝炎暴发流行，患者多达30余万例。

甲型肝炎的潜伏期为15~50天，平均约30天，潜伏期末粪便大量排出病毒，传染性强，发病2周以后，粪便中不再排出病毒。

HAV经口入侵机体后，首先在唾液腺或口咽部增殖，随后在肠黏膜及局部淋巴结中大量增殖，入血，形成持续1~2周的病毒血症，最终侵犯靶器官肝脏，在肝细胞中增殖后可随胆汁排出肠道并通过粪便排出。HAV在肝细胞内增殖缓慢，一般不直接造成肝细胞的损害，其致病机制尚不明确，目前认为主要与免疫病理反应有关。甲型肝炎多为隐性感染，临床上显性感染患者出现发热、食欲减退、乏力、恶心、呕吐、肝脾肿大、血清中谷氨酸转移酶（ALT）升高等肝脏炎症的典型临床特征，也可出现皮肤及巩膜黄染等。甲型肝炎一般为急性自限性疾病，病程持续3~4周，预后良好，不发展成慢性肝炎。

2. **免疫性** 机体在发生隐性感染或显性感染后均能产生持久免疫力，产生的特异性抗体抗-HAV IgM出现于感染早期，消失快；抗-HAV IgG出现于急性期后期或恢复期早期，维持时间久，对再感染有免疫力。

（三）微生物学检查

HAV的微生物学检查主要是血清学检查和病原学检查，临床一般不进行病毒分离。血清学检查主要是用ELISA法检测患者血清中的抗-HAV IgM、抗-HAV IgG。病原学检查主要检测粪便标本，用RT-PCR法检测HAV RNA，或用ELISA法检测HAV抗原等。

（四）防治原则

预防甲型肝炎的主要采取综合措施如下。①控制传染源：隔离急性期患者，对其排泄物、食物、餐具和衣物被单等，严格做好消毒处理。②切断传播途径：加强对水源、食物、粪便的管理。③特异性预防：接种疫苗是预防甲型肝炎的有效手段，我国目前甲肝疫苗主要类型是减毒活疫苗和灭活疫苗。

目前尚无有效的抗病毒药物用于甲型肝炎的治疗，临床上以对症治疗及支持治疗为主。

二、乙型肝炎病毒

乙型肝炎病毒（hepatitis B virus，HBV）属嗜肝DNA病毒科正嗜肝DNA病毒属，是乙型肝炎的病原体。1965年Blumberg等首次报道在澳大利亚土著人血清中发现一种与肝炎相关的抗原成分，称为澳大利亚抗原或肝炎相关抗原，后证实这种抗原为HBV表面抗原。1970年Dane用电镜在肝炎患者血清中发现HBV颗粒。HBV感染是全球性的公共卫生问题，估计全球HBV携带者高达3.7亿人。我国属乙型肝炎的高流行区，整体人群HBV携带率约7.18%。

（一）生物学性状

1. 形态结构 HBV感染者血清中在电镜下可见三种不同形态的病毒颗粒，即大球形颗粒、小球形颗粒、管形颗粒（图19-3）。

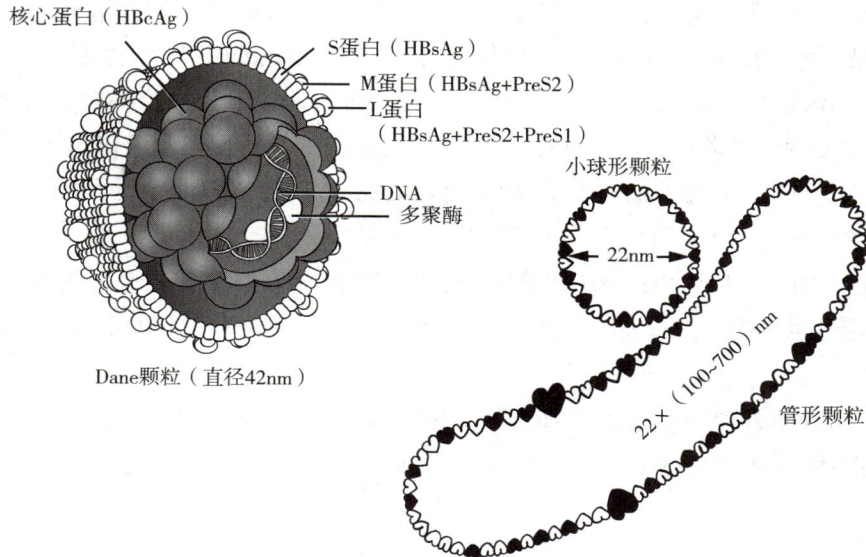

图19-3 HBV形态与结构示意图

（1）大球形颗粒 又称Dane颗粒，是具有感染性的完整病毒颗粒。电镜下呈球形，直径为42nm，具有双层衣壳结构。病毒核心为双链DNA，上附有DNA多聚酶。内层衣壳呈二十面体立体对称，相当于一般病毒的衣壳，主要由HBV核心抗原（HBcAg）构成。外层衣壳相当于病毒的包膜，由来自宿主细胞的脂质双层和病毒编码的包膜蛋白组成，包膜蛋白包括HBV表面抗原（HBsAg）、前S1抗原（PreS1Ag）、前S2抗原（PreS2Ag）。

（2）小球形颗粒 大量存在于感染者血液中，直径22nm，主要成分是复制时过剩的HBsAg，不含病毒DNA及DNA多聚酶，因此无感染性。

（3）管形颗粒 存在于血液中，直径22nm，长度为100~500nm，是小球形颗粒聚集形成的。

2. 基因结构 HBV基因组结构特殊，是不完全双链环状DNA。两条DNA链的长度不一致，长链为负链，含完整的HBV基因组，大约为3200个核苷酸；短链为正链，长度为负链的50%~99%不等。两条DNA链的5′端各有250个碱基可相互配对，因此正负链5′端可构成黏性末端，使DNA分子形成环状结构。

3. 抗原组成 HBV基因组含有多个可读基因区，编码多种结构及功能蛋白，有些蛋白在临床诊断中有重要意义。

（1）表面抗原（HBsAg） 存在于HBV的外层衣壳。HBsAg大量存在于感染者血液中，是感染HBV的主要标志。HBsAg可刺激机体产生保护性抗体（抗-HBs），因此HBsAg是制备疫苗最主要的成分。

抗-HBs是HBV的特异性中和抗体，在血清中出现表示机体对乙型肝炎有免疫力，见于乙型肝炎恢复期、既往HBV感染者或接种HBV疫苗后。

（2）PreS1抗原和PreS2抗原　存在于HBV的外层衣壳。PreS1和PreS2抗原参与病毒的复制，与吸附肝细胞有关，且含量的变化与血清中HBV DNA含量成正比，因此这两种抗原的检出可作为病毒复制的指标。PreS1和PreS2抗原免疫原性强于HBsAg，所产生的相应抗体抗-PreS1、抗-PreS2为中和抗体，可阻断病毒与肝细胞的结合，但在临床检测中不常用。

（3）核心抗原（HBcAg）　存在于HBV的内层衣壳。HBcAg是内层衣壳上的衣壳蛋白，外有包膜包裹，仅存在于完整病毒颗粒内及感染的肝细胞，一般不在血液循环中游离存在，不易在血清中检出。HBcAg免疫原性强，可刺激机体产生抗-HBc，为非保护性抗体，其中抗-HBc IgM的存在常提示HBV处于复制状态，传染性强，而抗-HBc IgG在血中持续时间长，是感染过HBV的标志。

（4）e抗原（HBeAg）　HBeAg可存在于肝细胞的胞质或胞膜上，也可分泌至血液循环中游离存在。HBeAg血清中的消长与病毒颗粒及病毒DNA多聚酶的消长基本一致，因此可作为病毒复制且传染性强的指标。HBeAg可刺激机体产生具有一定保护性的抗-HBe。抗-HBe的出现提示机体已经获得一定的免疫力，HBV复制能力减弱，传染性降低，预后良好。

4. 培养特性　HBV具有严格的种属特异性，宿主范围狭窄。黑猩猩对HBV最为敏感，是研究疫苗和致病机制的常用动物模型。HBV体外培养困难，目前主要采用人原代肝细胞或病毒DNA转染的肝癌细胞系培养。

5. 抵抗力　HBV对外界环境的抵抗力较强，不被70%乙醇灭活，对干燥、紫外线、低温均有抵抗性。高压蒸汽灭菌法、100℃加热10分钟、5%次氯酸钠、环氧乙烷、0.5%过氧乙酸等可灭活HBV，常用于HBV的消毒。

（二）致病性与免疫性

1. 致病性　HBV引起的病毒性肝炎称乙型肝炎。乙型肝炎患者或无症状HBsAg携带者为主要传染源。无论在潜伏期、急性期或慢性活动期，患者的血液和体液均有传染性。

主要传播途径如下。①血液、血制品等传播：HBV感染者血液中存在大量病毒，微量血液进入人体即可导致感染。输血或血制品、器官移植、手术、注射、拔牙等诊疗过程均可造成传播，此外针刺、共用剃须刀或牙刷、皮肤黏膜微小损伤等亦可导致传染。②垂直传播：感染HBV的母亲可经胎盘、乳汁、产道感染胎儿。③性接触传播及密切接触传播：由于感染者的唾液、精液、阴道分泌物等体液中均含有病毒，与HBV感染或携带者经性接触或日常生活密切接触也可被感染。

乙型肝炎潜伏期为30~160天，平均为90天。临床表现呈多样性，有无症状病毒携带者、急性肝炎、慢性肝炎和重症肝炎等多种表现。

HBV致病机制仍不完全清楚，通常认为导致肝细胞损伤的主要原因是病毒与宿主细胞间相互作用及免疫病理反应。免疫反应的强弱直接关系到临床过程的轻重及转归情况。①细胞免疫介导的免疫病理损伤：细胞免疫效应具有双重性，过强的细胞免疫反应会导致大面积的肝细胞损伤，发生重症肝炎。②体液免疫介导的免疫病理损伤：体液免疫中产生的抗体除阻断病毒感染和清除病毒的作用外，还可与相应HBV抗原结合形成免疫复合物。免疫复合物存在于血液循环中，沉积于关节滑液囊或肾小球基底膜等部位，引发Ⅲ型超敏反应，引起肝外损害。若免疫复合物大量沉积于肝内，会导致急性肝坏死，临床上表现为重症肝炎。③自身免疫反应引起的病理损伤：受HBV感染的肝细胞，细胞膜上除表达病毒特异性抗原之外，还会出现肝细胞表面自身抗原（如暴露出的肝特异性脂蛋白），这些自身抗原可诱导产生自身抗体，进而直接或间接损伤肝细胞。④病毒变异与免疫逃逸：HBV的基因可发生变异，引起病毒的抗原发生改变，使病毒能逃避机体的免疫清除作用，影响疾病的发生、发展、转归。⑤免疫耐受与慢性肝炎：当HBV感染者细胞免疫和体液免疫处于较低水平或完全缺失时，机体既不能有效清除病毒，也不能产生有效的免疫应答杀伤靶细胞，病毒与宿主之间形成免疫耐受，临床上表现为无症状携带者或慢性持续性肝炎。⑥HBV与原发性肝癌：HBV DNA可整合入人体肝细胞DNA中，促进细胞转化，导致肝细胞癌的发生，因此HBV感染与原发性肝细胞癌关系密切。

（三）微生物学检查

HBV感染的微生物学检查主要是血清学检测，包括抗原抗体检测和病毒核酸检测。

1. HBV抗原抗体检测　目前临床上诊断乙型肝炎最常用的检测方法是用ELISA法检测患者血清中HBV抗原和抗体，主要检测HBsAg、抗-HBs、HBeAg、抗-HBe及抗-HBc，俗称"乙肝两对半"或"乙肝五项"，必要时也可检测PreS1抗原和PreS2抗原。

HBV抗原和抗体检测结果判断较为复杂，需要同时分析几项指标，除用于乙型肝炎的诊断、预后及流行病学调查之外，还可用于供血员的筛选、检测疫苗接种效果等，常见的检查结果及临床意义见表19-4。

表19-4　常见HBV抗原抗体检测结果及临床意义

HBsAg	抗-HBs	HBeAg	抗-HBe	抗-HBc IgM	抗-HBc IgG	结果分析
+	-	-	-	-	-	感染或无症状携带者
+	-	+	-	+	-	急性或慢性乙型肝炎，传染性强（俗称"大三阳"）
+	-	-	+	-	+	急性感染趋向恢复（俗称"小三阳"）
+	-	+	-	+	+	急性肝炎、慢性肝炎、无症状携带者
-	+	-	+	-	+	既往感染
-	-	-	-	-	+	既往感染
-	+	-	-	-	-	既往感染或接种过疫苗

2. 血清HBV DNA检测　目前常用PCR或qPCR等方法检测HBV DNA。感染者血清中HBV DNA出现早，在慢性感染者中可持续阳性，检出HBV DNA是判断病毒复制和传染性的最可靠的指标，现已被广泛用于临床诊断及药物效果评价。

（四）防治原则

HBV感染的一般性预防主要是控制传染源，切断传播途径。加强对供血员的筛选；严格消毒灭菌处理患者、携带者的血液、分泌物、污染的医疗器械和日常用具等；使用一次性注射器、输液器等；注意个人卫生，避免共用牙刷、剃须刀、修眉刀等可能污染血液的个人用品等。

HBV感染的特异性预防包括主动免疫和被动免疫。主动免疫是通过接种疫苗对人群进行特异性预防，接种疫苗是预防HBV感染最有效的方法。乙型肝炎疫苗属于我国计划免疫，目前主要使用乙肝基因工程疫苗，在0、1、6个月各接种1次，共接种3次可获得良好的免疫保护；被动免疫主要使用含高效价抗-HBs的人血清免疫球蛋白或乙型肝炎特异性免疫球蛋白，意外暴露者及时注射可获得免疫保护，降低感染率，HBsAg阳性母亲的新生儿出生后注射可有效预防新生儿感染。

目前尚无特效药物治疗乙型肝炎。常用的抗病毒药物有干扰素和核苷类似物，能有效抑制病毒复制。另外，清热解毒、活血化瘀的中草药对 HBV 感染有一定疗效。

课堂互动 19-1

HBsAg 阳性的早孕孕妇前来咨询，如何预防胎儿被 HBV 感染，你能给她哪些建议？

答案解析

三、丙型肝炎病毒

丙型肝炎病毒（hepatitis C virus，HCV）引起的丙型肝炎以前曾被称为肠道外传播的非甲非乙型肝炎。1989 年 Choo 等从肠道外传播的非甲非乙型肝炎患者血清中获得了病毒全基因组，确认了病原体，将其命名为 HCV，1991 年国际病毒命名委员会将其归类为黄病毒科丙型肝炎病毒属。

（一）生物学性状

HCV 呈球形，有包膜，直径 55~65nm。核心为单正链 RNA，衣壳由核心蛋白组成，包膜上有易变异的包膜蛋白 E1、E2。

HCV 的体外培养困难，目前仍无稳定高效的细胞培养模型。黑猩猩是敏感动物，是 HCV 研究常用的动物模型。

HCV 对理化因素抵抗力不强，紫外线、煮沸、甲醛、20% 次氯酸、脂溶剂等均可灭活 HCV。血液或血制品经 60℃ 处理 30 小时，HCV 的传染性消失。

（二）致病性与免疫性

HCV 引起的病毒性肝炎称丙型肝炎。传染源主要为丙型肝炎患者及 HCV 携带者。传播途径与 HBV 相似，主要为输血或血制品传播，是输血后慢性肝炎肝硬化的主要原因。亦可通过非输血途径的隐性微小创伤、性接触、家庭密切接触及母婴传播。

HCV 感染的临床过程轻重不一，可表现为急性肝炎、慢性肝炎或无症状携带者。HCV 感染极易慢性化，近 40%~50% 的患者转变为慢性肝炎。大多数急性感染者临床表现不明显，并且多不表现出黄疸症状，发现时已呈慢性肝炎。约 20% 的慢性肝炎发展成肝硬化，在此基础上有的可发展为肝细胞癌。由于人感染后产生较弱的保护性免疫力，对再感染没有预防作用。HCV 的致病机制尚未明确，主要与病毒的直接致病作用、细胞介导的免疫病理反应及 NK 细胞的杀伤作用有关。HCV 感染易于慢性化的可能机制除了与 HCV 基因组易于变异导致免疫逃逸有关外，还可能与 HCV 在体内呈低水平复制，病毒血症水平较低，不易诱导高水平的免疫应答等因素有关。

HCV 感染后诱导产生的适应性免疫应答没有明显的免疫保护作用。

（三）微生物学检查

1. **检测抗体**　HCV 感染后机体可产生特异性抗体，采用基因重组蛋白为抗原，用 ELISA 或 Western blot 检测血清中特异性 HCV 抗体，是简便、快速、特异的检测手段，用于诊断丙型肝炎、筛选献血员及流行病学调查。

2. **检测病毒核酸**　HCV RNA 的检测是判断 HCV 感染及传染性的可靠指标。目前常用的方法有 RT-PCR 和 RT-qPCR，敏感性高，可检测血清中极微量的 HCV RNA，用于早期诊断及疗效评估。

（四）防治原则

目前尚无有效疫苗用于预防 HCV 感染。严格筛选献血员、加强血制品管理是控制 HCV 感染最主要的预防手段。我国丙型肝炎治疗的标准方案是采用聚乙二醇干扰素和利巴韦林二联疗法，近年来特拉匹韦、索菲布韦等一批直接抗病毒药物用于临床，取得良好的疗效，使得丙型肝炎从难治性疾病变为可治愈疾病。

四、丁型肝炎病毒

丁型肝炎病毒（hepatitis D virus，HDV）是一种不能独立复制的缺陷病毒，必须在 HBV 或者其他嗜肝 DNA 病毒的辅助下才能完成正常复制。1977 年 Rizzetto 在乙型肝炎患者肝组织标本中发现，1983 年正式命名。

（一）生物学性状

HDV 呈球形，直径 35~37nm，有包膜，但包膜蛋白是由辅助病毒 HBV 编码产生的 HBsAg。核心为单负链环状 RNA 及与之结合的丁型肝炎病毒抗原（HDAg），对核酸起保护作用。黑猩猩、北京鸭、土拨鼠是敏感动物，可作为 HDV 研究的动物模型。

（二）致病性与免疫性

HDV 引起的病毒性肝炎称丁型肝炎。传染源为丁型肝炎患者和 HDV 携带者，传播途径与 HBV 相同，主要是血源性传播。感染后可表现为急性肝炎、慢性肝炎或无症状携带者。HDV 感染有联合感染（正常人同时感染 HBV 和 HDV）和重叠感染（乙型肝炎患者再感染 HDV）两种类型。重叠感染常可引起原乙型肝炎病情加重，发展为重症肝炎。目前认为 HDV 的致病机制可能与病毒对肝细胞的直接损伤作用和机体的免疫病理反应有关。

（三）微生物学检查

1. 抗原抗体检测　　HDV 感染者血清中存在 HDAg，但存在时间短，因此检测抗原 HDAg 可作为 HDV 感染的早期诊断。用 RIA 或 ELISA 检测血清中 HDV 抗体是目前诊断 HDV 感染的常规方法，抗 –HD IgM 用于感染早期诊断，抗 –HD IgG 在恢复期才出现，若 HDV 抗体持续高效价，可作为 HDV 慢性感染的指标。

2. 病毒核酸检测　　斑点杂交或 RT–PCR 等技术检测患者血清中或肝组织内的 HDV RNA 也是诊断 HDV 感染的可靠方法。

（四）防治原则

丁型肝炎的预防原则与乙型肝炎相同，如加强血液和血制品管理、严格筛选献血员、防止医源性感染及广泛接种乙肝疫苗。目前尚无直接抗 HDV 的抗病毒药物，干扰素等对丁型肝炎有一定疗效。

五、戊型肝炎病毒

戊型肝炎病毒（hepatitis E virus，HEV）引起的戊型肝炎曾称为经消化道传播的非甲非乙型肝炎，1989 年 Reyes 等成功克隆了基因组，正式命名为 HEV，戊肝病毒科戊肝病毒属。1986 年，我国新疆南部地区暴发至今世界最大的一次戊型肝炎流行，患者数约 12 万，死亡 700 余人。

（一）生物学性状

HEV呈球形，直径32~34nm，无包膜，核酸为单正链RNA。目前尚不能用细胞大量培养，黑猩猩、猕猴、食蟹猴、乳猪等是敏感动物。HEV可在液氮（–196℃）中保存，在–70℃~8℃中易裂解，易被高盐、氯化铯等灭活。

（二）致病性和免疫性

HEV引起的病毒性肝炎称戊型肝炎。传染源是患者和隐性感染者，一些携带HEV的猪、牛、羊等动物也是传染源。HEV主要经粪–口途径传播，通过胃肠道入血液后，在肝细胞内复制，再释放于血液和胆汁中，随粪便排出。患者和隐性感染者的粪便一旦污染水源、食物会导致戊型肝炎的传播。潜伏期平均为40天，HEV通过对肝细胞的直接损伤和免疫病理作用引起肝细胞的炎症或坏死。临床表现与甲型肝炎相似，多为急性肝炎，部分可发展为重症肝炎或胆汁淤积型肝炎。孕妇感染后常引发流产或死胎，病情严重，病死率高达10%~20%。戊型肝炎为自限性疾病，多数患者发病后6周左右好转并痊愈，不发展为慢性肝炎或病毒携带者。

戊型肝炎病后免疫力不持久，可反复感染。

（三）微生物学检查

目前临床常用ELISA检查血清中抗体，即抗–HEV IgM或IgG。也可用RT–PCR法检测粪便或胆汁中HEV RNA，诊断HEV感染。

（四）防治原则

HEV感染的一般性预防包括注意个人和环境卫生，加强对水源、食物、粪便的管理等。2012年戊型肝炎疫苗在我国研制成功，接种疫苗是特异性预防HEV感染的最直接、最有效的手段。

第四节　逆转录病毒

逆转录病毒为单正链RNA包膜病毒，含有逆转录酶，可将病毒基因组RNA转录为DNA。逆转录病毒科中对人类致病的逆转录病毒主要为人类免疫缺陷病毒、人类嗜T细胞病毒。

一、人类免疫缺陷病毒

1981年美国报道5例病例，命名为获得性免疫缺陷综合征（AIDS，即艾滋病）。1983年Luc Montagenier等分离到病毒，命名为人类免疫缺陷病毒（human immunodeficiency virus，HIV）。HIV为逆转录病毒亚科慢病毒属，主要有HIV–1、HIV–2两型，HIV–1型是引起世界AIDS流行的型别，HIV–2型是主要引起西非、西欧流行的型别。

（一）生物学性状

1. 形态结构　HIV呈球形，直径100~120nm，有包膜。核心为2条相同的单正链RNA，附有蛋白酶、反转录酶、整合酶；衣壳由衣壳蛋白p24、p7组成。核衣壳与包膜之间为基质蛋白p17，最外层为脂质双层包膜，包膜表面的刺突为包膜糖蛋白gp120和跨膜糖蛋白gp41（图19–4）。其中gp120与宿主细胞表面受体CD4分子结合介导病毒吸附。

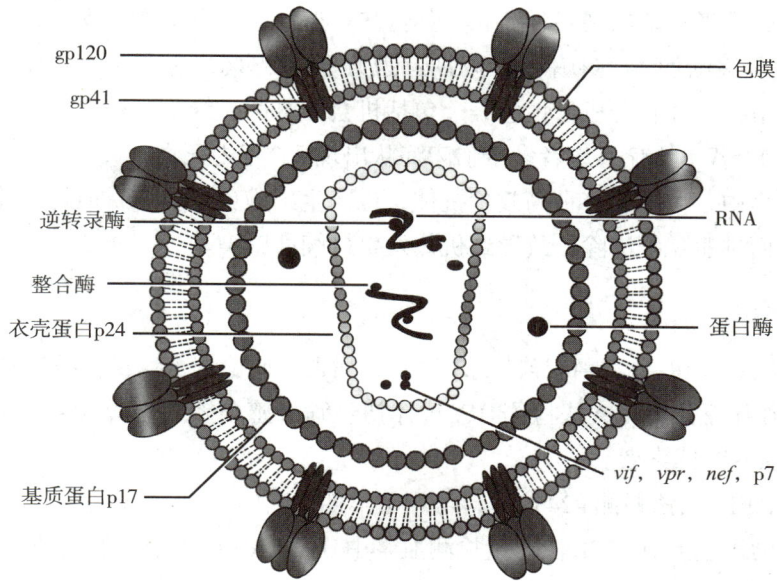

图 19-4　HIV 结构示意图

2. 培养特性　HIV 仅感染表面有 CD4 分子的细胞。恒河猴及黑猩猩可作为 HIV 感染的动物模型。实验室中常用新鲜分离的正常人 T 细胞或用患者自身分离的 T 细胞来培养 HIV。

3. 抵抗力　HIV 对理化因素的抵抗力较弱。高压灭菌或煮沸 20 分钟可灭活病毒，0.5% 次氯酸钠、70% 乙醇等一般化学消毒剂处理 10~30 分钟均可灭活病毒。但 HIV 对紫外线有较强的抵抗力。

（二）致病性与免疫性

AIDS 的传染源为患者和无症状感染者，病毒主要存在于血液、精液、阴道分泌液、乳汁等体液中。主要传播途径有三种。①性接触传播：是 HIV 的主要传播方式。②血液传播：接受含有 HIV 的血液或血制品、骨髓或器官移植，或使用被污染的注射器、针头、手术器械等。③垂直传播：HIV 可通过胎盘、产道、哺乳等母婴途径传播，如不采取干预措施，HIV 母婴传播概率为 15%~45%。医护人员及研究人员接触 HIV 感染者血液或体液机会多，工作中应注意生物安全，提高意识，做好防护。

HIV 主要感染表面有 CD4 分子的细胞。HIV 借助 gp120 与机体细胞表面受体 CD4 分子结合，gp41 介导病毒包膜与宿主细胞膜融合，使病毒侵入 CD4$^+$细胞。感染早期，HIV 主要侵犯单核-巨噬细胞。单核-巨噬细胞可抵抗 HIV 的裂解细胞作用，病毒可在细胞内长期潜伏并随其游走扩散，感染的单核-巨噬细胞免疫功能下降。随着感染进程，HIV 的细胞亲嗜性转为嗜 T 淋巴细胞为主，HIV 直接或间接杀伤 CD4$^+$T 细胞，致使 CD4$^+$T 细胞数量减少及功能下降。此外，HIV 还可导致 B 细胞功能紊乱、NK 细胞杀伤功能下降、树突状细胞功能下降等。

AIDS 的潜伏期长，平均约 10 年。临床上将 HIV 感染病程分四个阶段。①急性感染期：进入机体的 HIV 入侵单核-巨噬细胞、T 细胞等，大量复制，出现病毒血症，感染者出现流感样的非特异性症状，如头痛、发热、淋巴结肿大、乏力、全身不适等，一般持续 2~3 周后症状逐渐消失，进入无症状潜伏期，急性感染期血清中可检测到 P24 抗原，但抗体检测尚未阳性。②无症状潜伏期：急性感染 3~6 个月内进入无症状潜伏期，感染者一般无临床症状或症状轻微，可出现无痛性淋巴结肿大，此期持续时间数年至数十年，平均可达 10 年左右，病毒潜伏在组织细胞中低水平复制，血液中 CD4$^+$T 细胞接近正常水平，血液中检测不到病毒，可检测出 HIV 抗体。③AIDS 相关综合征期：随着 HIV 大量复制，机体免疫系统受到进行性损伤，患者逐渐出现各种症状，如低热、盗汗、体重下降、皮疹、慢性腹泻、持续性淋巴结肿大等症状，症状逐渐加重。④免疫缺陷期：为典型 AIDS 期，患者血液中 CD4⁺T 细胞数量明显下降，导致严重免疫缺陷，合并各种机会性感染（包括机会性真菌、细菌、病毒、寄生虫感染）及恶性肿瘤（如卡波西肉瘤等），若不治疗，患者多于临床症状出现后 2 年内死亡。

机体感染 HIV 过程中，可产生多种高效价抗体，也产生细胞免疫应答，但均不能彻底清除病毒，同时病毒抗原变异频繁而逃避免疫清除，故导致机体发生持续性感染。

（三）微生物学检查

HIV 的实验室检测主要包括病毒特异性抗体检测、病毒抗原检测、病毒核酸检测和病毒分离等。

1. 抗体检测　临床常用 ELISA 法检测 HIV 抗体初步筛查感染者，用 Western blot 检测血清中的 p24 抗体和 gp120 抗体确认 HIV 感染者。

2. 抗原检测　用 ELISA 法检测 P24 抗原，可用于早期诊断。

3. 核酸检测　可用定量 RT-PCR 法定量检测血浆中 HIV RNA 拷贝数（病毒载量），以判断新生儿感染，监测病情进展和评价疗效。

（四）防治原则

目前尚无有效的 HIV 疫苗上市，多种疫苗正处于研发之中。世界许多国家都制定了预防、控制 HIV 感染的措施，包括：①普遍开展关于预防 AIDS 的宣传教育，了解传染途径及其严重危害。②建立 HIV 感染的监测网，及时控制疫情。③对献血、献器官者等严格检测 HIV 抗体。④倡导安全性生活。⑤禁止共用剃须刀、注射器、牙刷等。⑥感染 HIV 妇女，应避免怀孕、母乳喂养婴儿。

目前治疗 HIV 感染常用多种抗 HIV 药物的联合方案，称为高效抗逆转录病毒治疗（HAART，俗称"鸡尾酒"疗法），联合使用 2 种核苷类药物和 1 种非核苷类药物或蛋白酶抑制剂。该治疗方法能有效抑制 HIV 复制，减缓病情发展，降低传染性，但无法彻底清除病毒治愈患者。

二、人类嗜 T 细胞病毒

人类嗜 T 细胞病毒（human T-cell lymphotropic virus，HTLV）归属于人类逆转录病毒科的 δ 逆转录病毒属，是引起人类恶性肿瘤的 RNA 肿瘤病毒。HTLV 分为 HTLV-1 和 HTLV-2 两型，其中 HTLV-1 型可引起成人 T 淋巴细胞白血病（ALT）。

（一）生物学性状

HTLV-1 病毒颗粒呈球形，直径约为 100nm，有包膜。核心为两条相同的单正链 RNA 和逆转录酶，衣壳为正二十面体立体对称结构，包膜上有糖蛋白 gp46，可与 CD4 分子结合。

（二）致病性与免疫性

HTLV-1 主要感染 CD4⁺T 细胞，是成人 T 细胞白血病（ALT）的病原体。传染源是患者和 HTLV 感染者，主要通过输血、性接触传播，也可以母婴传播。HTLV 感染后多无临床症状，经过较长的潜伏期，部分感染者发展为 ALT。ALT 的临床表现多样，有急性型、淋巴瘤型、慢性型、隐匿型，主要临床表现为淋巴结肿大、肝脾大、皮肤损害、外周血白细胞增多并出现异型淋巴细胞等。

（三）微生物学检查

目前 HTLV 感染的病原学诊断主要有 ELISA 法检测血清中 HTLV 特异性抗体、PCR 法检测外周血单个核细胞中 HTLV 核酸。

（四）防治原则

目前 HTLV 感染尚无特异的疫苗，一般性预防主要依靠切断传播途径。

第五节　其他病毒

一、狂犬病毒

狂犬病毒（rabies virus）属于弹状病毒科狂犬病病毒属，主要引起犬、猫和多种野生动物（如狼、狐狸、臭鼬和蝙蝠）的自然感染，人可因患病或带毒动物咬伤、搔伤而感染引起狂犬病。狂犬病一旦发病，病死率近乎100%，是目前病死率最高的传染病，因此狂犬病的预防非常重要。

（一）生物学性状

狂犬病毒形态似子弹状，一端钝圆，一端扁平，大小为（60~85）nm×（130~300）nm。核酸为单股负链 RNA，衣壳为螺旋对称结构，有包膜，包膜上的糖蛋白刺突参与病毒复制。狂犬病毒有嗜神经细胞性，在易感动物或人的中枢神经细胞内增殖时，于细胞质内形成1个或多个、嗜酸性、圆形或椭圆形包涵体，称为内基小体（Negri body），可作为辅助诊断狂犬病的指标。

狂犬病毒对热、紫外线、日光、干燥的抵抗力弱，加热56℃ 30~60分钟或100℃ 2分钟可被灭活，也易被强酸、强碱、甲醛、碘、乙醚、肥皂水及离子型和非离子型去污剂灭活。

（二）致病性与免疫性

狂犬病的主要传染源是患病或隐性感染的动物（如犬、猫、狼、蝙蝠等）。人通常是被患病动物咬伤或抓伤所致，亦可因密切接触而感染。患病动物唾液中含有大量的病毒，人被咬伤后病毒经伤口进入体内。潜伏期一般1~3个月，但亦有短至1周或长达数年者，这可能与被咬伤部位距头部距离、感染病毒数量等因素有关。人被狂犬咬伤后的发病率为30%~60%，一旦发病，病死率近乎100%。

病毒首先在感染的局部肌细胞中增殖，再沿神经上行至中枢神经系统，在脊髓背根神经节大量增殖，侵犯脊髓、脑干和小脑等处，引起以神经系统症状为主的临床表现（如痉挛、麻痹和昏迷等）。最后，病毒沿周围神经进入各组织器官（如舌、咽、唾液腺和心脏等），临床上出现恐水症、呼吸困难或吞咽困难等。狂犬病的发病过程大致可分为三个阶段。①发病早期：症状有发热、乏力、出汗等，病毒侵入部位有刺痛或出现虫爬蚁行的异常感觉。②兴奋期：患者出现神经兴奋性增高，表现为恐惧不安，对声、光、风刺激均高度敏感，患者吞咽或饮水，甚至闻水声时，亦引起严重的喉头肌肉痉挛，故又称"恐水症"。③麻痹期：患者对外界各种刺激均不敏感，最后因昏迷、呼吸和循环衰竭而死亡。

（三）微生物学检查

根据动物咬伤史和典型的临床症状，通常可以诊断狂犬病。但对于处在潜伏期、发病早期或咬伤不明确的可疑患者，需要进行微生物学检查辅助确诊。

狂犬病患者的诊断，可取其唾液沉渣涂片，睑、颊皮肤活检，用免疫荧光抗体法检查病毒抗原，亦可应用PCR技术检测标本中狂犬病毒RNA。

（四）防治原则

狂犬病难以治愈，预防十分重要。

1. **控制犬类**　捕杀野犬、加强家犬管理、注射犬用疫苗，是预防狂犬病的主要措施。

2. **伤口处理**　人被可疑患病动物咬伤后，立即用肥皂水、0.1%新洁尔灭或清水反复冲洗伤口，然后用75%乙醇或碘伏消毒。

3. **主动免疫**　狂犬病的潜伏期一般较长，人被咬伤后如及早接种狂犬病疫苗进行暴露后预防接种，可有效预防发病。我国常用二倍体细胞培养固定株狂犬病毒制备的灭活疫苗，分别于0、3、7、14、28天进行肌内注射，免疫效果好，副作用小。对有接触狂犬病毒可能的人员（兽医、动物管理员及野外工作者等），也应进行狂犬病疫苗的预防接种，进行暴露前预防接种。

4. **被动免疫**　在伤口严重等特殊情况下，用高效价抗狂犬病毒血清或抗狂犬病毒免疫球蛋白在伤口周围与底部浸润注射，或肌内注射（40U/kg），与狂犬病疫苗联用效果更佳。

二、人乳头瘤病毒

人乳头瘤病毒（human papilloma virus，HPV）属于乳头瘤病毒科乳头瘤病毒属，现已发现100多个型别。HPV主要侵犯人的皮肤、黏膜组织，引起组织增生性病变，例如扁平疣、寻常疣和尖锐湿疣等。Harald zur Hausen因证实了HPV是宫颈癌的重要致病因素，获得2008年诺贝尔生理学或医学奖。

（一）生物学性状

HPV呈球形，直径52nm~55nm，核酸为双链环状DNA，衣壳呈二十面体对称，无包膜。根据基因的差异，进行HPV分型，现已发现100余型。

（二）致病性与免疫性

HPV主要通过直接接触感染者病变部位、间接接触被污染物品等途径传播。生殖系统感染主要是通过性接触传播，患有生殖道HPV感染的产妇在分娩过程中经产道感染新生儿。

人类是HPV的唯一自然宿主。HPV所致疾病因病毒型别及感染部位不同而异。皮肤疣（包括扁平疣、跖疣、寻常疣等）主要由嗜皮肤性的HPV 1、2、3、4、7、10等型别引起，多为自限性和一过性疾病。尖锐湿疣主要由嗜黏膜性的HPV 6、11等型别感染泌尿生殖道皮肤黏膜所致，属于性传播疾病，很少引起癌变，属低危型HPV。宫颈癌等生殖道恶性肿瘤主要与多种型别高危型HPV感染有关，与宫颈癌的发生最相关的是HPV 16型和18型，其次是HPV 31、45、33、35、39、51、52型。

（三）微生物学检查

DNA分子杂交可用于HPV分型和实验室诊断。ELISA或蛋白印迹法，可以检测血清中的抗体。

（四）防治原则

性卫生知识的宣传教育对生殖器HPV感染的预防十分重要。

皮肤、黏膜的寻常疣和尖锐湿疣等可通过局部用药、电灼、冷冻、激光等疗法治疗。HPV二价（16、18型）疫苗、HPV四价（6、11、16、18型）疫苗、HPV九价（6、11、16、18、31、33、45、52、58型）疫苗，可预防宫颈癌以及尖锐湿疣。

三、流行性乙型脑炎病毒

流行性乙型脑炎病毒（epidemic type B encephalitis virus）简称乙脑病毒，该病毒1935年由日本学者首先从脑炎死亡者脑组织中分离到，故又称日本脑炎病毒。乙脑病毒经蚊子传播，引起流行性乙型脑炎，简称乙脑。乙脑主要累及中枢神经系统，临床表现轻重不一，严重者病死率高，幸存者可留下神经系统后遗症。

（一）生物学性状

乙脑病毒呈球形，直径45~50nm，核酸为单正链RNA，衣壳呈二十面体立体对称，有包膜，包膜表面有糖蛋白刺突。乙脑病毒抗原性稳定，只有1个血清型。病毒在地鼠肾细胞、幼猪肾细胞等原代培养细胞以及C6/36蚊传代细胞中均能增殖，并引起明显的细胞病变。乙脑病毒对酸、乙醚等脂溶剂敏感，不耐热，对消毒剂也较敏感。

（二）致病性与免疫性

乙脑的传染源是携带病毒的猪、牛、羊、鸡等家畜、家禽。在我国，猪是最重要的传染源，特别是幼猪。乙脑的传播媒介主要是三带喙库蚊。病毒在蚊体内增殖，可终身带毒，甚至随蚊子越冬或经卵传代，故蚊子既是该病毒的传播媒介又是储存宿主。病毒通过蚊子作为传播媒介在动物–蚊–动物中不断循环，其间带病毒蚊子若叮咬易感人体则可引起人体感染。

病毒侵入人体后，先在局部淋巴结等处增殖，经淋巴管和毛细血管进入血流，引起第一次病毒血症。病毒随血流播散到肝、脾等处，在单核–巨噬细胞内继续增殖，经10天左右，大量病毒再次进入血流，引起第二次病毒血症，临床表现为发热、寒战、全身不适等症状。少数患者由于免疫力不强或血脑屏障发育不完善，病毒可侵入脑组织，在神经细胞内增殖，引起神经细胞变性、坏死、脑实质和脑膜病变，出现中枢神经系统症状和体征，表现为高热、头痛、惊厥、昏迷或脑膜刺激征等症状，病死率较高，部分幸存者可遗留痴呆、偏瘫、失语、智力减退等后遗症。

乙脑病毒抗原性稳定，病后免疫力稳定而持久，隐性感染均可获得持久免疫力。

（三）微生物学检查

取患者发病初期的血液和脑脊液可分离培养病毒，但阳性率低。

用免疫荧光法和ELISA均可检测到发病初期患者血液及脑脊液中乙脑病毒抗原，阳性结果具有早期诊断意义。

ELISA法检测患者血清及脑脊液中的特异性IgM抗体，阳性率可达90%以上。采患者双份血清（两次间隔时间1~2周），若抗体效价增高4倍或4倍以上有诊断价值。

（四）防治原则

接种疫苗、防蚊和灭蚊、动物管理是预防乙脑的关键。在易感人群中接种乙脑灭活疫苗或减毒活疫苗是预防乙脑流行的有效措施。流行地区加强猪的管理、幼猪接种疫苗，有可能控制乙脑在猪群及人群的传播和流行。对乙脑患者，应隔离治疗。我国采用中西医结合疗法，使用中药白虎汤、清瘟败毒饮等配合治疗，可降低死亡率，且治愈率高于国外。

四、登革病毒

登革病毒（dengue virus，DENV）是登革热（dengue fever，DF）和登革出血热/登革休克综合征

（dengue hemorrhagic fever/dengue shock syndrome，DHF/DSS）的病原体。登革热广泛流行于热带以及亚热带地区的100多个国家和地区，其中以东南亚和西太平洋地区的流行最为严重。自1978年以来，在我国南方地区均有流行的报道，2014年广东全年报道病例超过4万例，防治工作至关重要。

（一）生物学性状

登革病毒属黄病毒科黄病毒属，形态、结构与乙脑病毒相似。病毒呈球形，直径45~55nm，核酸为单链RNA，衣壳呈二十面体立体对称，有包膜。根据抗原性不同分为4个血清型，各型病毒间抗原性有交叉，与乙脑病毒也有部分抗原交叉。

（二）致病性与免疫性

人和灵长类动物是登革病毒的主要储存宿主。传播媒介主要是伊蚊（包括埃及伊蚊和白纹伊蚊）。主要传染源是患者及隐性感染者，而热带和亚热带丛林地区中携带病毒的猴子等灵长类动物也是主要传染源。

登革病毒经伊蚊叮咬进入人体，潜伏期为3~8天，先在毛细血管内皮细胞及单核-巨噬细胞系统中复制增殖，后经血流扩散，引起临床症状。典型登革热病情较轻，主要症状有发热、头痛、皮疹、全身肌肉和骨骼关节疼痛。部分登革热患者发热3~5天后体温降至正常，1天后再度上升，称作双峰热或马鞍热。登革热的皮疹一般在第3~6天出现，面部四肢多见，充血性皮疹或针尖样点状出血点，多有痒感、不脱屑，持续3~4天消退。登革出血热/登革休克综合征是登革热的严重临床类型，病情较重，多发生于再次感染的儿童和成人。初期有典型登革热的症状体征，随后病情迅速发展，出现严重出血现象，表现为皮肤紫癜、鼻出血、消化道出血、血尿等，严重者可发生休克及其他重要脏器损伤。

（三）微生物学检查

应用抗体捕获ELISA或免疫层析法检测患者血清中特异性IgM抗体，是最常用的登革热早期快速诊断技术。用ELISA或免疫层析法检测血清中特异性IgG抗体也广泛用于登革热的实验室诊断。此外，在登革热感染早期，用ELISA法检测患者血清中登革病毒抗原也可进行早期快速诊断。

（四）防治原则

防蚊、灭蚊是控制登革病毒感染的重要手段，目前主要通过清除蚊虫孳生场所、改善环境卫生条件等方式，控制蚊虫数量。疫苗接种是预防登革热最有效途径。目前尚无特效的抗病毒治疗药物，治疗主要采取支持及对症治疗。

五、汉坦病毒

汉坦病毒泛指布尼亚病毒目汉坦病毒科的多种病毒（如汉滩病毒、汉城病毒等）。汉坦病毒在临床上主要引起两种急性传染病，一种是以发热、出血、急性肾功能损害和免疫功能紊乱为主的疾病，称肾综合征出血热（hemorrhagic fever with renal syndrome，HFRS）；一种是以肺浸润及肺间质水肿、呼吸窘迫和呼吸衰竭为特征的汉坦病毒肺综合征（hantavirus pulmonary syndrome，HPS）。在我国，汉坦病毒主要引起肾综合征出血热，又称流行性出血热，流行范围广，发病人数多，病死率较高。

（一）生物学性状

汉坦病毒颗粒具有多形性，多数呈圆形或卵圆形，直径75~210nm。核酸为单负链RNA，有包膜。

汉坦病毒可在人肺传代细胞、非洲绿猴肾细胞（Vero-E6）等细胞中增殖，但细胞病变不明显。黑线姬鼠、长爪沙鼠、大鼠、乳小鼠和金地鼠等为敏感动物。汉坦病毒抵抗力不强，对脂溶剂、酸、热、紫外线敏感，60℃1小时可被灭活，一般消毒剂如酒精、碘酒、来苏、新洁尔灭等可灭活病毒。

（二）致病性与免疫性

流行性出血热有明显的地区性和季节性，与鼠的分布、活动及其与人的接触有关。在我国，汉坦病毒的传染源主要是黑线姬鼠、褐家鼠，携带病毒的动物通过唾液、尿液、粪便等排出体外而污染环境，人或动物经呼吸道、消化道或直接接触等方式被传染。肾综合征出血热（HFRS）的潜伏期一般为2周左右，起病急，发展快，发病机制和病理变化与病毒的直接损伤作用和免疫病理损伤有关。HFRS典型病例有三大临床表现：发热、出血、肾脏损害。可经历5期，即发热期、低血压休克期、少尿期、多尿期、恢复期。发病初期患者眼结膜、咽部、软腭等处充血，软腭、腋下、前胸等处有出血点，常伴有三痛（头痛、眼眶痛、腰痛）和三红（面、颈、上胸部潮红），几天后病情加重，可表现为多脏器出血及肾衰竭。

HFRS病后可获得对同型病毒的稳定而持久的免疫力。

（三）微生物学检查

1. **病毒分离与鉴定** 只用于少数情况下，如某地区首例HFRS患者的确定，或怀疑新的病毒亚型，须在具有严格隔离条件和防护措施的实验室进行。采集患者血液或尸体标本，经适当处理后进行细胞培养，通过免疫荧光抗体染色，检查细胞浆内的病毒抗原。

2. **血清学诊断** 以免疫荧光法或ELISA法检测血清中的特异性抗体，IgM抗体有早期诊断意义，IgG抗体除可用于诊断外，还可用于HFRS的血清流行病学调查。

（四）防治原则

接种疫苗是预防HFRS的有效措施，同时做好灭鼠、防鼠、食品卫生和个人防护等一般性预防。HFRS的治疗主要是单克隆抗体和综合对症治疗。

六、水痘-带状疱疹病毒

水痘-带状疱疹病毒（varicella-zoster virus，VZV）是引起水痘和带状疱疹的病原体。在儿童原发感染时引发水痘，病愈后潜伏在体内，少数人在青春期或成年后潜伏的病毒再发，引起带状疱疹。

（一）生物学性状

水痘-带状疱疹病毒属疱疹病毒科，与其他疱疹病毒具有相似的生物学性状。病毒呈球形，直径为150~200nm，核酸为线形双链DNA，衣壳为二十面立体对称，有包膜。水痘-带状疱疹病毒仅有一个血清型，无动物储存宿主。病毒在人成纤维细胞中增殖，增殖速度较快，能引起细胞病变，可在感染细胞中产生嗜酸性包涵体及形成多核巨细胞。

（二）致病性与免疫性

人是水痘-带状疱疹病毒的唯一自然宿主，皮肤是病毒感染的主要靶器官。病毒传染性强，儿童易感，感染发病率可达90%。传染源主要是患者，水痘患者上呼吸道分泌物、水痘或带状疱疹患者水疱中往往含有大量感染性病毒颗粒，主要通过呼吸道传播，也可通过密切接触感染。

水痘-疱疹病毒感染表现为原发感染和复发感染。

1. 原发感染　主要表现为水痘，是儿童常见传染病。病毒经呼吸道黏膜侵入机体，在局部淋巴结增殖，释放入血到达肝脏和脾脏复制，再次入血扩散至全身，特别是皮肤和黏膜组织。儿童初次感染后，经2~3周的潜伏期，皮肤出现斑丘疹、水疱疹，并可发展为脓疱疹，皮疹向心性分布，躯干较多，常伴有发热等症状。数天后结痂，无继发感染者，痂脱落不留痕迹。儿童水痘一般病情较轻，但在免疫缺陷的儿童、新生儿和长期使用免疫抑制剂的儿童感染水痘，则可表现为重度水痘，可能是一种致死性感染。成人水痘一般病情较重，因细胞免疫强，细胞损伤更大，常并发病毒性肺炎，死亡率较高。

2. 复发性感染　多表现为带状疱疹，多发生于有水痘病史的成人和老年人。原发感染后，未被清除的病毒潜伏于脊髓后根神经节或脑神经的感觉神经节中。成年以后，或机体细胞免疫低下时（例如发热、机械压迫、寒冷、X光照射、使用免疫抑制剂、肿瘤），潜伏在神经节中的病毒被激活，经感觉神经纤维轴突到达神经支配的皮肤细胞内，增殖后引起疱疹。带状疱疹初期局部皮肤瘙痒、疼痛，进而出现红疹，沿感觉神经支配的皮肤分布串连成带状，常发生于躯体、头部和颈部，局部疼痛剧烈。

儿童患水痘后，特异性细胞免疫和体液免疫对限制病毒扩散以及促进疾病痊愈起重要作用，其中特异性细胞免疫更为关键。水痘病后可获得持久免疫力，极少有再患水痘者，但中和抗体不能清除神经节中潜伏的病毒，不能阻止带状疱疹发生。

（三）微生物学检查

水痘或带状疱疹依据典型临床症状可做出诊断。必要时取疱疹基底部标本、皮肤刮取物、水疱液等标本HE染色，检查有无核内嗜酸性包涵体和多核巨细胞等，或用免疫荧光法检测抗原。也可用ELISA等方法检测血清中抗体。

（四）防治原则

水痘-带状疱疹病毒感染的预防主要是特异性预防，儿童接种水痘减毒活疫苗，体内产生的特异性抗体可维持10年之久，有效预防水痘的感染和流行，保护率较高。阿昔洛韦、阿糖腺苷等核苷类似物及IFN-α可用来缓解局部症状，限制疾病发展，治疗免疫抑制儿童的严重感染及成人带状疱疹。

目标检测

答案解析

一、单项选择题

1. 引起流行性感冒世界范围大流行的病原体是（　　）
   A. 甲型流感病毒　　　　　　B. 乙型流感病毒　　　　　　C. 丙型流感病毒
   D. 流感嗜血杆菌　　　　　　E. 副流感病毒

2. 有关流行性感冒的叙述，不正确的是（　　）
   A. 易形成世界性大流行　　　　　　　　B. 病原体很容易发生变异
   C. 每2~3年可发生一次大流行　　　　　D. 流感病毒分为甲、乙、丙三型
   E. 患者和隐性感染者是传染源

3. 下列病毒中，不能通过呼吸道传播的是（　　）
   A. 流行性感冒病毒　　　　　　B. 禽流感病毒　　　　　　C. 腮腺炎病毒
   D. 人类免疫缺陷病毒　　　　　　E. 风疹病毒

4. 最易变异的呼吸道病毒是（　　）

    A. 麻疹病毒　　　　　　　　　B. 腮腺炎病毒　　　　　　　　　C. 风疹病毒

    D. 流感病毒　　　　　　　　　E. 呼吸道合胞病毒

5. 脊髓灰质炎病毒最常见的感染类型是（　　）

    A. 隐性或轻症感染　　　　　　B. 瘫痪型感染　　　　　　　　　C. 延髓麻痹型感染

    D. 慢性感染　　　　　　　　　E. 迁延型感染

6. 易导致胎儿畸形、流产、死胎的病毒是（　　）

    A. 风疹病毒　　　　B. 腮腺炎病毒　　　C. 流感病毒　　　D. 麻疹病毒　　　E. 冠状病毒

7. 婴幼儿急性胃肠炎最常见的病原体是（　　）

    A. 柯萨奇病毒　　　B. 轮状病毒　　　C. 埃可病毒　　　D. 杯状病毒　　　E. 星状病毒

8. 手足口病常见的病原体是（　　）

    A. 柯萨奇病毒、EV71　　　　　B. EV68、EV69　　　　　　　　C. EV70、轮状病毒

    D. EV71、埃可病毒　　　　　　E. 柯萨奇病毒、埃可病毒

9. 血液中不易查到的HBV抗原成分是（　　）

    A. HBsAg　　　　　B. HBcAg　　　　　C. HBeAg　　　　　D. PreS1　　　　　E. PreS2

10. 目前最常引起输血后肝炎的是（　　）

    A. HEV　　　　　　B. HAV　　　　　　C. HBV　　　　　　D. HCV　　　　　　E. HDV

11. 下列错误的组合项是（　　）

    A. HAV——消化道传播　　　　B. HBV——输血和注射　　　　C. HCV——输血和注射

    D. HDV——消化道传播　　　　E. HEV——消化道传播

12. 关于乙型脑炎病毒，错误的是（　　）

    A. 传播媒介是蚊子　　　　　　　　　　B. 猪是扩大的传染源

    C. 猪-蚊-猪是主要病毒循环环节　　　D. 隐性感染多

    E. 为DNA病毒

13. 不以粪-口途径传播的病毒是（　　）

    A. HAV　　　　　　　　　　　B. 脊髓灰质炎病毒　　　　　　　C. 乙脑病毒

    D. 埃可病毒　　　　　　　　　E. HEV

14. 下列由节肢动物为传播媒介的病原体是（　　）

    A. 乙型肝炎病毒、风疹病毒　　　　　　B. 乙型脑炎病毒、斑疹伤寒立克次体

    C. 狂犬病毒、脊髓灰质炎病毒　　　　　D. 流感病毒、柯萨奇病毒

    E. 麻疹病毒、风疹病毒

15. 关于人类免疫缺陷病毒，错误的是（　　）

    A. 是艾滋病的病原体　　　　　　　　　B. 侵犯表面有CD4$^+$分子的细胞

    C. 可通过性行为传播　　　　　　　　　D. 不能垂直传播

    E. 可通过输血传播

16. 关于狂犬病毒，错误的是（　　）

    A. 传染源是患病动物　　　　　　　　　B. 发病后病死率几乎达100%

    C. 只有一个血清型　　　　　　　　　　D. 狂犬咬伤后发病率几乎达100%

    E. 可用减毒活疫苗预防

17. 关于汉坦病毒，不正确的是（　　）

A．有包膜的 DNA 病毒　　B．传染源是鼠　　C．流行季节与鼠类活动有关

D．为免疫复合物型疾病　　E．特异性 IgM 抗体有助于诊断

二、简答题

1．如何预防急性呼吸道传染病？

2．青年大学生如何预防 AIDS？

（荆雪宁　刘娟娟）

书网融合……

知识回顾　　习题

人体寄生虫学

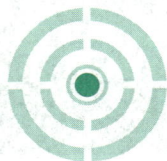

第二十章 人体寄生虫学概论

PPT

学习目标

知识要求：
1. 掌握寄生虫、宿主、寄生虫的生活史及感染阶段的概念。
2. 熟悉寄生虫对宿主的致病作用及防治原则。
3. 了解寄生虫病的流行特点及流行的基本环节。

技能要求：
1. 能分析寄生虫病流行的影响因素。
2. 会对常见寄生虫病进行预防。

　　人体寄生虫学（Human Parasitology）又称医学寄生虫学（Medical Parasitology），是寄生虫学的一个分支学科，它研究与医学相关的寄生虫的形态结构、生活史、机体的免疫应答机制以及实验室检查方法，揭示寄生虫病的致病机制、流行特点和防治原则，从而控制和消灭寄生虫病，保护群众身体健康。

　　寄生虫严重威胁人类健康。能寄生在人体的蠕虫300多种、原虫70多种。在世界范围内，疟疾、盘尾丝虫病、淋巴丝虫病、血吸虫病、利什曼病、非洲锥虫病等流行仍然广泛，是造成发展中国家儿童死亡和疾病负担的主要原因之一。据统计，疟疾主要流行于非洲、亚洲、美洲和欧洲的90多个国家，受威胁人口数超过33亿；目前血吸虫病仍流行于非洲、美洲、亚洲的52个国家，受威胁人口达2.6亿；淋巴丝虫病流行于非洲、亚洲和大洋洲的80个国家，受威胁人口达12.4亿；盘尾丝虫病流行于非洲的29个国家，受威胁人口达1.3亿；内脏利什曼病流行于非洲、美洲、亚洲和欧洲的81个国家。

　　在发达国家，寄生虫病的流行虽不像发展中国家那样严重，但由于人口流动频繁、生活习惯或行为方式的改变，寄生虫病也是一个不容忽视的公共卫生问题。例如，在美国和英国，阴道毛滴虫感染也较常见。近年来，在美国多地还发生由环孢子虫引起的腹泻病暴发流行。人类免疫缺陷病毒感染者及艾滋病（AIDS）患者常继发弓形虫病和隐孢子虫病等机会性致病寄生虫病，也是AIDS患者死亡的重要原因。随着经济社会的发展，寄生虫疾病谱将发生变化，寄生虫病在国家之间和地区之间的传播速度也会加快，地理分布会更加广泛，这些都增加了寄生虫病的监控和防治难度。因此，在今后相当长的时间内，寄生虫病在我国的流行仍会非常严重，防治任务非常艰巨。

第一节 寄生虫的基本概念

一、寄生虫

在自然界中，生物漫长的进化过程中，各种生物之间逐渐形成了复杂的关系。两种不同生物共同生活的现象，称为共生。根据共生生物之间的利益关系，又可将共生现象大致分为共栖、互利共生和寄生三种基本类型。共栖是指两种生物共同生活，其中一方受益，另一方既不受益，也不受害的现象。如人结肠内的阿米巴以细菌为食，但是不侵入肠黏膜致病，对人体无利也无害。互利共生指两种生物共同生活，双方相互依靠，彼此受益的现象。如食草动物胃内的纤毛虫以分解植物纤维为食物来源，有助于动物对食物的消化，而纤毛虫的繁殖和死亡又为动物提供了蛋白质。寄生是两种生物共同生活，其中一方受益，另一方受害的现象。这些长期或短暂地依附于另一种生物的体内或体表，获得营养，并给对方造成损害，逐渐失去自生生活能力的低等生物称为寄生虫（parasite）。如蛔虫寄生于人体小肠，引起肠蛔虫病。

寄生虫可分以下几种类型。

1. 依寄生性质 可分为：①专性寄生虫，指生活史的各个时期或某个阶段必须营寄生生活，如血吸虫。②兼性寄生虫，可寄生也可营自生生活，如粪类圆线虫。③机会致病寄生虫，通常处于隐性感染状态，当宿主免疫功能低下时，出现异常增殖并致病，如弓形虫和隐孢子虫。④偶然寄生虫，因偶然机会侵入宿主而营寄生生活，如某些蝇蛆。

2. 依寄生部位 可分为：①体内寄生虫，寄生于宿主体内器官或组织，如蛔虫寄生于人体小肠。②体外寄生虫，寄生于宿主体外，刺吸血液时与宿主接触，如虱、蚤寄生于人体体表。

3. 依寄生时间长短 可分为：①长期性寄生虫，其某一个生活阶段不能离开宿主，否则难以生存，如蛔虫。②暂时性寄生虫，取食时短暂与宿主体表接触，直接或间接造成宿主的损伤，如蚊子吸血时短暂接触人体，但可能传播疟原虫、丝虫等寄生虫。

二、宿主

被寄生虫寄生的生物称之为宿主（host）。寄生虫在发育过程中需要一种或一种以上的宿主，按照寄生关系的性质，宿主可有以下类型。

1. 终宿主 寄生虫的成虫阶段或有性生殖阶段所寄生的宿主。如猪带绦虫的成虫寄生于人体并在人体内产卵，人即是猪带绦虫的终宿主。

2. 中间宿主 寄生虫的幼虫阶段或无性生殖阶段所寄生的宿主。某些寄生虫在其发育过程中，需两个或两个以上的中间宿主，按其寄生顺序称为第一、第二中间宿主。如华支睾吸虫的第一中间宿主为豆螺、沼螺、涵螺等淡水螺，第二中间宿主是某些淡水鱼、虾类。

3. 储存宿主或保虫宿主 可以作为人体寄生虫病传染来源的受染脊椎动物。例如，华支睾吸虫的终宿主为人，也可以为猫、犬，猫和犬即为储存宿主。

4. 转续宿主 有的寄生虫的幼虫侵入非适宜宿主，不再继续发育，但可长期生存，以后如有机会进入适宜宿主体内，则可以继续发育，这种非适宜宿主称为转续宿主。例如，感染裂头蚴的蛙被蛇、鸟类食入，裂头蚴不能发育为成虫，只有带有裂头蚴的蛇、鸟被猫、犬进食后，裂头蚴方能发育为成虫，蛇、鸟类即为裂头蚴的转续宿主。

三、寄生虫的生活史、感染阶段

生活史（life cycle）是指寄生虫完成一代生长发育和繁殖的全过程，包括发育过程中所需的宿主及外界环境。根据寄生虫在完成生活史过程中是否需要中间宿主，可将其分为两种类型：①直接发育型，在完成生活史过程中不需要中间宿主，如钩虫卵直接在土壤中发育为尾蚴，继而从皮肤侵入人体。②间接发育型，有些寄生虫在完成生活史过程中需要在中间宿主或吸血节肢动物体内发育至感染阶段才能感染人体，如血吸虫毛蚴需要在钉螺体内发育到尾蚴阶段才能感染人体，丝虫需要在蚊体内发育为丝状蚴才能感染人体。寄生虫生活史过程中具有感染人体能力的发育阶段称为感染阶段（infective stage），如蛔虫只有感染期虫卵才能感染人体。有的寄生虫生活史中仅有无性生殖，有的则仅有有性生殖。有的寄生虫兼有有性和无性两种生殖方式才能完成一代发育，称为世代交替。

第二节　寄生虫与宿主的相互关系

一、寄生虫的致病作用

寄生虫对宿主的致病作用表现在三个方面。

（一）掠夺营养

寄生虫在宿主体内生长、发育及繁殖所需的营养物质均来自宿主。无论是寄生于腔道、组织细胞内的寄生虫，还是寄生于体表的寄生虫，均以宿主半消化的食物、血液、淋巴液、组织液或细胞为营养来源。有些寄生虫还摄取宿主不易获得而又必需的物质如维生素、铁及微量元素等，致使宿主患上某种疾病。例如寄生于小肠内的钩虫引起肠道慢性失血，会导致缺铁性贫血。此外，蛔虫、猪带绦虫等肠道寄生虫还可阻碍肠道营养的吸收。

（二）机械性损伤

寄生虫在宿主体内的移行和定居，可对宿主组织造成损伤或破坏。例如钩虫成虫寄生于人体小肠，借其板齿或钩齿咬附在肠黏膜上；姜片吸虫依靠强有力的吸盘固定在肠壁上，可造成肠壁损伤；蛔虫在肠道内相互缠绕亦可堵塞肠腔，引起肠梗阻；肺吸虫童虫在宿主体内移行可造成肝、肺等多个器官损伤；棘球蚴可破坏寄生的器官，还可压迫邻近组织，造成多器官或组织的损伤。如果寄生在心、脑、眼等重要器官，则可能造成致命的危害。

（三）毒性与免疫损伤

寄生虫的排泄物、分泌物、脱落物和死亡虫体的分解物等对宿主均可产生直接毒性作用，或间接引起免疫病理损害。例如，华支睾吸虫在胆管系统长期寄生时，其分泌物、代谢产物可逐渐引起胆管上皮增生、附近肝实质萎缩、胆管局限性扩张、管壁增厚，甚至发展为肝硬化；循环系统中的血吸虫抗原与相应抗体结合形成抗原抗体复合物沉积于肾小球，可造成肾小球基底膜损伤，引起血吸虫病肾小球肾炎；棘球绦虫的幼虫棘球蚴中的囊液如大量溢出，可以引起严重的过敏性休克。

二、人体抗寄生虫免疫

宿主对寄生虫具有非常重要的影响，决定了寄生虫在宿主体内的存亡及演化。宿主对寄生虫可产生一系列的防御反应，包括非特异性免疫与特异性免疫两种。

（一）非特异性免疫

又称固有免疫，由宿主的遗传因素决定，即宿主对某些寄生虫具有先天不感受性。例如，鼠疟原虫不能感染人，人疟原虫不能感染鼠。此外，消化液的化学作用、宿主的皮肤和黏膜屏障作用、单核-巨噬细胞系统的吞噬作用、补体系统的炎症作用等，都属于非特异性免疫。

（二）特异性免疫

又称适应性免疫，寄生虫抗原进入宿主后，刺激免疫系统所产生的免疫应答，包括细胞免疫和体液免疫，分别通过效应T细胞及抗体产生免疫效应。宿主对寄生虫的特异性免疫分为如下两型。

1. **消除性免疫**　人体感染某种寄生虫后所产生的特异性免疫既可消除体内寄生虫，又能完全抵抗再感染。如皮肤利什曼病患者痊愈之后对同种病原具有完全免疫力。

2. **非消除性免疫**　包括两种类型。①带虫免疫：疟疾患者在临床症状消失后，宿主血内仍保持较低密度的原虫，使机体产生一定的免疫力，能抵抗同种疟原虫的再感染，一旦根治，原虫消失，免疫力也随之消失，故称带虫免疫。②伴随免疫：宿主感染血吸虫后，可产生免疫力，其体内成虫不受免疫效应的作用，但可抵抗下次同种尾蚴的再感染，称为伴随免疫。

寄生虫与宿主在长期相互适应的过程中，有些寄生虫能逃避宿主的免疫效应，在宿主体内存活、繁殖，不被消灭，其原因各异。①抗原性改变：如被恶性疟原虫寄生的红细胞表面抗原发生变异，使免疫系统不能识别；有的是抗原伪装，如血吸虫通过虫体体表结合宿主抗原逃避宿主免疫系统识别。②解剖位置的隔离：寄居于肠道的寄生虫不易与抗体和免疫细胞接触，逃避免疫系统的攻击。

第三节　寄生虫病的流行与防治

寄生虫病的流行是指寄生虫病在人群中发生扩散或传播的过程，是一种群体现象。寄生虫病在人群中传播必须具备传染源、传播途径和易感人群三个基本环节，它们彼此依赖，相互联系，缺少任何一个环节，传播过程即可中断。寄生虫病的流行受自然因素、生物因素和社会因素的影响和制约。不同地区和环境呈现出不同的流行特点，从而导致寄生虫病流行过程表现不同的程度和性质，对这些因素研究能帮助我们更好地防治寄生虫病。

一、寄生虫病流行的基本环节

（一）传染源

传染源通常是指体内有病原体生长繁殖并能排出病原体的人或动物。人体寄生虫病的传染源包括患者、带虫者和保虫宿主。有些寄生虫病以患者作为唯一或主要的传染源，有些以感染动物作为唯一或主要的传染源，有些则是患者或感染动物均可作为传染源。但有些寄生虫存在于水体、淤泥或腐败植物中，人可因接触而感染，因此广义的传染源可包括人、动物和含有寄生虫的物质，统称为传染源。

（二）传播途径

传播途径指寄生虫从传染源排出，在外界或中间宿主体内发育至感染期，不同的寄生虫借助于不同的传播途径进入另一宿主的全过程。人体寄生虫病常见的传播途径包括以下几种。

1. 经水传播   包括经饮用水传播和接触疫水传播两种方式。水源如被某些寄生虫的感染期虫卵或幼虫污染，人则可通过饮水或接触疫水而感染，如人体接触了含血吸虫尾蚴的疫水可感染血吸虫。

2. 经食物传播   包括两种方式，一是食入被感染期虫体污染的食物，二是食入本身含有感染期虫体的食物。我国农村地区有以人粪直接作为肥料的耕作方式，蔬菜和水果易受到粪便中感染期虫卵的污染，如生食蔬菜或未洗净的水果，常造成寄生虫感染病的传播。

3. 经土壤传播   有些直接发育型的线虫，如蛔虫、鞭虫和钩虫等寄生虫所产虫卵需在土壤中发育为感染期卵或幼虫，人体感染与接触土壤有关。感染率取决于粪便污染土壤的程度和寄生虫在土壤中的存活力，以及人们与土壤接触的机会。

4. 经空气传播   有些寄生虫的感染期卵可借助空气或飞沫传播，如蛲虫卵可在空气中飘浮，通过呼吸进入人体。由于经空气传播容易实现，因此在人口密度大的地方，发病率也升高。

5. 经节肢动物传播   某些节肢动物在寄生虫病传播中起着特殊重要的作用，其传播方式包括机械性传播和生物学传播。经节肢动物传播的寄生虫病除具有一定的地区性和季节性等特点外，还具有病例分布与媒介昆虫分布一致的特点。

6. 经人体接触传播   有些寄生虫可通过人际之间的直接或间接接触而传播，如阴道毛滴虫可通过性生活或共用浴巾而传播。

（三）易感人群

易感人群是指对寄生虫缺乏免疫力或因自身免疫力低下而处于易感状态的人。人群对寄生虫普遍易感，但存在感染程度的个体差异。影响人群对寄生虫易感性与个体的先天免疫力、适应性免疫、遗传因素等有关。易感性还与个体的年龄有关，在流行区，儿童的免疫力一般低于成年人，非流行区的人进入流行区后也会成为易感者。

🎓 **课堂互动 20-1** ─────────────────────────

寄生虫病的预防原则是什么？

──

答案解析

二、寄生虫病流行的影响因素

影响寄生虫病流行的因素包括自然因素、生物因素和社会因素。

1. 自然因素   主要是指能影响寄生虫生长、发育、繁殖的自然条件，包括地理环境和气候因素。地理环境会影响中间宿主的孳生与分布，如肺吸虫的中间宿主溪蟹和蝲蛄只适于生长在山区溪流中，因此肺吸虫病大多只在丘陵、山区流行。气候因素也会影响寄生虫在外界的生长发育及其中间宿主和媒介昆虫的孳生，如血吸虫卵的孵化和尾蚴的逸出除需要水外，还与温度、光照等条件有关，温度过高或过低均可抑制虫卵的孵化和尾蚴的逸出。因此，冬季不是血吸虫病的易感季节。

2. 生物因素   有些寄生虫在其生活史过程中需要中间宿主或节肢动物的存在，这些生物因素的存在与否决定了这些寄生虫病能否流行。如日本血吸虫的中间宿主钉螺在我国的分布不超过北纬33.70度，因此我国北方地区无血吸虫病流行。

3. 社会因素   包括社会制度、经济状况、科学水平、文化教育、医疗条件和卫生保健，以及人的行为（生产方式和生活习惯）等。由于自然因素和生物因素一般是相对稳定的，而社会因素往往是可变的，故其对寄生虫病流行的影响更加明显。我国基本消灭和控制丝虫病、黑热病、疟疾和血吸虫病的实践充分证明，社会的稳定、经济的发展、医疗卫生科技的进步和防疫保健制度的完善以及人民群众科学、文化水平的提高，对控制人体寄生虫病的流行起主导作用。

三、寄生虫病流行的特点

寄生虫病流行的特点包括地方性、季节性和自然疫源性。

1. **地方性**　某种疾病在某一地区经常发生，无需由外地输入，这种状况称地方性。多数寄生虫病具有明显的地方性特点，这与当地的气候条件、中间宿主或媒介节肢动物的地理分布、人群的生活习惯和生产方式等因素有关。例如，钩虫病流行于我国淮河及黄河以南的温暖、潮湿地区，但在气候干寒的西北地区，该病少见；血吸虫病的流行区与钉螺的分布一致，地方性明显；有些食物源性寄生虫病，如华支睾吸虫病、旋毛虫病等的流行，与当地居民的饮食习惯密切相关；在我国西北畜牧地区流行的包虫病则与当地的生产环境和生产方式有关。

2. **季节性**　温度、湿度、雨量、光照等气候条件，对寄生虫及其中间宿主和媒介节肢动物种群数量的消长均有直接或间接的影响，因此，大多数寄生虫病的流行呈现出明显的季节性。例如，钩虫感染多见于春、夏季节，这与温暖、潮湿的条件有利于钩虫卵及钩蚴在外界环境中发育有关；疟疾和黑热病的传播和感染季节常与其媒介节肢动物出现的季节一致；人因生活或生产活动而接触疫水，而夏季接触疫水频繁，因此，急性血吸虫病往往多发生在夏季。

3. **自然疫源性**　在人迹罕见的原始森林或荒漠地区，一些寄生虫病可在脊椎动物之间相互传播，当人进入该地区后，这些寄生虫病则可从脊椎动物传播给人，这种现象称为自然疫源性，而这种地区则称为自然疫源地。例如，在新疆和内蒙古的某些荒漠地区，黑热病主要在野生动物间传播，人因开垦或从事其他活动而进入该地区也可发生感染。能在人和动物之间自然传播的寄生虫病称为人兽共患寄生虫病。

四、寄生虫病的预防原则

1. **控制传染源**　传染源是寄生虫病传播的主要环节。采取适当的措施控制传染源对预防寄生虫疾病至关重要。在流行区，普查、普治患者和带虫者以及管理保虫宿主。在非流行区，监测和控制来自流行区的流动人口，防止传染源的输入和扩散。

2. **切断传播途径**　切断传播途径是控制寄生虫病传播的重要手段。加强粪便和水源管理，注意环境和个人卫生，控制和杀灭媒介节肢动物和中间宿主。

3. **保护易感人群**　人类对各种人体寄生虫的感染大多缺乏先天的免疫力，因此对人群采取必要的保护措施是防止寄生虫感染的最直接方法。关键在于加强健康教育，改变不良的饮食习惯和行为方式，提高群众的自我保护意识。必要时可预防服药和在皮肤涂抹驱避剂。积极研发抗寄生虫病疫苗是保护易感人群的重要研究方向。

由于大多数人体寄生虫的生活史比较复杂，同时影响寄生虫病流行的因素较多，因此采取单一的防治措施往往难以奏效。针对寄生虫病控制应采取综合性防治措施，即根据流行区的实际情况、流行规律和防治目标，将控制传染源、切断传播途径和保护易感人群三者有机地结合起来，突出重点，最大限度地阻断或降低三个环节间的联系，以实现有效的防治目标。

五、寄生虫病的治疗

寄生虫病的治疗在于尽可能彻底清除寄生虫，避免对人体健康造成进一步伤害。临床主要以药物治疗为主，采用对应虫种的驱虫药物，感染较重时可给予支持疗法，有其他并发症时及时进行对症治疗。

（一）药物治疗

2000多年前，我国现存最早的中药学专著《神农本草经》记录了30多种驱虫药物，成为世界上最早记载驱（杀）虫药物。芜荑、狼牙、槟榔、南瓜子、榧子等驱虫药至今仍在使用。

17世纪30年代，西班牙人在秘鲁发现金鸡纳树皮能治疗疟疾。1820年分离出金鸡纳树皮的主要生物碱——奎宁，在近两个世纪中，奎宁在治疗和预防疟疾中发挥了重要作用。1944年，通过化学方法合成奎宁成功，这揭开了抗寄生虫药物的新时代。目前广泛应用的药物有以下几类。

1. 硝基咪唑类　常用药物有甲硝唑、替硝唑等。适用于阿米巴病、滴虫病患者，对寄生虫有强大的杀灭作用。妊娠、哺乳期以及有血液病史和神经系统疾病者禁用。

2. 青蒿素　可用于治疗疟疾如间日疟、恶性疟，对脑型疟和耐氯喹虫株感染也有良好疗效，很适用于凶险疟疾的抢救。

3. 喹啉衍生物　常用药物有氯喹、奎宁、甲氟喹。氯喹能抑制DNA的复制与转录，并使DNA断裂，可迅速控制症状，常规剂量不良反应少且轻微，大剂量可引起视力障碍及肝肾损害。甲氟喹对间日疟、恶性疟有效，杀虫彻底，作用持久，但控制症状慢。

4. 苯并咪唑类　阿苯达唑、甲苯达唑，为驱肠虫药，用于治疗钩虫、蛔虫、鞭虫、蛲虫、旋毛虫等线虫病，还可用于治疗囊虫和包虫病。在治疗过程中可出现谷丙转氨酶升高，停药后逐渐恢复正常。

（二）手术治疗

寄生虫寄生在脑室或眼睛，必须要先手术治疗，由于单纯的药物杀虫会造成虫体崩解，释放大量炎性产物，产生严重的炎症反应，可能会导致失明或脑疝。通过外科手术可清除寄生虫及切除坏死组织，如囊虫摘除术。但要注意虫体完全清除。

目标检测

答案解析

一、单项选择题

1. 寄生虫的中间宿主是指（　　）
   A. 寄生虫的成虫或无性生殖阶段寄生的宿主
   B. 寄生虫的幼虫或无性生殖阶段寄生的宿主
   C. 寄生虫的成虫或有性生殖阶段寄生的宿主
   D. 寄生虫的幼虫或有性生殖阶段寄生的宿主
   E. 寄生虫的储存宿主

2. 有些寄生虫的成虫除能寄生于人体外，还可寄生于某些脊椎动物体内，这些动物可成为人体寄生虫病传播的来源，故称为（　　）
   A. 终宿主　　　　B. 中间宿主　　　　C. 保虫宿主　　　　D. 转续宿主　　　　E. 异位寄生

3. 寄生虫的生活史是指（　　）

A．寄生虫的繁殖方式

B．寄生虫的感染方式、途径

C．寄生虫生长繁殖的影响因素

D．寄生虫的生长的环境

E．寄生虫生长、发育、繁殖的过程及环境条件

4．寄生虫感染阶段的定义是（　　）

A．寄生虫感染宿主的阶段

B．寄生虫感染终宿主的阶段

C．寄生虫感染人体的阶段

D．寄生虫感染中间宿主的阶段

E．寄生虫所有的生活史阶段

5．寄生虫对宿主的损伤作用不包括（　　）

A．容易造成宿主产生抵抗　　　　B．夺取营养　　　　　　　　C．机械性损伤

D．毒性作用　　　　　　　　　　E．过敏反应

6．转续宿主特点是（　　）

A．非感染的宿主

B．寄生虫适宜的宿主

C．幼虫寄生的宿主

D．非适宜宿主，寄生虫只能生长不能发育成熟

E．成虫寄生的宿主

7．寄生虫病的传染源包括（　　）

A．患者、带虫者、保虫宿主　　　B．患者和保虫宿主　　　　　C．患者和带虫者

D．带虫者和保虫宿主或储存宿主　E．患者、储蓄宿主

8．人体感染寄生虫所产生的免疫主要表现为（　　）

A．消除免疫　　　B．非消除免疫　　　C．带虫免疫　　　D．伴随免疫　　　E．适应性免疫

二、简答题

寄生虫对宿主的致病作用有哪些?

（宋　彬）

书网融合……

知识回顾　　　　微课　　　　习题

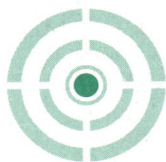

第二十一章　常见致病的寄生虫

PPT

学习目标

知识要求：
1. 掌握常见致病性寄生虫的形态及生活史。
2. 熟悉常见致病性寄生虫病的诊断与防治原则。
3. 了解常见致病性寄生虫的分布及流行特点。

技能要求：
1. 学会寄生虫病的临床诊治。
2. 学会指导群众科学防治寄生虫病。

第一节　医学原虫

原虫（protozoa）为单细胞真核动物，在自然界分布广泛，种类繁多，大多营自生或腐生生活，少数营寄生生活。医学原虫是指寄生在人体管腔、体液、组织或细胞内的致病及非致病性原虫，大约四十余种。

一、叶足虫

常见的有溶组织内阿米巴（*Entamoeba histolytica schaudinn*，1903），又称痢疾阿米巴，主要寄生于人体的结肠，引起阿米巴痢疾，也可侵入其他器官组织（如肝、脑、肾等处）引起肠外阿米巴病。

（一）形态

可分包囊和滋养体两个不同的生活史期，感染阶段为4核包囊。

1. **滋养体**　虫体的大小12~60μm，常伸出舌状或指状伪足做定向阿米巴运动。有透明的外质和颗粒状内质，细胞核结构清晰，直径4~7μm，核仁常居中较小，核膜边缘有排列整齐、大小均匀的核周染色质粒，核仁和核膜之间围绕纤细无色的丝状结构。在患者组织分离的滋养体中常见被吞噬的红细胞（图21-1）。

2. **包囊**　圆形，直径10~20μm，囊壁较薄，透明光滑，内含1~4个核。未成熟包囊内一般有1~2个核，可见糖原泡及棒状拟染色体。成熟包囊有4个核，糖原泡和拟染色体多已消失，具有感染性（图21-1）。

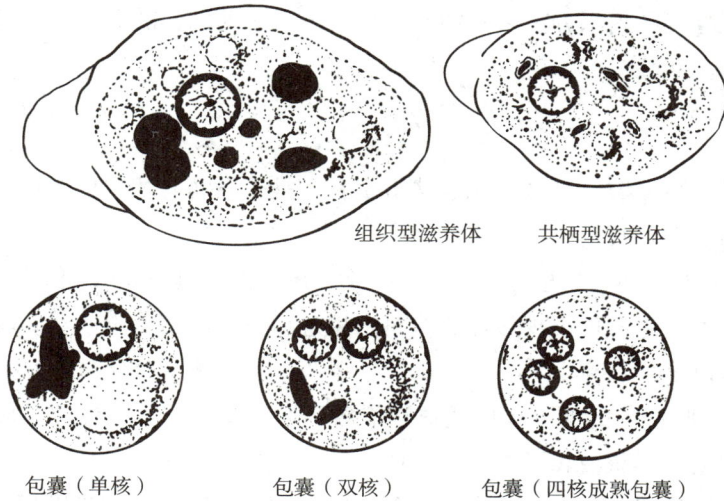

组织型滋养体　　　共栖型滋养体

包囊（单核）　　　包囊（双核）　　　包囊（四核成熟包囊）

图21-1　溶组织内阿米巴滋养体和包囊示意图

（二）生活史

成熟的四核包囊具有感染性，人因食入被四核包囊污染的食物或水而感染。在小肠下段虫体脱囊而出，四核滋养体经三次胞质分裂和一次核分裂发育为8个单核滋养体，在结肠上端以细菌、消化的食物为营养，进行二分裂繁殖。当宿主抵抗力下降，肠功能紊乱或肠壁受损时，结肠内滋养体侵入肠壁组织内，并吞噬红细胞，破坏肠壁组织，引起肠壁溃疡。侵入肠壁组织内的滋养体还可进入血液循环，在其他组织或器官（如肝、脑）内繁殖，引起肠外阿米巴病（图21-2）。

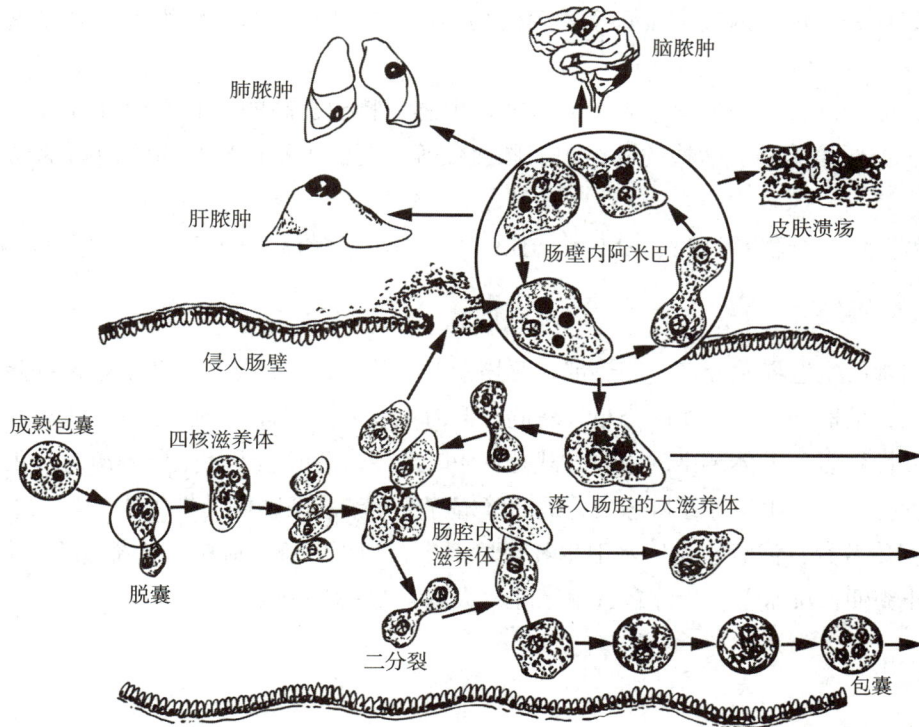

图21-2　溶组织内阿米巴的生活史

随着肠内容物的下移，肠内水分、营养物质减少，进入囊前期，随后胞质分泌囊壁形成包囊，最终包囊随宿主粪便排出。

（三）致病性

感染溶组织内阿米巴后多数感染者为无症状带虫者，是否发病与宿主机体免疫力、虫株的毒力、数量及寄生环境等有密切关系。其引起以下两种疾病。

1. **肠阿米巴病** 因滋养体在肠壁组织内繁殖，使肠壁组织溶解破坏，形成口小底大"烧瓶状"的溃疡，为典型的病理损害。患者可出现腹痛、腹泻、里急后重、厌食、呕吐等，粪便呈果酱色，有腥臭味，有黏液，称为阿米巴痢疾。

2. **肠外阿米巴病** 肠壁内的滋养体可随血液播散至肝、脑、肺等脏器引起脓肿，最常见的是肝脓肿，穿刺可见"巧克力酱"样脓液，可检出滋养体。

巨噬细胞通过杀伤阿米巴和提呈抗原发挥抗阿米巴作用，是宿主抗阿米巴感染的重要因素。感染初期主要是细胞介导的免疫应答，急性期机体免疫功能受到暂时性抑制。

（四）实验室诊断

1. 病原学检查
（1）粪便检查 ①生理盐水直接涂片法：是诊断肠阿米巴病最有效的方法，取患者脓血黏液便、肠外脓肿穿刺液直接涂片镜检，滋养体在外界极易死亡，粪便标本必须新鲜，并注意保温（25~30℃以上），标本容器干燥清洁，不要混有尿液、异物等，及时送检。②碘液涂片法：指取慢性腹泻患者的粪便，用碘液进行染色，涂片查找包囊，碘液染色后可显示包囊的胞核。③体外培养：标本虫体较少时可使用体外培养，用Robinson培养基，对慢性或亚急性病例的检出率比较高。

（2）活组织检查 可用内镜直接观察黏膜溃疡病灶，在溃疡边缘取活组织做涂片或切片，检查滋养体。

（3）核酸诊断 PCR技术是近年来十分有效、敏感、特异性高的实验室检查方法。标本常为分离脓液、穿刺液、粪便培养物、活检的肠组织、脓血便等。此法可以区别溶组织内阿米巴和其他阿米巴原虫。

2. 免疫学检查 主要使用IFA、ELISA、IHA、AGD等方法查相应抗体，具有辅助诊断意义。

（五）流行与防治

溶组织内阿米巴呈世界性分布，以热带和亚热带地区常见，尤其是经济和卫生条件落后的地区。我国各地均有感染，呈地方性、散发性分布。高危人群为免疫力低下者、同性恋者、旅游者等。传染源主要为带虫者和慢性患者。人体感染的主要方式是粪－口途径，造成感染的主要来源为饮用水污染，其次包括包囊污染食物、手、用具等经口感染，蝇、蟑螂等医学节肢动物可携带传播。

加强卫生宣传教育，注意饮食饮水卫生和环境卫生，消灭苍蝇、蟑螂等传播媒介，做好粪便管理，保护水源，防止粪便污染水源。治疗首选甲硝唑，大蒜素有一定疗效。

二、鞭毛虫

（一）杜氏利什曼原虫

杜氏利什曼原虫（*Leishmania donovani*）的生活史分为前鞭毛体和无鞭毛体两个时期，前鞭毛体寄生于白蛉消化道内，无鞭毛体寄生于巨噬细胞内，可引起内脏利什曼病。在印度，因患者皮肤上常有暗的色素沉着，并有发热，称为 kala-azar，即黑热病。

1. 形态

（1）无鞭毛体 又称利杜体，寄生于人和其他哺乳动物的巨噬细胞内，虫体卵圆形，大小为（2.9~5.7）μm×（1.8~4.0）μm。经瑞氏染液染色后，细胞质呈淡蓝色或深蓝色，内有一个较大圆形的细胞核，位于虫体一侧，红色或淡紫色。核旁有细杆状的动基体，着色较深，有时还可见到一个红色粒状的基体和由此伸出的根丝体（图21-3）。

（2）前鞭毛体 又称鞭毛体，寄生于白蛉消化道内。成熟的虫体呈梭形，大小为（14.3~20）μm×（1.5~1.8）μm，虫体中部有细胞核，前部为动基体。基体在动基体之前，由基体发出一根鞭毛。前鞭毛体运动活泼，在培养基内虫体前端聚集成团，排列成菊花状（图21-3）。

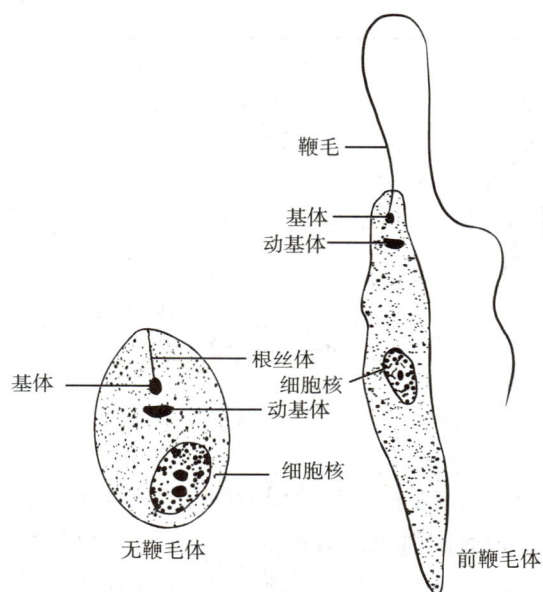

图21-3 杜氏利什曼原虫示意图

2. 生活史

杜氏利什曼原虫的生活史包括在白蛉体内和人或哺乳动物体内两个发育时期。

（1）白蛉体内 当雌性白蛉叮刺患者或受感染的动物时，含有无鞭毛体的巨噬细胞随血液被白蛉吸入胃内，无鞭毛体逐渐发育为前鞭毛体。前鞭毛体活动明显增强，以纵二分裂法进行繁殖，在前鞭毛体大量增殖的同时，虫体逐渐向白蛉前胃、食管和咽部移动。当白蛉再次叮刺健康人时，前鞭毛体即随白蛉的唾液侵入人体。

（2）人或哺乳动物体内 随唾液进入人体皮下组织的前鞭毛体，一部分被多形核白细胞吞噬消灭，另一部分被巨噬细胞吞噬后转为胞内寄生，虫体逐渐变圆，鞭毛消失，向无鞭毛体期转化。在巨噬细胞内无鞭毛体以二分裂繁殖，最终导致巨噬细胞破裂。游离的无鞭毛体又进入其他巨噬细胞，重复上述增殖过程（图21-4）。

3. 致病性

（1）内脏黑热病 主要症状和体征为长期不规则发热，肝、脾、淋巴结肿大，全血细胞减少等。脾肿大是黑热病最主要的体征。无鞭毛体在巨噬细胞内繁殖，使得巨噬细胞大量破坏和增殖，同时浆细胞也大量增生，巨噬细胞增生主要见于脾、肝、淋巴结、骨髓等器官。细胞增生是导致肝、脾、淋巴结肿大的原因，其中以脾肿大最为常见，发生率在95%以上。贫血是黑热病重要症状之一，由于脾功能亢进，血细胞在脾内遭到大量破坏而引起。血小板减少导致患者常发生鼻、齿龈出血等症状。

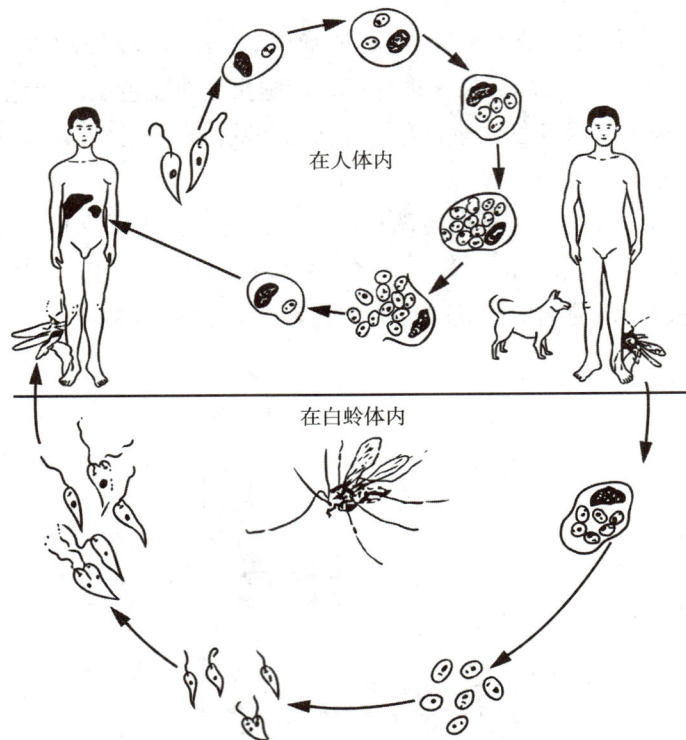

图21-4　杜氏利什曼原虫的生活史

由于肝、肾功能的受损，肝合成白蛋白减少，尿液中白蛋白增加，出现血清白蛋白降低。浆细胞的大量增生使血清球蛋白升高，导致血清白蛋白与球蛋白（A/G）比例倒置。尿蛋白及血尿的出现可能是因患者出现肾小球淀粉样变性和肾小球内免疫复合物沉积所致。因免疫缺陷，患者易并发各种感染。经治疗痊愈后，可获终生免疫，不会再次感染同种利什曼原虫。

（2）皮肤型黑热病　在患者的面部、四肢或躯干，出现含利什曼原虫的皮肤结节，数量较多。结节呈大小不一的肉芽肿或呈暗色丘疹状，常见于面部和颈部，应注意与瘤型麻风区分。

（3）淋巴结型黑热病　无黑热病病史，患者局部的淋巴结肿大，大小不等，无红肿，无压痛。取淋巴结切片活检可查见无鞭毛体。

4. 实验室诊断

（1）病原学检查　检出病原体即可确诊。取患者骨髓、淋巴结或脾脏穿刺物涂片，经染色后镜检。将患者穿刺物接种于NNN培养基中，置22~25℃温箱培养1周后，查找前鞭毛体。将患者穿刺物接种于易感动物（如地鼠、BALB/c小鼠等）体内，1~2个月后取肝、脾做印片或涂片，瑞氏染色后镜检。也可在皮肤结节处刮取少许组织或组织液做涂片，染色镜检。

（2）免疫学检查　采用ELISA等方法检测特异性血清抗体，或采用单克隆抗体-抗原斑点试验（McAb-AST）检测血内循环抗原。

（3）分子生物学检测　用PCR、DNA探针技术检测黑热病，敏感性高，特异性强。

5. 流行与防治　杜氏利什曼原虫主要流行于印度、中国及地中海沿岸国家，在我国曾流行于长江以北的多个省（市、自治区）。1958年，我国已全面有效地控制了黑热病。近年来在新疆、内蒙古、甘肃、陕西、四川、山西等地出现散发病例。黑热病属人兽共患疾病，传染源主要是患者、病犬及某些野生动物，白蛉为传播媒介。

预防黑热病的有效措施是在流行区查治患者、控制病犬和消灭白蛉。治疗首选药物为五价锑剂葡萄糖酸锑钠，国产制剂为斯锑黑克。

（二）蓝氏贾第鞭毛虫

蓝氏贾第鞭毛虫（*Giardia lamblia stile*，1915）简称贾第虫，主要寄生于人体小肠，引起以腹泻为主要症状的贾第虫病。贾第虫病在旅游者中发病率比较高，又称"旅游者腹泻"。

1. 形态

（1）滋养体　呈倒置梨形。大小为（9~21）μm×（5~15）μm，两侧对称。腹面扁平，背面隆起，腹面前半部向内凹陷成两个吸盘，1对细胞核位于虫体前端1/2靠近吸盘处。有4对鞭毛，摆动时虫体可做直线翻滚运动。轴柱1对，在轴柱的中部可见1对呈爪锤状的中体（图21-5）。

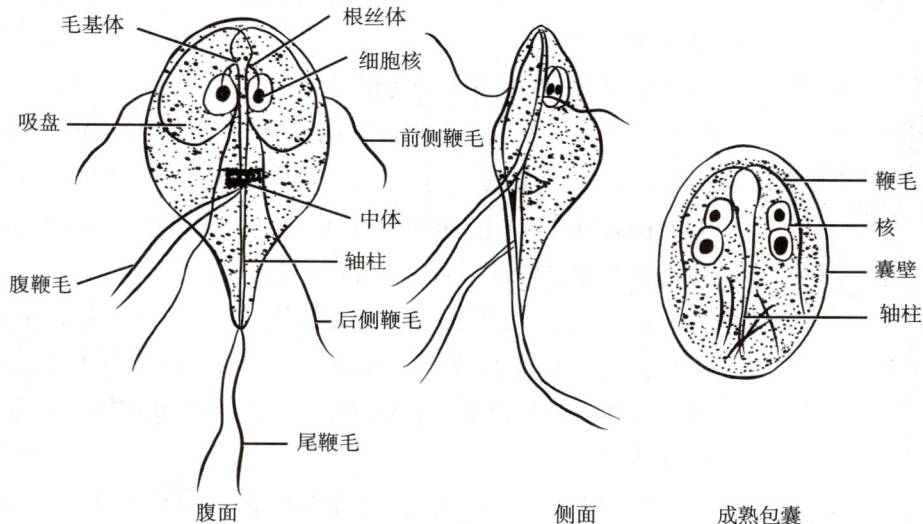

图21-5　蓝氏贾第鞭毛虫示意图

（2）包囊　包囊椭圆形，大小为（8~14）μm×（7~10）μm。囊壁较厚，与虫体之间有明显的空隙，未成熟包囊有2个核，成熟包囊有4个核（图21-5）。

2. 生活史
生活史包括滋养体和包囊两个阶段。滋养体寄生于小肠，主要是十二指肠。感染阶段的四核包囊随着被污染的食物或水进入人体，在十二指肠内脱囊形成2个滋养体，吸附于肠黏膜上吸取营养，以二分裂方式进行增殖。当滋养体落入肠腔，随肠内容物到达结肠，分泌囊壁形成包囊，随粪便排出体外。

3. 致病性
蓝氏贾第鞭毛虫是机会致病性原虫，宿主免疫功能正常，表现为无临床症状的带虫者。患者表现为急、慢性腹泻，急性期患者腹泻呈水样粪便，恶臭，胃肠胀气，偶见黏液，极少带血。若治疗不及时则容易转为慢性，表现为周期性稀便、恶臭，病程可达数年而不愈。偶尔侵入胆道系统时，可引起胆囊炎或胆管炎。

4. 实验室诊断

（1）病原学检查　急性期患者取新鲜粪便，用生理盐水涂片镜检查找滋养体，亚急性或慢性期用碘液染色法检查包囊。由于包囊排出具有间歇性的特点，故隔日查一次，连查3日可提高检出率。还可用十二指肠液查滋养体。

（2）免疫学检查　ELISA、IFA、CIE等多种免疫学检查方法具有较高的敏感性及特异性。

5. 流行与防治　贾第虫呈世界性分布，不仅流行于发展中国家，在发达国家如美国、澳大利亚、加拿大等国家也有流行。近年来HIV合并贾第虫感染，并在同性恋者中流行的报道增多。贾第虫病的传染源为排出包囊的人和动物，水源传播是重要的感染途径，媒介节肢动物携带包囊对传播也起到一定作用。

加强人和动物粪便管理，保护水源，改善饮食卫生、个人卫生、环境卫生是预防贾第虫病的重要措施。常用治疗药物有甲硝唑、呋喃唑酮、替硝唑等。

（三）阴道毛滴虫

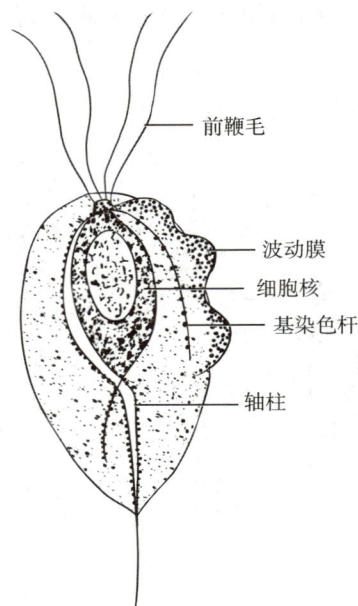

图21-6　阴道毛滴虫示意图

阴道毛滴虫（*Trichomonas vaginalis*）主要寄生于女性阴道、尿道及男性尿道、前列腺内，引起滴虫性阴道炎、尿道炎、前列腺炎，以性传播为主。

1. 形态　阴道毛滴虫的发育仅有滋养体期。活体无色透明，似水滴样，体态多变，具折光性，活动力强，可借其前鞭毛的摆动和体侧波动膜的波动做旋转式运动。经固定染色后，呈椭圆形或梨形，大小为7~30μm，虫体前1/3处有一个椭圆形的泡状核，有4根前鞭毛和1根后鞭毛，波动膜外缘与向后延伸的后鞭毛相连（图21-6）。

2. 生活史　阴道毛滴虫生活史简单。滋养体主要寄生于女性阴道，尤以后穹窿多见，偶可侵入尿道。男性感染者寄生于尿道、前列腺多见。虫体以纵二分裂法繁殖。滋养体既是活动和繁殖阶段，也是感染和致病阶段。

3. 致病性　阴道毛滴虫的致病力和虫株毒力、宿主生理状态相关。正常情况下，健康妇女阴道内在乳酸杆菌的作用下保持酸性（pH3.8~4.4），这种酸性环境可抑制滴虫及细菌的生长繁殖，称为阴道的自净作用。而滴虫寄生于阴道时，消耗了糖原，影响乳酸杆菌的酵解作用，乳酸的浓度降低，阴道内正常酸性环境变为中性或碱性，破坏了阴道的自净作用，滴虫得以大量繁殖，引起滴虫性阴道炎，促进继发性细菌感染，加重炎症反应。

阴道毛滴虫可通过直接或间接接触方式感染。多数女性感染后无明显的临床症状。常见症状为外阴瘙痒，分泌物增多，颜色呈灰黄色泡沫状，有异味。还可有尿路感染，出现尿频、尿急、尿痛等症状。男性感染者多为无症状带虫者，严重者也可引起男性尿道炎、前列腺炎等。

4. 实验室诊断　取阴道后穹窿分泌物、尿液沉淀物、前列腺分泌物等标本，用生理盐水直接涂片后，观察活动的滋养体，或染色后镜检滋养体，也可将分泌物进行培养再镜检滋养体。

5. 流行与防治　阴道毛滴虫病呈世界性分布，在我国的流行也很广泛。传染源为滴虫性阴道炎患者和无症状带虫者。有直接接触传播和间接接触传播两种传播途径，前者以性传播为主，后者可通过游泳池、公共浴池、浴具、马桶等传播。阴道毛滴虫可在潮湿的毛巾、衣物上存活23小时，40℃的水中存活102小时，普通的肥皂水中存活45~150分钟。

应及时治疗患者和带虫者，夫妻一方感染，双方应同时进行治疗。首选口服药物有甲硝唑，局部用药可用乙酰胂胺或1∶5000高锰酸钾溶液冲洗阴道。

课堂互动 21-1

当配偶一方感染阴道毛滴虫，另一方应该怎么办？

答案解析

三、孢子虫

（一）疟原虫

疟原虫（*Plasmodium*）是疟疾的病原体。疟疾是人类一种古老且严重危害人体健康的寄生虫病，我国早在3000多年前就已经有疟疾流行的记载。寄生于人体的疟原虫有4种，即间日疟原虫、恶性疟原虫、三日疟原虫和卵性疟原虫。在我国间日疟原虫和恶性疟原虫较为常见，三日疟原虫少见，卵形疟原虫罕见。

1. 形态　外周血红细胞内检出疟原虫是确诊疟疾和鉴别虫种的依据。经Giemsa或瑞氏染色后，疟原虫胞浆被染成天蓝色至深蓝，胞核被染成紫红色，疟色素被染成棕黄色、棕褐色、黑褐色。4种疟原虫的基本结构相同，但形态有所区别，现以间日疟原虫为例介绍各期的形态特点。

（1）滋养体　为疟原虫侵入红细胞内开始摄食、生长和发育的阶段，按发育先后顺序分为早期滋养体和晚期滋养体。

①早期滋养体：是疟原虫在红细胞内的早期阶段，胞核小，胞质少，中间有空泡，虫体多呈环状，故又称之为环状体。

②晚期滋养体：又称为大滋养体，虫体长大，核增大，胞质增多，伸出伪足，胞质中开始出现疟色素。被寄生的红细胞开始变大、变形，颜色变浅，常出现红色的薛氏小点。

（2）裂殖体　晚期滋养体进一步发育成熟后虫体变圆，胞质内空泡消失，疟色素开始集中，核开始分裂，但胞质未分裂，称未成熟裂殖体。核经分裂后达到12~24个裂殖子，胞质随之分裂，每一个核都被部分胞质包裹，成为一个裂殖子，疟色素集中成团，称成熟裂殖体。

（3）配子体　疟原虫在经过数次裂体增殖后，部分裂殖子侵入红细胞后不再进行裂体增殖，虫体开始长大，变圆或卵圆形，形成雌、雄配子体。雌配子体较大，虫体胀满红细胞，胞质致密呈蓝色，核小而致密呈深红色，多偏于虫体一侧，疟色素多而粗大。雄配子体较小，胞质稀薄呈浅蓝色略带红色，核大疏松呈淡红色，位于虫体中央，疟色素少而细小。

2. 生活史　4种疟原虫的生活史基本相同，需要人和按蚊两个宿主。在人体内先后寄生于肝细胞和红细胞内，以裂体增殖方式进行无性生殖；在雌性按蚊体内，以配子生殖方式进行有性生殖，再进行无性生殖，称为世代交替（图21-7）。

（1）在人体内发育　疟原虫在人体内发育可分红外期（肝细胞内期）和红内期（红细胞内期）两个阶段。

①红外期：当雌性按蚊刺吸人血时，其唾液中带有的成熟子孢子进入人体，约30分钟后随血流侵入肝细胞，进行发育并裂体增殖，形成含有许多裂殖子的成熟裂殖体。感染的肝细胞因虫体成熟而被胀破，释放出裂殖子。一部分裂殖子被巨噬细胞吞噬，其余则进入血流侵入红细胞。间日疟原虫的红外期约8天，恶性疟原虫约6天，三日疟原虫为11~12天，卵形疟原虫为9天。

目前认为间日疟原虫和卵形疟原虫的子孢子具有两种不同的遗传类型，即速发型子孢子和迟发型子孢子。速发型子孢子进入肝细胞后即进行红外期的裂体增殖，而迟发型子孢子在肝细胞中需经过数月至数年的休眠期，才开始红外期的裂体增殖。这种需休眠期的子孢子称为休眠子，与日后疟疾的复发有关。恶性疟原虫和三日疟原虫无休眠子。

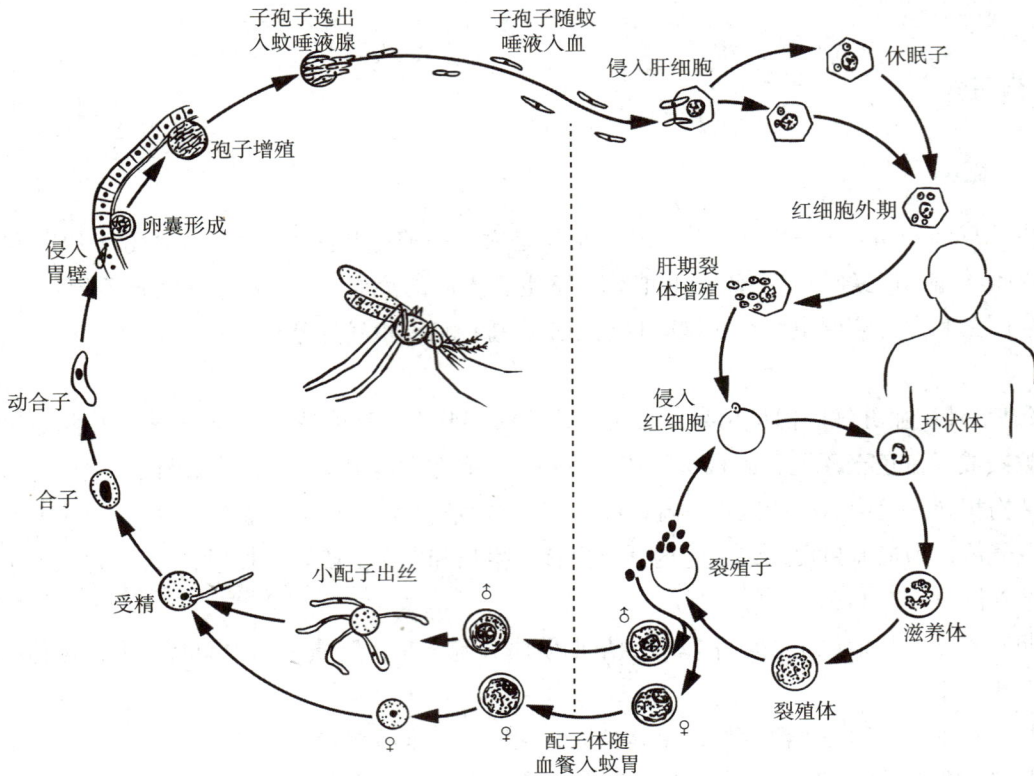

图21-7　疟原虫的生活史

②红内期：侵入红细胞的裂殖子，经早期滋养体、晚期滋养体、未成熟裂殖体，然后发育为含有12~24个裂殖子的成熟裂殖体，而后红细胞胀破，裂殖子释出。一部分裂殖子被巨噬细胞吞噬，另一部分再侵入其他正常红细胞，重复红内期的裂体增殖过程。完成一代红内期裂体增殖，间日疟原虫约48小时，恶性疟原虫36~48小时，三日疟原虫约72小时，卵形疟原虫约48小时。恶性疟原虫的早期滋养体在外周血中经过十几个小时的发育后，逐渐隐匿于微血管、血窦或其他血流缓慢处，继续发育成晚期滋养体及裂殖体，故这两期虫体形态在外周血中一般不易见到。红内期的疟原虫经过几代裂体增殖后，有的裂殖子不再进行裂体增殖而分别发育为雌配子体和雄配子体。

（2）在蚊体内发育　当雌性按蚊叮患者或带虫者吸血时，在红细胞内发育的各期原虫随血液进入蚊胃，但仅雌、雄配子体能在蚊胃内继续发育为雌、雄配子，其余各期原虫均被消化。雌、雄配子结合形成合子，合子变长、能动，称为动合子。动合子在蚊胃壁穿过，在胃基底膜下形成球形的卵囊。卵囊内的核和胞质反复分裂进行孢子增殖，产生数以万计的子孢子。当卵囊破裂，子孢子逸出或由囊壁钻出，随血淋巴集中于按蚊的唾液腺，发育为成熟子孢子。当蚊再次吸血时，子孢子即可随唾液进入人体。在最适条件下，疟原虫在按蚊体内发育成熟所需时间各不相同，间日疟原虫9~10天，恶性疟原虫10~12天，三日疟原虫25~28天，卵形疟原虫约16天。

3. 致病性　红内期是疟原虫的主要致病阶段，致病情况随虫株、侵入的数量和宿主的免疫状况不同。

（1）潜伏期　从子孢子进入人体到出现临床症状的间隔时间为潜伏期，潜伏期的长短与感染数量和机体抵抗力相关。一般间日疟潜伏期短的为11~25天，长的为6~12个月或更长，恶性疟为7~27天，三日疟为18~35天，卵性疟为11~16天。

（2）疟疾发作　典型的疟疾发作表现为周期性寒战、高热和出汗退热三个连续的临床症状，并呈周期性。发作的周期性与红内期的裂殖体增殖周期相一致，典型的间日疟及卵形疟隔日发作1次，三日疟间隔2天发作1次，恶性疟36~48小时发作1次。如遇不同种类或不同批次的疟原虫感染，发作周期则不典型。

（3）疟疾的再燃与复发　疟疾初发停止后，患者若无再感染，由于红内期残存少量疟原虫，在一定条件下重新大量增殖，又出现疟疾发作，称为疟疾再燃。再燃与宿主抵抗力和特异性免疫力的下降及疟原虫的抗原变异有关。疟疾初发后，红内期疟原虫已被消灭，未经蚊媒传播感染，但经过数周至年余，又出现疟疾发作，称为复发。复发可能与肝细胞内迟发型子孢子有关。恶性疟原虫和三日疟原虫无迟发型子孢子，只有再燃，无复发，间日疟和卵形疟既有再燃，又有复发。

（4）贫血　疟疾发作数次后，可出现贫血，贫血与以下因素有关。①红内期疟原虫直接破坏所寄生的红细胞。②脾功能亢进，大量吞噬被感染的和正常的红细胞。③宿主体内抗原抗体复合物与补体结合，造成自身免疫反应，导致红细胞溶解。④骨髓造血功能受抑制，红细胞生成受阻。

（5）脾肿大　初发患者多在发作3~4天后，脾出现肿大，长期不愈或反复感染者，脾肿大十分明显，可达脐下。主要原因为脾充血和单核–巨噬细胞增生，患者多伴有肝大、脾功能亢进、巨脾症、门脉高压、贫血等症状，因此将脾肿大作为判断一个地区疟疾流行程度的指标。

（6）凶险型疟疾　凶险性疟疾多发生于流行区儿童、无免疫力的旅游者和流动人口，临床表现为持续高热、全身衰竭、意识障碍、呼吸窘迫、多发性惊厥、昏迷、异常出血、肾功能衰竭、血红蛋白尿、恶性贫血等。凶险型疟疾来势凶猛，若治疗不及时，死亡率很高，大多由恶性疟原虫引起。脑型疟疾大多数由恶性疟原虫所致，也有间日疟原虫引起的报道，是儿童和无免疫力成人患者的主要死亡原因。另外，疟原虫也可引起输血型疟疾、胃肠型疟疾、孕妇疟疾、先天性疟疾等。

4. 实验室诊断

（1）病原学检查　取患者外周血液制作薄、厚血片，经Giemsa或瑞氏染色后，镜检发现疟原虫即可确诊。间日疟在发作后数小时至10余小时，恶性疟在发作开始时采血能提高检出率。

（2）免疫学检查　主要检查特异性抗体，常用间接荧光抗体试验、间接血凝试验、酶联免疫吸附试验等方法。由于抗体在患者治愈后仍能持续一段时间，且存在个体差异，因此主要用于疟疾的流行病学调查、输血对象的筛选、防治效果评估，在临床中仅为辅助诊断使用。

（3）分子生物学检测　PCR技术和核酸探针已用于疟疾的临床诊断，该法敏感性高，主要用于鉴定不同种属疟原虫的感染，以及进行低原虫血症的检测。

5. 流行与防治　疟疾在全球分布广泛，严重危害人类健康，尤其是在热带和亚热带地区。根据世界卫生组织（WHO）2020年统计，全球每年约2.41亿疟疾病例，约62.7万人死于疟疾。我国在2021年正式获得世界卫生组织消除疟疾认证，然而输入性疟疾病例不断增加，已经成为我国疟疾防治工作的重点。外周血中有配子体的患者和带虫者为疟疾的传染源，按蚊是传播媒介。疟疾的流行还受温度、湿度、雨量、地形等自然因素及政治、文化、经济、卫生等社会因素的影响。

综合性防治措施需要治疗、灭蚊、防护三者结合。及时发现、彻底地治疗患者和带虫者，防止疟疾传播。疟疾发作时治疗可用氯喹、青蒿素及磷酸咯萘啶等药物，能杀死红内期的疟原虫。用伯氨喹药物可杀死红外期疟原虫和配子体。乙胺嘧啶具有杀死红外期疟原虫和抑制红内期未成熟裂殖体的作用，常用于预防用药。氯喹和伯氨喹合用，可根治间日疟，也可作为休止期的抗复发治疗。恶性疟可单服氯喹。

（二）刚地弓形虫

刚地弓形虫（*Toxoplasma gondii* Nicolle & Manceaux，1980）简称弓形虫。寄生于人和多种动物的有核细胞内，引起人畜共患的弓形虫病。

1. 形态   弓形虫的生活史包括滋养体、包囊、裂殖体、配子体、卵囊 5 个阶段，具有致病和传播意义的是滋养体、包囊和卵囊。

（1）滋养体   在中间宿主细胞中营分裂繁殖的虫体，包括速殖子和缓殖子。游离的速殖子呈半月形或香蕉形，大小为（4~7）μm×（2~4）μm，经 Giemsa 染色后胞质呈蓝色，胞核位于中央呈紫红色。急性期速殖子在感染的细胞内增殖后，被宿主细胞的细胞膜包绕，形成假包囊（图 21-8）。

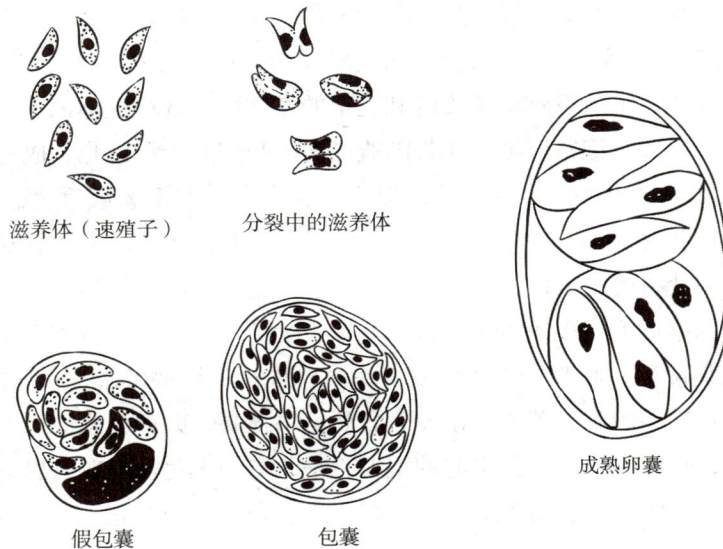

滋养体（速殖子）　　分裂中的滋养体　　　　　成熟卵囊

假包囊　　　　　　包囊

图 21-8　刚地弓形虫形态示意图

（2）包囊   呈圆形或卵圆形，直径 5~100μm，外有富有弹性的一层囊壁，内含数个至数百个缓殖子，其形态与速殖子相似，但虫体较小，核稍偏后（图 21-8）。

（3）卵囊   呈圆形或椭圆形，大小 10~12μm，内含 2 个孢子囊，分别含 4 个新月形子孢子（图 21-8）。

2. 生活史   弓形虫生活史比较复杂，在猫科动物体内进行无性生殖和有性生殖，猫是弓形虫的终宿主兼中间宿主。在人或其他动物体内只能完成无性生殖，为中间宿主。卵囊、包囊和假包囊均是本虫的感染阶段（图 21-9）。

（1）在终宿主体内的发育   当猫或猫科动物食入含有包囊或假包囊的动物内脏、肉类组织，或食入成熟卵囊受到感染。之后卵囊内子孢子、缓殖子和速殖子进入肠上皮细胞进行裂体增殖后，发育为裂殖体。成熟后释放裂殖子，再发育为雌、雄配子体，进一步发育为雌、雄配子，两者结合成为合子，最后形成卵囊，破肠上皮细胞随粪便排出。成熟卵囊是重要的感染阶段。

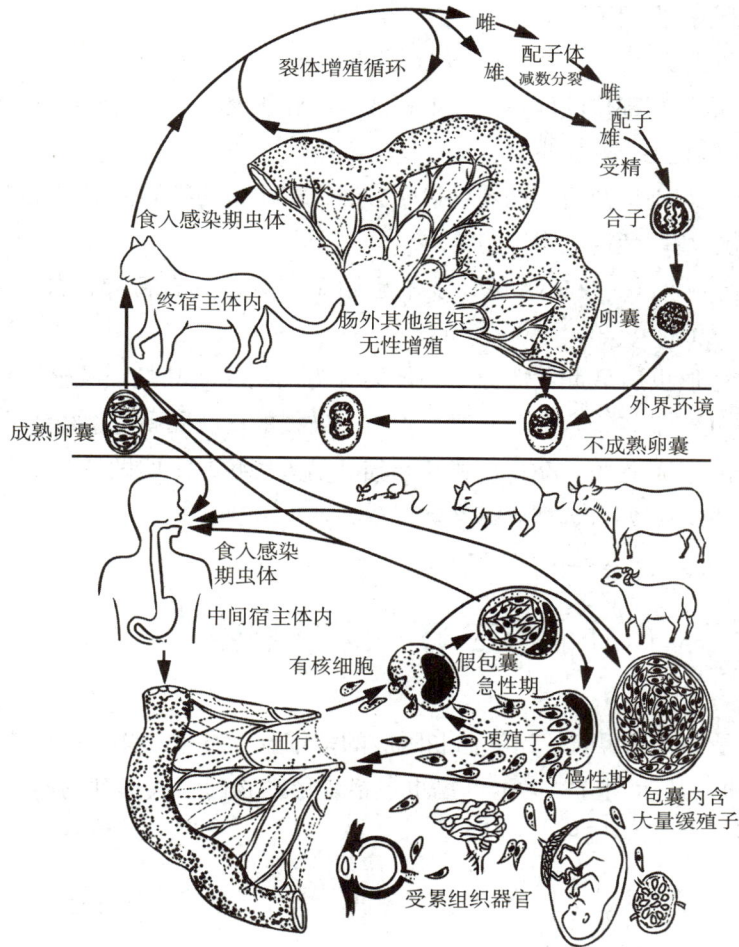

图21-9　刚地弓形虫的生活史

（2）在中间宿主体内的发育　卵囊或动物肉类中的包囊或假包囊被人和其他动物（牛、羊、猪等）吞食后，子孢子、缓殖子、速殖子逸出侵入肠壁，随血液、淋巴进入单核-巨噬细胞系统细胞内寄生，并扩散至全身各器官组织，如脑、心、肺、肝、淋巴结、肌肉等，进入细胞内并发育增殖，形成假包囊。当速殖子增殖到一定数量，细胞破裂，速殖子释出，继续侵入新的组织细胞。在免疫功能正常的机体，部分速殖子侵入宿主细胞后，特别是脑、眼、骨骼肌的虫体增殖速度减慢，转化为缓殖子，并分泌成囊物质，形成包囊。包囊在宿主体内可存活数月、数年甚至更长。当机体免疫功能低下或长期应用免疫抑制剂时，组织内的包囊可破裂，释出缓殖子，进入血流和其他新的组织细胞继续发育繁殖。

3. 致病性

（1）致病机制　弓形虫的致病作用与虫株毒力和宿主的免疫状态有关，速殖子是弓形虫的主要致病阶段。进入有核细胞内大量增殖并破坏宿主细胞，如此反复，引起组织炎症、水肿、坏死。包囊内的缓殖子引起慢性感染，增殖而使体积增大，挤压器官，引起功能障碍，包囊破裂可引起炎症、坏死，形成肉芽肿。

（2）临床表现　分为先天性和获得性弓形虫病。先天性弓形虫病是孕期感染弓形虫，经胎盘传给胎儿。妊娠3个月内感染，会出现流产、早产、畸形、死胎，孕后期感染可引起精神发育障碍、脑积水、大脑钙化、视网膜脉络膜炎等。获得性弓形虫病最常见的临床表现是淋巴结肿大，常累及脑、眼，引起脑炎、脑膜炎、视网膜脉络膜炎等。弓形虫脑炎是艾滋病等免疫缺陷患者死亡的重要原因之一。感染后可产生特异性抗体，但保护作用不明显。

4. 实验室诊断

（1）病原学检查　取不同部位的标本，如脑积液、胸腔积液、血液、羊水、腹水等，离心取沉淀物涂片，经Giemsa染色，镜检弓形虫滋养体。

（2）免疫学检查　是目前广泛应用的辅助诊断方法，用于检测特异性抗体或抗原，常用的有染色试验、间接免疫荧光试验、酶联免疫吸附试验等。

（3）分子生物学检测　PCR及DNA探针技术也用于临床，具有特异性强、敏感度高、早期诊断价值。

5. 流行与防治

弓形虫病呈世界性分布，传染源为动物，尤其是猫及猫科动物，人群感染普遍，多为隐性感染。弓形虫可经胎盘、食物、水源、输血、破损的皮肤黏膜等途径传播。主要的预防方法为加强饮食卫生管理和肉类食品检疫，孕妇应避免与猫、猫粪接触，定期做弓形虫常规检查。治疗的药物有乙胺嘧啶、磺胺类药物，孕妇首选螺旋霉素。

第二节　医学蠕虫

蠕虫（helminth）是一类无甲壳、无骨骼和附肢的多细胞无脊椎动物，可以借肌肉的收缩而使身体蠕形运动，故称为蠕虫。从生物分类学上，蠕虫包括扁形动物门、线形动物门和棘头动物门所属各生物，寄生在人体的蠕虫称为医学蠕虫。

一、吸虫

吸虫（trematoda）属扁形动物门的吸虫纲。寄生人体的吸虫生活史复杂，种类繁多，形体大小悬殊，形态各异，但基本结构及发育过程相似。

（一）华支睾吸虫

华支睾吸虫（*Clonorchis sinesis* Looss，1907）简称肝吸虫。成虫寄生于人和动物肝胆管内引起肝吸虫病。

1. 形态

（1）成虫　背腹扁平，前端较细，后端钝圆，体形狭长，外形呈葵花籽状。大小（10~25）mm×（3~5）mm，活体为淡红色，死后呈灰白色。有口、腹吸盘各1个。口吸盘略大于腹吸盘，前者位于体前端，后者位于虫体前1/5处（图21-10）。

（2）虫卵　形似芝麻，平均为29μm×17μm，是寄生于人体的最小蠕虫卵。黄褐色，前端较窄，有明显卵盖，卵盖周围的卵壳增厚，形成肩峰，后端钝圆，有一逗点状突起，卵壳内含一成熟毛蚴（图21-10）。

2. 生活史

成虫寄生于人或犬、猫等哺乳动物的肝胆管内。虫卵随胆汁进入肠道，并随粪便排出体外。

（1）在中间宿主体内的发育　成虫在肝胆管产出虫卵，随粪便排出体外。虫卵入水后，被豆螺、沼螺等淡水螺吞食，形成许多尾蚴。尾蚴主动逸出螺体，侵入淡水鱼虾，在其体内发育为囊蚴，是感染阶段。

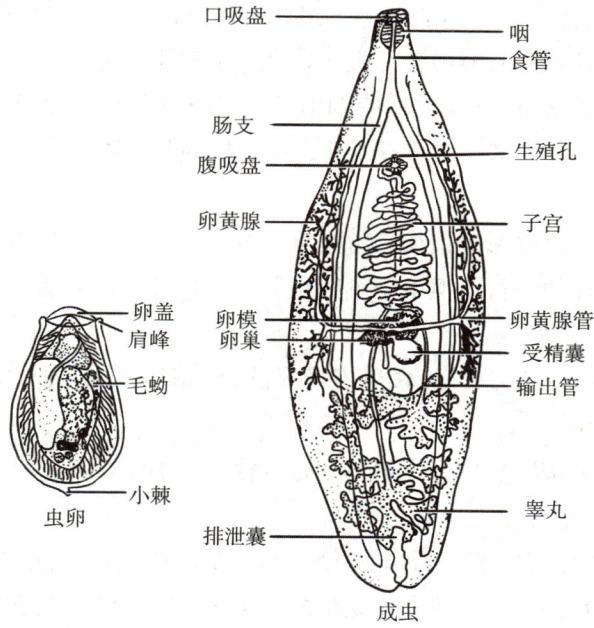

图21-10 华支睾吸虫成虫及虫卵

（2）在终宿主体内的发育 活的囊蚴被终宿主食入，在消化液的作用下，脱囊为童虫，继而从胆总管或穿过肠壁经腹腔进入肝胆管，发育为成虫。囊蚴进入人体内至发育为成虫，并在粪便中检到虫卵约需1个月。成虫寿命为20~30年（图21-11）。

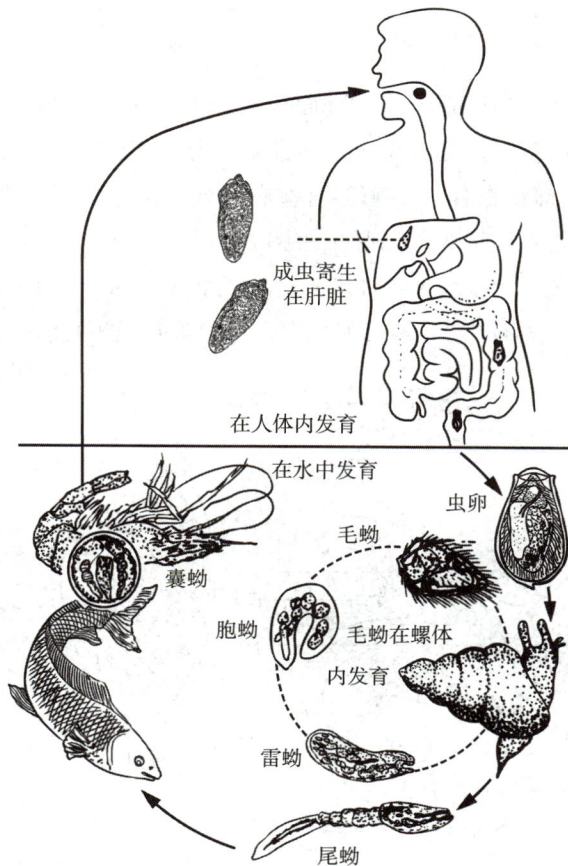

图21-11 华支睾吸虫生活史

3. 致病性　成虫主要寄生于肝次级胆管内，虫体的机械性刺激及其代谢产物的化学毒性作用，可引起胆管内膜及胆管周围炎症。同时容易合并细菌感染，引起胆管炎、胆囊炎。死亡的虫体碎片、虫卵及脱落的胆管上皮细胞可构成结石的核心，引起胆结石。由于肝胆管周围纤维组织增生，可导致邻近的肝细胞萎缩和坏死，引起脂肪变，甚至发生纤维化，引起肝硬化、腹水。

4. 实验室诊断

（1）虫卵检查　检获虫卵是确诊的依据。常用自然沉淀法、氢氧化钠消化法等集卵法检查虫卵，提高检出率。粪便直接涂片法简便易行，但由于虫卵小且产卵量又低，易漏检。必要时可以取十二指肠引流液查虫卵。

（2）免疫学检查　常用皮内试验、酶联免疫吸附试验、间接血凝试验检测相应抗体或者抗原辅助诊断。

华支睾吸虫病诊断要注意询问病史，了解患者是否曾生活于流行区，有无吃半生不熟的鱼或生的淡水鱼虾史。

5. 防治原则　加强粪便管理，防止水源污染，消灭第一中间宿主淡水螺类。开展卫生宣传教育，使群众了解本病的危害性和传播途径，尽量不吃生的或半生的鱼或虾，改进烹调方法及饮食习惯，注意生、熟食的厨具要分开使用，防止囊蚴感染人体。不用生鱼生虾喂食猫、狗，积极治疗患者、带虫者和保虫宿主。目前治疗应用最多的药物是吡喹酮与阿苯达唑。

（二）卫氏并殖吸虫

卫氏并殖吸虫［*Paragonimus westermani*（Kerbert，1878）Braun，1899］是人体并殖吸虫病主要病原体，成虫主要寄生在肺部，故又称肺吸虫。

1. 形态

（1）成虫　虫体呈长椭圆形，背面隆起，腹面扁平，形如半粒黄豆，大小（7.5~12）mm×（4~6）mm。活体红褐色，死后呈灰白色。口吸盘位于虫体前端，腹吸盘约在虫体腹面中部。消化系统包括口、咽、食管和两支弯曲的肠管。雌雄同体，生殖器官左右并列，位于腹吸盘之后，卵巢6叶，两个睾丸分支如指状，并列于虫体后1/3处，故称为并殖吸虫（图21-12）。

（2）虫卵　椭圆形，金黄色，大小为（80~118）μm×（48~60）μm，有1个明显的卵盖，常稍倾斜，其最宽处多近卵盖的一端。卵壳厚薄不匀，后端多有增厚。卵内含1个卵细胞和10余个卵黄细胞（图21-12）。

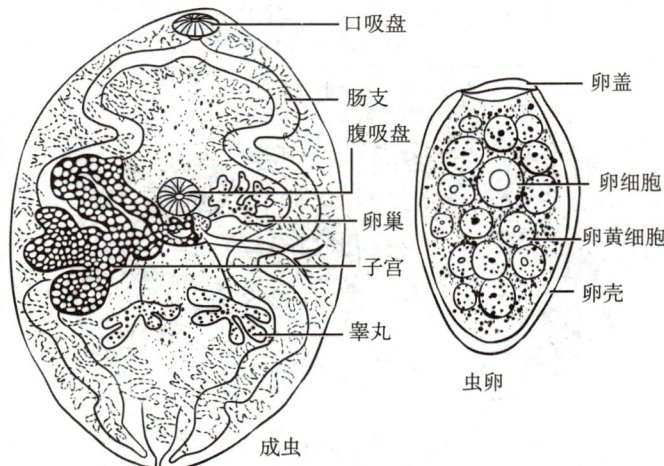

图21-12　卫氏并殖吸虫成虫及虫卵

2. 生活史

（1）在中间宿主体内的发育 虫卵入水，孵出毛蚴，继而侵入第一中间宿主川卷螺，经历胞蚴、母雷蚴、子雷蚴发育成尾蚴。成熟尾蚴主动从螺体内逸出，进入第二中间宿主溪蟹、蝲蛄体内发育为囊蚴。

（2）在终宿主体内的发育 终宿主食入含有活囊蚴的溪蟹、蝲蛄，囊蚴在小肠内脱囊发育为童虫，童虫穿过肠壁进入腹腔，再穿过膈经胸腔到达肺发育为成虫，虫卵随痰液咳出。有的童虫亦可侵入其他器官，引起异位寄生现象。自感染囊蚴到虫体产卵需2月余，成虫寿命5~6年（图21-13）。

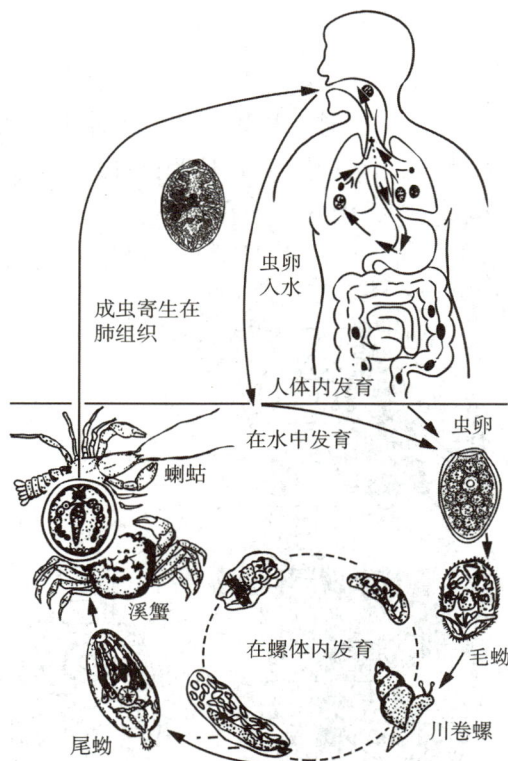

图21-13 卫氏并殖吸虫生活史

3. 致病性

（1）致病机制 卫氏并殖吸虫的致病主要由童虫在组织器官中移行、窜扰和成虫定居对组织产生机械性损伤；虫体的代谢产物可引起超敏反应。虫体进入肺部引起的基本病变大致可分为三个时期：脓肿期、囊肿期、纤维瘢痕期。

（2）所致疾病 并殖吸虫可异位寄生，累及多个器官。临床表现多样化，轻者表现为低热、乏力、食欲不振、消瘦等症状，重者可出现明显的毒血症状和体征，患者表现高热、腹痛、腹泻等，嗜酸性粒细胞可高达20%~40%，少数可高达80%以上。临床分型主要依据童虫及成虫的游走和寄生部位而定。

4. 实验室诊断

（1）病原学检查 采集痰液或粪便标本，用直接涂片法、沉淀法检出虫卵。患者出现皮下结节，可手术摘除，若检出虫卵、童虫和成虫均可确诊。

（2）免疫学检查 对早期感染或疑有异位寄生的病例，若病原学检查阴性，均可采用免疫学检查，目前普遍使用的ELISA法检测肺吸虫特异性抗体，敏感性高。

5. 防治原则   加强卫生宣传教育，是预防本病的重要措施之一。特别是流行区，引导人们不生吃或半生吃溪蟹、蝲蛄，以防病从口入。加强粪便及水源的管理，不随地吐痰，以防虫卵入水。积极消灭川卷螺，以阻断流行环节。治疗患者及带虫者，消灭或控制传染源。首选治疗药物是吡喹酮，硫双二氯酚也有较好疗效。

（三）布氏姜片吸虫

布氏姜片吸虫（*Fasciolopsis buski*（Lakester，1857）Odhner，1902〕简称姜片虫，成虫寄生于人和猪小肠内，引起姜片虫病。

1. 形态

（1）成虫   是寄生人体吸虫中最大的一种，雌雄同体，虫体大小为（20~75）mm×（8~20）mm；背腹扁平，前窄后宽，肌肉丰富而肥厚，形似姜片；活体为肉红色，死亡或固定后呈灰白色；口、腹吸盘相距很近，腹吸盘比口吸盘大4~5倍（图21-14）。

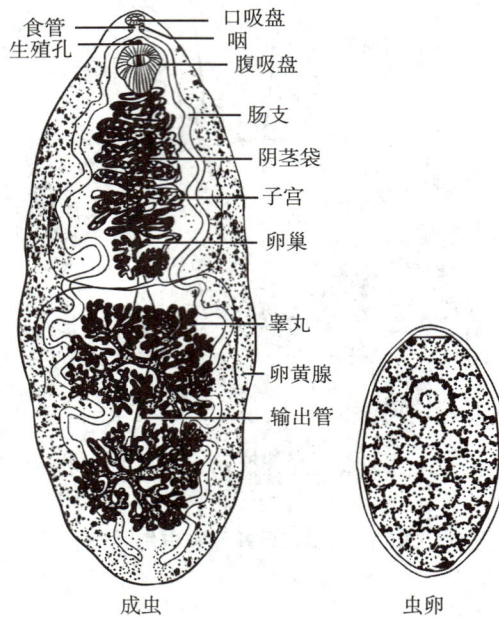

图21-14　布氏姜片吸虫成虫及虫卵

（2）虫卵   是寄生人体吸虫卵中最大的一种，长椭圆形，大小（130~140）μm×（80~85）μm；卵壳较薄，淡黄色，有一不明显小盖；卵内含1个卵细胞和20~40个卵黄细胞（图21-14）。

2. 生活史

（1）在中间宿主体内的发育   虫卵入水，在适宜温度（26~32℃）下经3~7周发育孵出毛蚴。毛蚴侵入扁卷螺体内，经历胞蚴、母雷蚴、子雷蚴阶段，再形成许多尾蚴，尾蚴自螺体陆续逸出，附着于水生植物或其他物体的表面，分泌成囊物质形成囊蚴，囊蚴是感染阶段。

（2）在终宿主体内的发育   宿主因生食含囊蚴的水生植物，如菱角、荸荠、茭白等感染，也可通过饮含囊蚴生水而感染。囊蚴进入消化道，受消化液的作用后，在小肠内脱囊，依靠吸盘附着于小肠壁黏膜上，经1~3个月发育为成虫。成虫寿命一般为1~2年，长者可达5年（图21-15）。

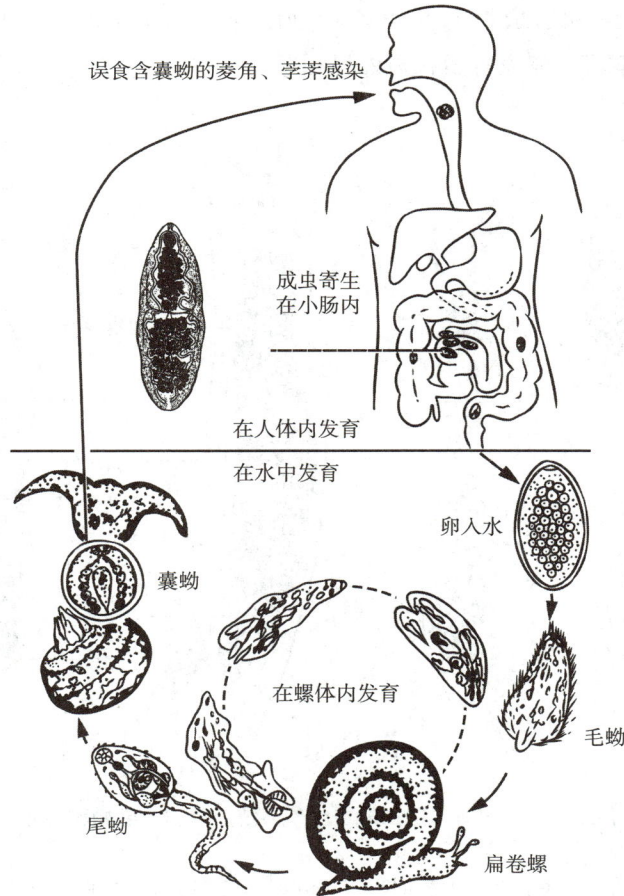

图21-15　布氏姜片吸虫生活史

3. **致病性**　姜片虫虫体较肥厚，腹吸盘发达，吸附力强，造成被吸附的肠黏膜与其附近组织机械性损伤，小肠壁出现充血、水肿、炎症，并可导致局部溃疡、脓肿形成。虫体吸附在局部，不但摄取营养，还因大量的虫体覆盖肠黏膜而影响消化、吸收功能，患者有腹痛、腹泻、腹胀和消化不良等。

4. **实验室诊断**　在粪便或呕吐物中检到虫卵或成虫，即可确诊姜片虫病。采用直接涂片法检查虫卵，但轻度感染者易漏检。应用浓集方法可提高检出率，常用的有自然沉淀法等。

5. **防治原则**　开展健康宣传教育，不生食未经刷洗过或沸水烫过的菱角、荸荠、茭白等水生植物，不饮生水，勿用被囊蚴污染的水生植物喂猪。加强粪便管理，防止粪便污染水源。消灭扁卷螺。积极查治患者、带虫者，以控制传染源，目前多应用吡喹酮治疗。

（四）日本裂体吸虫

日本裂体吸虫（*Schistosoma japonicum* Katsurada，1904）简称日本血吸虫。成虫主要寄生在人体肠系膜静脉内，引起血吸虫病。

1. **形态**

（1）成虫　雌雄异体。雄虫略粗短，长10~20mm，乳白色，虫体外观呈圆柱形，前端有发达的口、腹吸盘，自腹吸盘以下虫体两侧向腹面卷曲，形成浅沟，称抱雌沟。雌虫细长如线，虫体长12~28mm，呈深褐色，前细后粗，腹吸盘不及雄虫明显，雌虫常居留于抱雌沟内，与雄虫呈合抱状态（图21-16）。

（2）虫卵　大小约为89μm×67μm，淡黄色，椭圆形，卵壳较薄，无卵盖，卵壳表面常附有宿主组织残留物，一侧有一逗点状小棘，成熟虫卵内含一毛蚴，毛蚴和卵壳间常可见到大小不等的油滴状毛蚴分泌物（图21-16）。电镜下可见卵壳有微孔与外界相通。

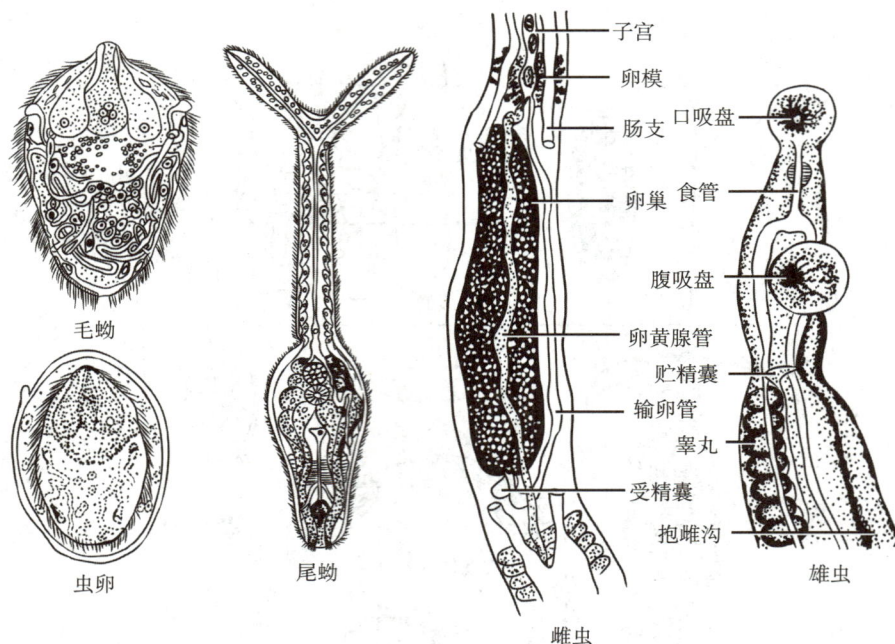

图21-16　日本血吸虫成虫生殖系统、虫卵、毛蚴和尾蚴

（3）毛蚴　大小约99μm×35μm，呈梨形，半透明，周身披有纤毛，体前端有顶腺和1对头腺，能分泌溶组织物质，在毛蚴未孵出前，这些物质可经卵壳微孔释出（图21-16）。

（4）尾蚴　大小为280~360μm，分体部和尾部，尾部又分为尾干和尾叉。体前端有口吸盘，腹吸盘位于虫体后部，其两侧有5对穿刺腺，开口于虫体前端，能分泌溶组织酶，以利尾蚴从宿主皮肤侵入。

2. 生活史

（1）在中间宿主体内的发育　虫卵随粪便入水，在25~30℃的水温中，经2~32小时孵出毛蚴。毛蚴若遇到中间宿主钉螺即钻入体内，历经母胞蚴、子胞蚴，最后形成大量尾蚴。尾蚴是感染阶段。

（2）在终宿主体内的发育　尾蚴在水中游动，若遇到人或保虫宿主，则靠穿刺腺分泌的溶组织物质和尾部的摆动，钻入皮肤，脱去尾部形成童虫。童虫经小血管或小淋巴管，到达肺部，左心到达门脉、肠系膜静脉系统血管内，以血液为食，雌、雄虫合抱促进性器官发育成熟。雌、雄虫交配后，雌虫于肠系膜下静脉产卵。部分虫卵随血液至肝门静脉并沉积在肝组织内，另一部分虫卵沉积于肠壁小血管中，成熟卵内毛蚴分泌的物质能透过卵壳微孔释出，引起虫卵周围组织及血管壁炎症、坏死，形成嗜酸性脓肿。由于肠蠕动、腹内压力及血管内压的作用，部分虫卵随溃破组织落入肠腔，随粪便排出体外。自尾蚴侵入人体到成虫产卵约需24天。成虫在人体内的寿命一般为2~5年，最长可达40年（图21-17）。

3. 致病性
在血吸虫感染过程中，尾蚴、童虫、成虫和虫卵均可对宿主造成损害，尤其以虫卵的致病作用最为显著。

（1）尾蚴和童虫　尾蚴侵入宿主皮肤时，引起机械性损伤，释放抗原物质可引起Ⅰ型或Ⅳ型超敏反应。患者局部出现丘疹、红斑，伴瘙痒，称尾蚴性皮炎。尾蚴进入人体发育为童虫，在体内移行过程中可致血管炎及超敏反应，特别是肺部，患者可出现咳嗽、荨麻疹、痰中带血丝、发热等全身症状。

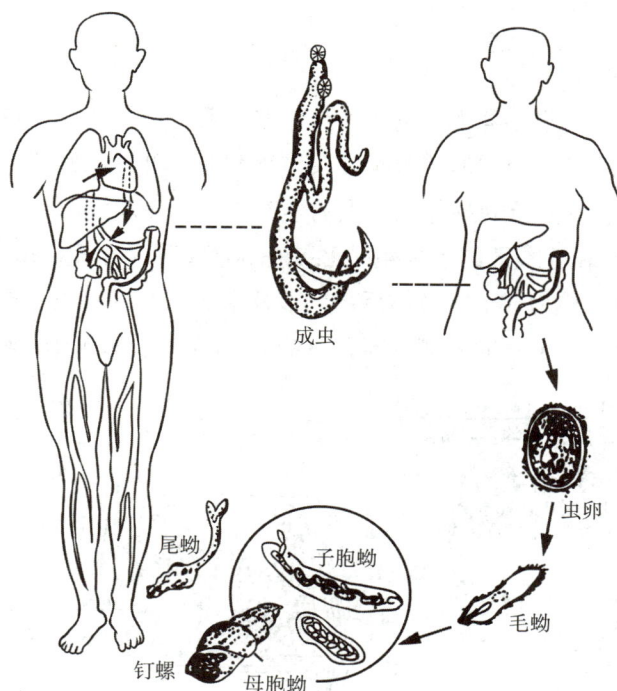

图21-17　日本血吸虫生活史

（2）成虫　门脉系统内寄生的成虫，通过机械性损伤，可致静脉内膜炎和静脉周围炎。成虫的代谢产物、分泌物、排泄物及虫体脱落的表膜等，可形成免疫复合物，引起Ⅲ型超敏反应。患者可表现为蛋白尿、水肿和肾功能减退等症状。

（3）虫卵　虫卵内抗原物质进入宿主组织，引起细胞免疫应答，形成以虫卵为中心的肉芽肿，早期伴有虫卵周围组织的坏死，称嗜酸性脓肿。随着卵内毛蚴的死亡和组织的修复，最后出现纤维化。重度感染时门脉周围出现广泛的纤维化，由于窦前静脉的广泛阻塞，导致门脉高压，出现肝、脾肿大及腹壁、食管和胃底静脉曲张，甚至发生上消化道出血和腹水等症状。

4．实验室诊断

（1）病原学检查　粪便直接涂片法查虫卵，用于急性血吸虫病。水洗沉淀法、毛蚴孵化法，分别查虫卵和毛蚴，用于慢性和晚期血吸虫病。直肠镜活组织检查，适用于慢性、特别是晚期血吸虫病患者。

（2）免疫学检查　检测血吸虫特异性抗体常用的方法有皮内试验、环卵沉淀试验、酶联免疫吸附试验、间接血凝试验等。

5．防治原则　预防要采取综合性措施，加强人、畜粪便管理，如不用新鲜粪便施肥，不随地大便等，防止血吸虫卵污染水源。建设无害化粪池、沼气池等。做好个人防护，保护易感人群，尽量避免与疫水接触，若必须接触疫水时，可涂抹防护药物，亦可使用塑料、橡胶衣裤等。目前最有效的药物是吡喹酮，人、畜同步治疗是控制传染源的有效方法。

二、绦虫

（一）链状带绦虫

链状带绦虫（*Taenia solium* Linnaeus，1758）也称猪带绦虫、猪肉绦虫、有钩绦虫，是我国主要的人体寄生绦虫。

1. 形态

（1）成虫　成虫乳白色，体长2~4米，扁长如带，略透明，虫体前端较细，向后渐扁阔。顶端为具有附着功能的头节，头节四周有4个圆形的吸盘，头节顶部有能伸缩的圆形突起，称顶突，顶突周围有2圈小钩。其后是短而纤细、不分节的颈部，绦虫的颈部具有生发功能。颈部以后是分节的链体，链体上的节片数为700~1000片，靠近颈部的节片生殖系统尚未发育成熟，称为幼节。往后至链体中部节片较大，生殖器官已发育成熟，称为成节。链体后部的节片最大，节片呈长方形为孕节，绦虫孕节中其他生殖器官均已退化，储满虫卵的子宫向两侧分支，每侧7~13支，呈不规则的树枝状（图21-18）。

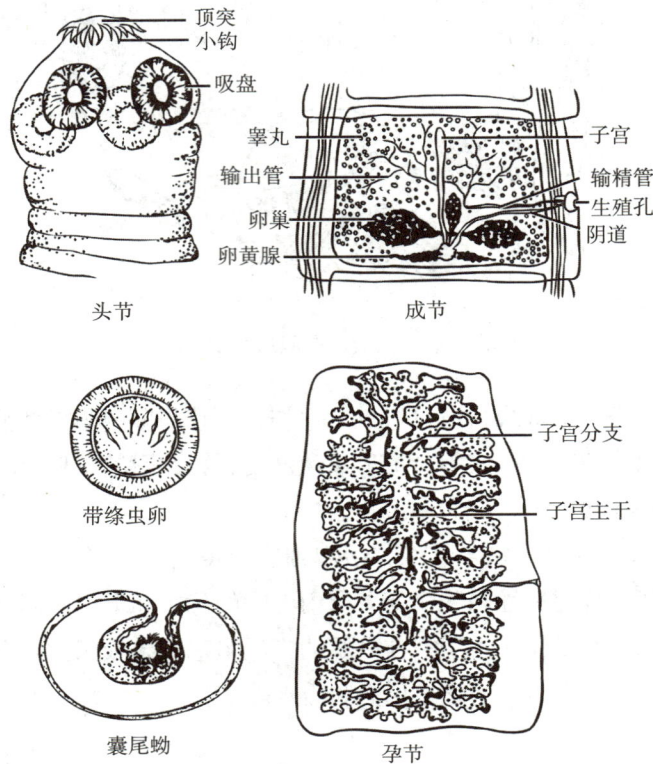

图21-18　猪带绦虫

（2）虫卵　虫卵呈球形或近似球形，直径31~43μm。卵壳很薄，内为胚膜，在虫卵自孕节散出后，卵壳多已脱落。胚膜较厚，棕黄色，由许多棱柱体组成，在光镜下呈放射状的条纹。胚膜内含一球形的六钩蚴，直径14~20μm，可看到3对小钩（图21-18）。

（3）幼虫　幼虫称猪囊尾蚴，如黄豆大小，为白色半透明的囊状物，囊内充满透明的囊液。囊壁分两层，外为皮层，内为间质层，间质层有一处向囊内增厚形成向内翻卷收缩的头节。其形态结构和成虫一样。

2. 生活史

人是猪带绦虫的终宿主，也可作为其中间宿主，猪和野猪是主要的中间宿主。成虫寄生于人的小肠上段，以头节固着肠壁。孕节脱落，随粪便排出。当虫卵或孕节被猪或野猪等中间宿主吞食，卵内六钩蚴逸出，然后借其小钩和分泌物的物质，钻入小肠壁，到达宿主身体各处，经10周形成猪囊尾蚴。被囊尾蚴寄生的猪肉俗称为"米猪肉"或"豆猪肉"。如猪未被屠宰则不久后囊尾蚴死亡并钙化。人也可成为猪带绦虫的中间宿主，当人误食虫卵或孕节后，可在人体发育成囊尾蚴。当人误食生的或未煮熟的含囊尾蚴的猪肉后，囊尾蚴在小肠受胆汁刺激而翻出头节，附着于肠壁，经2~3个月发育为成虫并排出孕节和虫卵。成虫在人体内寿命可达25年以上（图21-19）。

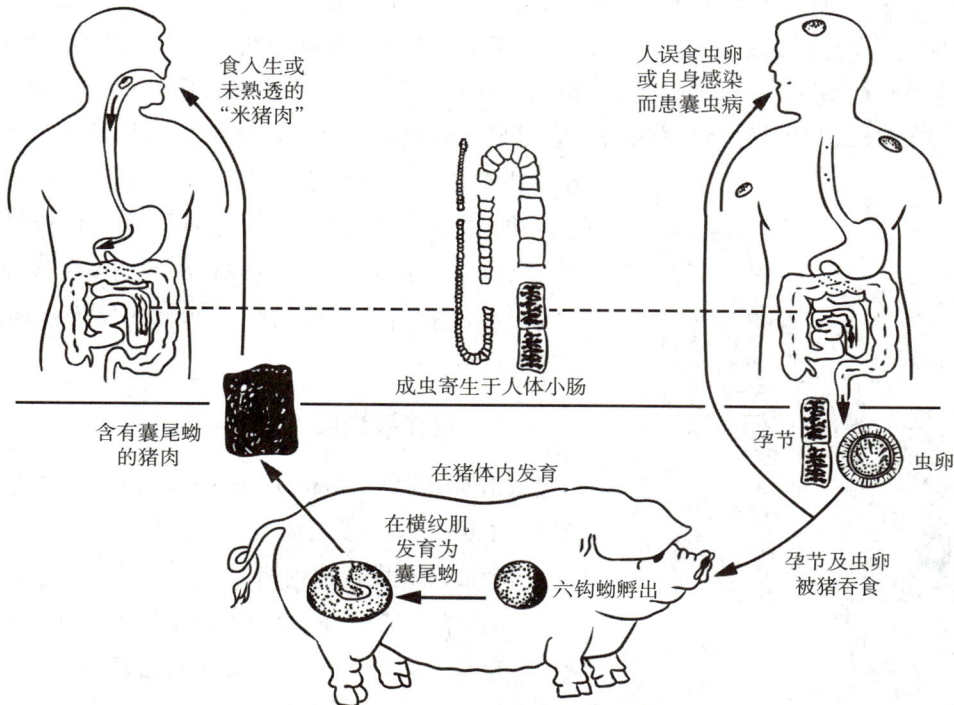

图21-19　猪带绦虫生活史

3. 致病性

（1）成虫致病　成虫寄生于人体小肠，称为绦虫病。一般常为1条，肠绦虫病的临床症状一般轻微。粪便中发现节片是最常见的患者就医原因。少数患者有上腹或全腹隐痛、消化不良、腹泻、体重减轻等症状。偶有因头节固着肠壁而致局部损伤者，少数穿破肠壁或引起肠梗阻。

（2）幼虫致病　囊尾蚴病俗称囊虫病，因误食虫卵导致，其危害程度大于绦虫病。危害程度因囊尾蚴寄生的部位和数量而不同。人体感染虫卵的方式包括三种。①自体内感染：如绦虫病患者恶心、呕吐时，肠道逆蠕动，将孕节返入胃中引起感染，通常较严重。②自体外感染：患者误食自己排出的虫卵而引起再感染。③异体感染：误食他人排出的虫卵引起。

根据食入虫卵的数量，人体寄生的囊尾蚴可由1个至成千个。囊尾蚴寄生部位很广，人体囊尾蚴病依其主要寄生部位可分为三类。①皮下及肌肉囊尾蚴病：约占26.29%，囊尾蚴在皮下或肌肉中形成结节，以躯干和头部较多，可自行消失。②脑囊尾蚴病：约占65.32%，依其寄生部位、数量和发育程度不同，临床表现可呈亚临床型、神经衰弱型、精神障碍型、脑炎脑膜炎型、高颅压型、癫痫型以及混合型，严重者可危及生命。③眼囊尾蚴病：眼内囊尾蚴存活时，一般患者尚能忍受，但囊尾蚴一旦死亡，虫体的崩解产物可产生强烈刺激，造成玻璃体混浊、视网膜脱离、视神经萎缩，并发白内障、青光眼等终致失明。

4. 实验室诊断

（1）病原学诊断　普通显微镜下猪带绦虫卵与牛带绦虫卵形态难以区别，故只能报告发现带绦虫卵。有排节片者，计数子宫分支数，可鉴别虫种。也可试验性驱虫，通过驱出虫体的头节、成节和孕节检查确定虫种。对于皮下囊尾蚴结节，可手术摘除结节活检。眼囊尾蚴病应做眼底镜检查。对于脑和深部组织的囊尾蚴可用X线、B超、CT和磁共振检查，并可结合其他临床症状如癫痫、颅内高压和精神症状等做出判断。

（2）免疫学检查　循环抗原检测对于无明显临床体征的脑型患者更具重要参考意义。

5. 防治原则　改变不良习惯，不吃生肉，注意个人卫生，饭前、便后洗手，以防误食虫卵。管理厕所猪圈，控制人畜互相感染。加强肉类检验和处理。积极治疗患者，在普查的基础上及时为患者驱虫治疗。

由于肠道内的绦虫常可导致囊尾蚴病，应尽早、彻底驱虫治疗。驱绦虫药物较多，阿的平、吡喹酮、甲苯咪唑、阿苯达唑等都有较好驱虫效果。治疗囊尾蚴病常用的方法是以手术摘除囊尾蚴。眼囊尾蚴病通过手术摘取虫体，但在特殊部位或较深处的囊尾蚴往往不易施行手术，而仅能给予对症治疗。如脑囊尾蚴病时给抗癫痫药物等。

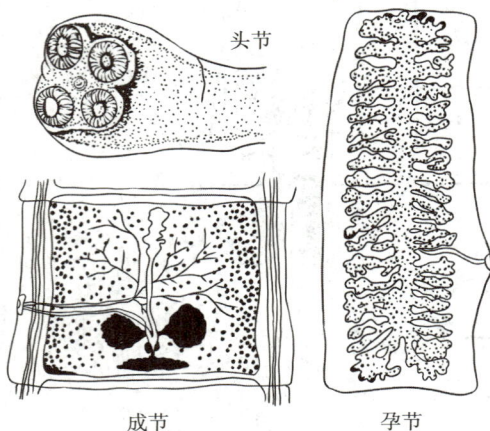

图21-20　肥胖带绦虫

（二）肥胖带绦虫

肥胖带绦虫（*Taenia saginata* Goeze，1782）又称牛带绦虫、牛肉绦虫，或无钩绦虫。它与猪带绦虫同属于带科带属。两者形态和发育过程相似。

1. 形态　成虫外形与猪带绦虫很相似，但虫体大小和结构有差异（图21-20），主要区别见表21-1。两种带绦虫的虫卵在形态上难以区别。

表21-1　人体两种带绦虫的形态区别

	猪带绦虫	牛带绦虫
虫体长	2~4米	4~8米
节片	700~1000节 较薄、略透明	1000~2000节 较厚、透明
头节	球形、直径约1mm，具有顶突和2圈小钩，25~50个	略呈立方形、直径1.5~2.0mm，无顶突，无小钩
成节	卵巢分为3叶，即左、右两叶和中央小叶	卵巢只分2叶，子宫前端常可见短小的分支
孕节	子宫分支不整齐，每侧为7~13支	子宫分支较整齐，每侧15~30支，支端多有分叉
囊尾蚴	头节具顶突和小钩，可寄生人体引起囊尾蚴病	头节无顶突及小钩，不寄生于人体

2. 生活史　牛带绦虫的终宿主是人。成虫寄生在人的小肠上段，头节常固着在十二指肠空肠曲处，孕节多逐节脱离链体，随宿主粪便排出。每一孕节含虫卵8万~10万个，从链体脱下的孕节仍具有显著的活力，有的可自动地从肛门逸出。当孕节沿地面蠕动时，可将虫卵从子宫前端排出，或由于孕节的破裂，虫卵得以散播。当中间宿主牛吞食到虫卵或孕节后，虫卵内的六钩蚴即在其小肠内孵出，然后钻入肠壁，随血循环到全身各处，尤其是运动较多的肌肉内，经60~70天发育为牛囊尾蚴。除牛之外，美洲驼、长颈鹿、羚羊等也可被牛囊尾蚴寄生。

人若吃到生的或未煮熟的含有囊尾蚴的牛肉，经肠消化液的作用，囊尾蚴的头节即可翻出并吸附于肠壁，经8~10周发育为成虫。成虫寿命可达20~30年，甚至更长。

3. 致病性　寄生人体的牛带绦虫成虫多为1条，患者一般无明显症状，偶有腹部不适、消化不良、腹泻或体重减轻等症状。但由于牛带绦虫孕节活动力较强，几乎所有患者都能发现自己排出节片，多数有肛门瘙痒的症状。脱落的孕节在肠内移动受回盲瓣阻挡时，引起回盲部剧痛。人误食虫卵后，具有天然免疫力，体内几乎没有牛囊尾蚴寄生。

4. 实验室诊断

（1）孕节检查　观察孕节的方法与猪带绦虫相同，根据子宫分支的数目特征可将两者区别。

（2）头节检查　患者服药后，需用粪便淘洗法寻找头节，方法同猪带绦虫，用于判定虫种和明确疗效。

（3）虫卵检查　通过粪检可查到虫卵，肛门拭子法查到虫卵的几率高于猪带绦虫，但根据虫卵形态无法鉴别两种带绦虫。

5. 防治原则　预防牛带绦虫病要加强卫生宣教，注意饮食卫生，加强肉类检查，禁止出售含囊尾蚴的牛肉，改变不卫生的饮食习惯，不吃生肉和不熟的肉。管理好人粪便，勿污染牧场水源，避免牛受感染。在流行区应进行普查普治，以消灭传染源。

常用的驱虫药物有吡喹酮、丙硫咪唑、甲苯咪唑、氯硝柳胺（灭绦灵）和二氯甲双酚等，都有较好疗效。也可用槟榔、南瓜子合剂疗法。

（三）细粒棘球绦虫

细粒棘球绦虫（*Echinococus granulosus* Batsch，1786）成虫寄生在犬科食肉动物，幼虫（称棘球蚴）寄生于人和多种食草类家畜以及其他动物，引起棘球蚴病，是一种人兽共患病。

1. 形态

（1）成虫　成虫是绦虫中最小的虫种之一，体长2~7mm，平均仅3.6mm。除头、颈外，整个链体只有幼节、成节和孕节各1节，头节略呈梨形，具有顶突和4个吸盘。中央顶突富含肌肉组织，伸缩力很强，其上有两圈大小相间的小钩，共28~48个，呈放射状排列。各节片均为扁长形（图21-21）。

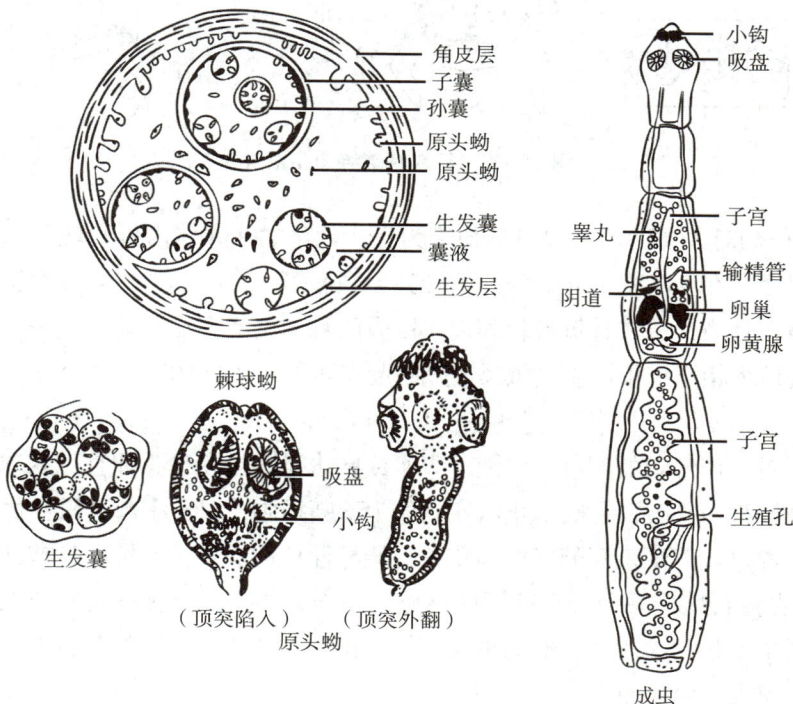

图21-21　细粒棘球绦虫

（2）幼虫　幼虫即棘球蚴，为圆形囊状体，直径可由不足1cm至数10cm。棘球蚴由囊壁和囊内含物（生发囊、原头蚴、囊液等）组成。囊壁外层为角皮层，半透明，质地脆，易破裂。内层为生发层，紧贴在角皮层内。囊腔内充满囊液，亦称棘球蚴液。囊液无色透明或微带黄色，对人体有免疫原性。生发层向囊内长出许多原头蚴，原头蚴椭圆形或圆形，大小为170μm×122μm，为向内翻卷收缩的头节，其顶突和吸盘内陷，内有数十个小钩。

2. **生活史**　细粒棘球绦虫的终宿主是犬、狼和豺等食肉动物，中间宿主是羊、牛、骆驼、猪和鹿等偶蹄类，亦可感染啮齿类、灵长类和人。

成虫寄生在终宿主小肠，孕节或虫卵随宿主粪便排出。当中间宿主吞食了虫卵或孕节后，六钩蚴在其肠内孵出，然后钻入肠壁，随血循环侵入肝、肺等器官，逐渐形成一个纤维性囊，缓慢地发育成棘球蚴，棘球蚴被犬、狼等终宿主吞食后，其所含的每个原头蚴都可发育为一条成虫，故犬、狼肠内寄生的成虫数量巨大，可达数千至上万条。从感染至发育成熟排出虫卵和孕节约需8周时间。大多数成虫寿命为5~6个月（图21-22）。

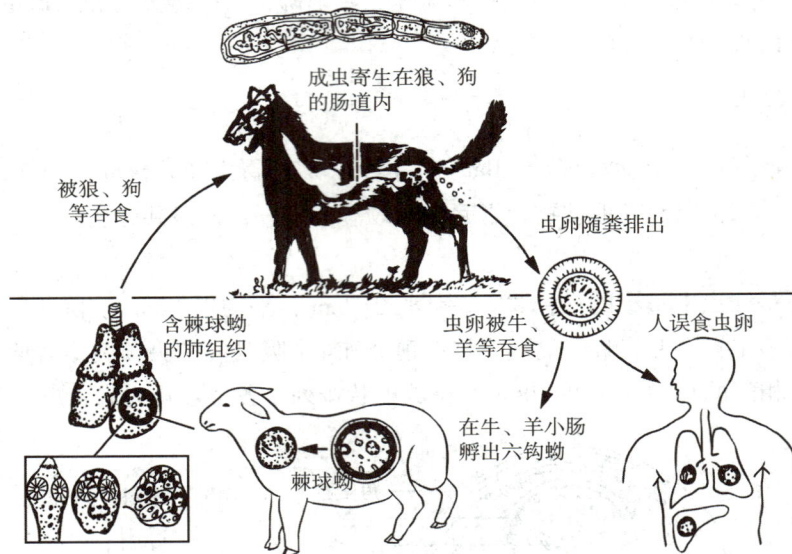

图21-22　细粒棘球绦虫生活史

3. **致病性**　棘球蚴对人体的危害以机械损害为主，棘球蚴在人体内可发现于几乎所有部位。最多见的部位是肝，肺次之，在颅脑则引起头痛、呕吐甚至癫痫等，在肺和脾内棘球蚴生长较快，在骨组织内则生长极慢，可破坏骨质，造成骨折或骨碎裂。巨大的棘球蚴囊多见于腹腔，一旦棘球蚴囊破裂，可造成继发性感染，囊液大量溢出可产生过敏反应，引起严重的过敏性休克，甚至死亡。

4. **实验室诊断**

（1）病原检查　对疑似患者的痰液、尿液、腹水或胸水做直接镜检，如查见棘球蚴砂或棘球蚴碎片即可确诊。由于棘球蚴脆弱易破，一般禁止以穿刺作为诊断措施，以免引起过敏性休克或种植性播散。

（2）免疫诊断　通过血清学检测棘球蚴病相关的特异性抗体或者循环抗原是辅助诊断的重要方法。

5. **防治原则**　在流行区应采取综合性预防措施。加强宣传，普及棘球蚴病知识，提高全民的防病意识，在生产和生活中加强个人防护，避免虫卵感染。指导群众卫生行为规范，摒弃以病畜内脏喂犬和乱抛的陋习。定期为家犬、牧犬驱虫。

棘球蚴病的治疗，首选方法是外科手术，应注意务必将虫囊取尽并注意保护，避免囊液外溢造成过敏性休克或继发性腹腔感染。对早期的小棘球蚴，可使用药物治疗，目前以丙硫咪唑疗效最佳，亦可使用吡喹酮、甲苯咪唑等。

（四）曼氏迭宫绦虫

曼氏迭宫绦虫[*Spirometra mansoni*（Joyeux et Houdemer，1928）]成虫主要寄生在猫科动物肠道，偶然寄生人体，中绦期裂头蚴还可在人体寄生，导致裂头蚴病，其危害较成虫更大。

（1）成虫　长60~100cm，宽0.5~0.6cm。头节细小，长1~1.5mm，宽0.4~0.8mm，呈指状，其背、腹面各有一条纵行的吸槽。颈部细长，链体有节片约1000个，节片宽度大于长度，但远端的节片长、宽几近相等。

（2）卵　椭圆形，两端稍尖，长52~76μm，宽31~44μm，呈浅灰褐色，卵壳较薄，一端有卵盖，内有一个卵细胞和若干个卵黄细胞。

（3）裂头蚴　白色，带状，大小约为300mm×0.7mm，头端膨大，中央有一明显凹陷，与成虫头节略相似；体不分节，但具有不规则横皱褶，后端多呈钝圆形，活时伸缩能力很强。

2. **生活史**　成虫在猫、犬的小肠产出虫卵，随宿主粪便排出体外，在水中经过3~5周发育，孵出钩球蚴，被剑水蚤吞食，发育为原尾蚴。带有原尾蚴的剑水蚤被蝌蚪吞食后，随着蝌蚪逐渐发育成蛙，原尾蚴也发育成为裂头蚴。当受染的蛙被蛇、鸟类或猪等兽类吞食后，裂头蚴穿出肠壁，移居到腹腔、肌肉或皮下等处继续生存，蛇、鸟、兽即成为其转续宿主。猫、犬等终宿主吞食了带有裂头蚴的第二中间宿主蛙或转续宿主后，裂头蚴逐渐在其肠内发育为成虫。人可成为它的第二中间宿主、转续宿主甚至终宿主。一般在感染约3周后，终宿主粪便中开始出现虫卵。成虫在猫体内可活3年左右。

3. **致病性**　曼氏迭宫绦虫成虫较少寄生人体，对人的致病力较弱，可因虫体机械和化学刺激引起腹部不适、恶心呕吐等症状。裂头蚴寄生人体引起裂头蚴病，危害远较成虫大，其严重程度因裂头蚴移行和寄居部位不同而异。

4. **实验室诊断**　曼氏迭宫绦虫成虫感染可以用粪检虫卵以确诊。曼氏裂头蚴病则主要靠从局部检出虫体做出诊断，询问病史有一定参考价值，必要时还可以进行动物感染实验。综合采用CT等影像技术可提高脑裂头蚴病的确诊率。

5. **防治原则**　加强宣传教育，不用蛙皮、蛇皮贴敷伤口，不食生的或未煮熟的肉类，不饮生水，不在野外河流、池塘游泳以防感染。成虫感染可用吡喹酮、丙硫咪唑等药驱除。裂头蚴主要靠手术摘除，术中注意务必将虫体头部取尽，方能根治。

三、线虫

线虫属于线形动物门的线虫纲。虫体线状或圆柱状，不分节，雌雄异体。寄生于人体的线虫，多数为肠道寄生虫，如蛔虫、钩虫、蛲虫、鞭虫等。少数为组织寄生虫，如丝虫。有的为肠道兼组织寄生虫，如旋毛虫，成虫寄生于肠道，幼虫寄生于肌肉。

（一）似蚓蛔线虫

似蚓蛔线虫（*Ascaris lumbricoides* Linnaeus，1758）简称蛔虫，可引起蛔虫病，是最常见的人体消化道寄生虫病之一。蛔虫呈世界性分布，全球约有10亿人感染，我国平均感染率为12.72%。蛔虫成虫寄生于人体小肠，夺取宿主的营养，也可引起胆道感染、阑尾炎、肠梗阻、肠穿孔等并发症。

1. **形态**

（1）成虫　虫体呈圆柱形，形似蚯蚓。活时略粉红色，死后呈灰白色。头部较尖细，尾部较钝圆，体表可见细横纹，两侧可见明显的侧线。雌虫长20~35cm，有的可达49cm，尾端尖直，生殖系统为双管型。雄虫长15~31cm，尾端向腹面卷曲，生殖器官为单管型。

（2）虫卵　粪便查见的蛔虫卵有受精卵和未受精卵（图21-23）。受精卵呈宽椭圆形，大小为（45~75）μm×（35~50）μm，卵壳厚而透明，表面有一层凹凸不平的蛋白质膜，被胆汁染成棕黄色，卵内含有一个大而圆的受精卵细胞，卵壳两端可见新月形空隙。未受精卵呈长椭圆形，大小为（88~94）μm×（39~44）μm。卵壳内含许多折光颗粒，蛔虫卵的蛋白质膜可脱落，变为无色透明。

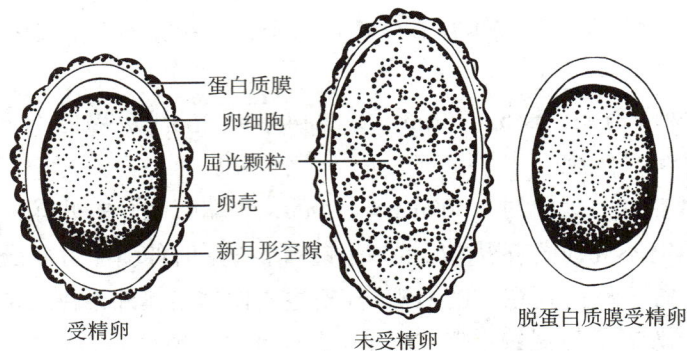

图21-23　蛔虫卵

2. 生活史　蛔虫生活史不需要中间宿主，属于土源性线虫。成虫寄生于人体小肠，以肠内半消化食物为食。雌、雄交配后产出受精卵，平均一条雌虫每天可产卵24万个。

（1）在外界的发育　受精卵在外界温暖（21℃~30℃）、潮湿、氧气充足、荫蔽的环境中，经2周左右卵内细胞发育为幼虫，再经1周卵内幼虫经第一次蜕皮成为感染期虫卵。

课堂互动 21-2

误食新鲜粪便中的蛔虫卵能否感染，为什么？

答案解析

（2）在人体内的发育　感染期卵被人误食后，在消化液的作用下，在小肠内孵出幼虫，然后侵入肠黏膜，进入小静脉或淋巴管，经血循环到达肺，幼虫穿破肺毛细血管，进入肺泡。在肺泡内幼虫经历两次蜕皮后，幼虫经支气管、气管到达咽部。随宿主的吞咽，幼虫再次到达小肠，经第4次蜕皮后，成为童虫，数周后最终发育为成虫。从误食感染期虫卵到雌虫产卵需60~75天。成虫在人体内的寿命约1年（图21-24）。

3. 致病性

（1）幼虫致病　幼虫在移行过程中，发育、蜕皮、释放过敏物质，引起宿主过敏反应，同时可造成机械性损伤。人体最常受损的器官是肺，表现为局部出血、水肿、炎症反应和嗜酸性粒细胞浸润等。临床表现有发热、咳嗽、痰中带血、胸痛、呼吸困难等。多数患者在发病后4~14天自愈。严重感染者幼虫还可侵入脑、肝、脾、肾和甲状腺等器官，引起异位寄生。

（2）成虫致病　成虫寄生于小肠，直接掠夺宿主的营养，损伤肠黏膜，导致肠黏膜的炎症反应。虫体的分泌物、代谢产物引起超敏反应，患者出现荨麻疹、皮肤瘙痒、视神经炎、结膜炎及中毒性脑病等症状。成虫有钻孔习性，钻入开口于肠壁上的各种管道，引起各种并发症，如胆道蛔虫症、蛔虫性阑尾炎、胰腺炎，甚至肠穿孔引起腹膜炎等。虫体数量较多时可引起肠梗阻。

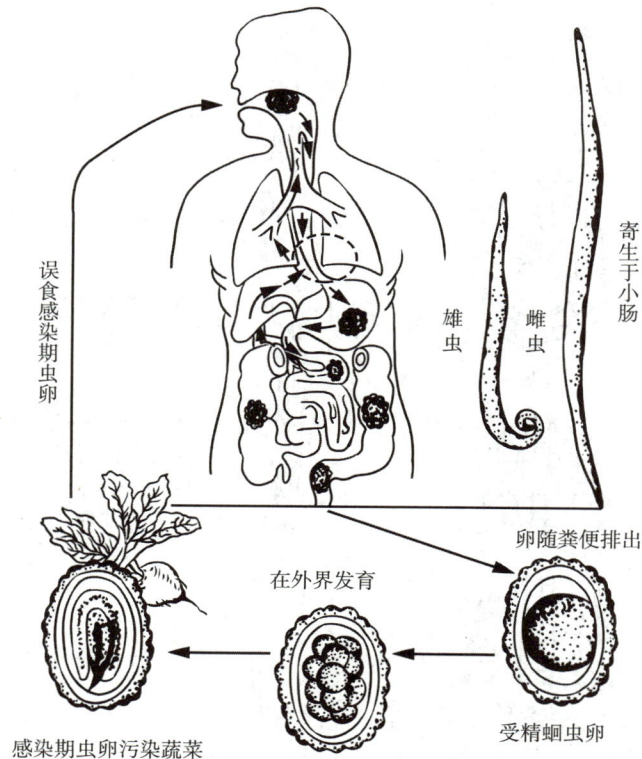

图21-24　蛔虫生活史

4. 实验室诊断

（1）虫卵检查　由于蛔虫产卵量大，一般用粪便直接涂片法即可查到蛔虫卵，饱和盐水浮聚法或水洗沉淀法检出率更高。

（2）成虫检查　由粪便排出、呕出或由其他部位取出的成虫，可根据虫体的形态特征进行确诊。粪便中查不到虫卵的疑似患者，可参考临床症状，进行试验性驱虫确诊。

5. 防治原则　蛔虫病应采用综合性措施。驱虫治疗，对患者、带虫者进行驱虫治疗，是控制传染源的重要措施。目前常用的驱虫药有甲苯达唑、阿苯达唑等。加强粪便管理和无害化处理，防止虫卵污染环境，切断传播途径。开展健康教育，重点在儿童，注意个人卫生、环境卫生及饮食卫生，做到饭前便后洗手，纠正不良的生活习惯，防止食入感染期蛔虫卵，以减少感染的机会。

（二）蠕形住肠线虫

蠕形住肠线虫（*Enterobius vermicularis* Linnaeus，1758）又称蛲虫。成虫寄生于人体回盲部，引起蛲虫病。蛲虫呈世界性分布，是儿童常见的寄生虫疾病。

1. 形态

（1）成虫　虫体细小，乳白色，线头状，体前端角皮膨大形成头翼，咽管末端膨大呈球形，称咽管球。雌虫长8~13mm，虫体中部膨大，尾端直而尖细；雄虫长2~5mm，尾端向腹面卷曲（图21-25）。

（2）虫卵　形似柿核，呈不对称椭圆形，一侧较平，一侧稍凸，卵壳无色透明，较厚（图21-25）。大小为（50~60）μm×（20~30）μm，虫卵排出时内含一蝌蚪期胚胎，与外界空气接触后，很快发育为幼虫。

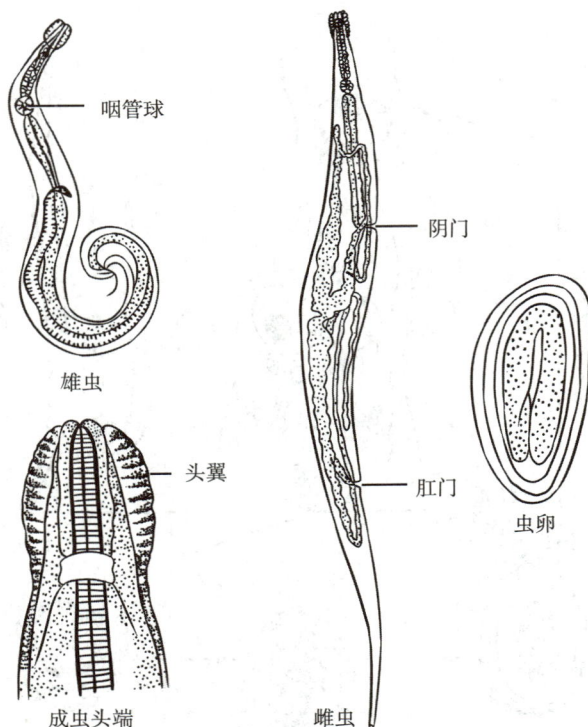

图21-25 蛲虫成虫和虫卵

2. 生活史

（1）在外界的发育　虫卵黏附在肛门周围皮肤，约经6小时，卵内的蝌蚪期胚胎发育为幼虫，卵内蜕皮1次，成为感染期虫卵。

（2）在人体内的发育　感染期虫卵经口或随空气吸入等方式进入人体，在十二指肠内孵出幼虫，幼虫沿小肠下行，途中蜕皮2次，行至回盲部，再蜕皮1次发育为成虫。雌、雄虫交配后，雄虫多很快死亡。雌虫子宫内充满虫卵，主动移行至直肠。当宿主睡眠后，肛门括约肌松弛，雌虫由肛门钻出，受温度及湿度改变和空气的刺激，在肛周皮肤处大量产卵，自吞食感染期卵至虫体发育成熟产卵需2~6周。雌虫寿命为2~4周。

3. 致病性
雌虫在肛门周围爬行、产卵，刺激肛门及会阴部皮肤引起皮肤瘙痒，是蛲虫病的主要症状。患者常表现为烦躁不安、失眠、食欲减退、消瘦、夜间磨牙等。搔抓时抓破皮肤常可引起继发感染。因蛲虫有异位寄生现象，可在局部组织形成以虫体或虫卵为中心的肉芽肿病变，如蛲虫性阑尾炎、蛲虫性泌尿生殖系统炎症和盆腔炎症等。

4. 实验室诊断

（1）虫卵检查　粪便检查虫卵阳性率很低。由于雌虫在肛周产卵，可用透明胶纸法或棉拭子法，在清晨排便前肛周取材查虫卵，操作简便，检出率高，是目前最常用的检查方法。

（2）成虫检查　如在粪便中或夜间在患者肛门周围发现白色的线头样小虫，根据蛲虫的形态特点进行鉴定。

5. 防治原则
定期对集体生活的儿童进行普查普治。常用的驱虫药物有阿苯达唑、噻嘧啶等。肛周局部涂3%噻嘧啶软膏、蛲虫油膏等，有杀虫止痒作用。加强健康教育，注意个人卫生、公共卫生，定期烫洗被褥、清洗儿童玩具等，防止相互感染。教育儿童养成饭前便后洗手、勤剪指甲、不吸吮手指的良好卫生习惯。夜间不穿开裆裤，避免手指直接搔抓肛周皮肤，以防自身重复感染。

（三）钩虫

寄生于人体的钩虫有两种：美洲板口线虫（*Necator americanus* Stiles，1902），简称美洲钩虫，和十二指肠钩口线虫（*Ancylostoma duodenale* Dubini，1843），简称十二指肠钩虫。

1. 形态

（1）成虫　美洲钩虫和十二指肠钩虫的外形大致相似。虫体细长略弯曲，长约1cm，圆柱状，活时肉红色，死后呈灰白色。雌虫尾部尖直，雄虫尾端膨大成交合伞。虫体前端较细，顶端有一口囊，由坚韧的角质构成。美洲钩虫呈"S"形，口囊腹侧前缘有1对板齿，虫体前端向背面仰曲，尾端向腹面弯曲。十二指肠钩虫呈"C"形，口囊腹侧前缘有2对钩齿，虫体前端和尾端均向背面弯曲。

（2）虫卵　两种钩虫卵均为椭圆形，大小为（56~76）μm×（36~40）μm，无色透明，卵壳薄，卵内通常有4~8个初步分裂的细胞，卵细胞与卵壳之间有明显空隙。

2. 生活史　两种钩虫的生活史相似，不需中间宿主。成虫寄生于小肠，借口囊内的板齿或钩齿咬附在肠黏膜上，以血液、组织液、肠黏膜脱落的上皮细胞为食。成虫交配后产卵，虫卵随宿主粪便排出外体。

（1）在外界的发育　虫卵在温暖（25~30℃）、潮湿、荫蔽、氧气充足的疏松土壤中，经1~2天，孵出一期杆状蚴，以土壤中细菌及有机物为食，约经2天，进行第1次蜕皮，发育为二期杆状蚴。再经5~6天，进行第2次蜕皮，发育成具有感染能力的丝状蚴，又称感染期幼虫。

（2）在人体内的发育　丝状蚴具有向温性、向湿性，当与人体皮肤接触时，依靠机械性穿刺和酶的作用，钻入人体，也可通过口腔或食管黏膜侵入人体。幼虫随血流经右心至肺，穿过肺毛细血管壁进入肺泡，沿小支气管、支气管向上移行至咽，随吞咽动作到小肠，发育为成虫。从丝状蚴侵入人体到发育为成虫产卵时长为5~7周。钩虫的寿命为3年左右。

3. 致病性　钩虫生活史中，有三个时期具有致病性，即幼虫侵袭皮肤期、肺部移行期和成虫肠道的寄生期。

（1）幼虫的致病性　丝状蚴侵入皮肤数分钟至1小时后，局部皮肤出现奇痒、针刺、烧灼感，继而见充血斑点或丘疹，1~2日内出现红肿、水疱，俗称"地痒"，抓破后继发细菌感染则形成脓疱。钩虫幼虫移行至肺，可损伤肺泡及毛细血管，引起钩蚴性肺炎，患者出现咳嗽、痰中有血丝及发热等全身症状。

（2）成虫的致病性　成虫寄生于肠道引起患者的慢性失血。钩虫成虫咬附于肠黏膜，吸食血液且经常更换吸血部位，由于头腺分泌抗凝素，使咬附部位伤口不断渗血，造成肠壁广泛性出血点，其渗血量与虫体的吸血量相当。人体长期慢性失血，出现缺铁性贫血。少数患者出现喜食生豆、生米、煤渣、泥土等异常症状，称为"异嗜症"。

4. 实验室诊断

（1）粪便检查虫卵　常用直接涂片法，简便易行，由于钩虫产卵量少，直接涂片法检出率较低，容易漏诊，多次检查可提高阳性率。也可用饱和盐水浮聚法，钩虫卵比重约为1.06，在饱和盐水（比重为1.20）中，容易漂浮。

（2）钩蚴培养法　孵出的钩蚴在水中游动，可直接观察，但需时间较长，培养5~6天才有结果。

5. 防治原则　控制传染源是预防钩虫病的重要环节，在流行区应定期开展普查普治工作，一般宜选在冬、春季进行。患者积极驱虫治疗，常用驱虫药物有甲苯达唑、阿苯达唑、噻嘧啶及伊维菌素等。用噻苯咪唑配制15%软膏局部涂敷，可治疗钩蚴性皮炎。搞好个人防护，不赤足下地作业，在手、足等皮肤暴露处涂抹1.5%左旋咪唑硼酸酒精或15%噻苯咪唑软膏，可减少感染机会。加强粪便管理及无害化处理，是切断钩虫传播途径的重要措施。

（四）旋毛形线虫

旋毛形线虫[*Trichinella spiralis*（Owen，1835）Railliet，1895]简称旋毛虫，寄生于人和多种动物体内，引起旋毛虫病。严重感染能致人死亡，是一种危害较大的人畜共患寄生虫病。

1. 形态

（1）成虫　虫体微小，线状，乳白色，前段稍细。雌虫大小为（3~4）mm×0.06mm，雄虫大小为（1.4~1.6）mm×（0.04~0.05）mm。雌虫、雄虫的生殖系统均为单管型，是寄生人体的最小线虫。

（2）幼虫　寄生在宿主横纹肌内，虫体卷曲形成梭形囊包，其纵轴与肌纤维平行，大小为（0.25~0.5）mm×（0.21~0.42）mm，一个囊包内通常含1~2条幼虫，称囊包蚴。个别多达6~7条（图21-26）。

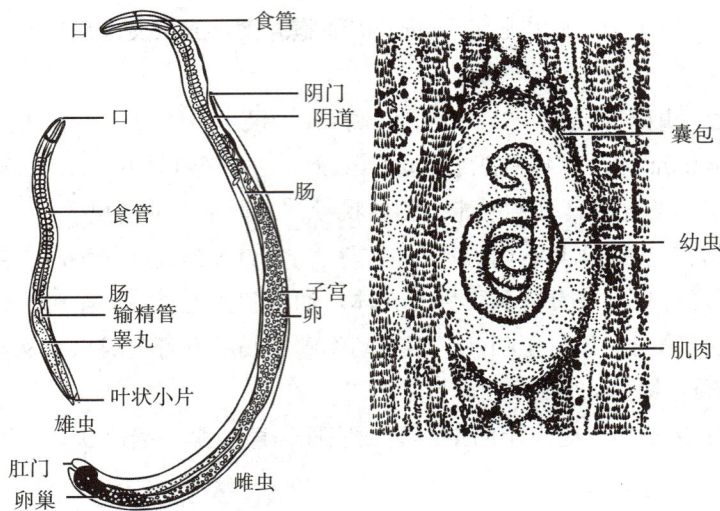

图21-26　旋毛虫成虫及囊包

2. 生活史

旋毛虫成虫和幼虫寄生于同一个宿主体内。成虫寄生于小肠，幼虫寄生在横纹肌内。当人或动物食入活旋毛虫囊包后，幼虫自囊包中逸出，并钻入肠黏膜内，24小时后返回肠腔，发育为成虫。雌、雄虫交配后，雌虫重新侵入肠黏膜产出幼虫，新生幼虫随淋巴和血循环到达宿主各组织、器官，在横纹肌内幼虫周围形成囊包，如未进入新宿主，半年后囊包开始钙化，幼虫逐渐死亡。但有时钙化囊包内的幼虫也可存活数年之久。

3. 致病性

旋毛虫对人体致病的严重程度与很多因素有关，如食入囊包的数量、幼虫侵犯的部位及机体的免疫功能，特别是人体对旋毛虫有无免疫力关系密切。轻度感染者可无明显症状，重者临床表现复杂多样，如不及时诊治，患者可在发病后3~7周内死亡。旋毛虫致病过程可分为3期。

（1）侵入期　宿主食入旋毛虫囊包，幼虫脱囊后侵入肠壁组织及其分泌物和排泄物的刺激，可导致局部出现充血、水肿、出血或形成浅表溃疡。患者可有恶心、呕吐、腹痛、腹泻等急性胃肠道症状，同时可伴有厌食、乏力、低热等全身性反应，易被误诊为食物中毒疾病。

（2）幼虫移行期　产出的幼虫随淋巴、血液循环移行至全身各器官及侵入横纹肌内发育，幼虫移行时可引起相应部位炎症反应，患者出现急性全身性血管炎、水肿、发热及血中嗜酸性粒细胞增多。严重感染的患者，可因心力衰竭以及毒血症和呼吸系统并发感染而死亡。

（3）成囊期　随着幼虫生长，寄生部位的肌细胞膨大成梭形的空腔，包绕虫体形成囊包。此时患者急性炎症消退，但肌痛仍可持续数月。

4. **实验室诊断**　病原诊断采用活检法，以肌肉活组织检查出囊包为确诊依据，自患者腓肠肌或肱二头肌取样，经压片或切片镜检有无幼虫及囊包。旋毛虫具有较强的免疫原性，可采用免疫学方法检测特异性抗体及循环抗原。

5. **防治原则**　加强卫生宣传教育，改变饮食习惯，不食生或半生食猪肉或其他动物肉类。加强肉类检查和食品卫生管理，禁止未经检验的肉类上市。改善养猪方法等以杜绝感染机会。治疗患者常用的药物有阿苯达唑、甲苯达唑等。

（五）其他线虫

其他致病线虫见表21-2。

表21-2　其他致病线虫

线虫种类	生物学特性	致病性	病原学诊断	防治原则
美丽筒线虫	寄生于口腔、咽、食管	咽喉痒感、声音嘶哑、吞咽困难、食管溃疡	黏膜处取虫体	不饮生水和未熟食物
广州管圆线虫	成虫线状，体表有环状横纹。头端钝圆，头顶中央有一小圆口，无口囊	幼虫侵犯中枢神经系统，引起脑炎或脑膜炎	脑脊液查幼虫或发育期成虫，免疫学检查阳性	不吃生或半生的螺类
结膜吸吮线虫	主要寄生于犬、猫等动物眼结膜囊内，也可寄生于人眼	成虫寄生于人眼结膜囊内，致结膜吸吮线虫病	眼部取出虫体，显微镜检查虫体特征即可明确诊断	防蝇灭蝇，注意眼部清洁

第三节　医学节肢动物

一、概论

（一）概念、形态及分类

医学节肢动物（medical arthropod）是指通过吸血、骚扰、螫刺、毒害、寄生及传播疾病等方式危害人类健康的节肢动物。医学节肢动物主要的形态特征为：①虫体左右对称，躯体呈分节状，有成对的附肢。②体表也称外骨骼，由几丁质及醌单宁蛋白组成。③循环系统开放式，内含血淋巴。④发育史大多经历蜕皮和变态。

节肢动物门一般分为13个纲，与医学相关的有昆虫纲、蛛形纲、甲壳纲、倍足纲、唇足纲5个纲，其中最重要的是昆虫纲和蛛形纲。

（二）发育类型

在医学节肢动物发育过程中，从受精卵到成虫，其外部形态、内部结构、生理功能、生活习性、行为等一系列的变化称为变态。根据个体发育过程中有无蛹期分为全变态和半变态。①全变态：其生活史包括卵、幼虫、蛹和成虫4个发育阶段，每个阶段在形态和生活习性上都有明显的不同，如蝇、蚊等。②半变态：也称不完全变态，其生活史包括卵、若虫、成虫或卵、幼虫、若虫、成虫的发育阶段，若虫在形态和生活习性上都与成虫相似，只是体形较小，性器官未发育或未发育成熟，如虱、臭虫等。

（三）对人体的危害

医学节肢动物对人类的危害可分为两大类。①直接危害：是由医学节肢动物直接骚扰、吸血、蜇刺、毒害、超敏反应、寄生等造成的危害。②间接危害：是由医学节肢动物携带病原体并对疾病进行传播。

能传播疾病的医学节肢动物称媒介节肢动物，由医学节肢动物传播的疾病称虫媒性疾病。医学节肢动物有机械性传播、生物性传播两种方式传播疾病：①机械性传播是由医学节肢动物只对病原体起运输、携带作用，如蝇、蟑螂可携带多种病原体（病毒、细菌、阿米巴包囊等）。②生物性传播指病原体必须在医学节肢动物体内经过发育和（或）繁殖才能够传播给人类，如蚊传播疟原虫、丝虫。

（四）防制措施

医学节肢动物的防制的基本原则是综合防制。方法包括环境治理、物理防制、化学防制、生物防制、遗传防制及法规防制。其中环境防治是治本措施，可以通过环境卫生的改善，减少蝇、蚊、蟑螂等媒介的孳生。

二、昆虫纲

（一）蚊

蚊（mosquito）是最重要的医学昆虫类群，分布较广，种类繁多，危害人类健康的蚊类主要为按蚊属、库蚊属、伊蚊属。

1. **形态**　成蚊的体长为1.6~12.6mm，分为头、胸、腹3部分。头部呈半球形，有复眼、触角和触须各1对，有1根突出于头的前端的喙。喙的结构细长呈针状，是蚊的刺吸式口器，上、下颚尖，呈细锯齿状，吸血时蚊可用其切割皮肤。

2. **生活史**　蚊发育属于全变态，生活史包括卵、幼虫、蛹、成虫4个阶段。雌蚊在水中产卵，夏季2~3天孵出幼虫，再经4次蜕皮变成化蛹，蛹不食能动，之后羽化成蚊，完成生活史需9~15天，一年可繁殖7~8代。

3. **与疾病的关系**　蚊除叮刺吸血、骚扰人体等直接危害以外，更重要的是作为媒介传播疾病，如疟疾的传播媒介为按蚊，马来丝虫病的传播媒介主要为按蚊，班氏丝虫病的主要传播媒介为库蚊，流行性乙型脑炎的传播媒介主要为三带喙库蚊，登革热主要传播媒介为伊蚊。

4. **防制原则**　对蚊的防制应采取有效合理的综合性措施，通过环境治理改变孳生环境，小范围喷洒杀虫剂，使用蚊香，安装纱窗，使用蚊帐，在稻田中养鱼灭蚊幼虫，利用法律或条例防止媒介蚊虫由外入境。

（二）蝇

蝇（fly）的分布较广，种类繁多，可传播疾病，也能够导致蝇蛆病，为最常见的医学昆虫之一。

1. **形态**　成蝇体长4~14mm，呈暗褐、黄褐、暗灰黑等色，和带金属光泽的青、紫、绿、蓝等色。鬃毛布满全身，分头、胸、腹3部分。头部球形或半球形，非吸血蝇类的口器为舐吸式，吸血蝇类的口器为刺吸式。蝇的爪垫密布纤毛，能够分泌黏液，具有黏附作用。

2. **生活史**　蝇发育属于全变态，生活史包括分卵、幼虫、蛹、成虫4个阶段（少数为卵胎生，直接产幼虫）。雌蝇在孳生地产卵，夏季约1天发育为幼虫，后发育为成熟幼虫，停止摄食，化蛹之后羽化成蝇，完成生活史需8~30天，一年可繁殖7~8代（图21-27）。

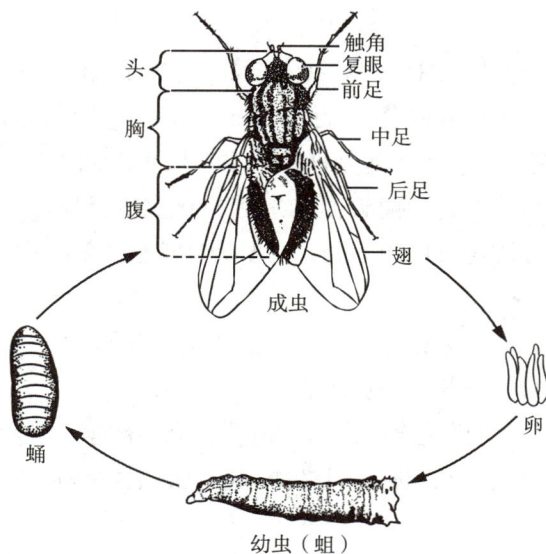

图21-27　蝇的生活史

3. **蝇与疾病的关系**　成蝇可携带大量的病原体，污染食物、水源传播疾病，引起霍乱、伤寒、痢疾等。并能寄生在人体，引起眼蝇蛆病、皮肤蝇蛆病、胃肠蝇蛆病等。

4. **防制原则**　对蝇的防制应采取和蚊相似的综合性防制措施，通过环境治理改变蝇孳生环境，小范围喷洒杀虫剂，使用纱窗纱门，使用粘蝇纸和诱蝇笼诱捕，利用蝇的天敌等。

（三）蚤

蚤（flea）是哺乳动物和鸟类的体外寄生虫。

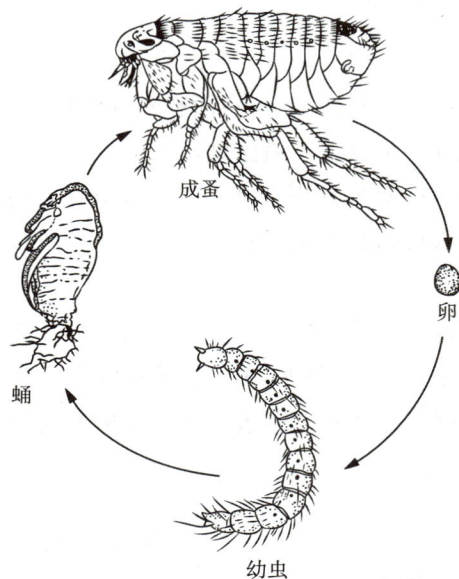

图21-28　蚤的生活史

1. **形态**　成蚤长约3mm，呈棕黄至深褐色，有眼或无眼，刺吸式口器。

2. **生活史**　蚤发育属于全变态，生活史包括卵、幼虫、蛹和成虫4个阶段。卵在温度、湿度适宜时，约5天可孵出幼虫，经2~3周发育，成熟幼虫吐丝作茧化蛹，蛹期为1~2周，有时可达1年，主要受温度和湿度影响，受到外界的刺激成虫破茧而出。蚤的寿命短者为2~3个月，长者可达1~2年（图21-28）。

3. **蚤与疾病的关系**　蚤对人叮咬吸血后，会出现皮肤瘙痒、红斑、丘疹。蚤还可传播鼠疫、地方性斑疹伤寒、绦虫病等疾病。蚤成虫对宿主体温反应敏感，当宿主体温升高或体温下降时，蚤很快离开，去寻找新的宿主，这一生活习性在蚤传播疾病中具有非常重要的意义。

4. **防制原则**　平时要加强卫生宣传教育，消除孳生场所，捕杀鼠类，喷洒化学药物灭蚤，定期给猫、狗驱蚤。在鼠疫流行时应采取紧急灭蚤措施，加强个人防护。

（四）虱

虱（louse）是一类永久性体外寄生虫，发育各期都离不开宿主。寄生于人体的有头虱、体虱和阴虱

3种。

1. **形态**　人虱成虫为灰黑色或灰白色，雌虫体长2.5~4.2mm，雄虫稍小，无翅，足3对，口器为刺吸式。各足末端有弯曲的爪。耻阴虱灰白色，雌虫长1.5~2.0mm，体形似蟹。胸腹相连而宽短，足3对。

2. **生活史**　虱发育为半变态，生活史包括卵、若虫、成虫3个阶段。人头虱常寄生在头上毛发处，在发根产卵，人体虱常寄生在贴身衣物的褶皱、衣缝处，在衣物的纤维上产卵，人虱主要为直接接触或间接接触传播。耻阴虱常寄生在阴毛及肛周毛处，主要为性接触传播。虱嗜血，每日多次吸血，边吸血边排便。

3. **虱与疾病的关系**　虱对人叮咬吸血后，会出现皮肤瘙痒和丘疹，搔破后可引起继发感染，人虱还可传播流行性斑疹伤寒、流行性回归热等疾病。

4. **防制原则**　注意个人卫生，勤洗澡洗发，勤换洗衣物和被褥。可用物理蒸煮、冷冻等方法灭虱，也可使用化学药物擦涂灭虱，对人头虱和耻阴虱的防制，剔除毛发是有效措施。

（五）白蛉

1. **形态**　白蛉（sand fly）体长1.5~4mm，灰褐色，全身密被细毛。

2. **生活史**　白蛉发育属于全变态，生活史包括卵、幼虫、蛹和成虫4个阶段。白蛉飞行力较弱，活动范围较小，呈跳跃式飞行。

3. **白蛉与疾病的关系**　白蛉对人的危害有叮咬吸血，还能传播黑热病。

4. **防制原则**　对白蛉的防制应采取环境治理，改变幼虫孳生地，喷洒杀化学药剂，使用纱窗纱门，做好个人防护。

三、蛛形纲

（一）蜱

蜱（tick）可分为硬蜱和软蜱两类。

1. **形态**　硬蜱虫体圆形或椭圆形，虫体长2~10mm，吸饱血后虫体胀大，躯体背面有坚硬的盾板。软蜱的基本形态结构与硬蜱相似，躯体背面无坚硬的盾板。雌、雄外观相似，不易区别。

2. **生活史**　蜱的生活史包括卵、幼虫、若虫和成虫4个时期。适宜条件下，卵经过2~4周孵出幼虫，幼虫在吸血之后蜕皮为若虫，若虫再经过吸血之后蜕皮为成虫。硬蜱大多生活在草原、森林、牧场等地，软蜱大多生活在宿主的巢穴之中。

3. **蜱与疾病的关系**　蜱叮咬宿主吸血后，会出现局部皮肤充血、水肿等症状，还因有些蜱的涎液含有毒素，引起上行性肌肉萎缩性瘫痪，称蜱瘫痪。还可传播森林脑炎、莱姆病、出血热等疾病。

4. **防制原则**　应做好个人防护，进行环境治理，喷洒化学药剂综合防制。若进入蜱区，应穿防护服、长裤长靴等，裸露皮肤擦涂趋避剂。

（二）疥螨

疥螨（scab mite）是一种永久性寄生螨，寄生于人体的疥螨为人疥螨。

1. **形态**　虫体类圆形，背部隆起，乳黄色，雌螨虫体长0.3~0.5mm，雄螨虫体略小。

2. **生活史**　疥螨的生活史包括卵、幼虫、前若虫、后若虫和成虫5个时期。人疥螨多寄生在人体皮肤柔软薄嫩处，常见指缝、肘窝、腋窝、脐周、腹股沟、生殖器等处。疥螨可在宿主皮下挖出一条隧道，其生活史在宿主皮下隧道内完成。

3. **疥螨与疾病的关系**　疥螨在人体皮肤寄生引起疥疮。在疥螨挖掘隧道时对皮肤造成机械性刺激，分泌物、排泄物、死亡虫体可引起宿主超敏反应。患者可出现皮肤丘疹、脓疱，奇痒，夜间更为严重，因搔破皮肤导致继发感染成为脓疱疮。

4. **实验室诊断**　根据患者病史做出初步诊断，再通过病原学方法检出疥螨确诊。在隧道中查找疥螨，或用刀片刮取患处，将刮取物进行镜检，进行诊断。

5. **防制原则**　应注意个人卫生，避免和患者直接接触或间接接触，患者的衣物、毛巾、床单等个人用品，使用沸水或蒸汽进行消毒，常用药物有硫黄软膏、苯甲酸苄酯搽剂等。

（三）蠕形螨

蠕形螨（demodicid mite）俗称毛囊虫，是一种小型永久性寄生螨，寄生在人体的有毛囊蠕形螨和皮脂蠕形螨两种。成虫乳白色，细长蠕虫状，体长0.1~0.4mm，虫体分颚体、足体和末体三部分。

蠕形螨发育属于半变态，生活史包括卵、幼虫、前若虫、若虫和成虫5个时期。卵至成虫的发育约3周，雌螨寿命4个月以上。蠕形螨主要寄生在人体面部，如前额、鼻尖、鼻沟、下颌、脸颊等处，也可寄生在头皮、肩颈、睫毛、乳头、胸、背、阴部、肛门等处。毛囊蠕形螨常多个寄生在毛囊内，皮脂蠕形螨常单个寄生在皮脂腺或毛囊内。

一般蠕形螨感染者无明显症状，或仅有微痒、烧灼感。患者感染处有潮红、丘疹、脱屑、毛囊口扩大等症状，严重者出现痤疮、酒渣鼻、溢脂性皮炎等症状。

根据患者病史和临床症状做出初步诊断，再通过显微镜检出蠕形螨即可确诊。可采用透明胶纸法、挤压涂片法进行检查。

预防蠕形螨感染需要注意个人卫生，避免和患者直接接触或间接接触。口服药物有甲硝唑、伊维菌素等，外用药物有10%硫黄软膏、甲硝唑霜、苯甲酸苄酯乳剂等。

（四）恙螨

恙螨（chigger mite）仅幼虫营寄生生活。常见地里纤恙螨和小盾纤恙螨。恙螨生活史包括卵、前幼虫、幼虫、若蛹、若虫、成蛹、成虫期7个时期，完成一代生活史需3个月~1年。恙螨幼虫的宿主广泛，有哺乳动物、鸟类、爬行类、两栖类等。

恙螨幼虫叮咬引起恙螨皮炎，传播恙虫立克次体引起恙虫病，传播汉坦病毒引起流行性出血热。使用化学药物喷洒恙螨孳生地，做好个人防护，裸露皮肤擦涂药物或用驱避剂浸泡衣物。

目标检测

答案解析

一、单项选择题

1. 疟原虫的主要致病阶段是（　　）

A．红细胞外期裂殖体　　　　　B．红细胞内期裂殖体　　　　C．配子体

D．子孢子　　　　　　　　　　E．配子

2. 旅游者饮生水可能感染的寄生虫是（　　）

A．溶组织内阿米巴　　　　　　B．刚地弓形虫　　　　　　　C．蓝氏贾第鞭毛虫

D．杜氏利什曼原虫　　　　　　E．阴道毛滴虫

3. 弓形虫的主要感染途径是（　　）

    A. 经口感染　　　　　　　　B. 经皮肤感染　　　　　　　C. 经输血感染

    D. 经接触感染　　　　　　　E. 经媒介昆虫感染

4. 溶组织内阿米巴的致病阶段是（　　）

    A. 一核包囊　　　B. 二核包囊　　　C. 四核包囊　　　D. 滋养体　　　E. 以上均是

5. 阴道毛滴虫的感染期是（　　）

    A. 滋养体　　　B. 包囊　　　　C. 虫卵　　　　D. 幼虫　　　　E. 鞭毛体

6. 杜氏利什曼原虫的主要致病机制是（　　）

    A. 红细胞增生　　　　　　　B. 变态反应　　　　　　　　C. 细胞毒作用

    D. 补体作用　　　　　　　　E. 巨噬细胞的大量破坏与增生

7. 在蚊体内既能发育又能繁殖的寄生虫是（　　）

    A. 丝虫　　　　　　　　　　B. 疟原虫　　　　　　　　　C. 旋毛形线虫

    D. 血吸虫　　　　　　　　　E. 杜氏利什曼原虫

8. 华支睾吸虫成虫寄生于人体（　　）

    A. 心脏　　　　　B. 肠系膜静脉　　　C. 腹腔　　　　D. 肝胆管　　　E. 肺脏

9. 布氏姜片吸虫的中间宿主为（　　）

    A. 赤豆螺　　　B. 川卷螺　　　C. 扁卷螺　　　D. 钉螺　　　E. 拟钉螺

10. 人感染卫氏并殖吸虫的方式为（　　）

    A. 生食或半生食淡水鱼　　　B. 生食或半生食溪蟹　　　C. 生食或半生食淡水螺

    D. 生食或半生食牛肉　　　　E. 生食水生植物

11. 日本血吸虫的中间宿主为（　　）

    A. 赤豆螺　　　B. 扁卷螺　　　C. 川卷螺　　　D. 钉螺　　　E. 拟钉螺

12. 似蚓蛔线虫对人的危害很多，最严重的危害为（　　）

    A. 成虫寄生导致并发症　　　B. 幼虫移行对肺部的损伤　　　C. 营养不良

    D. 虫体代谢物和崩解产物引起的免疫反应　　　　　　　E. 成虫的机械刺激作用

13. 下面不是蛲虫病的防治原则的是（　　）

    A. 治疗患者　　　　　　　　B. 加强卫生宣传教育　　　　C. 注意个人卫生和饮食卫生

    D. 加强粪便管理　　　　　　E. 防止再感染

二、简答题

1. 简述疟疾贫血的致病机制。

2. 简述血吸虫病的防治原则。

（宋　彬　王　乐）

书网融合……

知识回顾　　　习题